하루 한 장

# 임신 출산 데일리북

# 하루 한 장
# 임신 출산 데일리북

**초판 1쇄 발행** 2020년 7월 15일
**개정증보판 2쇄 발행** 2025년 10월 24일

**지은이** 김문영 김수연 한유정
**펴낸이** 이범상
**펴낸곳** (주)비전비엔피 · 이덴슬리벨

**책임편집** 김승희
**기획편집** 차재호 김혜경 한윤지 박성아
**디자인** 김혜림 이민선 인주영
**마케팅** 이성호 이병준 문세희 이유빈
**전자책** 김희정 안상희 김낙기
**관리** 이다정
**인쇄** 새한문화사

**주소** 우) 04034 서울특별시 마포구 잔다리로 7길 12 (서교동)
**전화** 02) 338-2411 | **팩스** 02) 338-2413
**홈페이지** www.visionbp.co.kr
**인스타그램** www.instagram.com/visionbnp
**이메일** visioncorea@naver.com
**원고투고** editor@visionbp.co.kr

**등록번호** 제2009-000096호

ISBN 979-11-91937-58-9 (13590)

- 값은 뒤표지에 있습니다.
- 파본이나 잘못된 책은 구입처에서 교환해 드립니다.

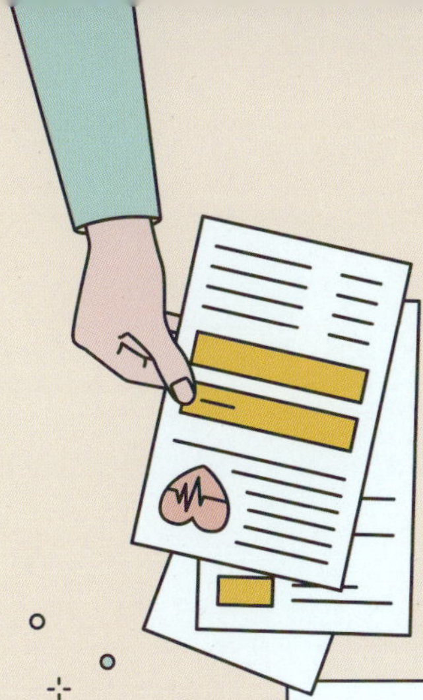

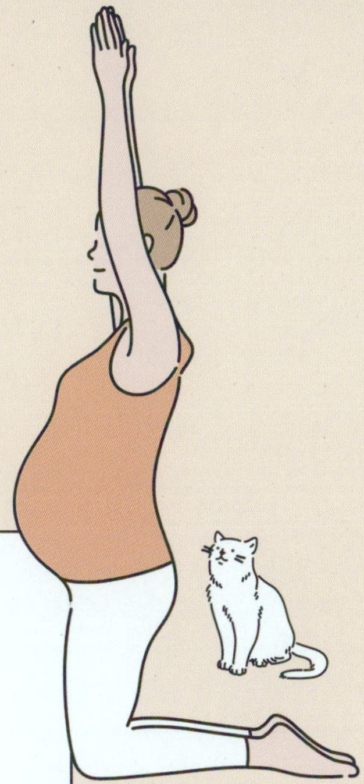

임신 준비부터 출산 후 운동까지,

한 권에 담은 임신 출산 대백과

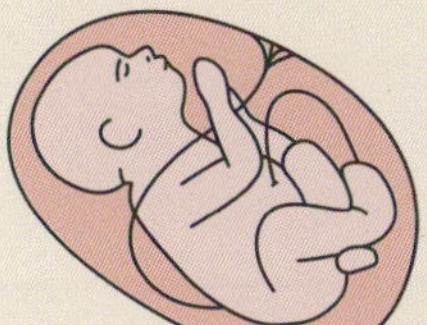

# 하루 한 장 임신 출산 데일리북

김문영, 김수연, 한유정 지음

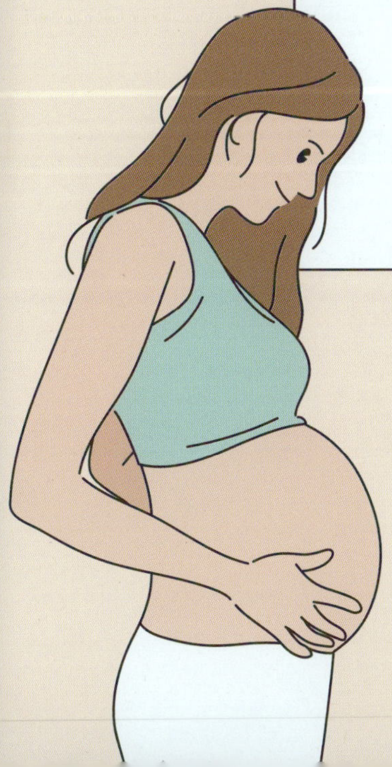

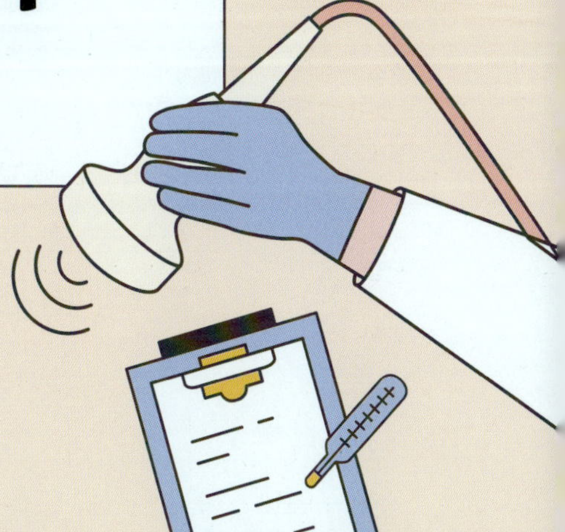

이덴슬리벨

# 가장 중요한 순간 함께한 사람으로 기억되고 싶습니다

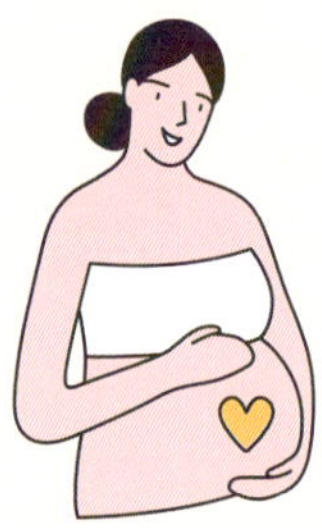

33년째 산과 의사로 일하면서 매일 임산부를 만나고 있습니다. 곧 아기를 만날 임산부를 진료하다 보면 차분히 해주고 싶은 이야기가 많습니다. 예비 엄마들이 임신을 하면 얼마나 궁금한 게 많고, 불안할 때도 많다는 것을 잘 알기 때문입니다. 그러나 진료 시간에 쫓겨 여유 있는 대화를 나누기 힘든 현실이 아쉬울 때가 많습니다. 그래서 처음 책을 쓰자고 제안받았을 때 엄두가 나지 않아 망설였지만 진료실에서 만나는 예비 엄마들의 얼굴이 떠올라 용기를 내어 집필을 시작했습니다.

책을 완성하기까지 3년의 시간이 걸렸습니다. 예비 엄마가 임신 기간 280일 중 하루에 읽을 분량을 쓰는 데 3일 이상이 걸린 셈이네요. 인터넷에서 떠도는 정보의 홍수 속에서 믿을 수 있는 임신 출산책, 친구처럼 항상 곁에서 함께해 주는 이 책이 임산부들에게 도움이 될 것이라는 생각으로 쓰고 또 고치기를 반복했습니다.

이 책은 임신 기간 280일 동안 매일, 하루에 한 장씩 차근차근 읽을 수 있도록 구성했습니다. 임신을 준비하는 순간부터 임신 기간 내내, 임산부에게 주치의 같은 책, 출산 경험이 있는 친구 같은, 그래서 임산부가 외롭지 않게 임신 기간을 지낼 수 있게 도와주는 책이길 바라는 마음으로 썼습니다.

《하루 한 장, 임신 출산 데일리북》은 여러분을 임신 기간 280일 동안 하루하루에 집중할 수 있도록 도와줄 것입니다. 매일매일 읽다 보면 아는 것이 힘이 되어, 건강하고 순조로운 임신 기간을 지낼 수 있을 것입니다.

이 책을 효율적으로 읽는 방법을 알려드립니다. 여러분의 임신은 매주 시작하는 요일이 있습니다. 어떤 분은 아기가 수정된 $2^{+0}$주가 일요일, 또 어떤 분은 $2^{+0}$주가 월요일이 됩니다. 이렇게 임신 한 주가 시작하는 날에 일주일 분량을 다 읽고, 다시 날마다 한 장씩 복습하면 좀 더 많은 정보를 효율적으로 알 수 있게 됩니다. 한 주를 시작할 때 '이번 주 아기는', '이번주 엄마는'이라는 제목으로 한 주간의 변화를 알 수 있도록 하였습니다. 그리고 이후에는 하루 한 장씩, '오늘 아기는', '오늘 엄마는'이라는 제목으로 매일매일에 집중하도록 했습니다. 날마다 달라지는 몸의 변화뿐 아니라 임신 기간 중 반드시 알아야 하는 정보도 박스 안에 담았습니다. 또한 몇 주 며칠 표기 옆에는 출산 예정일로 하루씩 다가가는 날짜를 기록했습니다. 그 날짜를 보며 카운트다운 하면서 임산부는 아기를 맞이하는 마음가짐을 가다듬을 수 있습니다.

이 책이 출간된 지 벌써 5년이 지났습니다. 개정증보판을 다시 내면서 이 책에서 가장 부족한 내용이 무엇일까 고민해 보았습니다. 임산부라면 임신의 마지막을 아름답게 마무리하고 싶은 마음은 모두 같을 것입니다. 그래서 아기를 어떻게 낳을지가 가장 큰 관심사이고 저도 진료할 때 많이 상담하는 내용이기도 합니다. 이번 개정증보판에는 아기를 낳는 방법, 자연분만과 제왕절개에 대한 정보를 좀 더 많이 알려드리고 싶었습니다. 이 책과 함께 임신 기간 280일을 카운트다운하시다가 마지막에 분만을 결정하게 되겠지만, 혹시 임신 기간 중 어느 시기라도 분만 방법을 결정하고 싶을 때는 과감히 '궁금해요, 분만 과정'으로 넘어가서 여러분이 자연분만을 할지, 제왕절개를 할지 결정할 때 많은 정보를 얻기 바랍니다.

3년 내내 함께 책을 만들어 온 김수연 원장과 한유정 교수에게 진심으로 고맙습니다. 매사에 열정이 남다른 김수연 원장이 아니었다면 출간은 엄두도 내지 못했을 것입니다. 특히 체형 교정에 독보적인 임상 경험을 갖춘 김수연 원장은 임산부가 겪는 통증을 완화하고 분만 후 체형을 교정하는 운동법을 전해 주기 위해 직접 촬영까지 하는 열정을 보였습니다. 차병원의 임산부들을 대상으로 한 조사에서 '건강한 임신을 위해 필요하다고 생각하는 교육 중 가장 중요한 것'에 대한 답변 가운데 '임신 중 자세 및 운동 요법'이 10점 만점에 5.2점으로 가장 높은 점수를 받았습니다. 이 결과만 보아도 운동이나 자세 교정이 얼마나 임산부에게 관심이 많고 중요한 아이템인지 알 수 있습니다.《하루 한 장, 임신 출산 데일리북》에서는 임신 전, 임신 초, 중, 말, 출산 후로 나눠 시기별로 꼭 필요한 운동법을 다 담았습니다. 임산부들의 관심과 요구를 잘 반영했다고 생각합니다. 이 책을 시작하게 동기를 주신 김수연 원장에게 지면을 통해 진심으로 감사를 전합니다.

한유정 교수는 제일병원 재직 시절부터 진료와 학회 활동에 두각을 나타내며 제게 많은 도움을 주던 후배 교수입니다. 어디서나 분위기를 좋게 하고, 항상 더 나은 발전을 위해 아이디어를 내는 교수입니다. 이런 성품은 임산부들을 진료하는 면모에도 고스란히 반영되어 앞으로 대한민국의 임산부들이 꼭 진료받고 싶어 하는 의사가 될 것이라 믿습니다.

이 책은 제가 26년을 근무한 제일병원의 산모 수첩을 기본으로 살을 붙여 쓰게 되었습니다. 아직도 그 당시 산과 동료 교수들이 아침 7시 컨퍼런스에 나와 임산부들에게 좀 더 정확하고 쉬운 정보를 전달하려고 산모 수첩을 만들던 기억이 생생합니다. 이 책을 쓰도록 의학적인 근간을 마련해 주신 제일병원 산과 동료 류현미, 한정렬, 안현경, 최준식, 정진훈, 김민형, 이시원, 한유정 교수에게 정말 감사드립니다.

책을 쓰려면 좋은 자료가 필요합니다. 좋은 책을 만들기 위해 수백 장의 초음파 사진을 기꺼이 제공해 준 GE코리아 담당자에게도 감사를 드립니다.

저는 지금 제일병원을 떠나 차의과학대학 강남차병원에서 진료하고 있습니다. 이 책이 제가 근무하는 강남차병원에 다니는 임산부들에게 좀 더 나은 서비스를 위해 도움이 되길 바랍니다. 이 책을 쓰면서 여러 산모들의 얼굴이 새록새록 떠올랐습니다. 의사는 늘 환자로부터 힘을 얻고 배웁니다. 제가 출산을 도와드린 분들이 없었다면 이 책을 완성할 수 없었을 것입니다. 제가 일생에서 정말 중요한 순간을 함께하며 소중한 아기를 품 안에 안는 데 도움을 준 의사로 기억되기를 바라는 마음입니다.

의료 정보는 늘 새롭게 변합니다. 임산부가 받아야 하는 검사 유형이 달라지거나 예방접종의 가이드라인이 변할 때 새로운 프로토콜이 잘 반영될 수 있도록 주기적인 개정도 하려고 합니다. 그래서 오래오래 임산부들이 신뢰하는 임신 출산에 관한 가이드북이 되기를 희망합니다.

33년 동안 산과 의사로서 일하며 쌓은 경험을 오롯이 녹인《하루 한 장, 임신 출산 데일리북》이 저출산 시대에 대한민국 임산부들에게 꼭 필요한 정보를 주는 친근한 책이 된다면 정말 행복하겠습니다.

강남차병원 김문영 교수

# 엄마가 기분이 좋아지려면 운동을 하면 된다!

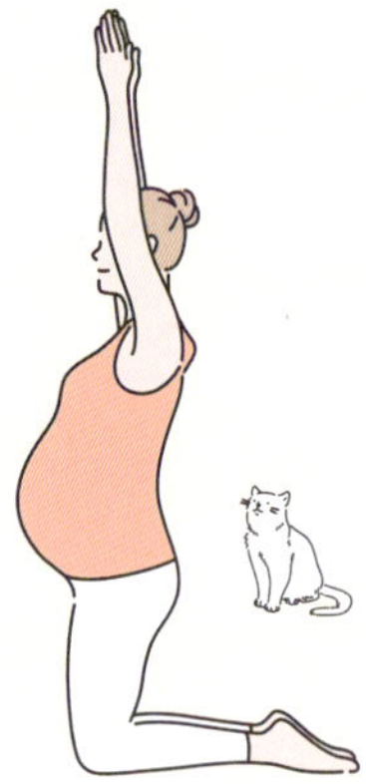

나는 39세에 첫째를, 45세에 둘째를 낳았다. 엄청난 노산이었고, 심지어 첫째를 임신했을 때는 모르는 것투성이라 두렵기까지 했다(아무리 의사라 해도 막상 내가 임신하니 아무것도 생각나는 게 없었다). 첫째를 임신한 18년 전 '통증의 근본 치료는 틀어진 몸을 바로잡는 체형 교정'이라는 새로운 패러다임을 한국에 처음 제시하며 눈코 뜰 새 없이 바쁘게 지낼 때였다. 아침은 토스트로, 점심은 김밥으로, 저녁은 퇴근 후에 먹는 둥 마는 둥 하다가 잠들기를 반복하던 어느 날 살짝 불러온 뱃속에서 쿡! 태동! 아기의 움직임을 처음 느낀 그 순간 나는 얼마나 울었는지 모른다.

"아기가 있었지…. 나는 엄마가 되잖아…. 그런데 난 아기를 위해 무엇을 해야 하지?"

스스로 이 질문에 답하기 위해, 그리고 5개월 동안 아기에게 무심했던 내 죄(?)를 용서받기 위해서 시중에 나와 있는 임신 관련 책은 거의 다 사서 읽은 것 같다. 유익한 내용도 많고 몰랐던 사실이나 새롭게 적용되는 이론도 알게 되었다. 엄마로서 임신 중에 해야 할 것과 하지 말아야 할 것이 정말 많았다.

"엄마가 되는 것도 공부를 해야겠구나."

그중에서 내가 가장 많은 시간을 투자했던 부분은 임신 중 엄마의 감정과 건강 상태가 태아에게 과연 얼마나 영향을 주는지에 대한 부분이었다. 난 너무 바빠서 태교도 못하고 5개월이 지났는데 어쩌나 싶은 생각도 들었다. 임신 중반에서야 아기를 위해 뭔가를 해보려는 내게 확신이 필요했기 때문이다. 많은 외서들과 논문까지 뒤적이며 임신에 관한 지식을 습득한 열정은 내 아기 때문이 아니라면 불가능했으리라.

"태아기에 일어난 일은 태아 이후의 삶에 영향을 미친다"라는 태아 프로그래밍 이론을 보면서 나는 비로소 내가 아기를 위해 무엇을 해야 하는지 알게 되었다.

세상 모든 산모에게 단 한 가지 소원을 말하라고 하면 주저 없이 '건강한 아기의 출산'일 것이다. 육체적 심리적 질병 없는 건강한 아기를 출산하기 위해 엄마가 못할 게 뭐가 있으랴. 단단히 각오하고 그 방법을 알아보니 의외로 어렵지 않았다. 아주 간단히 말하면, 엄마가 행복하면 아기도 행복하다는 것이다. 엄마가 행복할 때 나오는 호르몬과 슬플 때 나오는 호르몬에 아기도 똑같이 반응한다. 그렇다면 엄마가 건강하고 마음이 편안하다면 그것이야말로 최상의 태교라는 말이다. 그럼 엄마의 몸과 마음의 상태가 건강해지려면? 운동을 하라는 것이다!

나는 매일 환자들에게 운동하면 우리 몸에 어떤 일이 일어나는지를 설명한다. 그러나 사람들이 잘 모르는 사실은 몸을 움직이는 원동력은 팔다리 근육의 힘이 아니라 그 근육을 지배하는 신경이라는 것. 그 신경은 뇌에서 기인하여 말초로 이어지는데 근육의 움직임에 따라 호르몬 분비가 조절되고, 호르몬의 영향으로 우리는 감정을 느끼게 된다. 근육이 산소 요구량을 늘리면서 혈류가 빨라지고, 뇌는 말초에서 오는 자극을 분석하며 활발한 움직임을 시작한다. 브레인 워밍업이 일어나 운동 직후 순간 집중력과 암기력은 3배 이상 증가한다. 인슐린과 성장 호르몬의 균형이 맞게 조절되며 호르몬의 연쇄 반응 결과로 운동하면 모든 사람들은 기분이 좋아진다. 즉 엄마가 기분이 좋아지려면(비록 오늘 기분 나쁜 일이 있을지라도) 운동을 하면 된다!

그 후로 나는 임신 중반과 후반에 각각 어떤 운동을 어떻게 해야 하는지 알려진 동작들을 해보며 나에게 맞는 운동을 직접 만들기도 했다. 중반 이후부터 급격히 변하는 체형에 따라 목, 어깨, 허리 통증과 꼬리뼈 통증을 해소하기 위한 치료적 운동도 필요했다.

둘째를 임신했을 때는 아예 임신 초기-중기-말기로 구분해서 운동을 만들고 직접 운동 영상을 찍어 산모들과 공유했더니 반응이 놀라웠다. 임신하면 당연히 힘들고, 아프고, 붓고, 몸이 망가지는 줄 알았는데 그렇지 않을 수도 있다는 걸 체험하면서 예비 엄마들이 너무나 좋아했다. 이 책에도 최대한 자세하게 임신 시기에 따른 운동법을 소개했다. 간단한 동작이지만 산모에게는 매우 효과적일 것이다.

내가 첫 임신 때 여러 책을 찾아 헤맸던 생각이 떠올라, 더 많은 산모에게 도움이 될 내용을 한 권의 책으로 만들면 좋겠다는 의견을 흔쾌히 받아 준 김승희 차장님께 정말 감사한다. 3년 동안 믿고 지지해 주셨기에 이 책이 나오게 되었다.

'고위험 산모 전문'이라는 별명이 붙을 정도로 고령 산모들의 희망이신 김문영 교수님은 내 두 번의 임신 기간 주치의셨다. 진료 시마다 특유의 친근한 미소로, 노련함이 묻어나오는 상담을 하시며 산모들의 마음을 편하게 해 주셨다. 김문영 교수님과 함께 책을 만들게 되어 얼마나 영광인지 모른다.

이제 여러분은 임신 10개월 동안 아기와 엄마의 신비로운 변화는 물론이고 건강하고 행복한 임신을 위해서 언제 어떻게 운동해야 하는지, 무엇을 먹고 먹지 말아야 할지, 시기별로 알아야 할 것, 하지 말아야 할 것, 반드시 해야 할 것에 대하여 이 책 한 권으로 알 수 있게 되었다. 편리하게도!

임신은 두렵고 떨릴 만큼 놀라운 일이지만 결코 힘들고 아프기만 하지는 않다. 여러분의 행복한 임신 기간에 도움이 되길 바라며.

강남세란의원 김수연

어미가 품에 안은 알 속에서 조금씩 병아리가 자랐다. 이제 세상 구경을 해야 하는데, 알은 단단하기만 하다. 병아리는 나름대로 알을 쪼기 시작하지만 힘에 부친다. 이때 기다렸다는 듯이 어미 닭은 같은 부위를 밖에서 쪼아 준다. 답답한 알 속에서 사투를 벌이던 병아리는 어미의 도움으로 비로소 세상 밖으로 나오게 된다. 이처럼 병아리와 어미가 동시에 노력을 기울여야 완성된다는 고사성어가 '줄탁동시(啐啄同時)'이다.

《하루 한 장, 임신 출산 데일리북》은 임신부터 출산까지 280일 동안 임산부와 태아의 신체적 변화를 일지 형태로 정리한 책이다. 태아가 자궁에 착상하여 분화하고 신체 각 조직이 형성되는 과정에 대한 성장 일기이며, 태아의 성장에 따라 시시각각 신체적 변화를 보이는 임산부의 건강한 출산을 위한 최고의 지침서이다. 임신 4주, 자궁 속에서 깨알만 한 배아가 신생아로 태어나기까지 시시각각의 변화를 일 단위로 상세히 예측하고 기술한 것을 보면 놀라지 않을 수 없다.

저자인 김문영 교수는 의과 대학을 졸업하고 산부인과 의사로 입문한 뒤 33년간 진료해 왔고, 특히 산전 초음파 진단과 태아 치료의 전문가로서 선도적 역할을 해 대통령 표창까지 받은 최고의 전문가이다. 이러한 임상 경험, 특히 초음파를 통하여 태아의 성장을 직접 경험하고, 임산부의 건강에 대한 애정이 있기에 이룰 수 있는 성과이며, 저출산이 첨예한 이 시점에 정말 값진 책이 출간되어 의료계의 일원으로 축하와 감사를 드리는 바이다.

김동익(차의과학대학 의무부총장 겸 의료원장)

제가 아는 김문영 교수는 임산부를 자신의 가족, 언젠가는 이루어질 가족처럼 대하는 사람입니다. 임신부를 돌보느라 항상 빠듯하게 하루를 살아가는 산과 의사라고만 생각했는데 이렇게 멋진 동료 의사들과 응축된 시간을 파노라마처럼 보는 듯한 책을 발간하네요. 이 책은 임신의 설렘과 280일의 간절하면서도 행복한 기다림을 알기 쉬운 그림과 경험담으로 풀어 설명하는, 일반인들이 쉽게 이해하고 접근할 수 있는 '임신에 대한 최고의 길잡이 책'입니다. 오늘 살며시 한 페이지를 열어 세상에 곧 빛을 보게 될 아기를 살짝 엿보는 일은 지적 호기심일까요 아니면 사랑, 희망, 동행의 즐거움일까요?

김사진(가톨릭의과대학 부천성모병원 산부인과 교수)

저출산 시대에 임신과 출산은 개인의 문제를 넘어 의료진과 사회 구성원 모두에게 막강한 책임이 요구되고 있습니다. 임신한 부부가 가 보지 않은 길에 대해 두렵고 설렘이 가득할 때 이 모든 궁금증과 안전을 위해 엄청난 책이 출간되었습니다.

국내 최고 산과 명의이자 산모들의 다정하고 든든한 주치의로 밤낮없이 두 생명을 지키기 위해 열정을 쏟아 내신 김문영 교수님의 책이기에 더없이 반갑고 소중하게 느껴집니다. 의학적 지식을 바탕으로 읽기 쉽게 쓰여져 임신을 준비 중인 또는 막 임신한 부부에게 필독서가 될 것으로 믿어 의심치 않습니다. 첫 장부터 세심하고 완벽한 김문영 교수님의 모습이 그대로 녹아 있어 이 책의 신뢰를 더 높여 줍니다. 책을 읽다 보면 서둘러 새 생명을 맞고 싶어하는 부부가 많아져 저출산을 극복하는 데도 도움이 되길 기대해 봅니다.

원혜성(울산의대 서울아산병원 산부인과 교수)

● 김문영 선생님께서 책을 출간하신다는 얘기를 듣고 누구보다 기뻤습니다. 임신과 출산을 준비하는 임산부에게 분명히 큰 도움이 될 것이라 자신합니다.

저뿐 아니라 모든 산모에게 진심으로 따뜻하게 대하시는 김문영 선생님을 곁에서 오랫동안 보아 왔기 때문입니다. 분명 많은 분들에게 큰 도움이 될 것이라고 믿습니다. 김문영 선생님의 땀과 열정에 박수와 존경을 보냅니다. 다시 한번 출간을 축하드립니다.

이영애(쌍둥이 엄마 배우)

● 임신과 출산은 그 어떤 일보다 경이로운 일이며 축복된 일임에 틀림없다. 임신을 알게 된 순간부터 출산까지 내 뱃속에서 아이가 잘 자라고 있는지, 느껴지는 증상이 정상인지 너무나 궁금한 게 많아서 하루에도 몇 번씩 관련 서적을 뒤적이고, 인터넷 임신 관련 맘까페에 출석하곤 했다. 아마도 모든 임신부의 마음이 다 그렇지 않을까.

김문영 교수님은 내가 첫아이를 임신한 순간부터 출산까지 여러 위급한 상황들이 있었지만, 무사히 출산까지 도와주신 분이다. 큰아이와 다섯 살 터울로 작년에 41세라는 고령에 둘째 아이 출산을 하게 되면서 걱정이 많았다. 그때마다 교수님은 내가 아이에 대한 기대감만 가질 수 있도록 안정시켜 주셨다. 우리 아이들이 이 세상의 빛을 볼 수 있도록 해 주신 김문영 교수님께서 임신부를 위한 책을 집필하셨다니 너무나도 기쁘다.

모든 임신부들이 이 책을 곁에 두고 임신 기간 내내 임신과 출산에 대한 궁금증을 해결하고, 탄생할 아이를 맞이하길 축복하고 싶다.

이하정(방송인)

• 살면서 많은 귀인을 만났는데 그중 김문영 선생은 내게 귀인 중 귀인이다. 내가 가장 사랑하는 손자와 손녀가 태어나도록 도와주신 분이기 때문이다. 그 일을 계기로 주기적으로 만나 교류를 나누면서 그분의 인품에 늘 감탄한다.

이 책은 임신과 출산에 관한 책이다. 살면서 가장 중요한 지식이 바로 생명체의 탄생에 대한 것이다. 어떻게 하나의 생명체가 만들어지고, 탄생하는지 이 책을 보면서 배웠다.

저자는 한국에서 가장 많은 아기를 받은 이 분야의 전문가지만 겸손과 친절로 똘똘 뭉친 분이다. 생명에 대한 사랑이 넘치는 분이다. 이 책을 통해 생명에 대한 경외심을 갖기 바란다.

한근태(한스컨설팅 대표)

contents



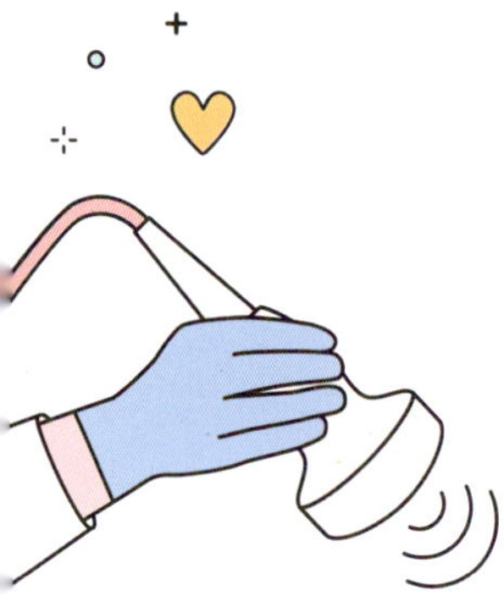

1장

# 임신 초기



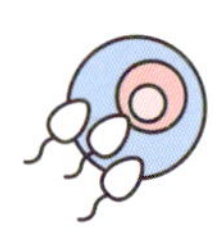

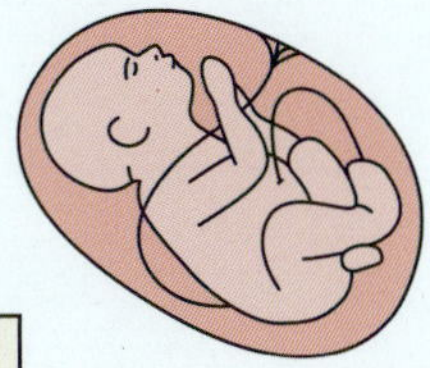

2장

# 임신 중기

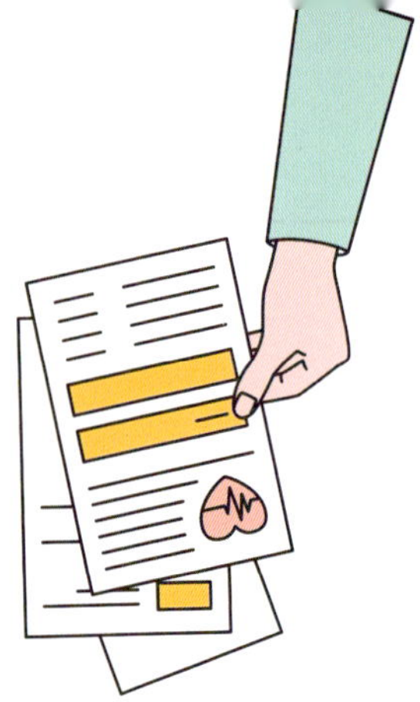

3장

# 임신 말기



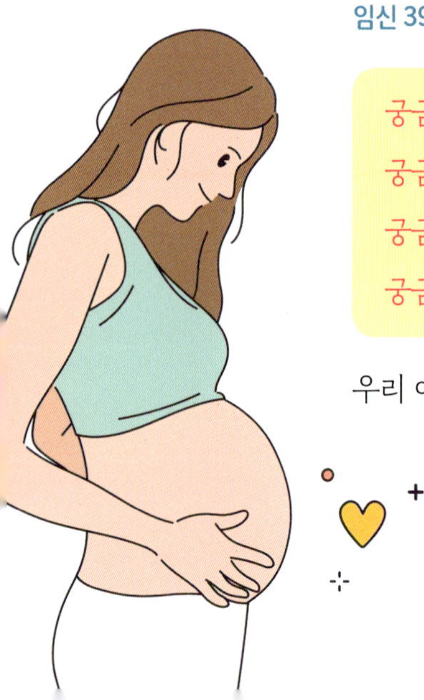

4장

# 임신과 운동



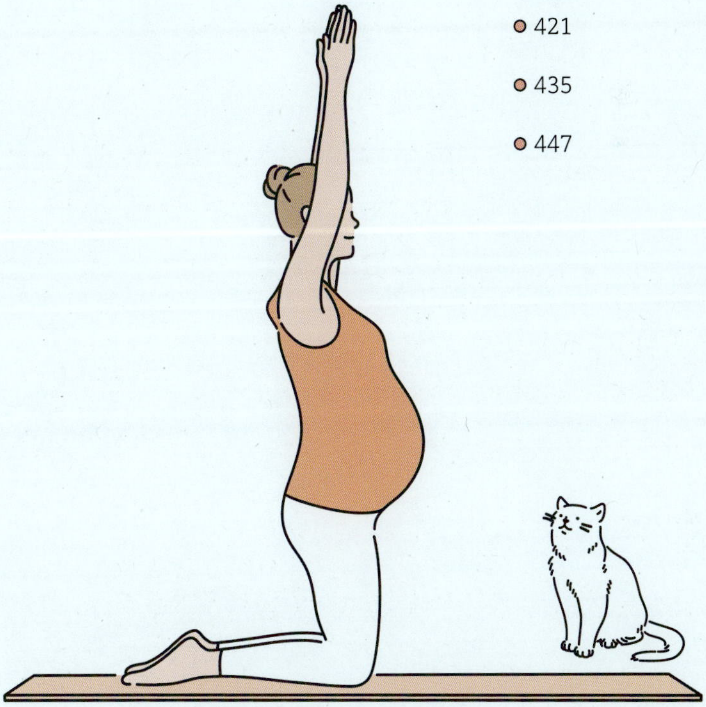

# 1장

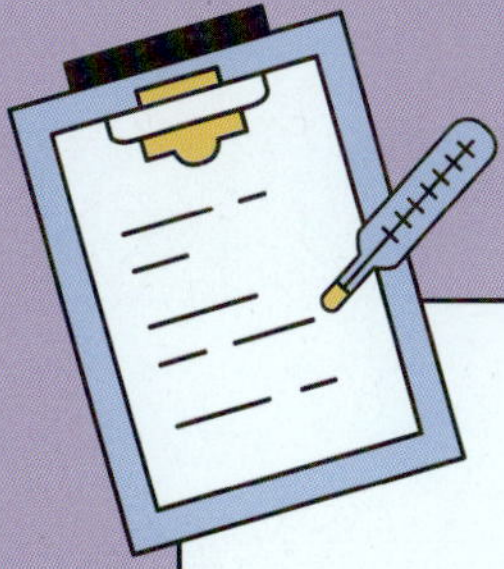

# 임신 초기

임신 초기는 태아의 각종 기관이 만들어지는 매우 중요한 시기다. 계획을 세우고 몸을 관리하며 임신을 준비하고, 임신을 확인했다면 병원에 가서 진료를 받는다. 첫 방문 시 임신 상태가 정상적인지, 유산 가능성은 없는지, 분만 예정일은 언제인지, 건강히 임신을 유지할 수 있는지 검사한다.

첫 검진 이후에는 보통 2~3주 간격으로 병원에 방문해서 진찰을 받는다.

- 호르몬의 변화로 입덧을 비롯한 여러 증상이 나타난다. 아직 안정기가 아니니 여러모로 조심해야 한다.
- 엽산제를 먹는다. 종합 비타민제나 칼슘제를 복용할 때는 함량을 고려해서 임신부 전용 제품을 고르는 게 좋다.

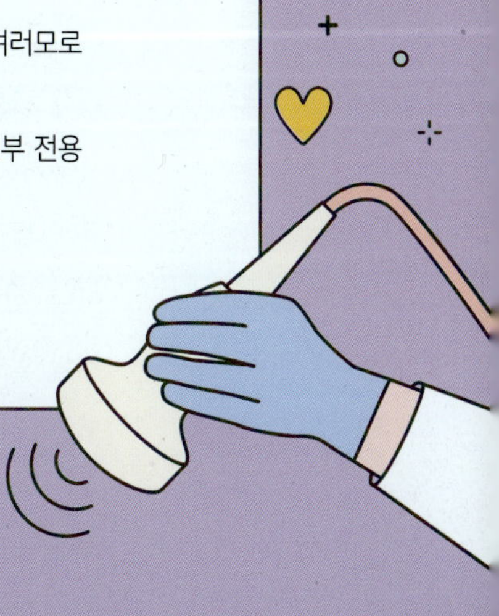

## ∘ 병원 첫 방문 때 해야 할 검사

| 항목 | 내용 |
|---|---|
| 상담 | 임신부의 위험 인자, 가족력, 임신력 상담 |
| 진찰 및 초음파 검사 | 임신부의 자궁, 난소 및 태아의 건강 상태 확인 |
| 임신부 건강 검사<br>(혈액 검사, 소변 검사) | 빈혈, 혈액형, 풍진, 매독, 에이즈,<br>B형간염, C형간염, 간 기능, 혈액 응고 검사 |
| 자궁경부암 검사 | 1년 이내에 검사 이력이 없을 때 |
| 취약X증후군 보인자 검사 | 지적 장애, 발달 장애, 자폐증 가족력이 있을 때 |



## ∘ 엄마와 아기의 교감, 태교

배 속에 아기를 품은 엄마는 누구든 태교를 생각한다. 세계 그 어느 나라보다 모성애가 강한 우리나라 엄마들. 태교에도 관심이 많다.

사실 태교는 무언가를 새롭게 하는 것이 아니다. 일생생활 자체가 태교여야 한다. 임신 기간 내내 아기의 건강과 안녕을 바라는 마음으로 생활하는 것. 일상을 바르게 생활하는 것이 바로 태교다.

아기는 280일 동안 엄마의 배 속에서 청각, 촉각, 미각, 후각, 시각, 이 모든 오감을 발달시키면서 성장한다. 오감 중에서도 태아 시기에 가장 중요한 감각은 청각이다. 청각은 태아의 발달, 특히 뇌 발달과 밀접한 연관이 있다. 실제로 여러 가지 동물 실험에서 청각 자극을 준 어미에게서 태어난 새끼가 훨씬 좋은 지적 능력을 보이고 뇌 주름을 잘 만들었다. 최근 핀란드 헬싱키대학의 한 연구팀은 자궁 속에

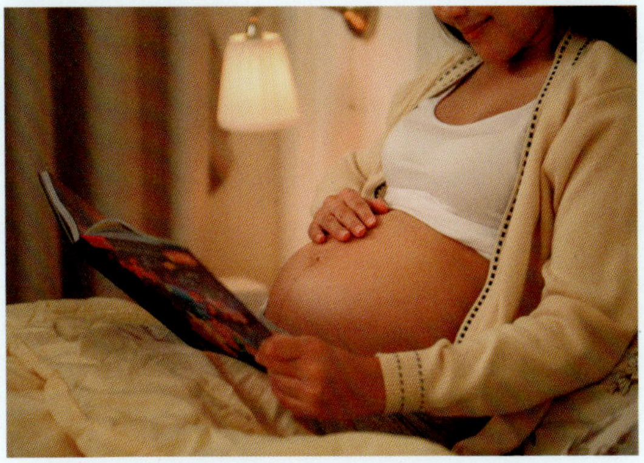

서 들은 소리가 출생 후 아기의 언어 학습 능력과 관련한 신경 발달에 영향을 미친다고 보고하기도 했다. 태아에게 소리가 정말 중요하다는 것은 과학적으로 밝혀진 사실이다.

아기는 임신 14주에 들어서면서 듣기 시작해 24주면 거의 모든 소리를 듣는다. 엄마의 심장 소리와 장 움직이는 소리, 양수가 흐르는 소리와 태반에서 생기는 소리를 비롯한 온갖 소리를 듣고 자란다. 엄마 목소리, 아빠 목소리도 듣고 있다. 태교에 관심을 둔다면 엄마와 아빠는 이 시기에 어떤 소리를 들려주는 것이 좋을지 생각해 보고 실천해야 한다. 아기를 잘 키우는 것은 배 속에 있을 때부터 분명 엄마, 아빠의 몫이다.

소리 태교만큼 중요한 것이 음식 태교이다. 우리가 먹는 것이 우리의 몸을 만든다. 결국 엄마가 먹는 음식이 배 속 아기의 몸을 이룬다. 달콤한 케이크나 정신이 번쩍 나는 카페인 음료가 너무 먹고 싶을 때, 화끈하게 매운 음식이 당길 때 아기에게 설탕을, 카페인을, 매운 음식을 먹인다고 상상해 보자. 임신부가 먹고 싶은 것을 못 먹으면 안 된다는 일종의 특권 의식을 내려놓을 수 있을 것이다.

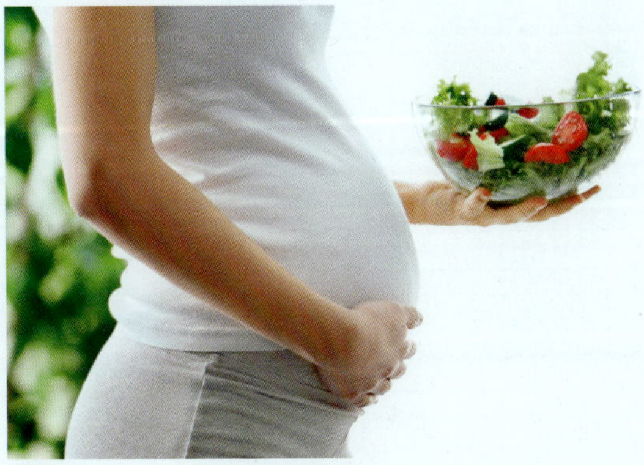

## ∘ 임신 기간 중 조심해야 할 체중 변화

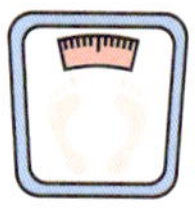

임신 280일 동안 임신부의 몸무게는 보통 10~15킬로그램 정도 늘어나는 게 정상이다. 엄마가 체중을 적정 수준으로 유지하면 신생아가 지나치게 크거나 저체중이 되는 것을 막을 수 있다. 그래서 아기가 태어날 때 과체중이거나 저체중이 되지 않도록 엄마는 출산할 때까지 계속 신경 써야 한다.

임신부의 몸무게가 너무 많이 늘면 아기는 거대아가 되어 난산할 확률이 높아진다. 또 임신중독증을 일으킬 수도 있다. 임신 초기부터 임신부의 몸무게가 알맞게 늘고 있는지 꾸준히 체중을 점검하는 게 중요하다. 임신 중 체중 증가표를 살펴보고 임신 기간 내내 체중이 알맞은 단계로 늘고 있는지 수시로 체크하고 관리하도록 한다.

**임신 중 체중 증가표**(정상 체중 임신부)

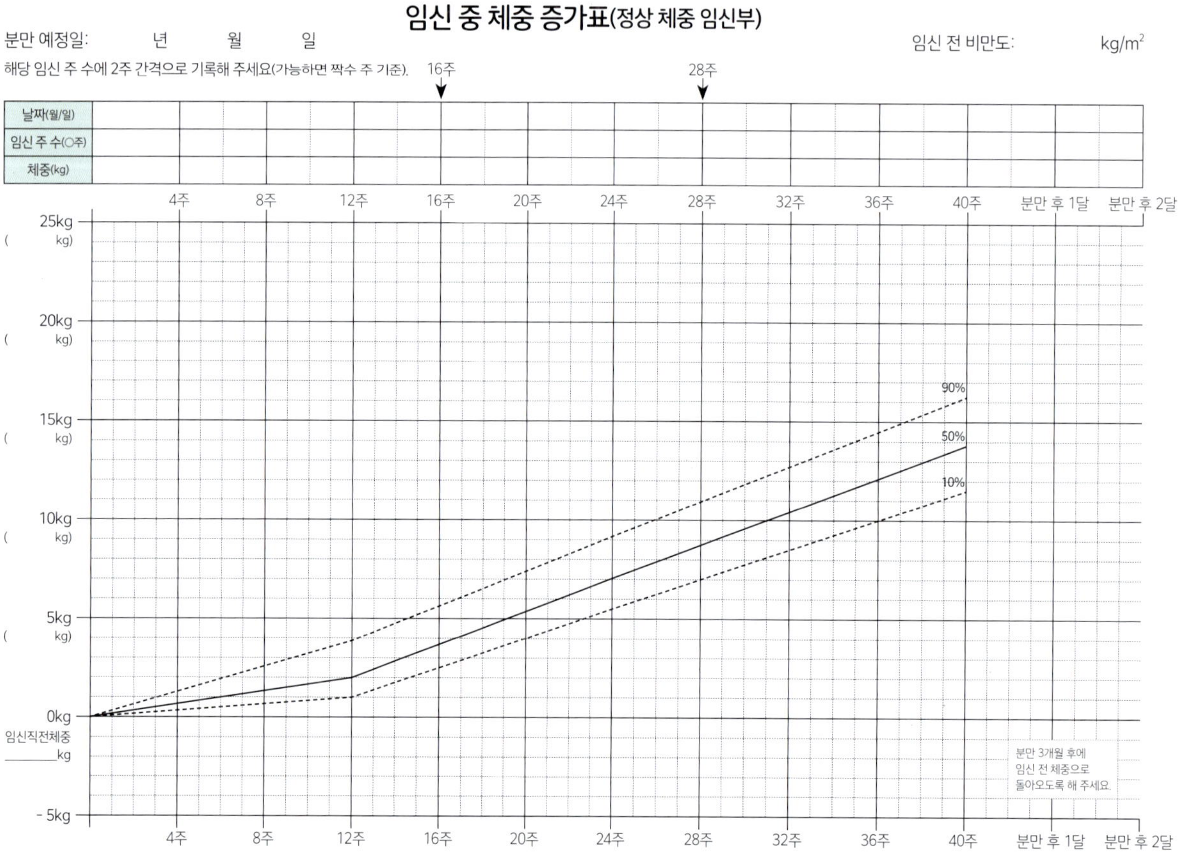

# 임신 중 체중 증가표(과체중 임신부)

분만 예정일: 년 월 일 임신 전 비만도: kg/m²

해당 임신 주 수에 2주 간격으로 기록해 주세요(가능하면 짝수 주 기준). 16주 28주

| 날짜(월/일) | | | | | | | | | | | | | | | | | | | | | | | | |
|---|---|---|---|---|---|---|---|---|---|---|---|---|---|---|---|---|---|---|---|---|---|---|---|---|
| 임신 주 수(○주) | | | | | | | | | | | | | | | | | | | | | | | | |
| 체중(kg) | | | | | | | | | | | | | | | | | | | | | | | | |

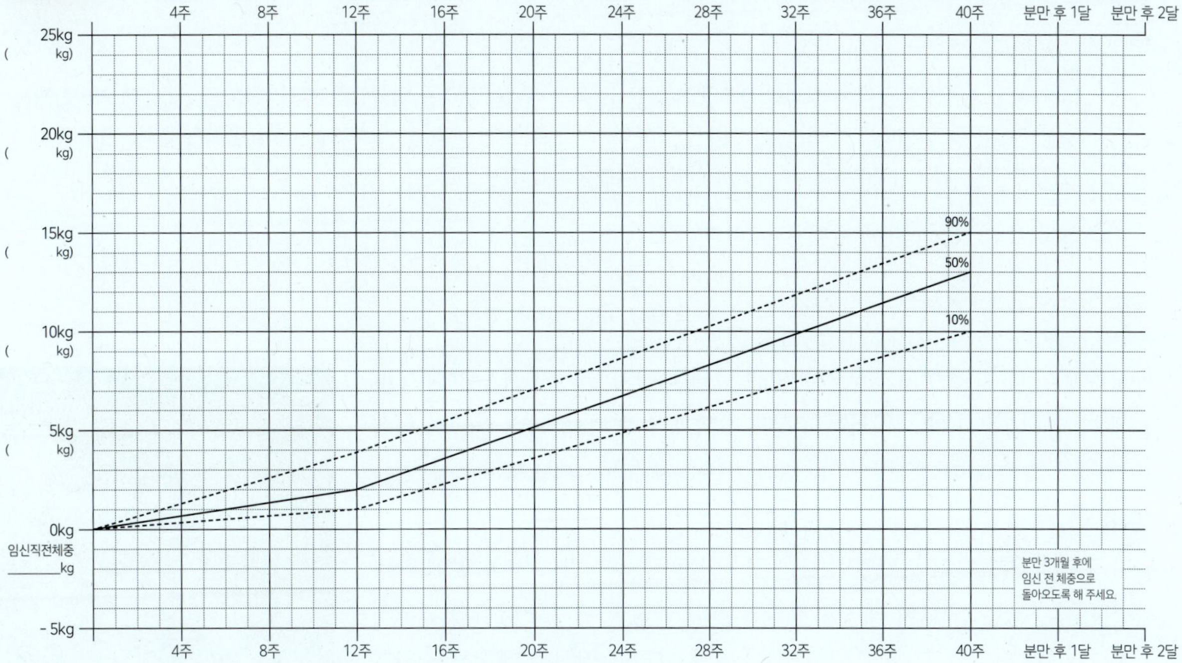


# 임신 중 체중 증가표(저체중 임신부)

분만 예정일: 년 월 일 임신 전 비만도: kg/m²

해당 임신 주 수에 2주 간격으로 기록해 주세요(가능하면 짝수 주 기준). 16주 28주

| 날짜(월/일) | | | | | | | | | | | | | | | | | | | | | | | | |
|---|---|---|---|---|---|---|---|---|---|---|---|---|---|---|---|---|---|---|---|---|---|---|---|---|
| 임신 주 수(○주) | | | | | | | | | | | | | | | | | | | | | | | | |
| 체중(kg) | | | | | | | | | | | | | | | | | | | | | | | | |

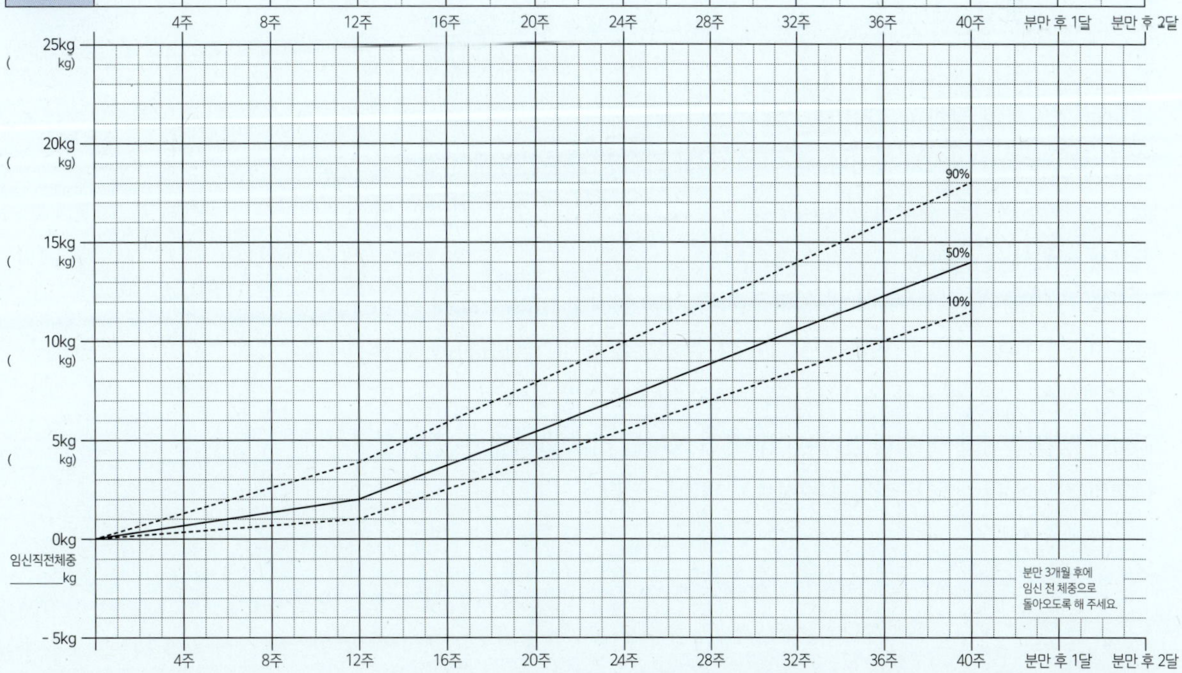

# 수정 전 2주

임신 전 마지막 생리를 시작해요.
몸 관리에 신경 써야 할 때입니다.

공식적으로는 임신 첫 주지만 임신 상태가 아닌 한 주. 여느 때처럼 생리를 시작했다. 만약 다음 생리일 전에 임신하게 된다면 지금이 임신 전 마지막 생리다. 이 임신 전 마지막 생리 첫날을 임신 첫날로 계산한다. 아기가 태어나기까지 앞으로 280일, 우리 가족 일생일대의 순간이 카운트다운을 시작하는 것이다.

## 이번 주 아기는

아직은 엄마 배 속에 아기가 생기지 않은 상태. 태아가 생기기 전 단계이기 때문에 아기를 가졌을 때 나타나는 증상도 찾아볼 수 없다. 하지만 나중에 임신을 확인한 다음 되짚어 보면, 이때도 아기는 '난자'라는 세포로 자라고 있는 셈이다.

엄마의 난자와 아빠의 정자가 만나 수정란이 된다. 수정란이 자궁 안에 자리를 잡은 후 시간이 지나야 태아로 자라게 된다. 건강한 아기를 만나기 위해서는 아기가 될 난자와 정자부터 건강해야 한다. 그러니 임신을 계획하고 있다면 아기에게 좋은 영향을 줄 수 있도록 미리 준비해야겠다. 엄마로서, 아빠로서의 소임은 아기를 가졌다는 소식에 앞서 이미 시작된 것이나 마찬가지다.

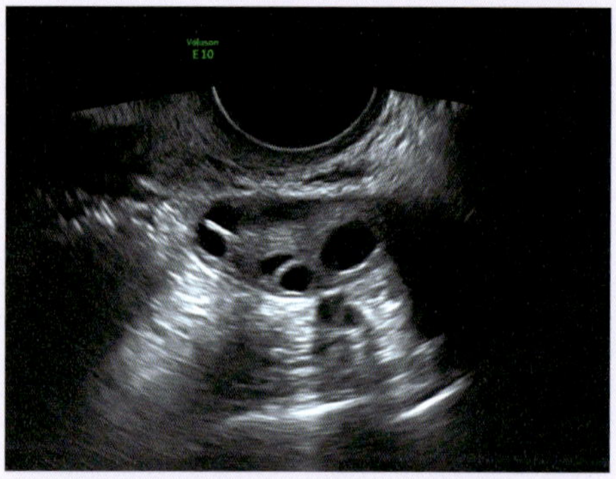

수정이 될 난자가 자라고 있는 난소

## 이번 주 엄마는

지난 주기에 수정란이 착상되지 않았으니 평소 생리 때와 별반 다르지 않은 한 주를 지낸다. 수정란을 기다리며 자궁 안 벽에 층을 이루던 자궁내막이 다음 달을 기약하고 떨어져 나가면서 생리가 시작되는 것이다.

만약 생리 주기가 일정치 않거나 생리통이 심한 편이면 산부인과에서 검진을 받는다. 특히 임신을 계획하고 있다면 건강한 임신과 출산을 위해 편안한 마음으로 병원에 방문한다.

아기를 품은 엄마는 몸속에서 새 생명을 키워 가며 굉장한 변화를 겪게 된다. 몸도 마음도 40주간의 큰 변화에 잘 적응할 수 있도록 준비가 필요하다. 엽산을 비롯해 먹는 것에 신경 쓰고 운동도 꾸준히 하면서 건강에 해로운 것을 멀리하는 생활 습관을 다진다. 임신이 어려우면 생리를 시작한 이번 주 중에 전문의의 지도에 따라 약을 먹거나 주사제를 맞기도 한다.

우리 아기 태어나기까지

# D-280일

## 오늘 아기는

수정란이 되기 전, 아기 씨앗이 될 난자는 아직 엄마의 난소 안에서 자라며 배란을 준비하고 있다. 2주 후 이 난자는 난소를 떠나 나팔관으로 간다. 매달 있어 온 일이지만, 이번엔 어쩌면 상상 이상의 긴 여행이 될지도 모르겠다.

## 오늘 엄마는

생리 첫날인 오늘. 아기를 가지려 하고 있다면 꼭 기록해 둬야 할 중요한 날이다. 아기가 태어나기까지, 임신 전 마지막 생리 시작일을 임신 첫날로 셈해 이날부터 280일간의 여정을 시작하기 때문이다. 매달 생리 날짜를 적어 두고 생리 주기를 파악하고 있으면 임신 가능한 시기를 예측하는 데 큰 도움이 된다.

난소 내의 변화

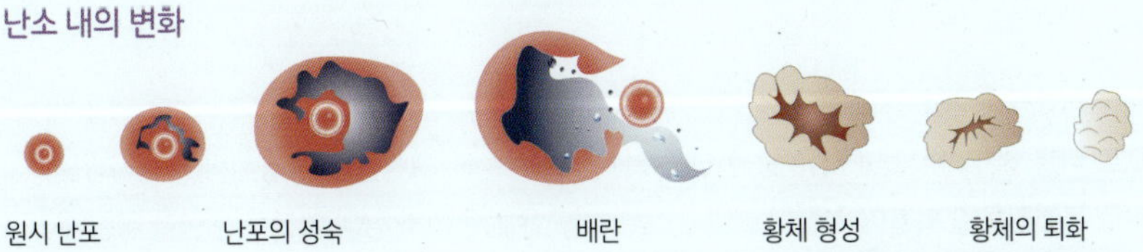


자궁내막의 변화

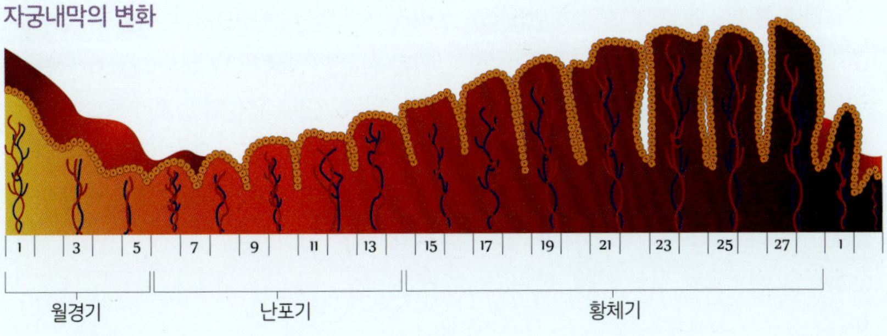


### 엄밀히 말하면 임신이 아닌 시기

처음 병원에서 임신을 확인하면 이미 임신 5~6주라는 이야기를 듣고 얼떨떨할지도 모른다. 생각보다 많이 지나 있는 임신 기간, 생각보다 빠른 출산 예정일. 열 달이 지나야 출산 예정일일 텐데 왜 달력을 넘기며 짚어 보면 맞아떨어지지 않는 것일까.

과학이 발달한 현대는 소변 검사, 초음파 검사로 임신을 확인한다. 임신 4주에서 6주 사이면 아기가 생겼는지 정확히 알 수 있다. 그러나 예전에는 마지막 생리 일자로 임신을 추정했다. 실제로 배란이나 수정이 일어난 날은 잘 알지 못해도 마지막 생리일은 기억하기 쉽다. 그래서 마지막 생리일부터 난자의 성숙 기간인 14일과 수정일을 포함해 임신 몇 주인지를 따졌던 것이다. 편리하고도 합리적인, 일종의 관습이라고 할 수 있겠다.

열 달이라고 하지만 한 달을 4주, 즉 28일로 세기 때문에 임신 기간은 결국 마지막 생리 첫날부터 280일이다. 수정일로부터 따져 보자면 266일이 된다.

28일을 기준하여 생리를 규칙적으로 한다면 앞으로 14일 후가 배란일이다. 그리고 배란 후 임신이 되지 않으면 그로부터 14일 후 생리가 시작될 것이다.

임신을 마음먹은 첫 달, 단번에 아기를 갖는 데 성공하는 확률은 20퍼센트 정도. 그러니 바로 임신하지 못했다고 스트레스 받을 필요는 없다.

우리 아기 태어나기까지

# D-279일

## 오늘 아기는

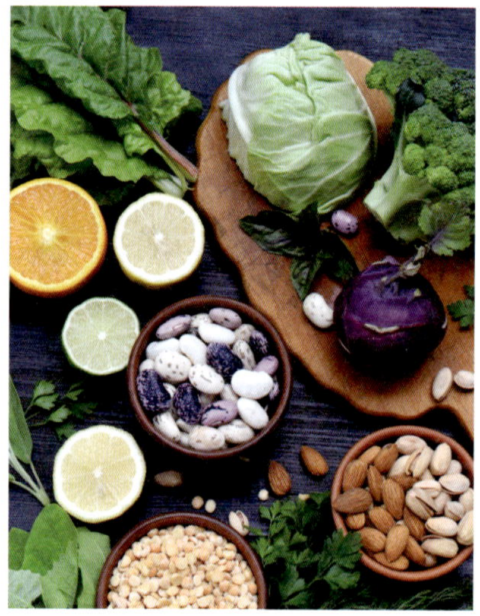

아기가 엄마 배 속에서 건강하게 자라나기 위해서는 엽산이 꼭 필요하다. 아직 태아가 생기기 전이지만 엄마는 엽산을 미리부터 충분히 섭취해야 한다. 엽산은 아기의 척추와 뇌, 두개골 등이 제대로 잘 자라도록 돕고, 태반을 튼튼하게 만드는 아기에게 매우 중요한 영양소다.

## 오늘 엄마는

꼭 닫혀 있던 자궁 입구가 생리혈을 내보내려고 열려 있는 상태. 그래서 생리 중에는 자궁 내 감염 위험이 보통 때보다 높다. 자궁 안까지 들어오지 못하던 여러 병균이 쉽게 숨어들 수 있으니 조심해야 한다. 수영이나 탕 목욕, 부부관계 등은 피하는 편이 좋겠다.

### 임신 초기에 꼭 필요한 영양소, 엽산

아기를 가지려고 마음먹었다면 반드시 엽산을 챙겨 먹어야 한다. 비타민B군에 속하는 수용성 비타민인 엽산은 세포와 혈액의 생성을 돕는다. 임신 초반 태반을 만들고 배 속 아기가 잘 자라도록 하는 데 꼭 필요한 영양소다. 기형을 예방하는 데도 중요한 역할을 한다.

엽산이 충분하지 않으면 빈혈이나 조산, 유산, 저체중아 출산의 위험성이 높아진다. 엽산 결핍은 태아의 신경관이 적절히 발달하는 데도 문제가 되는데, 심하면 척추와 신경계에 장애를 가져오기도 한다. 신경관 결손으로 이분 척추, 무뇌증, 뇌류 같은 선천 기형을 불러일으킬 확률이 커진다.

엽산은 시금치, 깻잎, 양배추, 브로콜리, 케일 같은 푸른 채소에 많다. 키위, 토마토, 오렌지나 콩류, 해조류에도 엽산이 많이 들어 있다. 그런데 신선도가 떨어질수록 사라지기도 하고 열과 물에 약해 요리 중 파괴되기 쉽다. 일상적인 식사로는 충분히 섭취하기 힘들 수밖에 없다. 그러니 평소 엽산이 풍부한 음식을 많이 먹되, 임신 3개월 전부터는 매일 0.4~0.8밀리그램의 엽산 보충제를 먹도록 한다. 고용량을 복용해야 하는 고위험군은 전문의와 상의해 복용 용량을 정한다.

엽산은 무엇보다도 임신 계획 때부터 미리미리 챙겨 먹는 게 중요하다. 보통 배 속 아기의 신경관이 생기고 나서야 임신했다는 것을 알아차린다. 엽산이 필요한 중요한 시기를 지나칠 수도 있다는 이야기다. 아직 엽산 보충제를 먹고 있지 않다면, 당장 오늘부터라도 먹기 시작한다.

우리 아기 태어나기까지

# D-278일

## 오늘 아기는

아기 씨앗이 될 난자는 지금 난포 속에서 자라고 있다. 엄마의 난소에는 작고 투명한 물주머니 같은 난포가 수없이 많다. 매달 단 하나의 난포가 크게 자라 톡 터진다. 품고 있던 난자를 나팔관으로 내보내는 것이다.

## 오늘 엄마는

혹시 빈혈이 올 정도로 생리량이 지나치게 많다면 병원을 찾아야 한다. 생리통이 너무 심해졌을 때도 마찬가지다. 자궁근종이나 자궁선종, 자궁 내막 용종처럼 자궁 건강에 문제가 생겼다는 적신호일 수 있으니 빨리 원인을 파악하고 치료하도록 한다.

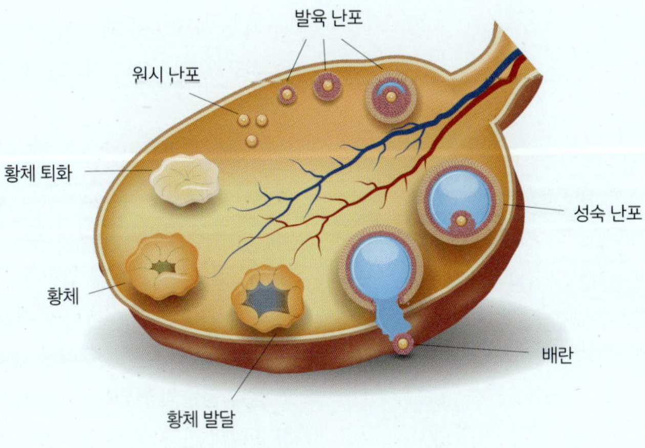


난포의 발달과 배란

### 배란을 위한 난포 키우기

아기를 가지려 해도 오래도록 잘 안 되는 경우, 이즈음부터 난포를 키우기 시작한다. 기초체온 측정과 배란 검사로 배란을 파악하고 주로 먹는 약을, 때에 따라 주사제를 써서 난포를 키운다. 미리 전문가와 상의하고 생리가 시작되면 바로 병원으로 갈 것. 대개 난포 키우는 약을 5일 동안 먹은 후 생리 시작일 기준으로 10일경부터는 이틀 간격으로 난포 모니터링을 한다. 난포가 잘 커서 터지면 배란이 일어나게 된다.

아기는 꼭 바라던 때에 찾아온다고 할 수 없다. 확률로 치면 1년 이내에 임신해서 만삭에 건강히 출산에 이르는 부부는 세 쌍 중 한 쌍 정도밖에 되지 않는다. 의학 기술의 도움을 받는다고 해도 임신까지는 생각보다 시간이 걸릴 수 있다. 생명을 품는 데에는 당연히 시간이 필요하다. 실패가 아니라 조금 시간이 걸리는 것일 뿐, 스트레스 받기보다는 편안한 마음으로 기다리는 게 좋겠다. 건강한 아이를 갖기 위한 준비 기간이 더 길어진 셈이니 몸 관리에 힘쓰도록 한다.

우리 아기 태어나기까지

# D-277일

## 오늘 아기는

미성숙 상태인 원시 난포가 성숙 난포로 성장하는 데 필요한 기간은 약 200일 정도. 원시 난포가 활성화되면 1차 난포에서 2차 난포, 성숙 난포를 거쳐 배란을 준비한다. 한 번에 15개에서 20개 정도의 난포가 성장하고 있다.

## 오늘 엄마는

지금 자궁은 달걀보다 조금 큰 정도의 크기. 여기에서 아기가 먹고 자고 자라날 것이다. 자궁은 만삭까지 자그마치 500배 크기로 점점 늘어났다가 출산 후 차차 원래 크기로 되돌아온다. 튼튼한 고무풍선처럼 신축성이 대단하다.

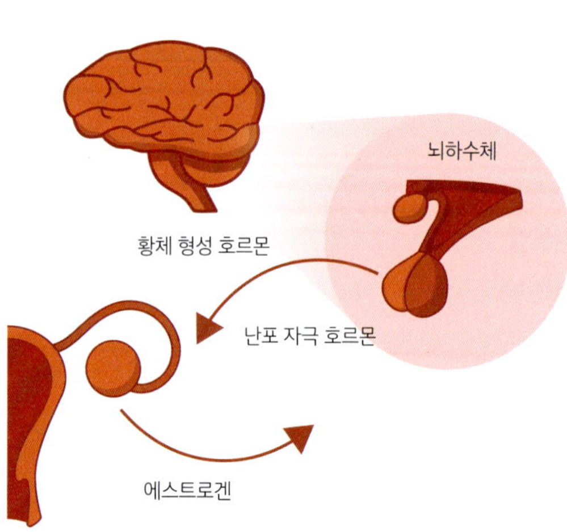


호르몬 분비의 구조

### 생리가 규칙적이지 않다면

한 달에 한 번씩 규칙적으로 하는 생리는 여성 건강의 척도라고 이야기할 만하다. 뇌하수체와 난소 호르몬 분비에 문제가 생기면, 생리 주기가 일정하지 않고 생리량이 적당하지 않다. 이렇게 생리가 심상치 않은 상황을 그냥 내버려두다가는 병을 키울 수 있다. 심각한 경우 아기를 갖는 데 어려움을 겪게 될지도 모른다.

생리 주기가 불규칙하다 보면 배란기를 예측하기 어렵다. 자궁내막이 최상의 상태이길 기대하기도 힘들다. 여러 면에서 임신 계획을 세우고 진행하는 데 걸림돌이 된다. 자궁이나 난소에 질환이 있어서, 혹은 배란이 안 돼서 생리가 불규칙할 수도 있으니 빨리 진단을 받고 치료해야 한다.

물론 생리가 불규칙하다고 임신이 불가능하지는 않다. 우선 전문가의 도움을 받아 호르몬 분비를 정상적으로 되돌리면 임신을 시도해 볼 수 있다. 무엇보다 과로와 스트레스를 피하고 술과 담배를 멀리할 것. 또 비만도 무리한 다이어트도 생리 불순의 원인이 되니 적절한 체중 조절에 신경 쓰는 것이 좋다. 올바른 식생활과 적당한 운동으로 먼저 몸을 건강하게 만들어야 한다.

우리 아기 태어나기까지

# D-276일

## 오늘 아기는

난자는 머리카락 한 올의 단면과 비슷한 크기다. 그러나 정자에 비하면 열 배도 넘게 크다. 사람의 세포 가운데 제일 커서 크기로만 따지면 맨눈으로 확인할 수도 있는 정도. 난자가 이렇게 큰 것은 엄마 몸에서 영양분을 받게 되기 전까지 수정란을 먹여 살릴 영양분을 포함하고 있기 때문이다.

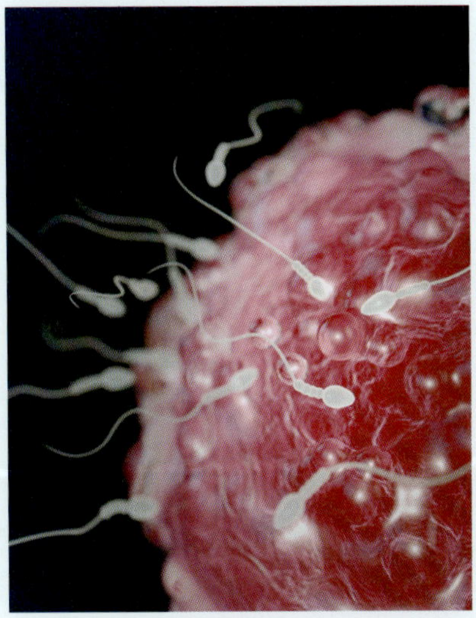

정자와 난자 세포

## 오늘 엄마는

자궁내막은 자궁 안쪽 벽을 덮고 있는 점막이다. 매달 난소에서 나오는 호르몬에 따라 두꺼워지면서 임신을 준비한다. 그러다 수정란을 맞이하지 못하면 자궁벽에서 떨어져 생리혈로 몸 밖에 나가게 된다. 배란기에는 1센티미터 넘던 자궁내막이 생리를 했다면 1~2밀리미터 두께로 얇아진다.

### 임신 상담은 임신 계획 때부터

아기를 갖겠다고 계획을 세웠다면 먼저 산부인과 전문의와 상담이 필요하다. 아기가 엄마 배 속에 생겨 자라나기 시작하는 중요한 시기를 놓치지 않고 최선의 환경을 만들어 주기 위해 임신 전부터 임신 상담을 시작한다.

임신 상담은 적절한 때에 아기를 갖도록 건강 상태를 점검하고 관리에 들어가는 것이다. 임신부와 태아에게 있을 수 있는 위험을 진단하고 치료하며, 식단과 생활 습관, 약물 복용, 과거 병력, 가족력 등에 대해 조언을 받는다.

초음파 검사를 비롯한 산부인과 기본 검진으로 임신에 문제가 없는지 확인한다. 유산이나 사산, 조산 경험이 있다면 임신 전 진단 및 처치로 재발 염려를 줄인다. 당뇨병, 고혈압, 심장병, 혈액 이상 등의 내과 질환을 임신 전부터 잘 관리해서 태아와 산모에게 미칠 위험을 최소화한다. 복용하는 약이 있다면 위험성이 적은 약으로 처방을 바꾸고, 태아에게 안 좋은 술과 담배를 끊도록 한다.

집안에 유전 질환이 있으면 신중한 진단과 상담이 필요하다. 가족력을 살피고 검사해서 위험을 예방한다. 필요하다면 정상적인 수정란만 착상하도록 유도하는 방법도 있으니 전문가와 상담하는 게 좋다. 그 밖에 빈혈, 간염, 갑상선 기능 이상, 풍진 면역 여부, 수두 면역 여부를 확인하고 알맞은 대응책을 찾는다.

우리 아기 태어나기까지

# D-275일

## 오늘 아기는

여성은 태아 때부터 수백만 개의 난자 씨앗을 가지고 있다. 그중 사춘기 즈음까지 남는 건 40만 개. 배란은 매달 자라는 난포 가운데서 튼튼하게 잘 큰 단 하나의 난자가 선택되는 것이다. 아기는 여러모로 셀 수 없이 많은 선택의 과정을 거쳐 탄생한다.

## 오늘 엄마는

음주와 흡연은 임신 가능성을 낮춘다. 유산율을 높이기도 한다. 또 태아의 발달에 악영향을 미칠 수도 있다. 엄마의 건강은 물론 아기의 건강과 정상적인 발달을 위해, 당장에라도 술이나 담배는 멀리해야 한다. 임신 계획에 금주 및 금연은 선택이 아닌 필수 조건이다.

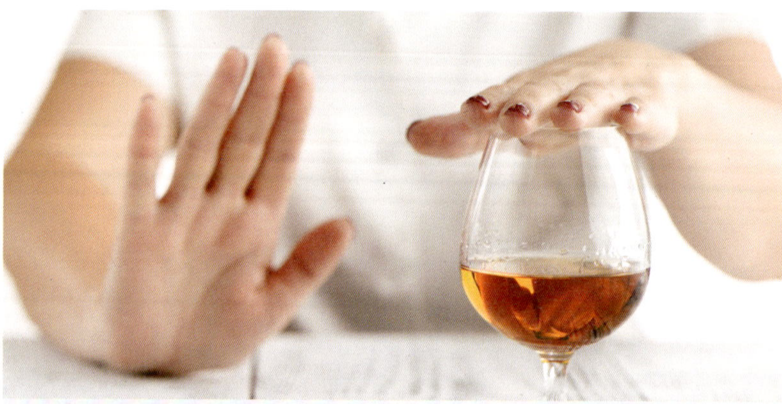

**알코올 섭취량 계산하기**

5% 맥주를 600cc 마셨다면 600×0.05=30gm. 하루 30gm 이상 매일 마시는 것은 태아알코올증후군을 초래할 수 있다. 임신 초기 한꺼번에 많은 양을 마시거나 적은 양이라도 계속 마시는 것은 위험하다. 특히 태아알코올증후군은 적은 양이라도 지속적으로 마실 때 나타난다.

### 술, 한두 잔쯤은 괜찮을까

임신을 계획할 때는 금주를 권한다. 임신부가 아니더라도 임신 계획이 있는 가임기 여성이라면 술은 마시지 않는 게 좋다. 술은 건강한 난자를 만드는 데도, 수정란이 착상해서 자라나는 데도 방해가 된다. 특히 습관성 음주, 알코올 의존증상 같은 문제가 있다면 반드시 전문 치료를 받고 나서 임신 계획을 세워야 한다. 임신해서도 알코올을 자제할 수 없는 상태로는 결국 술이 아기 건강까지 해가 될 확률이 높다.

엄마가 술을 마시면 알코올은 여과 없이 태반을 거쳐 아기에게 전해진다. 알코올을 분해하고 배출하지 못하는 아기에게는 악영향을 끼칠 수밖에 없다. 실제로 엄마가 술을 많이 마셔서 태아알코올증후군에 걸린 아기는 지적 장애, 성장 장애, 안면 기형 등이 나타나기도 한다.

많은 양이 아니더라도 알코올은 아기의 발달에 영향을 미칠 수 있는 잠재적 위험 요소 중 하나다. 아직 배 속 아기에게 안전한 알코올양은 명확히 밝혀지지 않았다. 조금은 괜찮을 거라고 스스로 타협하기보다는, 아기의 건강을 위해 조심해야 하지 않을까.

아기의 온 세상일 엄마. 엄마는 아기가 가능한 한 위험에 노출되지 않도록 힘써야 한다. 술을 절제하는 것은 아기를 품은 엄마로서 지극히 당연한 행동이다.

우리 아기 태어나기까지

# D-274일

## 오늘 아기는

지금은 혹시 엑스선 검사를 하더라도 아기에게 별 영향을 주지 않는다. 수정 전은 물론 착상하기 전까지 검사차 쬔 소량의 방사선량만으로는 문제가 생기지 않는다. 나중에 아기가 배 속에서 한창 자라는 중이어도 복부에 엑스선 차단 장치를 하고 촬영하는 방법도 있으니 만일의 사태를 걱정하며 불안해하지 않아도 된다.

## 오늘 엄마는

아기를 기다리는 엄마는 약을 함부로 먹으면 안 된다. 약 성분에 따라, 어떤 시기인가에 따라 아기에게 영향을 줄 수도 있으니 늘 안전한지 확인하고 복용하도록 한다. 치료를 위해 먹는 약이 있다면 계속 먹을지 그만 먹을지, 혹은 다른 약으로 대체할지 주치의와 먼저 상의한다.

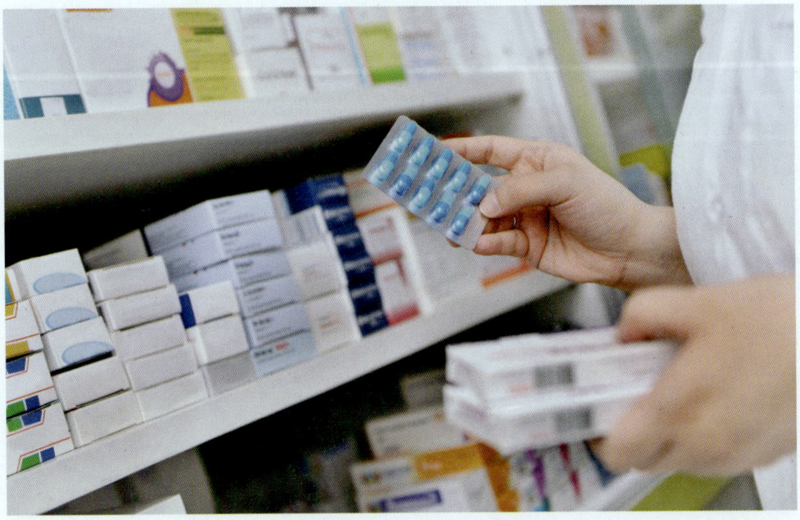

### 약물 복용은 신중하게

사실 임신 중 먹은 약이 일으키는 문제는 임신부가 가진 커다란 불안감에 비해 낮은 확률로 나타난다. 그러니 치료하는 데 필요한 약을 무조건 금기시할 이유는 없다. 오히려 약을 쓰지 않다가 엄마는 물론 아기까지 위험한 상황을 맞닥뜨릴 수도 있다. 예를 들자면 엄마가 고열에 시달리는 것보다는 알맞은 양의 해열제를 처방받아 먹는 것이 배 속 아기에게 더 낫다는 이야기다.

하지만 여드름약, 건선 치료제, 간질약, 항암제, 신경 안정제 등 위험도가 높은 약은 될 수 있는 대로 피하는 게 좋다. 일부 약 성분이 태아 기형을 일으킨다는 연구 결과가 있기 때문이다. 따라서 약물의 안정성과 태아에게 끼치는 영향에 대한 정확한 정보가 필요하다. 즉 임신 과정 중 약을 먹을지 말지는 반드시 전문의와 상의해서 결정하도록 한다.

여드름약과 같이 특별한 경우에는 임신 6개월 전부터 복용을 멈추라고 권고한다. 계획 임신은 이런 문제에 충분히 대비하기 위한 안전장치라고 생각할 수 있겠다.

혹시 임신 사실을 모르고 먹은 약 때문에 걱정이라면 한국마더세이프 전문상담센터(http://www.mothersafe.or.kr)에서 도움을 받을 수 있다.

# 수정 전 1주

드디어,
아기를 가질 수 있는 때가 됐습니다.

이제 생리가 끝났다. 따지고 보면 이번 주도 아직 임신 상태가 아니다. 엄마의 몸은 이제 본격적으로 임신을 준비하기 시작한다. 이 주 끝 무렵에는 배란이 일어나 임신할 수 있는 가임기에 접어들게 된다. 아기를 기다린다면 부부가 마음을 모아 함께 힘써야 할 한 주다.

## 이번 주 아기는

임신 첫 주와 마찬가지로 아직 아기가 생기지는 않은 시기. 그래도 엄마와 아빠의 몸속에서는 앞으로 아기가 될 반쪽이 만들어지고 있다는 사실을 잊지 말아야겠다.

이번 주차 마지막 날이면 난소 안에 있는 난자 중 하나가 완전히 자란다. 다 자란 난자가 호르몬의 영향으로 난포에서 터져 나와 배란이 된다. 난자는 배란 후 12~24시간 정도만 살아 수정이 가능한 상태다. 다만 엄마 몸속으로 들어간 정자의 생존 기간은 난자보다 긴 3~5일 정도. 그러니 부부관계 시 아기가 생길 수 있는 때는 대략 배란 닷새 전부터 배란 후 하루다.

다시 말해, 이번 주 부부관계로 아기를 가질 수 있다.

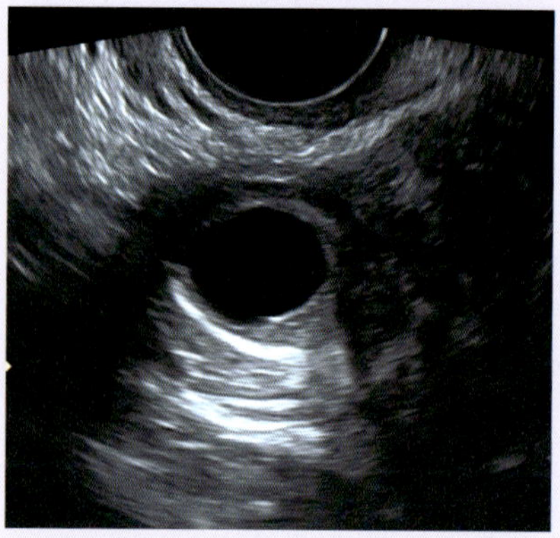

초음파로 본 난포,
배란이 가까워지면 하나만 커진다

## 이번 주 엄마는

엄마의 몸은 임신을 대비해 움직이는 중이다. 자궁내막이 두꺼워지면서 배란을 준비한다. 배란이 일어날 때는 아랫배에 통증을 조금 느끼기도 하는데, 가임기 여성 다섯 명 중 한 명은 이 배란통을 매달 겪는다. 배란일 전후에는 호르몬 때문에 성욕이 왕성해지기도 한다.

아직 임신이 된 것은 아니라서 임신 테스트기를 써 봐도 아무 반응이 없다. 하지만 임신을 준비하고 있다면 생활 전반에 계획을 세워야 한다. 당장 다음 주면 수정이 돼서 아기가 생길 수도 있으니 건강 관리에 더 주의를 기울여야겠다. 튼튼한 집을 지으려면 기초공사가 중요하다. 아기를 위해 터를 닦는다고 생각해야 할 때다.

엄마는 물론이고 아빠도 몸 관리에 신경 써야 한다. 열심히 관리할수록 정자 수가 많아지고 활동성이 좋아지며 생존 시간도 길어진다. 아기가 생길 확률이 높아지는 것이다. 그리고 태어날 아기의 건강에도 좋은 영향을 준다.

우리 아기 태어나기까지

# D-273일

## 오늘 아기는

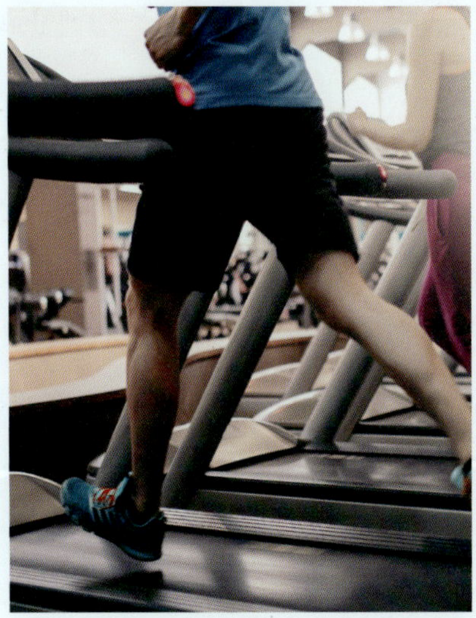

정자가 수정할 수 있을 만큼 자라는 데는 3개월의 시간이 걸린다. 그러니 아기가 될 정자를 건강하게 만들려면 아빠는 그 전에 미리 관리해야 한다. 스트레스와 음주, 흡연은 정자 수를 줄어들게 할 뿐만 아니라 느리고 손상된 정자를 만들 가능성이 크다. 체중 관리와 적절한 운동, 알맞은 영양 섭취에 신경 쓰며 아기 맞을 날을 준비해야겠다.

## 오늘 엄마는

엄마는 아빠에게 엽산을 챙겨 먹이도록 한다. 엽산은 아빠에게도 중요한 영양소다. 정자가 온전한 모습을 갖추게 하고 움직임이 활발하도록 만든다. 정자 수를 늘리는 데도 도움이 된다. 임신 확률이 높아지는 것이다.

### 아빠의 준비, 건강한 정자 만들기

아기를 기다린다면 아빠도 노력해야 한다. 아빠가 몸을 잘 관리하면 정자도 건강해진다. 임신이 수월하고, 아기도 건강하게 만든다.

정자는 보통 석 달의 시간에 걸쳐 자란다. 오늘 난자를 향해 달리는 정자는 아빠 몸에서 90일 전 생긴 것이다. 아빠의 건강이 최적인 상태에서 임신을 하려면 여섯 달 전부터는 관리에 들어가는 게 좋다.

먼저 체중 관리에 신경 쓴다. 남성 비만도 난임이나 유산에 영향을 끼친다. 규칙적인 식생활과 적절한 운동이 필수다. 그렇다고 운동을 지나치게 하면 오히려 남성호르몬 수치가 떨어지고 정자 수가 줄어든다. 운동은 무리하지 않는 선에서 꾸준히, 하루 1시간을 넘지 않는 정도로 한다.

지나친 음주는 정자의 수와 활동성을 줄인다. 흡연은 비정상적인 정자를 만들어 낸다. 따라서 임신 계획이 있다면 술과 담배는 당장 끊는 게 좋다. 또 스트레스야말로 건강한 정자를 만드는 데 큰 걸림돌이다. 쉴 때는 쉬어 가면서 마음을 편히 갖고, 잠이 모자라지 않도록 한다.

정자는 시원해야 좋아하니 탕 목욕이나 사우나는 자제한다. 다리를 계속 꼬고 앉지 말고 하의는 여유 있게 통풍이 잘되도록 입는다.

우리 아기 태어나기까지

# D-272일

## 오늘 아기는

간접흡연도 아기의 성장을 방해하고 건강에 해가 된다. 배 속에 있을 때는 물론이고 태어나 자랄 때도 마찬가지. 당연히 아기가 담배의 독성 물질에 노출되지 않도록 주의해야 한다. 가족 중 흡연자가 있다면 아기를 생각해서 미리 담배를 끊는 것이 좋겠다.

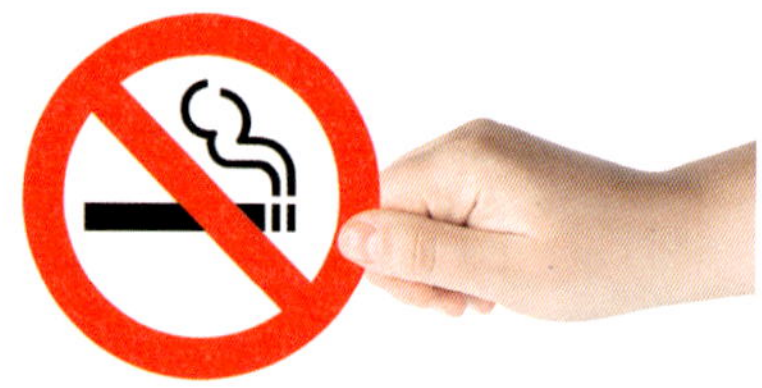

## 오늘 엄마는

여행을 즐겨도 괜찮긴 하지만 유행성 감염의 위험이 있는 지역은 피해야 한다. 유행하는 병이 엄마와 아기에게 위협이 되진 않을지, 예방접종이 가능한지 먼저 의료진과 상의하는 게 바람직하다. 백신이나 치료제가 마땅치 않은 곳, 감염병이 도는 곳은 가지 않도록 한다.

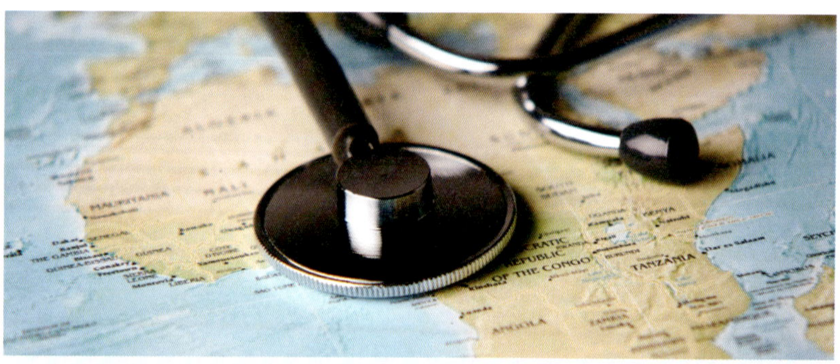

**위험! 지카바이러스**

질병관리본부는 임신부라면 지카바이러스가 발생한 나라로 여행하는 것을 피하라고 권고하고 있다. 지카바이러스는 신생아의 소두증을 불러일으킨다고 알려졌다. 소두증은 신생아의 머리가 비정상적으로 작고 뇌가 제대로 발달하지 못하는 증상. 지카바이러스 발생 국가를 여행했다면 귀국 후 6개월 동안은 임신을 피한다.

부득이하게 여행을 다녀왔다면 임신부가 원하는 경우 지카바이러스 검사를 할 수 있다.

### 해외여행을 계획하고 있다면

아직 입덧이 시작되거나 유산을 걱정할 시기가 아니라서 별 제약 없이 여행을 즐길 수 있다. 하지만 임신을 시도 중이고 임신 가능성이 있는 상황이라면 여행에 앞서 가려는 지역이 안전한지, 예방접종이 필요하지는 않은지 확인해야 한다. 주의해야 할 여행지로는 말라리아나 E형 간염 유행 지역, 지카바이러스, 사스 및 메르스, 코로나19 유행 지역, 테러 위험 지역 등을 꼽을 수 있다. 이런 곳은 웬만하면 가지 않도록 한다.

여행지에서는 늘 수시로 손을 깨끗이 씻고 위생에 신경 쓴다. 모기가 옮기는 유산이나 조산을 일으키는 감염병이 있으니 될 수 있는 대로 모기에 물리지 않도록 조심한다. 항체가 생기려면 시간이 걸린다는 것까지 생각해서 출국하기 전 미리 예방접종을 하거나 예방약을 복용하는 것이 좋겠다.

질병관리본부 홈페이지(http://www.cdc.go.kr)나 콜센터(☎1339)에서 국가별 감염병과 예방접종에 관한 정보를 얻을 수 있다.

우리 아기 태어나기까지

# D-271일

## 오늘 아기는

사람의 체세포 염색체 수는 46개. 이 중 44개는 쌍을 이루는 상염색체이고 나머지 2개는 성염색체이다. 난자와 정자는 절반씩인 23개의 염색체를 가지고 있다. 난자와 정자의 염색체가 결합할 때, 성염색체 X만을 지닌 난자와 달리 X 또는 Y를 지닌 정자가 성별을 결정한다. X 둘이면 여성, X 하나 Y 하나면 남성이 되는 것이다.

사람의 염색체 구성

남

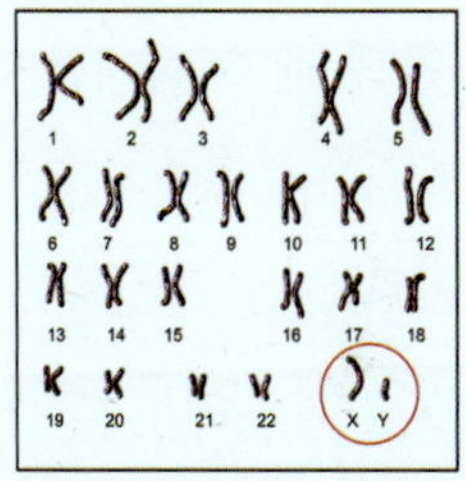

여

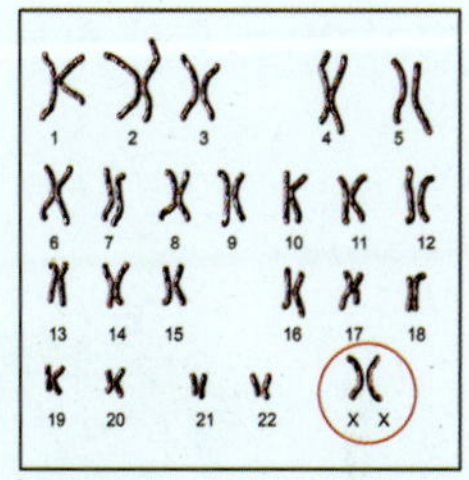

## 오늘 엄마는

각종 항체가 있는지 검사하고 결과에 따라 예방접종을 한다. 특히 풍진이나 수두 항체가 없으면 예방접종을 하고 최소한 한 달은 지나고서 임신하는 것이 좋다. 또 빈혈이나 결핵균 보균 여부, 간의 이상 여부도 검사한다. B형간염과 A형간염의 경우 임신 중에도 접종이 가능하지만 임신 전에 항체가 있는지 알아보고 미리 준비해 두는 것도 좋겠다.

### 아기와 엄마를 지켜 줄 예방접종

임신 중에는 면역력이 떨어진다. 따라서 살아 있는 바이러스를 넣는 생백신은 위험할 수 있으니 맞지 않는 게 좋다. 대표적인 생백신으로는 홍역, 볼거리, 풍진 혼합 백신인 MMR 백신이나 수두 백신을 꼽을 수 있다. 임신 초기 풍진에 걸리면 선천 기형을 일으키거나 유산의 위험이 따른다. 그러니 임신 전 미리 접종한 뒤 한 달은 임신을 피하도록 한다. 수두 백신도 마찬가지로 임신 전 한 달의 여유 기간을 두고 맞는다. 특히 유치원 교사처럼 어린이와 접촉이 많은 직업이면 수두 감염에 노출될 확률이 높으므로 임신 전 항체가 있도록 미리 접종하는 것이 좋다. 반면 죽은 균으로 만든 항원을 몸에 넣어 항체를 만드는 사백신은 임신 중에 맞아도 괜찮다. 그중 챙겨야 할 것은 백일해, 파상풍, A형간염, B형간염, 독감 예방접종. 특히 백일해는 한 살 미만 아기에게 치명적인 병이므로 임신 29주부터 아기가 태어나기 한 달 전까지 백신을 맞는 게 좋다. 엄마가 백일해 백신을 맞아 생긴 항체가 태반을 통해 태아에게 전달되면 생후 신생아가 백일해 백신을 맞을 때까지 백일해로부터 보호받을 수 있다. 또 임신 중 독감에 걸리면 쉽게 낫지 않고 합병증으로 폐렴이 올 확률도 높으며, 배 속 아기에게도 영향이 가서 조기 진통이나 조산할 위험이 있다. 인플루엔자 유행 시기인 가을이 되면 꼭 독감 백신을 맞도록 한다.

우리 아기 태어나기까지

# D-270일

## 오늘 아기는

아기가 엄마 배 속에 있을 때 겪은 환경은 아이에게 평생 영향을 준다. 지금 엄마가 영양 관리를 어떻게 하느냐에 따라 아기 앞날의 건강이 좌우될 수 있다. 배 속 아기는 영양 결핍이어서도, 과잉이어서도 안 된다.

## 오늘 엄마는

임신을 기다리는 엄마는 체중을 점검해 본다. 체중이 너무 많이 나가거나 너무 적게 나가면 배란이 불규칙하거나 아예 일어나지 않아서 임신 자체가 쉽지 않다. 유산 확률도 높은 편이고 임신 합병증이 생길 위험성도 크다.

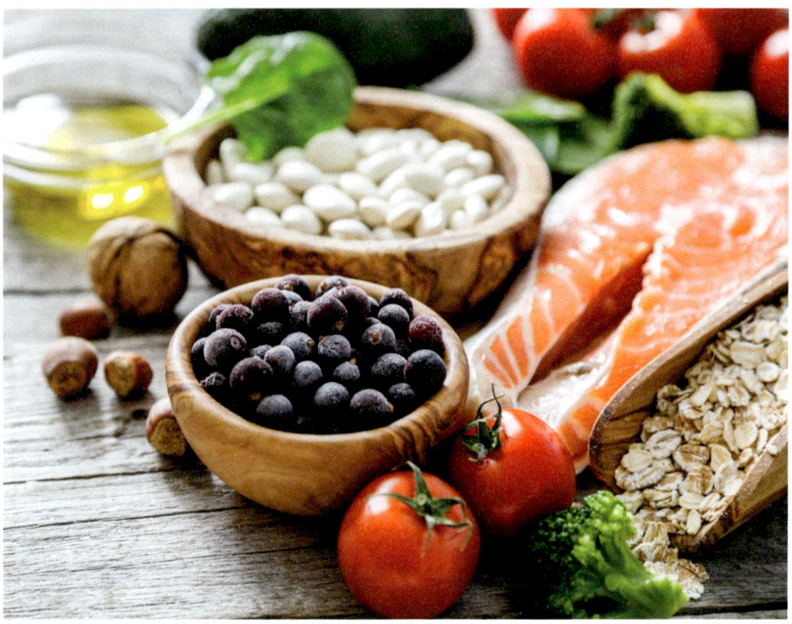

### 태아 프로그래밍

신체 조직과 기관이 생기는 중요한 때, 엄마 배 속 아기가 받은 자극이 이후의 건강에 계속 영향을 준다는 '태아 프로그래밍' 이론. 다시 말해 태아 때의 자궁 속 환경에 평생 건강이 달려 있다는 뜻이다.

아기가 엄마 배 속에 있을 때 좋은 환경을 만들어 주면 건강한 어른이 될 것이다. 그러나 영양이 모자라서 아기가 배고픔을 겪는다면 문제가 생긴다. 태어나서도 몸이 영양분을 모아 두려고 해 비만이 되기 쉽다. 반면 과도한 영양을 태아에게 주면 렙틴(leptin)이라는 호르몬의 증가로 비만이 되기 쉽다. 즉 영양 과다 혹은 부족 모두 태아에게 프로그래밍 되어 성인 때도 영향을 미친다. 그 밖에도 성인에게 생기는 여러 만성 질환이 유전자나 본인의 생활 습관뿐 아니라 태아 때의 자궁 속 환경으로부터 시작된다는 이론이다.

결국 엄마는 아이의 앞날을 길게 보고 건강 관리에 최선을 다해야 한다. 영양 섭취에 신경 쓰고 술과 담배를 비롯한 각종 해로운 것을 멀리하며 정서적으로도 안정된 생활을 유지해야 한다. 배 속에서부터 수십 년 후까지, 아이의 미래가 지금 엄마로부터 빚어진다.

# D-269일

## 오늘 아기는

아직 배란 전이라 난자가 난소에 있다고 해도 정자가 나팔관에 도착했다면 아기가 생길 가능성이 있다. 건강한 정자는 3일까지, 그러니까 내일도, 모레도, 글피까지도 활발하게 살아 있을 수 있다.

## 오늘 엄마는

배란일이 가까워지면서 여성 호르몬인 에스트로겐 수치가 높아져 최고점에 이른다. 또 남성 호르몬인 테스토스테론도 배란일 즈음 최고치에 이른다. 이때 성욕이 강해지는 것은 어쩌면 가임기에 맞춰 아기를 갖고자 본능이 발휘되는, 놀라운 자연의 섭리인지도 모른다.

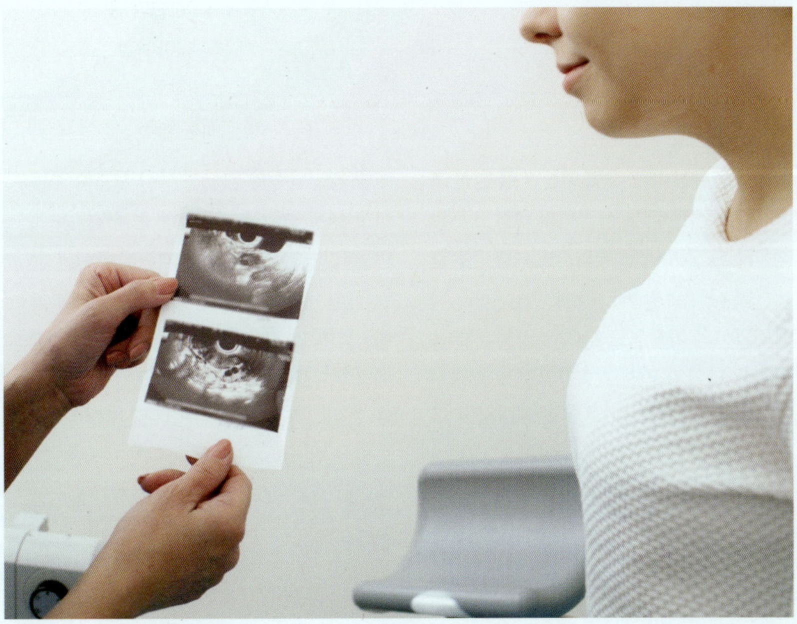

### 어떤 병원을 선택할까

임신 계획 단계부터 출산 후 몸을 회복하는 산욕기까지 엄마와 아기의 건강을 책임질 병원. 고르는 데 신중을 기할 수밖에 없다.

엄마와 아기 모두 건강해서 특별한 문제가 없으면 집에서 가깝고 의료진이 편안한 느낌을 주는 개인 병원에 다녀도 괜찮다. 오가는 시간과 기다리는 시간이 짧고 진료 시간이 충분해 상세한 설명을 들을 수 있다는 장점이 있다. 게다가 아무래도 비용이 상대적으로 적게 드는 편. 하지만 고위험 임신일 때는 처음부터 산부인과 전문 병원이나 종합 병원을 찾는 게 안전하다. 산부인과 전문 병원은 산부인과와 관련된 여성 질환 전체에 대해 전문적인 관리를 받을 수 있고 임신부 교육 프로그램을 잘 갖추고 있다. 종합 병원은 임신 중 합병증이나 위급한 상황에 대해 다양한 임상 경험이 있으며 다른 과 전문의의 협진을 받아 대처할 수 있다.

의료진과 병원 규모를 비롯해 좀 더 안전하게 분만할 수 있는 병원인지도 잘 확인하도록 한다. 마취과 전문의가 항상 있는지, 아기가 태어난 직후부터 엄마와 아기가 같은 병실에 있는 '모자 동실'이 가능한지, 옆에서 가족이 편하게 지낼 수 있겠는지 등도 병원을 선택하는 기준이 될 수 있겠다.

우리 아기 태어나기까지

# D-268일

## 오늘 아기는

염색체에 들어 있는 유전자에는 눈, 코, 입의 생김새와 피부색, 키, 체형 같은 외형적인 정보는 물론이고 지능과 성격, 질병에 대한 정보까지 포함돼 있다. 난자와 정자에 각각 있는 유전 정보는 아기에게 고스란히 전달된다. 너무 당연하게도, 엄마 아빠를 빼닮은 아기가 태어날 것이다.

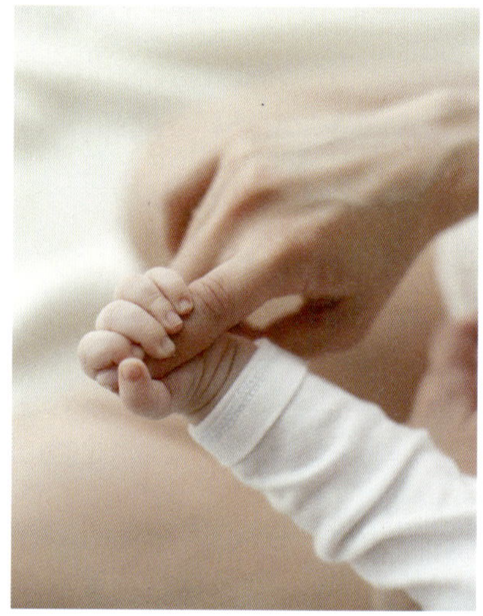

## 오늘 엄마는

요새는 결혼 연령이 늦어져서 고령 임신이 흔하다. 고령 임신부는 임신까지 시간이 더 걸리고 유산 가능성이 좀 더 큰 편. 전반적으로 위험도가 조금씩 높아진 정도라고 생각하면 된다. 그러나 임신 전부터 관리하면 얼마든지 건강하게 아기를 출산할 수 있다.

### 고령 임신의 위험 요소와 건강 수칙

세계보건기구 WHO 기준으로 만 35세 이상 출산이면 고위험 임신으로 분류되는 고령 임신으로 본다. 물론 영양 상태나 의료 기술이 좋은 요즘 만 35세부터 '고령'이란 말을 붙이기는 민망한 면이 있다. 하지만 연령대가 높을수록 자궁근종 같은 부인병이나 고혈압, 비만, 당뇨, 심장병 같은 성인병 증세가 있는 경우도 많아서 임신 중에 여러 합병증을 일으킬 가능성이 커지는 게 사실이다.

고령 임신부일수록 잘 나타나는 문제 중 하나는 자연유산이다. 고령 임신일 때 임신 초기 자연유산은 대부분 염색체 이상으로 발생한다. 또 20대 임신부와 비교하면 임신중독증이 나타날 확률도 두 배 이상 높고, 자궁외임신의 가능성도 나이가 많을수록 높아진다. 태아가 선천 기형일 확률도 조금씩 높아지는데 대표적으로 염색체 이상인 다운증후군이 임신부의 나이가 많을수록 더 잦은 빈도로 나타난다. 따라서 유전 질환을 비롯한 의학적 문제에 대해 상담과 검사가 필요하다.

고령 임신일수록 임신 전부터 꾸준히 운동하고 생활 습관을 바로잡아 몸을 건강하게 만들어야 한다. 양질의 단백질을 포함한 균형 잡힌 식단과 체중 관리는 기본. 미리 고혈압과 당뇨 같은 질병을 치료받고, 필요한 예방주사를 맞고 엽산도 잘 챙겨 먹는다. 또 술이나 담배는 꼭 끊고 스트레스는 되도록 받지 않는다. 조산이나 유산의 위험은 없는지 산전 검사 및 관리는 철저히 받도록 한다.

# D-267일

## 오늘 아기는

드디어 난포에 있던 난자가 밖으로 나오는 날. 손가락 한 마디 크기의 물집 같아 보이던 난포가 터져서 난자가 밖으로 나왔다. 나팔관 끝 여러 개로 갈라진 돌기에 휩쓸려 나팔관 안으로 들어간다. 이제 수정을 기다릴 차례. 나팔관 끝의 방에서 난자와 정자가 만나 수정이 이뤄진다. 수정란이 난관을 거슬러서 자궁안에 도착하려면 또 닷새 이상이 걸리는데, 이 수정란이 자궁내막에 잘 착상을 해야 건강한 임신으로 이어진다.

## 오늘 엄마는

생리가 규칙적이라면 오늘을 전후로 이틀 사이 드디어 배란이 일어난다. 수정 가능성이 가장 큰, 임신을 기다리는 사람이라면 모두가 고대하는 바로 그날이 된 것이다.

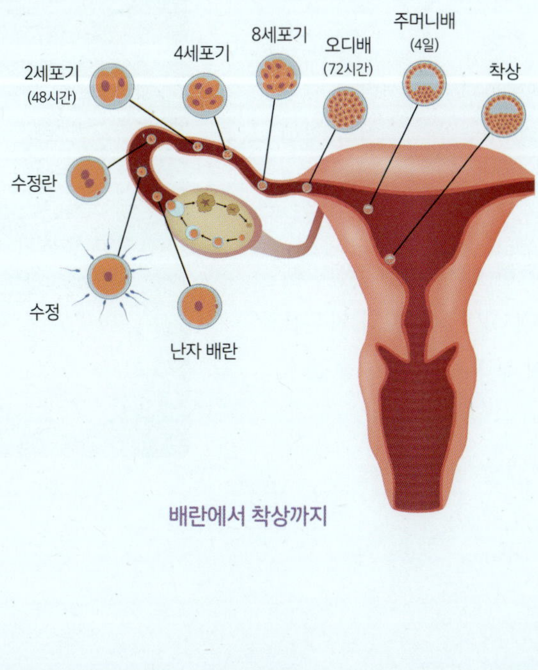


배란에서 착상까지

### 배란일 확인하기

규칙적인 생리를 전제로, 다음 생리 예정일의 14일 전을 배란일로 계산하면 임신 성공률을 높일 수 있다. 점액질이 분비되며 아랫배가 뻐근하거나 약간의 피가 비치기도 해서 배란기를 알아차리기도 한다. 또는 기초 체온 측정법이나 배란 테스트기를 써서 배란일을 추정한다.

기초 체온은 충분한 숙면 후 일어나 곧바로 잰 체온을 말한다. 보통 배란 전에는 저온기이다가 갑자기 0.3도 이상 떨어지면 곧 배란이 된다는 뜻이다. 배란 후에는 0.5도 정도 올라서 고온기가 된다. 임신이 되지 않으면 생리를 시작하면서 다시 체온이 떨어지고, 임신이 되면 출산 때까지 계속 고온기를 유지한다. 평소에 기초 체온을 꾸준히 재서 적어 둬야 체온 변화를 확실히 알 수 있다. 요새는 스마트폰에 기초 체온 애플리케이션을 설치해서 기록하면 한눈에 그래프를 확인할 수 있어 편하다.

배란 테스트기로 배란일을 알아보려면 배란기 즈음해서 아침 첫 소변으로 매일 테스트한다. 배란 테스트기에 양성이 나오면 소변에서 난포를 터뜨릴 호르몬이 검출됐다는 뜻이다. 처음 양성으로 나온 날을 기준으로 2일 내에 배란이 될 확률이 높다.

# 임신 2주

드디어 수정이 되었습니다.
아기를 품게 됐으니 앞으로
어마어마한 일들이 일어납니다.

이번 주, 아기가 생기는 기적이 일어난다. 이제 아기는 자궁 안에 자리를 잡고 뿌리를 내린다. 엄마로부터 산소와 영양분을 받으며 앞으로 38주를 자궁에서 지낸다. 처음엔 작은 세포 하나일 뿐인 아기. 엄마 안에서 지내는 동안 60조의 세포를 가진 완전한 사람으로 자라날 것이다.

## 이번 주 아기는

정자와 난자가 만나 수정란이 되면 두 개, 네 개, 여덟 개로 계속 세포 분열을 한다. 사나흘 동안 세포 분열을 하며 나팔관에서 천천히 자궁으로 내려온 수정란. 대개 수정하고 5일쯤이면 자궁벽에 붙어서 엄마의 영양을 흡수할 수 있는 상태가 되어 착상한다.

보통 이렇게 수정란이 자궁에 착상해야 비로소 임신했다고 한다. 아기 씨앗이 드디어 엄마 안에 뿌리를 내리고 자라기 시작한 셈. 이제 놀랍고도 굉장한 변화가 기다리고 있다.

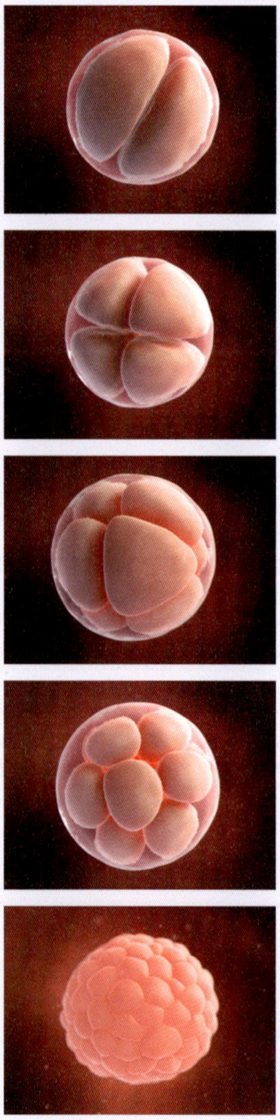

수정란의 세포 분열

## 이번 주 엄마는

자궁은 임신 전과 별다를 것 없는 크기다. 대개 아직은 임신이 된 줄 모르고 지낸다. 아기가 생겼는지 확인하려면 좀 더 기다려야 하지만, 몸속에서는 당장 아기를 기르기 위한 변화가 시작된다. 임신을 유지하도록 돕는 여러 가지 호르몬의 효과가 나타나는 것이다.

엄마는 생명이 싹튼 자신의 몸을 더 소중히 여겨야 한다. 막연히 두려운 감정이 있다면 미리 임신에 관해 공부를 시작해 본다. 가족이나 친구의 임신 경험 이야기를 들어 보는 것도 좋겠다. 적어도 공부해 알게 된 만큼은 불필요한 걱정이 줄어들 것이다.

즐겁고 편안한 마음으로 임신을 준비하다 보면 한 달 한 달, 시간은 쏜살같이 지나간다. 점점 배가 불러오고 아기와 늘 함께 다니게 되면 생각보다 자유롭지 못할 수도 있다. 그러니 지금의 여유로움을 느긋이 누려 보는 것도 좋겠다.

엄마 배 속에서
2주 0일

우리 아기 태어나기까지

# D-266일

## 오늘 아기는

오늘쯤 드디어 수정이 이루어진다. 엄마의 난자와 아빠의 정자가 만나 순식간에 엄청난 일이 벌어지고 있다. 수정란은 아직 작은 세포일 뿐이지만, 엄마 배 속에서 조금씩 자라서 아기의 모습을 갖추게 될 것이다.

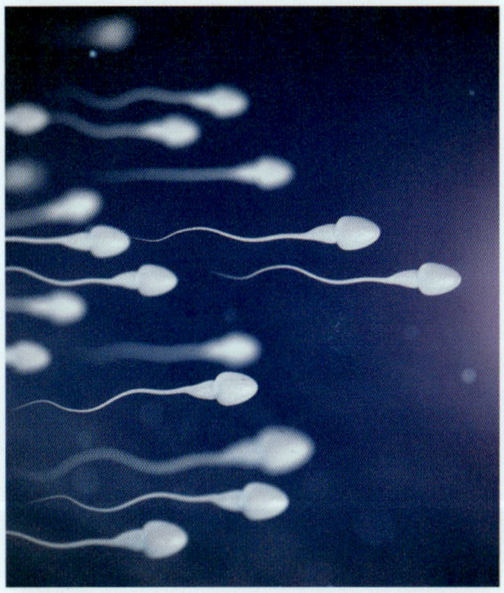

## 오늘 엄마는

배란된 난자는 단 하루 동안만 살 수 있다. 정자는 먼 길을 달려서 난자를 만난다. 수억 개의 정자 중 겨우 200개 정도만 난자에 도달하고, 그중 튼튼한 하나의 정자가 난자와 결합해 수정란이 된다. 이 수정란이 신호를 보내 분비된 호르몬이 생리 주기를 중단시킨다.

### 수억 분의 일, 정자의 치열한 레이스

아빠 몸에서 나온 정액에는 수억 마리의 정자가 들어 있다. 이 정자들은 난자를 만나기 위해 피나는 노력을 시작한다. 난자를 만나러 가는 길은 정자에게 고난의 길이다. 이상이 있는 정자는 탈락하고, 힘차게 꼬리를 차며 수영하는 건강한 정자만이 난자를 만나러 갈 수 있다.

질 속에서는 강한 산성을 이기지 못하고 절반 이상이 사라져 버린다. 자궁에 도착했을 때는 1,000분의 1만 살아남는다. 길을 못 찾는 정자, 엉뚱한 곳에 달려드는 정자를 빼고 나팔관까지 가는 정자는 겨우 200마리. 1분에 3밀리미터씩 달려 여기까지 오는 데 45분이 걸렸다. 정자의 머리 길이가 5마이크로미터, 즉 0.005밀리미터인 걸 생각하면 엄청나게 달린 셈이다.

이렇게 찾아간 난자는 이중으로 된 방어막에 둘러싸여 있다. 정자는 머리에 이 방어막을 녹일 효소가 들어 있다. 난자를 둘러싼 정자들은 방어막을 뚫으려다가 지치면 다른 정자가 가서 녹이고, 지치면 다시 다른 정자가 녹이는 식으로 끈질기게 공략한다. 마침내 틈이 생기면 튼튼하고 운 좋은 정자 하나가 재빨리 들어가 난자를 만난다.

난자 표면에 정자가 도착하면 다른 정자가 들어오지 못하도록 새로운 방어막이 생긴다. 드디어 수정란이 되는 것이다.

엄마 배 속에서
2주 1일

우리 아기 태어나기까지

# D-265일

## 오늘 아기는

수정란이 첫 번째 세포 분열을 한다. 하나의 세포였던 수정란이 두 개의 세포로 나뉜 것이다. 수정란은 난자와 정자가 만난 순간 모든 유전 정보가 구성된 상태. 성별도 이미 결정됐다.

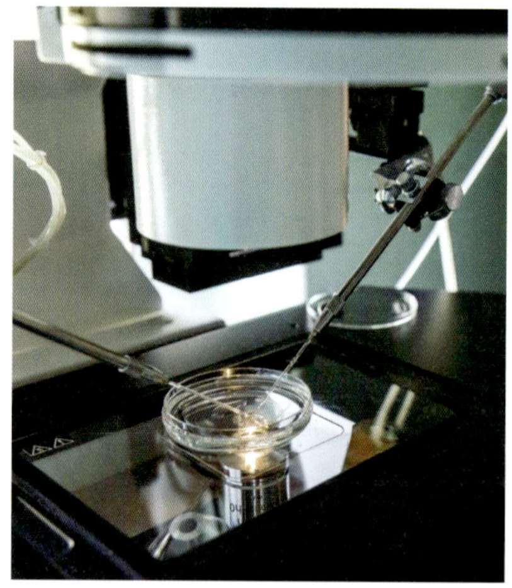

## 오늘 엄마는

수정이 됐다고 해도 아직 특별한 느낌은 없다. 사실 임신에 성공했는지는 수정란이 만들어졌는가보다 자궁벽에 무사히 착상했는가에 초점을 둔다. 알고 보면 꽤 많은 수정란이 착상에 성공하지 못해서 수정되고도 임신으로 이어지지 못한다.

### 수정까지 약간의 도움이 필요할 때, 인공수정

인공수정(Intrauterine Insemination, IUI)은 정자를 채취해서 배란기에 맞춰 가는 관으로 자궁에 직접 넣어 주는 방법이다. 임신이 쉽게 되지 않을 때 정자가 질을 지나 난자를 만나기까지 거쳐야 하는 험난한 길을 지름길로 데려다준다고 생각하면 된다.

인공수정은 아프지 않고 오래 걸리지 않는 비교적 간단한 시술에 속한다. 비용 대비 효과도 좋은 편이다. 정자 수가 적어서, 정자의 운동성이 좋지 않아서 임신이 잘 안 되는 상태였다면 인공수정만으로도 효과를 볼 수 있다.

인공적으로 정자를 넣었지만 정자 스스로 난자를 찾아가 수정하고, 수정란이 다시 자궁에 와서 착상해야 임신이 된다. 즉 정자가 자궁으로 들어가고 나서부터는 자연 임신 때와 같은 셈이다.

배란에 문제가 있을 때는 미리 먹는 약이나 주사제를 써서 배란하게 한 다음 인공수정을 시도한다. 건강한 정자를 냉동 보관했다가 인공수정에 쓰기도 하는데, 이때도 임신 성공률에는 큰 차이 없이 출산할 수 있다.

정부의 저출산 대책으로 난임 부부 지원 정책이 확대되는 추세다. 아직 절차가 번거롭긴 하지만, 인공수정 또는 체외수정을 할 상황이라면 거주 지역 보건소에 자격 요건과 구비 서류를 확인해 보도록 한다.

엄마 배 속에서
2주 2일

우리 아기 태어나기까지

# D-264일

## 오늘 아기는

지난 이틀 동안 수정란은 세포 분열이 두세 차례 더 일어났다. 네 개에서 여덟 개, 다시 열여섯 개로 나뉘다가 뽕나무 열매인 오디 같은 모양이 된다. 점점 여러 개의 세포로 나뉘어 가지만 수정란 크기 자체는 변화가 없다.

## 오늘 엄마는

관심을 두고 둘러 보면 병원이나 분유 회사, 육아용품 회사 등에서 운영하는 임신 및 출산에 관한 교육 프로그램을 꽤 찾아볼 수 있다. 기회가 되는 대로 참가해서 임신과 출산에 관한 사전 지식을 쌓는 것도 좋겠다.

### 임신과 출산에 중요한 비타민D

햇빛을 충분히 쐬면 몸에서 합성되는 비타민D. 하지만 점점 실외 활동이 줄어들고 자외선 차단에 신경 쓰면서 비타민D 결핍이 문제가 되고 있다. 우리나라 여성 대부분이 비타민D 부족 상태다.

비타민D는 칼슘의 흡수를 도와 뼈를 튼튼하게 한다. 또 비타민D가 충분하면 당뇨병에 걸릴 가능성이 줄어든다고 보고되고 있다. 그 밖에도 전립선암, 유방암, 대장암 발병 위험을 낮추고 고혈압, 우울증과도 관련이 있다.

특히 비타민D가 태반을 만들거나 난포를 키우는 데 중요하다고 알려지면서 아기를 기다리는 엄마가 챙겨 먹는 영양소가 됐다. 비타민D가 부족하면 임신 확률이 떨어지고 조산을 하거나 임신중독증에 걸릴 확률이 높아진다. 또 비타민D는 아기의 뼈와 치아, 근육을 만드는 데도 중요한 영양소다.

가끔 햇빛을 쐬면서 비타민D가 많이 든 달걀노른자나 연어, 고등어, 참치, 유제품을 먹는다. 부족분은 영양제로 따로 보충하는 것이 좋겠다.

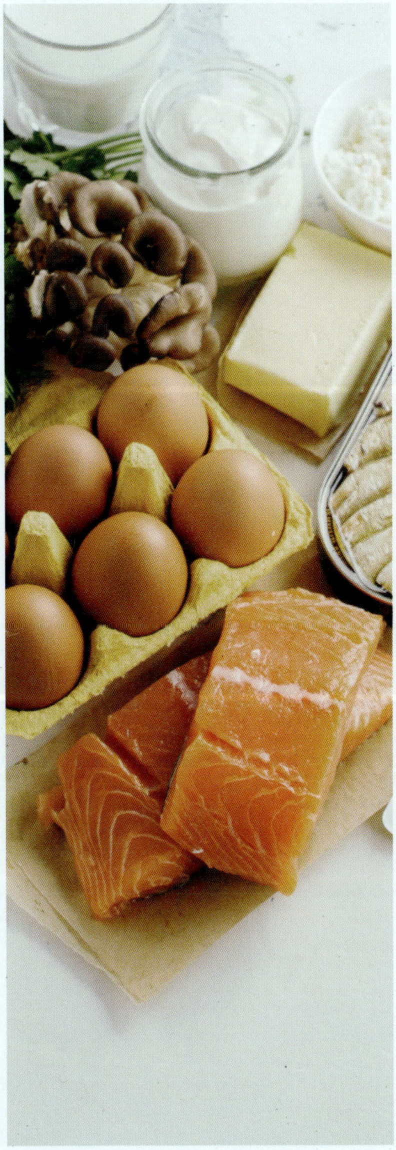

엄마 배 속에서
2주 3일

우리 아기 태어나기까지

# D-263일

## 오늘 아기는

동그란 공 모양의 수정란. 주머니 포배라고 불리는 촘촘한 세포 덩어리로 자란 상태다. 엄마의 자궁 안으로 들어가기 위해 이제부터 자궁쪽 나팔관을 통과하고 있다. 곧 착상이 일어날 것이다.

## 오늘 엄마는

임신 중에 고열에 시달리거나 목욕탕, 찜질방, 사우나 같은 뜨거운 환경에 길게 노출되지 않도록 한다. 엄마의 체온이 뜨거운 상태로 너무 오랜 시간을 그냥 버티면 신경관 결손과 같은 태아 기형을 일으킬 수 있고 유산의 위험도 있으니 반드시 조심하는 게 좋겠다.

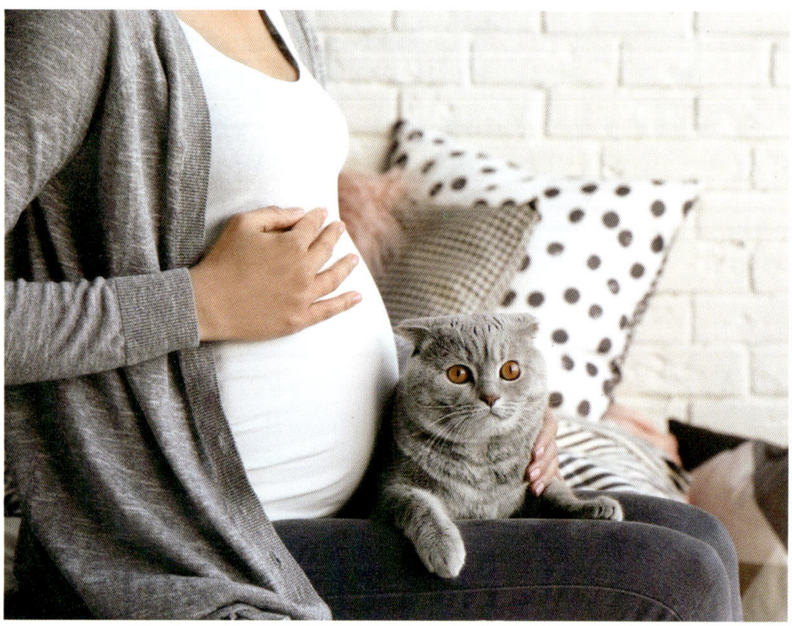

### 임신, 반려동물과 함께

우리나라도 반려동물과 함께 생활하는 인구가 천만을 넘어섰다. 네 집 중 한 집은 반려동물을 키우는 셈. 바야흐로 개와 고양이도 가족 구성원으로 받아들여지는 시대다.

이제 아기를 가졌다고 해서 정든 반려동물과 헤어지라고 강요받을 필요는 없을 듯하다. 오히려 반려동물과 함께 지내면서 임신으로 감정 기복이 클 때에 정서적으로 위안을 받을 수도 있다. 반려동물과 함께 생활한 아이가 면역력이 높다는 연구 결과도 있다.

다만 예방접종과 위생 관리를 철저히 해서 혹시라도 생길지 모르는 위험에 대비해야 한다. 또 공격성이나 나쁜 습관이 있다면 아기가 태어나기 전 반드시 교정이 필요하다.

동물 매개성 전염병의 일종인 톡소플라스마가 걱정이라면 임신부에게 항체가 있는지 먼저 검사해 보는 것도 좋겠다.

엄마 배 속에서
2주 4일

우리 아기 태어나기까지

# D-262일

## 오늘 아기는

어쩌면 두 개의 수정란이 착상을 기다리고 있을지도 모른다. 엄마가 배란을 돕는 약을 썼다거나 가까운 친척 중에 쌍둥이가 있다면 한 번에 둘 이상의 아기를 품게 될 확률은 좀 더 높다고 볼 수 있다.

## 오늘 엄마는

배란 후 난자 없이 텅 빈 난포는 황체가 된다. 액체가 차 있는 이 노랗고 작은 주머니는 호르몬을 만들어 내기 시작한다. 황체가 만든 호르몬은 수정란이 살아남을 수 있도록 돕는다. 또한 착상을 돕는 호르몬을 분비해서 착상이 일어날 것을 대비해 자궁내막을 두껍게 만든다.

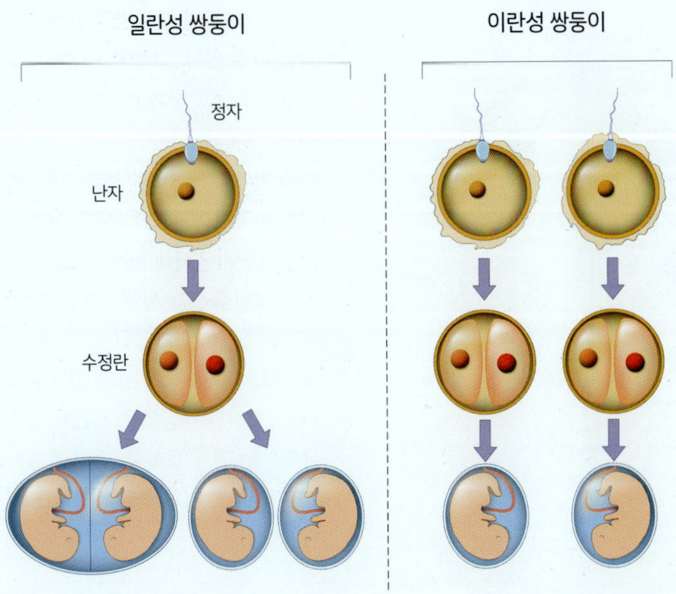


### 쌍둥이를 임신한다면

고령 임신이 흔해지면서 인공수정이나 체외수정, 배란 유도제 등으로 인해 쌍둥이 임신을 쉽게 볼 수 있다. 아마 기쁨이 2배인 만큼 신경 쓸 일도 2배일 것이다. 실제로 다태 임신의 만삭 기준은 37주인데, 37주를 채우기 전에 출산하는 조산의 경우가 절반이 넘는다. 또 임신중독증, 고혈압, 임신성 당뇨가 생길 위험이 커서 건강 관리에 더더욱 신경 써야 한다. 가벼운 운동을 꾸준히 하면서 체중을 철저히 관리하는 게 매우 중요하다.

보통 임신부는 임신 전보다 하루 300킬로칼로리를 더 섭취하라고 하는데, 쌍둥이를 임신했을 때는 그보다도 더 많은 칼로리가 필요하다. 반드시 2배까지 먹을 필요는 없지만 단백질과 비타민, 미네랄, 필수 지방산 등 영양분도 더 많이 섭취하고, 철분제와 엽산제도 잘 챙겨 먹는다.

**일란성 쌍둥이, 이란성 쌍둥이**

일란성 쌍둥이는 난자 하나와 정자 하나가 수정된 후 둘로 분리돼서 자란다. 쌍둥이끼리 성별과 혈액형이 같고 생김새와 성격까지 똑 닮았다. 이란성 쌍둥이는 난자 둘과 정자 둘이 하나씩 각각 수정돼서 자란다. 쌍둥이지만 성별이나 혈액형이 다를 수 있고 생김새도 성격도 서로 다르다.

엄마 배 속에서
2주 5일

우리 아기 태어나기까지

# D-261일

## 오늘 아기는

마침내 수정란 상태인 아기가 무사히 자궁에 도착해 착상을 앞두고 있다. 이제 자궁벽을 파고들어 단단히 붙어서 엄마의 혈액으로부터 산소와 영양분을 공급받게 될 것이다.

## 오늘 엄마는

착상이 잘 되려면 자궁내막의 상태가 좋아야 한다. 난소 기능이 나빠도 일단 건강한 난자가 하나만 배란이 되면 정자와 만나 수정란이 될 수 있는데, 문제는 이 수정란이 자궁내막이라는 토양에 뿌리를 잘 내려야 한다는 점. 자궁내막이 얇으면 아무리 수정란 상태가 좋아도 착상이 힘들어진다.

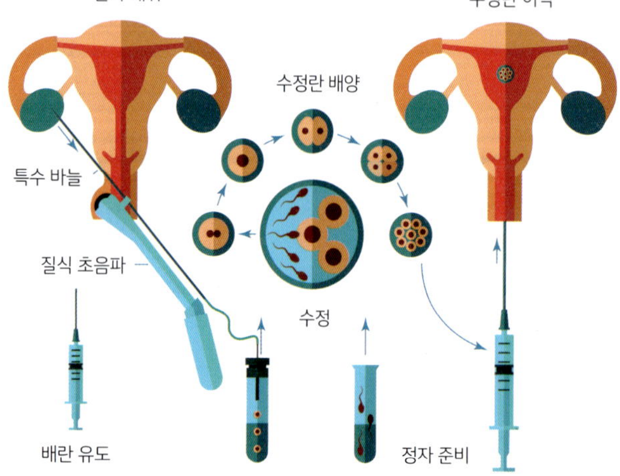


체외수정

### 체외수정, 시험관 아기 시술

난자와 정자의 수정 자체가 어려워 인공 수정이 효과를 보지 못할 때는 시험관 아기 시술을 해 본다. 시험관 아기는 체외수정, 즉 난자와 정자를 채취해 시험관에서 수정시키는 난임 치료법이다. 수정된 수정란은 3~5일 후 어느 정도 자란 상태로 가는 관을 통해 자궁 안에 심어 준다. 시술을 받은 다음에는 3시간 안팎으로 안정을 취하는 정도면 일상생활에도 무리가 없다.

다만 여러 개의 난자를 얻기 위해 배란 유도 주사를 매일 배에 놓는다든가, 난자 채취 과정에서 가벼운 마취 후에도 통증을 느낀다든가 하는 과정이 꽤 힘든 경험일 수 있다. 그런데도 대개는 육체적으로 힘든 것보다 정신적인 스트레스가 더 크다고 이야기한다. 병원에 여러 번 오가야 하고, 임신이 되지 않았을 때 난소를 다시 과배란하도록 만들려면 두세 달 후에나 다음 시술을 받을 수 있다. 임신 확인을 위해 혈액 검사를 받을 때까지는 초조한 마음이 들기 마련이다.

스트레스는 임신 성공률에 영향을 미친다. 긍정적인 마음으로 건강한 생활을 유지하는 게 중요하다. 이런 때일수록 부부가 함께, 서로 힘이 되도록 노력하면 좋겠다.

우리 아기 태어나기까지

엄마 배 속에서
2주 6일

# D-260일

## 오늘 아기는

난자와 정자가 만나 수정이 되고 일주일이 흐른 후. 아직 아무도 알아차리지 못한 가운데 착상이 잘 이루어진다. 이제 정말 엄마 배 속에 아기가 자리 잡고 자라기 시작한다.

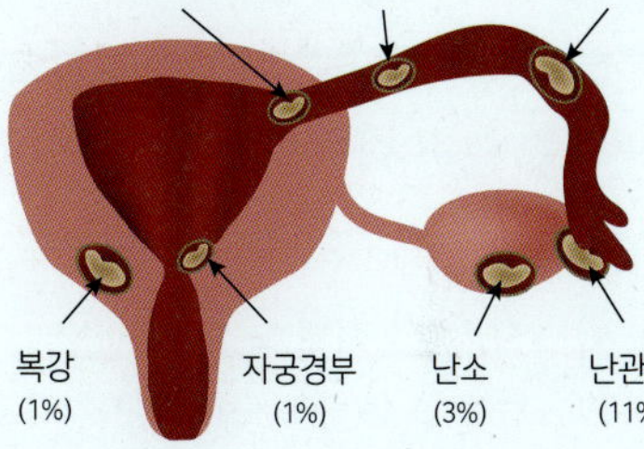


자궁외임신이 일어나는 부위

## 오늘 엄마는

분비물이 많아지는 임신 초기, 속옷은 순면 소재가 알맞다. 임신 기간 중 체내 임신 호르몬의 영향으로 분비물이 많아진다. 이것은 건강 상태를 판단할 수 있는 중요한 수단이기도 하다. 분비물의 색과 양, 점도가 어떤지 잘 알아차릴 수 있도록 밝은색 속옷을 입는 것이 좋겠다.

### 자궁외임신의 위험성

수정란이 자궁 안으로 이동하지 못하고 다른 곳에 착상한 것을 자궁외임신이라고 한다. 자궁외임신 대부분은 나팔관에서 착상이 일어난다. 나팔관이 아닌 난소나 자궁경부에 착상하기도 하고, 아주 드물게는 배 속 다른 곳에 착상하는 경우도 있다.

나팔관 같은 곳은 비좁아서 아기가 정상적으로 자랄 수 없다. 무엇보다도 점점 커 가다가 나팔관이나 난소가 파열될 수 있어 매우 위험하다. 배 속에서 급작스럽게 많은 피가 생겨 쇼크가 올 수 있고, 심하면 생명에도 위협이 된다.

자궁외임신 역시 처음에는 보통의 임신 때처럼 생리가 끊긴다. 소변으로 검사해 보면 양성으로 나타난다. 사람마다 증세가 다양해서 진단이 쉽지만은 않은 게 사실. 배가 심하게 아프면서 하혈을 시작하고, 어지럼증과 아랫배가 묵직한 증상을 겪는다. 배 속에서 일어난 출혈이 복강으로 흘러들어 가면 자극을 일으켜 어깨가 아프기도 하다.

대개 복강경 수술로 자궁외임신을 한 부위를 자르는 처치를 하고 흔하지는 않지만 약물로 치료하기도 한다. 빨리 발견할수록 나팔관을 살릴 수도 있고, 나팔관이 파열되더라도 즉시 처치하면 임신부가 위험하지 않다. 그러니 자궁외임신을 의심할 만한 증상이 있으면 바로 진찰을 받도록 한다. 수술로 자궁외임신이 된 나팔관을 잘랐다고 할지라도 다른 한쪽의 나팔관이 남아 있으면 불임을 걱정하지 않아도 된다.

# 임신 3주

아직 병원에 가기는 이르지만,
경이롭게도 엄마 배 속 새 생명이
싹을 틔우고 있습니다.

과연 아기가 찾아왔을까 하루하루가 궁금한 한 주. 빠르면 이번 주에도 임신을 알아차릴 수 있지만 임신 테스트기의 결과가 정확할지는 아직 장담할 수 없다. 그러나 아기의 심장이, 중요한 일부분이 만들어지는 중인지도 모르는 지금. 기다림이 길게 느껴지더라도, 어느 때보다 건강히 지내야 하겠다.

## 이번 주 아기는

세포층이 빠르게 분열하면서 아기 몸의 기초를 만든다. 크게 두 덩어리로 나뉜 세포층. 그중 안쪽 세포층은 앞으로 아기의 신체가 된다. 그리고 외부를 둘러싼 세포층은 아기를 보호하고 영양분을 공급하는 기관이 된다.

아직은 아기의 모습과는 거리가 먼, '태아胎兒' 이전에 '배아胚芽'라고 불리는 상태. 엄마가 아기 싹을 품은 것이라고 이해하면 되겠다.

지금은 가는 볼펜으로 살짝 찍은, 작디작은 점만 한 크기. 사람 형태를 갖추려면 아직 멀었지만, 성장의 토대가 될 밑바탕을 열심히 다지고 있다. 뿌리를 내리고 싹이 텄으니 쑥쑥 자라 금세 가지를 펼칠 것이다.

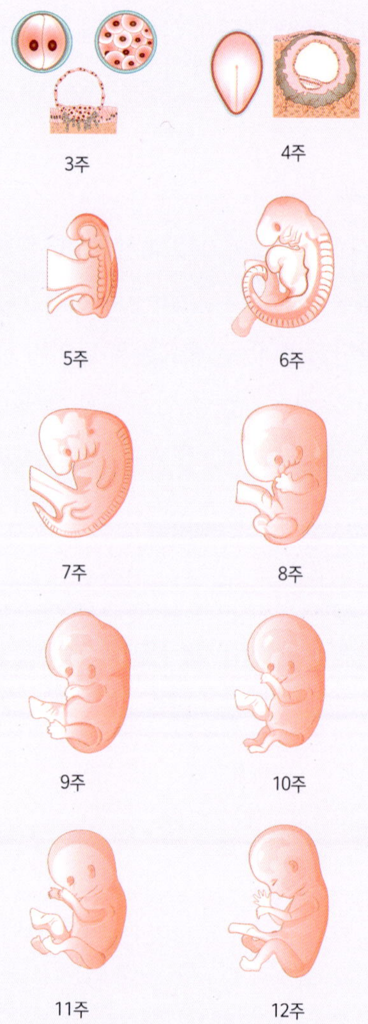

임신 3주~12주 태아의 발달

## 이번 주 엄마는

기다리는 마음에 초조함이 크기도 한 이번 주. 혹시라도 생리를 시작하게 되면 실망할 수도 있다. 그러나 임신 여부에 지나치게 신경 쓰는 것은 오히려 스트레스가 될 뿐이다. 쉽진 않겠지만 일상에 집중하며 바쁘게 지내는 것이 아기 소식을 기다리는 데는 더 적합한 자세다.

아기가 배 속에서 자라기 시작했다면 보통 생리를 앞두고는 낮아지던 기초체온이 계속 높은 상태를 유지한다. 하지만 아직은 산부인과에 방문해도 임신을 확인하기 힘들다. 초음파로 아기집을 보려면 조금 더 있어야 한다. 생리 예정일에서 적어도 일주일은 지나야 볼 수 있고, 2주는 지나야 좀 더 확실하게 초음파로 확인할 수 있다.

아기의 각 기관이 만들어지기 시작하는 이때. 아기에게 안전하고 모자람 없는 환경을 만들어 주려면 엄마의 건강 상태가 중요할 수밖에 없다. 아직 몸에 변화를 느끼지 못했더라도, 지금 어떻게 관리하는지가 아기에게 직접 영향을 끼친다고 생각해야 할 때다.

엄마 배 속에서
3주 0일

우리 아기 태어나기까지

# D-259일

## 오늘 아기는

아기로 자랄 배아가 자궁 속 깊숙한 곳에 뿌리를 내린 지금. 이제부터는 열심히 클 일만 남았다. 아직 0.1밀리미터밖에 안 되는 아주 작은 점에 불과한 크기. 엄마 아빠를 만날 그날까지 쉴 새 없이 자라날 것이다.

## 오늘 엄마는

임신 사실을 모르고 있는 상태에서 태몽을 먼저 꾸기도 한다. 태몽을 꾸는 것은 엄마일 수도, 가족 중 한 사람일 수도, 지인 중 한 사람일 수도 있다. 배 속 아기의 성별이나 성격, 재능에 대해 암시한다는 태몽. 보통 때의 꿈과 달리 빛깔과 촉감까지 아주 또렷하게 기억에 남는다.

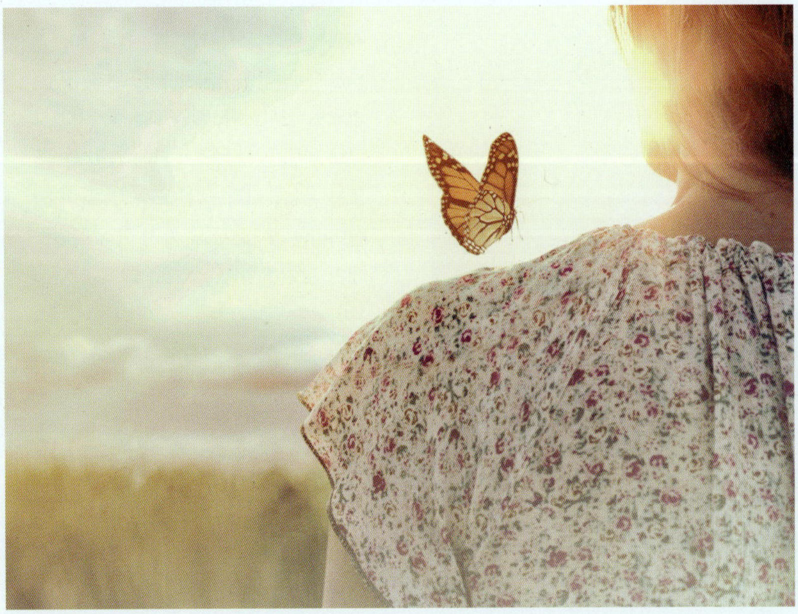

### 태몽으로 그려 보는 우리 아이

신기하게도 많은 사람이 임신 중 아기에 대해 암시하는 태몽을 꾼다. 물론 태몽이란 게 아기의 앞날을 예지한다고 과학적으로 혹은 통계적으로 증명된 것은 아니다. 단순하게 호르몬의 영향으로 유난히 생생한 꿈을 꾸는 것일 수도 있고, 아기에 대한 기대감이 꿈으로 나타난 것일 수도 있다. 어찌 됐든 아주 오랜 옛날부터 남다른 인물의 태몽 이야기가 전해오고, 지금도 태몽은 사람들 사이에서 화제로 오르내린다.
호랑이나 돼지, 뱀, 물고기, 새, 용 같은 동물이 나오는 꿈은 가장 흔한 태몽으로 꼽을 수 있다. 또 과일이나 채소, 꽃이 등장하는 태몽도 많다. 보석이나 쌀을 받는다든가, 해, 달, 별을 품는 태몽 이야기 역시 종종 듣는다. 평소 꾸던 꿈과 달리 상징적으로 느껴지는 선명한 이미지의 꿈. 그 의미를 나름대로 풀이하며 딸일지 아들일지, 어떤 성품에 장차 어떤 아이로 자랄지 미래 모습을 그려 보게 된다.
훗날 지금의 태몽을 이야기하다 보면 배 속에 있던 이때 아이가 존재 자체로 얼마나 소중했는지를 떠올릴 것이다. 아이에게 네가 엄마에게, 우리 가족에게 이만큼 축복이고 특별했노라 들려줄 값진 이야깃거리라고 생각하면 좋을 듯하다.

엄마 배 속에서
3주 1일

우리 아기 태어나기까지

# D-258일

## 오늘 아기는

양수 주머니가 될 조직이 생긴다. 나중에는 주머니가 액체로 가득 차서 아기를 보호할 것이다. 또 영양분을 담은 난황 주머니도 만들어지기 시작한다. 아기가 잘 자라도록 돕는 기관들이 이번 주 남은 날 동안 모양을 갖추게 된다.

## 오늘 엄마는

아기가 자궁에 자리 잡고부터는 임신 호르몬이 만들어지고 있는 상태. 하지만 임신 테스트기가 정확한 반응을 보이기에는 아직 충분하지 않다. 지금은 테스트 결과가 음성이어도 임신이 아니라고 단정 짓기 이르다는 이야기다. 좀 더 확실한 결과를 위해서는 며칠 더 기다려 보는 것이 좋겠다.

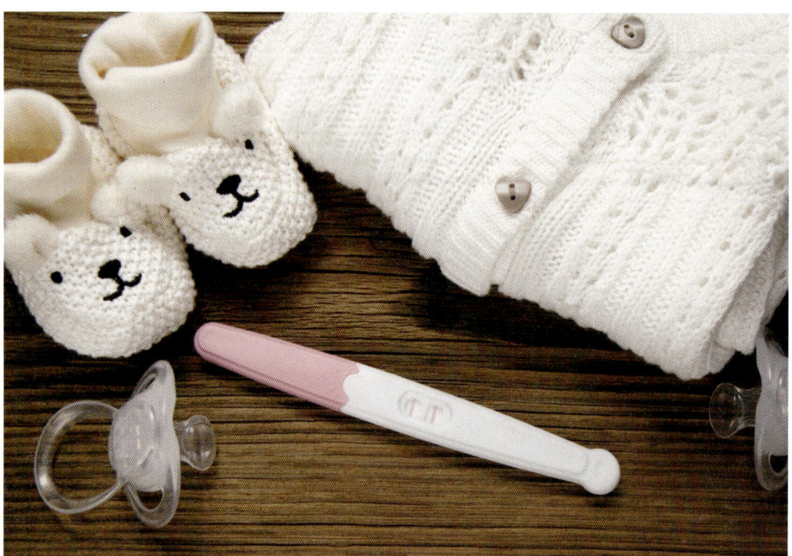

### 임신을 확인하는 자가 진단 시약, 임신 테스트기

병원에 가기 전 간편하게 임신을 확인할 수 있는 임신 테스트기. 약국은 물론 마트나 편의점, 인터넷 쇼핑몰에서도 쉽게 살 수 있다. 임신 테스트기는 소변에 섞여 나오는 임신 호르몬에 반응해서 임신인지 아닌지를 표시한다.
임신 초기 소변으로 나오는 임신 호르몬이 너무 적을 때는 결과에 오류가 생길 수 있다. 적어도 마지막 생리 시작일부터 3주 반은 지나야 소변 검사에서 양성으로 나온다. 수정 후 2주 정도가 지나서, 그러니까 생리 예정일 이후에 맞춰 검사하면 좀 더 정확하다.
확실한 테스트 결과를 얻으려면 임신 호르몬이 농축돼 수치가 높은 아침 첫 소변으로 검사한다. 설명서를 잘 읽고 그대로 하면 임신 테스트기에 선이 한 줄, 또는 두 줄 나타난다. 그중 두 줄이 임신이라는 뜻. 혹시 두 줄이 아주 희미하게만 보이면 이틀쯤 지나 다시 검사해 본다.
임신 테스트기의 정확도는 95퍼센트 이상이라고 하지만 잘못된 검사 시기나 방법, 시약 자체의 오류로 결과가 틀릴 수도 있다. 임신이 아니라고 나와도 계속 생리가 없고 임신 증상이 보이면 병원에서 혈액 내 임신 호르몬 수치를 알아보는 혈액 검사를 한다.

우리 아기 태어나기까지

엄마 배 속에서
3주 2일

# D-257일

## 오늘 아기는

배 속 아기 침대라고 할 수 있는 자궁내막에 잘 자리 잡은 배아가 응고된 혈액으로 덮여 있다. 배아를 보호하기 위해서 고이 이불을 덮은 셈이다.

## 오늘 엄마는

이번 주 중 속옷에 피가 조금 비칠 수도 있다. 대개 수정란이 엄마의 자궁벽에 착상할 때 자궁내막을 파고들면서 생기는 착상혈이다. 착상혈도 생리 때처럼 배가 아플 수 있긴 하지만 평소 생리량보다는 훨씬 적다. 출혈이 많거나 배가 심하게 아프면 위험 신호이니 병원에 가야 한다.

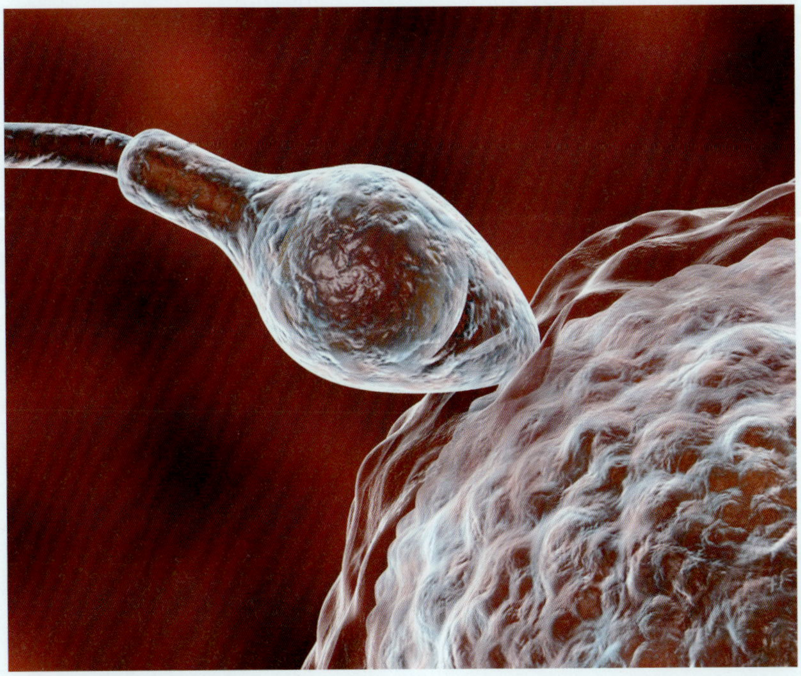

### 임신 초기의 출혈

착상혈은 자궁내막에 수정란이 착상할 때 생기는 약간의 출혈을 말한다. 수정 후 열흘에서 2주 사이 일어난다. 그래서 생리라고 착각하거나 뜻밖의 출혈에 당황할 수도 있다.

보통 착상혈은 분홍색의, 또는 갈색의 출혈이 속옷에 묻어나거나 소변에 비치는 정도. 생리혈과 비교하면 양이 적고 출혈이 오래가지 않는다. 이 착상혈을 경험하는 임신부는 열 명 중 한두 명꼴로 많지는 않은 편이다.

그러나 전체적으로 보면 임신 중에 출혈이 일어나는 일은 드물지 않다. 착상혈처럼 문제가 되지 않는 경우부터 자궁외 임신처럼 심각한 문제인 경우까지 출혈의 원인은 꽤 다양하다. 다시 말하자면 임신 초기 출혈은 병원에 가서 확인을 받아야 하는 증상이다.

출혈이 있어도 통증이 없고 출혈량이 적을 때는 일단 안정을 취하면서 지켜보는 게 좋다. 그러나 임신 초기에 배가 아프면서 출혈량이 많으면 아기와 엄마가 위험하다는 징후일 가능성이 크다. 아직 안정기라고 할 수 없는 임신 12주 이내에 출혈 상태가 심상치 않으면 유산으로 이어질 수도 있다. 그러니 배가 심하게 아프거나 땅길 때, 출혈을 꼬박 하루 넘게 하거나 출혈량이 너무 많을 때는 반드시 병원에서 진찰을 받도록 한다.

엄마 배 속에서
3주 3일

우리 아기 태어나기까지

# D-256일

## 오늘 아기는

난황 덩어리를 싸고 있는 난황 주머니의 발달이 많이 진행됐다. 난황은 태반이 완성돼 제 역할을 하기 전까지 아기에게 영양을 공급한다. 또 간이 제 역할을 하기 전까지 혈액의 고체 성분인 혈구를 만들어 낸다.

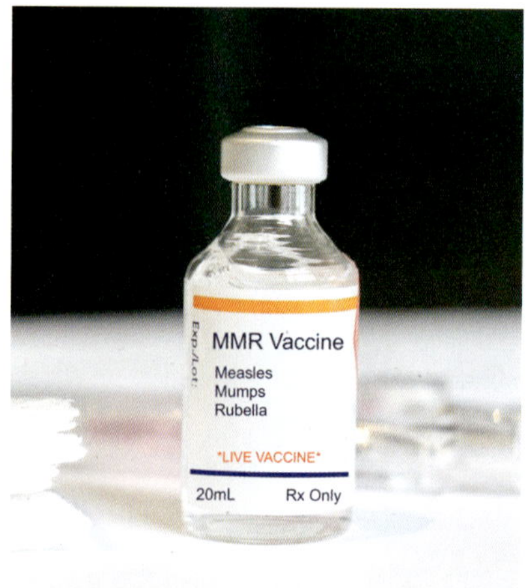


## 오늘 엄마는

임신부가 수정 시기부터 임신 12주 사이에 풍진에 걸리면 태아에게도 감염돼 합병증을 남길 수 있다. 태아가 풍진에 감염된 선천성 풍진 증후군은 백내장, 녹내장, 시각 장애, 심장 질환, 신경 계통의 소뇌증, 지적 장애, 운동지체, 자폐증, 청각 장애 등을 일으킬 수 있다.

### 임신과 풍진 검사

풍진은 무증상에서 발진, 관절통 같은 심한 증상까지 나타내는 바이러스 감염 질환이다. 5~14세 연령 아동에게서 늦겨울과 봄에 많이 발생한다. 보통은 특별한 치료 없이 자연 치유되며 대부분 한 번 병을 앓으면 영구 면역을 가진다. 어른이 걸리면 감기처럼 가벼운 증상을 보이는 경우가 대부분이고 증상 없이 지나가기도 한다.

우리나라에서는 생후 12~15개월 사이에 예방접종을 해서 선천성 풍진 감염을 예방하고 있다. 예방접종 후 항체가 생겼다가 시간이 지나면서 줄어드는데 적어도 10년에서 21년까지 항체가 유지되는 것으로 보고됐다.

태아가 풍진에 감염되면 후유증이 생길 수 있어 임신 전 예방이 필요하다. 무엇보다도 임신 전에 풍진 항체 여부를 검사해서 항체가 없으면 예방접종을 하는 것이 중요하다. 임신 전 예방접종을 하고 안전을 위해서 접종 후 한 달 동안은 피임을 해야 한다.

일반적으로 풍진 면역 여부를 검사해서 항체가 있을 때는 더 이상의 검사가 필요 없다. 면역이 없다면 임신 16주에 다시 검사해서 임신 초기의 감염 여부를 검사한다.

임신 초기 산전 검사에서 풍진 감염 여부가 양성으로 나왔거나 임신 중 풍진 감염 증상이 있다면 태아의 풍진 감염 여부를 알아보기 위해 태아나 양수에서 풍진 검사를 한다. 엄마가 풍진에 걸렸다고 태아가 모두 풍진에 걸리는 것은 아니다. 임신인 줄 모르고 풍진 예방접종을 한 경우 선천성 풍진 증후군이 발생할 확률은 1퍼센트 이하다.

엄마 배 속에서
3주 4일

우리 아기 태어나기까지

# D-255일

## 오늘 아기는

양수 주머니 가까이에 탯줄이 발달하기 시작한다. 초기의 탯줄은 아직 혈관이 퍼져 있지 않은 상태. 앞으로 태반이 될 부분에 배아를 고정하는 줄기일 뿐이다.

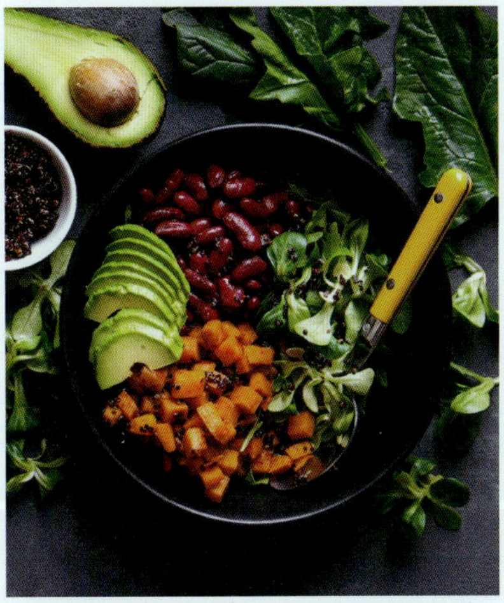

## 오늘 엄마는

배 속에서 아기가 빚어지고 있으니 당연히 먹는 것에 더 신경 써야 한다. 아기에게 고른 영양소를 제공할 수 있도록 식단에 정성을 들인다. 식사만으로 부족한 영양소는 보충제를 챙긴다. 특히 엽산제는 잊지 말고 계속 잘 챙겨 먹어야 한다.

### 채식하는 엄마의 식단

최근 우리나라의 채식 인구가 150만을 넘어섰다. 체질이나 취향, 종교적인 이유로 고수하는 채식 외에도 건강이나 다이어트, 환경과 동물 복지에 관심이 높아지면서 채식을 고수하는 사람은 계속 늘어나는 추세다. 채식주의자를 바라보는 시선에 깃들던 편견은 꽤 누그러진 듯 보인다.

다만 아기를 가진 엄마가 채식을 한다면 영양상 부족한 부분이 있지 않을까 걱정이 따른다. 특히 임신 기간에 꼭 필요한 단백질이나 철분 등은 육류에 많이 들어 있다. 채식은 저지방, 고섬유질 식사로 영양 밀도가 낮은 편. 그렇다면 어떻게 식단을 짜는 게 좋을까. 사실 해외의 연구 결과들을 보면 채식 임신부의 체중 증가량과 채식 임신부에게서 태어난 아기의 체중은 정상 범위인 것으로 나타났다. 채식을 유지하면서 조금만 더 주의를 기울이면 아무런 문제가 없다는 이야기다. 오히려 채식으로 엽산이나 비타민C, 칼륨, 마그네슘 등은 충분히 섭취할 수 있다.

임신 기간에는 우선 단백질이 더 많이 필요하다는 점에 유의해서 콩과 두부, 통곡물, 견과류 등을 충분히 먹는다. 요리할 때는 오메가-3 같은 불포화 지방산이 풍부한 들기름, 아마씨유, 해바라기씨유 등을 쓴다. 철분은 결핍되기 쉬운 영양분이라 섭취에 신경을 써야 한다. 채식을 하면 대개 빈혈이 생긴다. 현미밥에 각종 나물과 말린 과일, 견과류로 섭취할 수 있더라도 음식만으로는 부족하기 쉬우니 반드시 따로 철분제를 복용하는 게 좋다. 그 밖에 칼슘, 비타민$B_{12}$, 아연에도 신경 써서 식단을 구상한다.

우리 아기 태어나기까지

엄마 배 속에서
3주 5일

# D-254일

## 오늘 아기는

아기를 둘러싼 막이 가는 털 같은 조직으로 뒤덮인다. 자궁에 착상한 아기가 '융모'라는 뿌리를 기르는 것이다. 나중에는 이 융모 안에 혈관이 자리 잡는다. 융모 조직이 늘어나 자궁내막에서 태아에게 필요한 양분을 흡수하게 된다.

## 오늘 엄마는

벌써 조금씩 메스꺼움을 느끼기도 한다. 피로와 스트레스가 쌓였다거나 부실한 식단에 불규칙한 식습관을 갖고 있다면 증세가 더 심할 수도 있다. 이런 때일수록 한꺼번에 많이 먹는 것보다 조금씩 자주 먹는 것이 좋다. 위가 비거나 너무 차 있지 않게 먹는 시간과 양을 조절한다.

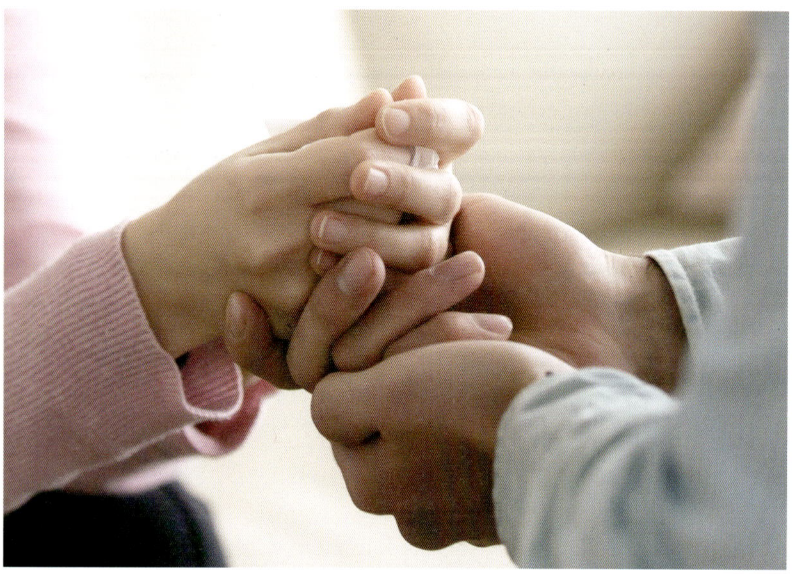

### 화학적 임신, 화학적 유산

착상 후 임신 테스트기로 두 줄을 확인했지만 초음파로 아기집을 확인하기 전 자라는 것을 멈춰 보이지 않으면 화학적 임신이라고 한다. 화학적 임신에 이어 생리와 비슷하거나 좀 더 많은 양의 출혈이 일어나는데 이것이 화학적 유산이다.
화학적 유산은 대부분 수정란의 성장에 필요한 유전적인 정보가 제대로 전달이 안 되는 유전체 이상이 원인이라고 알려졌다. 유전체 이상이 있는 수정란은 제대로 착상되지 않거나 착상을 하고도 자라는 데 문제가 생긴다. 화학적 유산이 아니더라도 나중에 유산되는 경우가 대부분. 유전체 이상이 있는 경우 출산까지 가는 것은 100건 중 한 건에도 훨씬 못 미친다.
화학적 임신은 따로 수술 같은 조치가 필요하지 않다. 또 다른 유산 때와는 달리 미루지 않고 곧바로 임신을 준비해도 된다. 다만 자꾸 반복되면 원인을 찾아 치료해야 임신 성공률을 높일 수 있다.
사실 화학적 유산은 임신 테스트기가 보편화되면서 알게 된 것이다. 예전 같았으면 이번 달에는 생리가 좀 늦네, 하며 그냥 지나쳤을 것이다. 엄격히 따져서 임신과 유산이 아니라고 치기도 한다. 너무 상심하지 말고 안정을 취하며 건강한 아기가 기다릴 다음 달을 기약하는 게 좋겠다.

엄마 배 속에서
3주 6일

우리 아기 태어나기까지

# D-253일

## 오늘 아기는

이제 융모막 융모가 다 만들어졌다. 임신 초기에는 이 융모막을 채취해 검사해서 아기가 건강한지 진단할 수 있다. 양수 주머니와 영양분 공급 주머니 모두 거의 완전한 제 모습을 갖췄다.

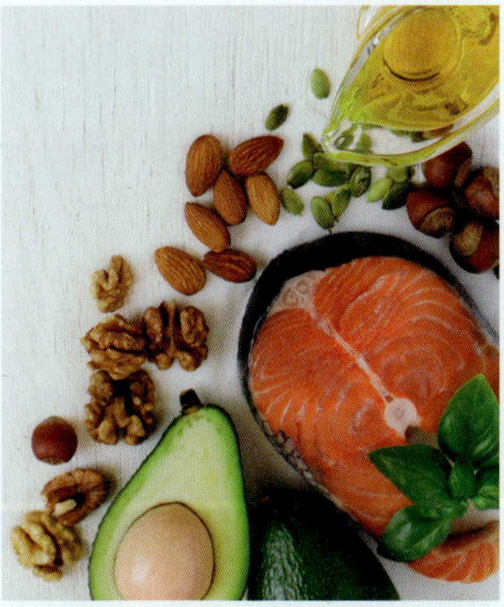

## 오늘 엄마는

임신 초기인데도 소변 때문에 화장실에 가는 횟수가 잦아지기 시작한다. 자다가 한밤중에 깨서 화장실에 가기도 한다. 이 역시 임신 호르몬이 불러일으키는 작용 중 하나. 또한 갈증을 느껴 물을 더 많이 마시기 때문이기도 하다.

### 필수 지방산 오메가-3

우리 몸의 모든 세포에 쓰이는 지방산은 포화 지방산과 불포화 지방산으로 나뉜다. 보통 상온에서 포화 지방산은 고체, 불포화 지방산은 액체 상태다. 불포화 지방산 중 몸에서 합성되지 않아 반드시 음식으로 먹어야 하는 지방산을 필수 지방산이라고 한다.

필수 지방산에는 오메가-3와 오메가-6가 있다. 이 오메가-3와 오메가-6가 균형을 잘 이뤄야 하는데, 우리가 일상에서 먹는 음식에는 오메가-6가 많다. 따라서 오메가-3를 더 신경 써서 챙겨 먹어야 한다.

오메가-3는 아기와 엄마 모두에게 중요한 필수 지방산이다. 오메가-3에 속하는 지방산 중 DHA와 EPA는 배 속 아기의 성장 발달을 돕는다. 특히 DHA는 아기의 지능 발달에 도움을 주고, 혈행을 좋게 하며 임신중독증이나 조산을 예방하는 효과도 있다고 알려졌다.

오메가-3는 견과류나 고등어, 참치, 연어 등 지방이 많은 생선에 풍부하게 들어 있다. 다만 상어나 황새치 같은 대형 어종은 수은을 많이 축적하고 있을지도 모르니 되도록 먹지 않는 것이 좋다. 농어, 잉어, 먹장어, 우럭, 넙치, 도미, 참치, 랍스터도 가끔만 먹는 것이 좋고, 대구, 청어, 고등어, 연어, 정어리, 송어, 굴, 가리비, 새우도 일주일에 두세 번 정도로 제한하는 것이 좋겠다.

EPA는 지혈 억제 작용을 해서 너무 많이는 먹지 않도록 주의해야 한다. 분만이 가까워지면 따로 복용하는 것을 중단하기도 한다.

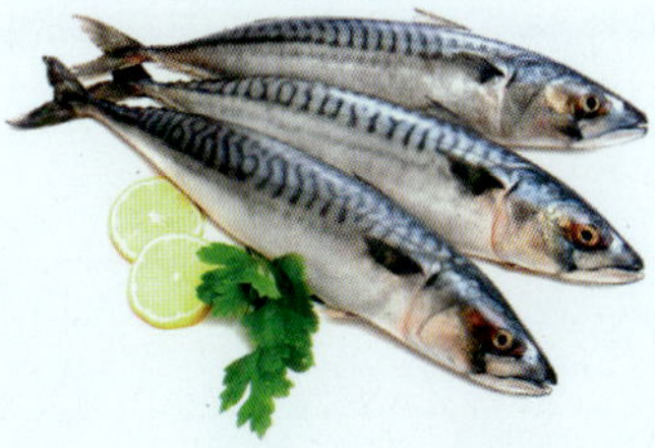

# 임신 4주

생리를 하지 않고
임신 테스트 결과가 양성으로 나와요.
축하합니다, 임신입니다.

드디어 임신을 확인하고 출산에 대해 본격적으로 마음의 준비를 시작할 때다. 아직 제대로 실감이 나지는 않지만 임신과 출산에 관한 책을 읽고 태교 일기도 써 본다. 지금 배 속에서 일어나고 있는, 그리고 앞으로 다가올 엄청난 변화를 조금씩 받아들이며 매일 조심스럽고도 설레는 한 주.

## 이번 주 아기는

깨알만 하지만 분명 엄마 배 속에는 아기가 자라난다. 이미 배 부분에는 심장으로 변할 구조물이 만들어지기 시작했다. 등 쪽 위아래로 살짝 올록볼록하게 드러난 주름이 척추가 만들어지고 있음을 나타낸다. 아직은 다소 짤막한 탯줄이 태반으로 발달 중인 조직과 아기를 연결한다. 난황 주머니로부터 영양을 공급받으며 양수 주머니 안에서 안전하게 보호받고 있다.

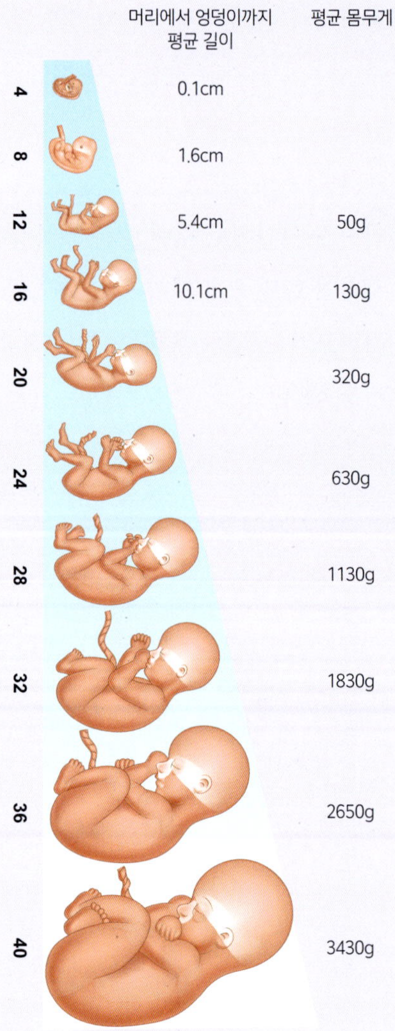


주 수에 따른 태아의 성장

## 이번 주 엄마는

임신 초기, 생리 전 증후군을 겪던 여느 때처럼 피곤하고 무기력하며 초조한 기분을 느낀다. 아기를 가진 게 맞으면 이번 주에는 날짜가 지나도 생리 소식이 없다. 임신 진단 시약으로 테스트해 보면 결과가 두 줄, 양성으로 나온다.
아기의 탄생은 가족 모두에게 더없이 큰 인생의 변화를 의미한다. 그런 만큼 임신 소식은 기쁘고 행복한 반면 불안과 걱정도 생길 것이다.
아기의 기관이 만들어지는 시기인 만큼 엄마의 식생활은 아기에게 영향을 준다. 임신을 알게 된 순간부터는 다른 때보다 더 신경 써야 한다. 매일 균형 있는 식사를 하고 당분이나 염분이 지나치게 많은 음식, 인스턴트 음식은 줄이는 것이 좋다. 음식의 영양적인 면은 물론 안전성까지 고려해서 첨가물 많은 가공식품은 피하고 제철 음식 위주의 자연식을 기본으로 식단을 꾸린다. 아직 배가 나오지 않았어도 몸에 무리가 가는 일은 하지 말고 안정을 취해야 한다.

엄마 배 속에서
4주 0일

우리 아기 태어나기까지

# D-252일

## 오늘 아기는

아직은 아기집이 너무 작아 초음파 검사에서 보이지 않는다. 대개 4주는 아기집이 보이지 않는다. 그러니 아기집이 안 보여도 신경을 곤두세울 필요는 없다. 아기집이 보이기 시작한 뒤에는 조금씩 자라나는 것을 볼 수 있을 것이다.

## 오늘 엄마는

호르몬의 영향으로 체온이 높아지고 가벼운 감기 증세가 나타나기도 한다. 몸이 무겁고 쉽게 피로하며 졸음이 쏟아진다. 이런 증상은 임신 중반이 되면 괜찮아지니 마음을 편히 갖도록 한다. 피곤할 때는 충분히 쉬고, 틈나는 대로 짧은 낮잠을 자는 것도 좋겠다.

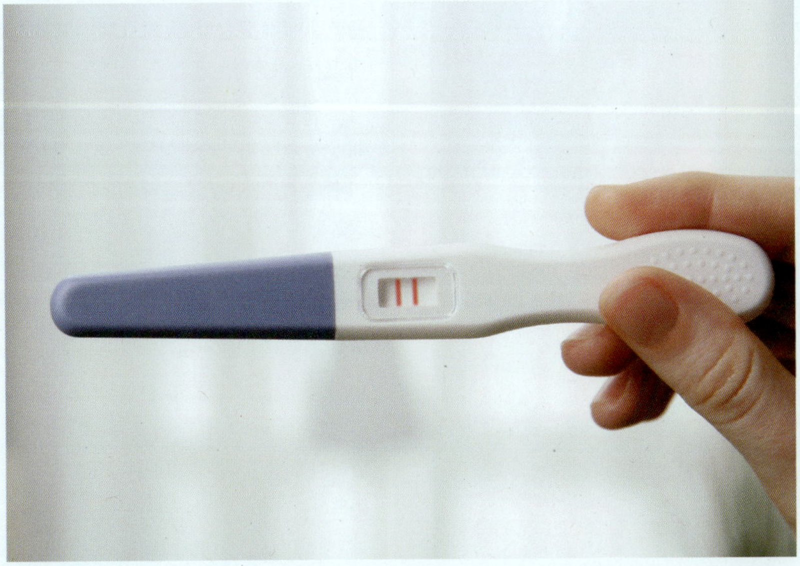

### 여러 가지 임신 초기 증상

생리할 때가 됐는데 늦어지면 혹시 임신이 아닐까 생각하게 된다. 생리가 멈췄다는 것이야말로 가장 대표적인 임신의 신호. 개인차가 있기는 하지만 그 밖의 여러 임신의 징후도 보이기 시작한다.
속이 메스껍고 구역질이 나기도 하는데 아침 공복 때는 증상이 더 심하다. 입맛이 없고 소화가 잘 안 돼서 음식을 먹기 힘들어지기도 한다. 감기에 걸렸을 때처럼 미열이 있으면서 오한이 들 때도 있다. 머리가 아프고 어지럽기도 하며 힘들게 움직이지 않아도 쉽게 피곤을 느낀다. 소변 때문에 화장실에 갔다 와도 금세 다시 가고 싶고, 변비가 생겨서 고생하기도 한다. 생리를 앞뒀을 때처럼 가슴이 커지고 부은 듯한 느낌이 든다. 가슴 피부 아래에 파랗게 핏줄이 보이기 시작하고 유두 색깔도 진해진다.
하지만 임신 증상만으로는 임신이라고 확신할 수 없다. 상상임신처럼 실제로 임신하지 않았는데도 임신 때와 거의 비슷한 변화가 일어나는 경우도 있다.
상상임신은 초음파 검사에서 자궁에 아기가 없는 것을 확인하게 되면 증상이 사라진다. 만일 간절하게 임신을 바라고 있던 때에 상상임신이었다는 것을 알게 된다면 크게 상심할 수밖에 없다. 어느 때보다 가족들의 담담한 공감, 따뜻한 위로가 필요하겠다.

엄마 배 속에서
4주 1일

우리 아기 태어나기까지

# D-251일

## 오늘 아기는

여러 갈래로 뻗은 뿌리 모양의 돌기 융모에 혈관이 생기기 시작한 상태. 나중에 이 융모 조직이 자궁의 혈관과 함께 태반으로 발달해 엄마와 아기 사이를 이어 준다.

## 오늘 엄마는

처음 아기가 생긴 것을 알아차리고 서서히 임신 증상이 나타나는 지금. 이제 시작인데 여러 가지로 몸이 많이 불편하다고 느낄 수도 있다. 혈액순환이 잘되도록 몸을 따뜻하게 하고, 꼭 끼는 옷과 불편한 신발은 앞으로 한동안 장 속 깊숙이 넣어 둔다.

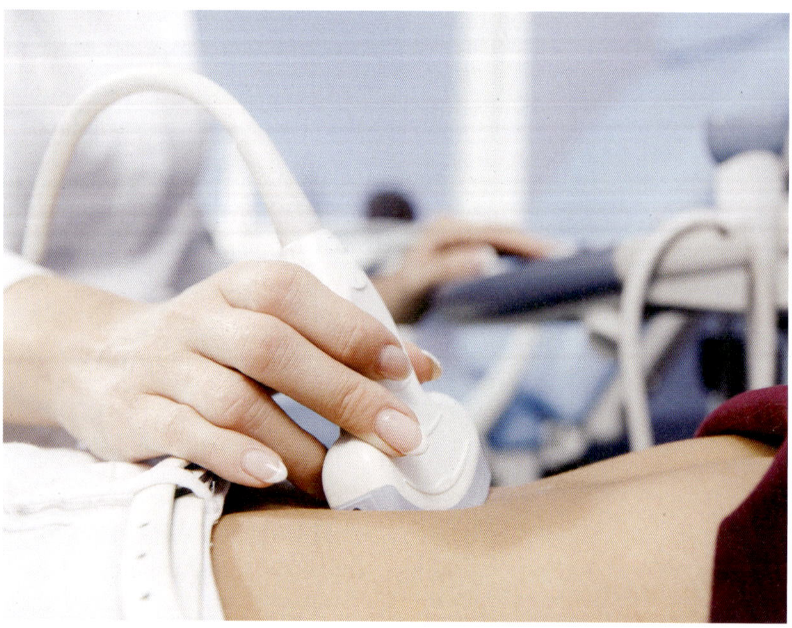

### 임신 여부를 진단하는 검사

임신 테스트기에 소변을 묻혀 검사해 보니 선명하게 드러난 두 줄. 임신인지 아닌지 더 정확히 알기 위해 병원에 방문해 본다.
병원에서 하는 혈액 검사는 임신 테스트기와 마찬가지로 임신 호르몬을 이용하는 것이다. 혈액 내 호르몬 농도를 재서 임신 여부를 진단한다. 정확도가 높은 데다 초음파 검사에서 아기집이 보이지 않는 상황일 때도 정상 임신인지 비정상 임신인지 판단할 수 있다. 보통 수정 후 2주가 지나면 정확한 결과를 얻을 수 있다.
임신을 확인하는 초음파 검사는 질식 초음파와 복부 초음파 두 가지 방법이 있다. 질식 초음파는 질을 통해 자궁과 난소를 본다. 초음파 기계로 직접 접근해서 검사하기 때문에 해상도가 좋고 자세히 볼 수 있다. 복부 초음파보다 더 일찍, 정확하게 임신을 확인할 수 있다는 장점 때문에 임신 초기에는 대개 질 초음파로 진단을 내린다.
복부 초음파는 배에 초음파 기계를 대고 검사한다. 넓은 범위를 전체적으로 볼 수 있고 좀 더 편안하게 검사를 받을 수 있어서 임신 14주 이후에는 주로 복부 초음파를 본다.

엄마 배 속에서
4주 2일

우리 아기 태어나기까지

# D-250일

## 오늘 아기는

등줄기를 따라 뽀얀 우윳빛으로 세포가 모여 있다. 이 부분이 나중에 신경계와 척추가 된다. 또 심장이 될 조직인 심장관이 두 개 만들어지기 시작한다. 이 심장관이 모여 초기 형태의 심장이 돼서 아기 몸에 피를 돌게 할 것이다.

## 오늘 엄마는

호르몬의 영향으로, 또 모유 수유를 대비한 유선의 발달로 가슴에 통증이 느껴지기도 한다. 가슴이 커지면서 기존에 하던 브래지어가 점점 조이는 느낌이다. 브래지어가 가슴을 계속 압박하면 유선이 발달하는 데 방해가 될 수 있다. 당장 와이어 없는 편안한 브래지어로 바꾸고 집에 있을 때는 되도록 브래지어를 하지 않는 게 좋다.

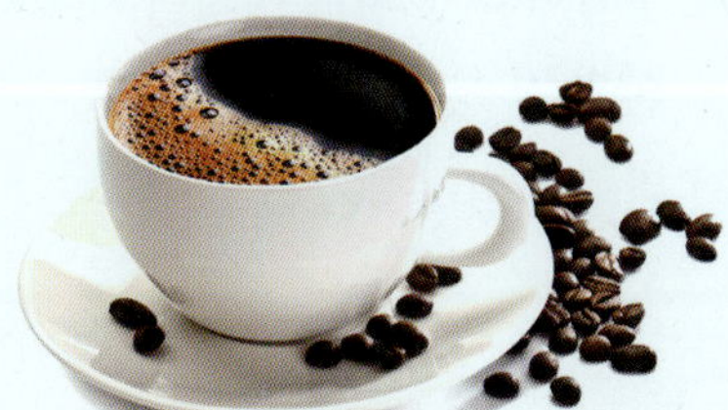

### 뿌리치기 힘든 커피의 유혹

얼마 전까지만 해도 마음껏 즐기던 커피. 임신 초기 졸음이 쏟아지기 시작하면 커피 한 잔이 더욱 아쉽게 느껴진다. 임신 중에 커피, 얼마나 마실 수 있을까.

커피에 들어 있는 카페인은 일종의 신경 흥분제로 각성 효과가 있다. 혈압이 올라가고 심장 박동이 빨라지니 당연히 임신부에게 좋지 않다. 게다가 칼슘과 철 흡수를 방해한다. 무엇보다도 엄마가 먹은 카페인이 태반을 타고 아기에게 전달되는데, 아기는 어른처럼 카페인을 분해하거나 배출할 능력이 없다. 임신 기간 중 카페인을 지나치게 많이 먹으면 아기의 성장에 문제가 생겨서 조산이나 저체중아 출산의 위험이 있다.

식품의약품안전처에서는 임신부의 카페인 섭취량을 300밀리그램 이하로 정하고 있다. 이것은 아메리카노 두 잔이면 다 차는 수치다. 인스턴트커피 한 잔에 들어 있는 카페인은 70밀리그램. 그 밖에 녹차나 홍차, 콜라, 초콜릿 등에도 카페인이 있다는 것을 고려해서 하루 한 잔만 마시도록 하고, 정말 마시고 싶을 때는 디카페인 커피를 마시거나 조금씩이라도 줄여 나가는 게 바람직하겠다.

엄마 배 속에서
4주 3일

우리 아기 태어나기까지

# D-249일

## 오늘 아기는

두껍게 만들어진 내막 안에 자리 잡고 있는 아기집. 아기집의 모양은 대개 타원형으로, 이 조그맣고 동그란 아기집 주변에는 앞으로 태반 핵이 될 음영이 둘러싸고 있는 것처럼 보인다.

## 오늘 엄마는

자궁은 조금 커져서 레몬만 하다. 골반 안쪽에서 조금씩 커지다 보니 방광이 눌리면서 소변 때문에 화장실을 자주 찾게 된다. 호르몬의 영향으로 흰색 질 분비물이 많아지고 배가 땅길 때도 있다. 장운동이 둔해지면서 변비에 걸려 고생하는 경우도 흔하다.

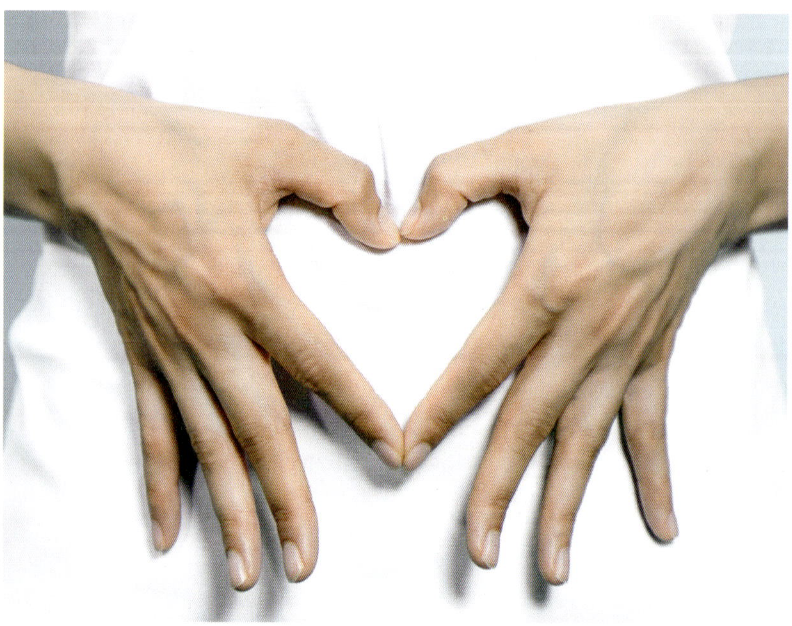

### 장 건강과 면역력 강화를 위한 선택, 유산균

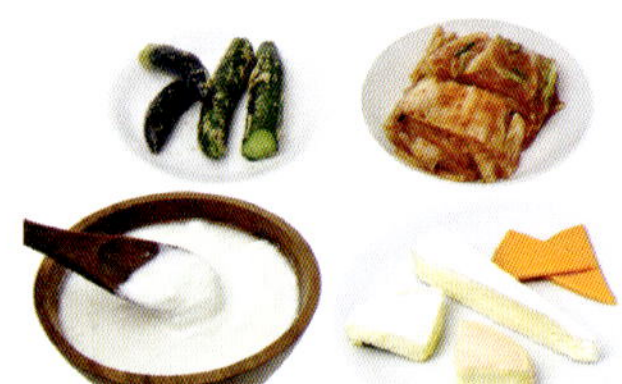

임신 중에는 호르몬의 변화와 면역력 저하로 변비나 질염이 쉽게 나타난다. 약을 함부로 먹지 못하는 이런 때일수록 유산균이 많은 음식이나 유산균 제제를 먹으면 도움이 된다.

유산균은 주로 장 속에서 서식하는 유익균으로 배변 활동을 원활하게 만든다. 면역 물질을 만들어 내 유해 세균을 막아 주기도 한다. 길게 보면 면역력을 높여서 여러 질환을 예방하는 것이다.

최근 여러 연구에서 엄마 몸의 유산균이 아기의 면역력에 영향을 준다는 결과를 볼 수 있다. 가족력이 있어 아토피 피부염 유전 가능성이 큰 임신부 대상 연구에서 모유 수유 때까지 유산균을 복용하니 아토피 발생률이 줄었다고 발표되기도 했다. 대체로 임신 중 섭취한 유산균이 출산 과정에서 아기에게 전달돼 각종 면역 질환이 생길 확률을 떨어뜨린다고 보고 있다.

엄마 배 속에서
4주 4일

우리 아기 태어나기까지

# D-248일

## 오늘 아기는

아기는 작은 점만 하다. 초음파 검사로 아기집을 볼 수 있게 되더라도 초음파에서 아기의 모습을 확인할 만큼 자라려면 더 기다려야 한다. 그러나 아기에게는 커다란 변화가 일어나는 중. 지금까지 두 겹이었던 세포층이 세 겹으로 늘어나면서 뇌와 척수의 전신인 신경관이 만들어지기 시작한다.

## 오늘 엄마는

특별한 문제가 없는 한 임신 중에도 직장 생활을 할 수 있다. 그러나 여러 임신 증상 때문에 일상생활이 만만치 않고 고단하게 느껴질 수 있다. 점심시간에는 가볍게 몸을 움직여서 기분 전환을 하고, 평소보다 1~2시간 정도 수면 시간을 늘려 본다.

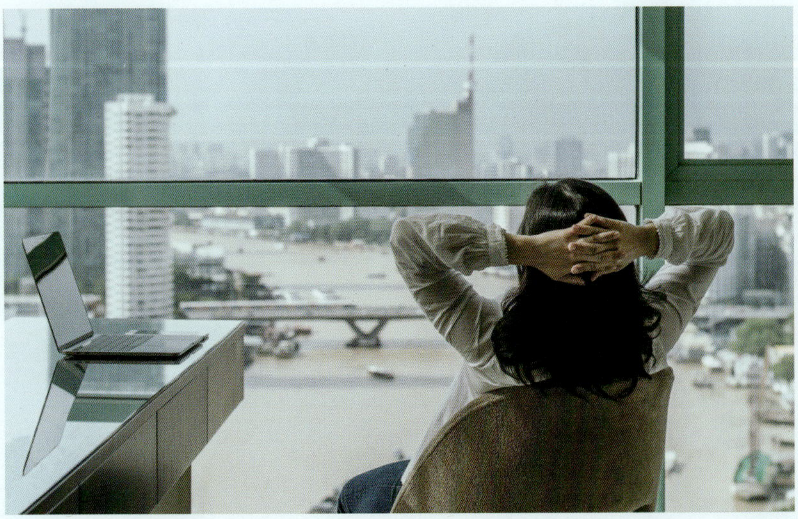

### 임신 초기의 직장 생활

직장 생활을 하는 여성이 많아지고 출산율은 낮아진 요즘. 직장 다니는 엄마에 대한 사회적 배려와 제도적인 지원이 점점 늘고 있다. 임신과 출산이 직장 생활과 병행 못 할 일은 절대 아니다. 물론 많은 고충이 있지만 말이다.

임신 초기에는 신체적인, 그리고 정신적인 안정이 매우 중요하다. 유산의 위험도 있어 무리하면 안 된다. 하지만 상사에게, 동료에게 야근도 회식도 못 한다 말하는 것은 쉬운 일이 아니다. 그럴수록 임신 사실은 되도록 빨리 직장에 알리는 게 좋다. 출퇴근 시간을 조정하거나 야근 및 연장 근무, 무리한 회식 자리에서는 빠지겠다고 양해를 구한다.

근무 중 속이 비어 있지 않도록 간단한 간식을 준비하고, 몸을 따뜻하게 유지하도록 덧입을 옷을 준비한다. 소변은 참지 말고 화장실에 자주 가도록 하며, 짬이 나면 간단한 스트레칭으로 몸을 푸는 것이 좋다. 무엇보다도 피로가 쌓이지 않도록 주의해야 한다. 쉴 때는 스트레스를 해소할 만한 활동을 즐기는 게 좋겠다.

근로 기준법에 따르면 임신 중인 근로자는 협의 없는 시간 외 및 야간, 휴일 근로가 금지돼 있다. 또 임신 12주 이내, 32주 이후에는 임금 삭감 없이 1일 2시간의 근로 시간 단축이 가능하며 고위험 임신부는 임신 전 기간 동안 단축 근무가 가능하다.

엄마 배 속에서
4주 5일

우리 아기 태어나기까지

# D-247일

## 오늘 아기는

아기의 머리끝 쪽 부분에서부터 체절이라는 작은 돌기 모양의 몸 마디가 나타난다. 매일 대략 세 쌍의 새로운 체절이 차례차례 만들어진다. 이렇게 생긴 각각의 체절이 발달해 몸의 각 부위와 연결된 근육과 척추를 이루게 될 것이다.

## 오늘 엄마는

오랫동안 선 채로 일하다 보면 허리와 배에 무리가 가서 통증을 느끼기 쉽다. 웬만하면 오래 서 있지 말고, 꼭 서 있어야 한다면 한쪽 발을 약간 높은 곳에 올려 허리 부담을 줄인다.

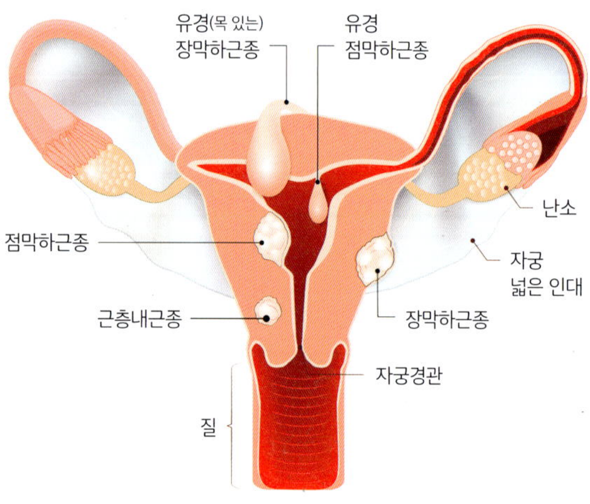


자궁근종의 종류

### 자궁근종과 임신

자궁근종은 자궁의 근육에 생기는 양성 종양이다. 35세 이상 여성의 절반 정도가 가지고 있을 정도로 흔하게 발생한다. 대개 별 증상 없이 모르고 지내다가 건강 검진이나 임신 초기 초음파 검사 때 발견하는 경우가 많다.
자궁근종이 임신에 미치는 영향은 아직 정확히 알려지지 않은 상태다. 대부분 특별한 문제 없이 임신 기간을 보내고 출산할 수 있다. 하지만 자궁근종의 크기와 위치에 따라서 출혈 및 통증, 자연유산이나 조산, 태반조기박리 등의 합병증이 생길 수도 있다.
임신 중에는 자궁근종 때문에 통증이 생길 수도 있는데, 이때는 안정을 취하며 필요하면 진통제를 쓴다. 대부분 며칠 안에 좋아지지만 심한 통증이나 자궁 수축이 있으면 입원 치료를 받는다. 드물지만 자궁근종이 아기가 내려오는 길을 막아서 제왕절개수술이 필요한 경우도 있다.

엄마 배 속에서
4주 6일

우리 아기 태어나기까지

# D-246일

## 오늘 아기는

초음파 검사에서 아기집과 난황이 보이지 않는다고 이상 임신이라고 단정할 수 없다. 배란이 며칠 늦게 돼 수정이 늦어지는 경우 초음파 검사에서 임신낭이 보이는 시기가 예상보다 며칠 늦어진다. 아직 초음파 검사 결과 때문에 실망하기엔 이르다. 난황 한 귀퉁이에서 눈곱만 한 아기를 발견하게 될 날을 좀 더 기대해 본다.

## 오늘 엄마는

안정기라고 할 수 없는 임신 초기. 자궁 수축을 일으키는 부부관계는 출혈의 원인이 될 수도 있다. 임신을 확인하고 한 달 정도는 부부관계를 자제하는 것이 좋다. 특히 조산이나 유산을 겪었다거나 임신 중 출혈, 복통이 있었다면 절대 조심해야 한다.

### 우리 아기, 언제 태어날까

출산 예정일은 임신 전 마지막 생리 시작일로부터 280일이 되는 날이다. 의학적으로 임신 40주+0일이라고 표현할 수도 있다. 아기들은 대부분 출산 예정일 기준 2주 전후에 태어난다.

아래 표 중 마지막 생리 시작일을 흰 줄에서 찾으면 아랫줄에 해당하는 날짜가 출산 예정일이다. 간단히 마지막 생리 시작일 기준으로 월에 3을 빼거나 3보다 작으면 9를 더하고, 일에는 7을 더하는 네겔레의 법칙으로 계산해도 되겠다.

초음파 기계가 충분히 발달한 최근에는 임신 7주에서 9주 사이에 초음파로 아기의 크기를 재서 임신 주 수를 정한 뒤 출산 예정일을 결정하는 것이 가장 정확하다.

| 1월 | 1 | 2 | 3 | 4 | 5 | 6 | 7 | 8 | 9 | 10 | 11 | 12 | 13 | 14 | 15 | 16 | 17 | 18 | 19 | 20 | 21 | 22 | 23 | 24 | 25 | 26 | 27 | 28 | 29 | 30 | 31 | |
|---|---|---|---|---|---|---|---|---|---|---|---|---|---|---|---|---|---|---|---|---|---|---|---|---|---|---|---|---|---|---|---|---|
| 10월 | 8 | 9 | 10 | 11 | 12 | 13 | 14 | 15 | 16 | 17 | 18 | 19 | 20 | 21 | 22 | 23 | 24 | 25 | 26 | 27 | 28 | 29 | 30 | 31 | 1 | 2 | 3 | 4 | 5 | 6 | 7 | 11월 |
| 2월 | 1 | 2 | 3 | 4 | 5 | 6 | 7 | 8 | 9 | 10 | 11 | 12 | 13 | 14 | 15 | 16 | 17 | 18 | 19 | 20 | 21 | 22 | 23 | 24 | 25 | 26 | 27 | 28 | | | | |
| 11월 | 8 | 9 | 10 | 11 | 12 | 13 | 14 | 15 | 16 | 17 | 18 | 19 | 20 | 21 | 22 | 23 | 24 | 25 | 26 | 27 | 28 | 29 | 30 | 1 | 2 | 3 | 4 | 5 | | | | 12월 |
| 3월 | 1 | 2 | 3 | 4 | 5 | 6 | 7 | 8 | 9 | 10 | 11 | 12 | 13 | 14 | 15 | 16 | 17 | 18 | 19 | 20 | 21 | 22 | 23 | 24 | 25 | 26 | 27 | 28 | 29 | 30 | 31 | |
| 12월 | 6 | 7 | 8 | 9 | 10 | 11 | 12 | 13 | 14 | 15 | 16 | 17 | 18 | 19 | 20 | 21 | 22 | 23 | 24 | 25 | 26 | 27 | 28 | 29 | 30 | 31 | 1 | 2 | 3 | 4 | 5 | 1월 |
| 4월 | 1 | 2 | 3 | 4 | 5 | 6 | 7 | 8 | 9 | 10 | 11 | 12 | 13 | 14 | 15 | 16 | 17 | 18 | 19 | 20 | 21 | 22 | 23 | 24 | 25 | 26 | 27 | 28 | 29 | 30 | | |
| 1월 | 6 | 7 | 8 | 9 | 10 | 11 | 12 | 13 | 14 | 15 | 16 | 17 | 18 | 19 | 20 | 21 | 22 | 23 | 24 | 25 | 26 | 27 | 28 | 29 | 30 | 31 | 1 | 2 | 3 | 4 | | 2월 |
| 5월 | 1 | 2 | 3 | 4 | 5 | 6 | 7 | 8 | 9 | 10 | 11 | 12 | 13 | 14 | 15 | 16 | 17 | 18 | 19 | 20 | 21 | 22 | 23 | 24 | 25 | 26 | 27 | 28 | 29 | 30 | 31 | |
| 2월 | 5 | 6 | 7 | 8 | 9 | 10 | 11 | 12 | 13 | 14 | 15 | 16 | 17 | 18 | 19 | 20 | 21 | 22 | 23 | 24 | 25 | 26 | 27 | 28 | 1 | 2 | 3 | 4 | 5 | 6 | 7 | 3월 |
| 6월 | 1 | 2 | 3 | 4 | 5 | 6 | 7 | 8 | 9 | 10 | 11 | 12 | 13 | 14 | 15 | 16 | 17 | 18 | 19 | 20 | 21 | 22 | 23 | 24 | 25 | 26 | 27 | 28 | 29 | 30 | | |
| 3월 | 8 | 9 | 10 | 11 | 12 | 13 | 14 | 15 | 16 | 17 | 18 | 19 | 20 | 21 | 22 | 23 | 24 | 25 | 26 | 27 | 28 | 29 | 30 | 31 | 1 | 2 | 3 | 4 | 5 | 6 | | 4월 |
| 7월 | 1 | 2 | 3 | 4 | 5 | 6 | 7 | 8 | 9 | 10 | 11 | 12 | 13 | 14 | 15 | 16 | 17 | 18 | 19 | 20 | 21 | 22 | 23 | 24 | 25 | 26 | 27 | 28 | 29 | 30 | 31 | |
| 4월 | 7 | 8 | 9 | 10 | 11 | 12 | 13 | 14 | 15 | 16 | 17 | 18 | 19 | 20 | 21 | 22 | 23 | 24 | 25 | 26 | 27 | 28 | 29 | 30 | 1 | 2 | 3 | 4 | 5 | 6 | 7 | 5월 |
| 8월 | 1 | 2 | 3 | 4 | 5 | 6 | 7 | 8 | 9 | 10 | 11 | 12 | 13 | 14 | 15 | 16 | 17 | 18 | 19 | 20 | 21 | 22 | 23 | 24 | 25 | 26 | 27 | 28 | 29 | 30 | 31 | |
| 5월 | 8 | 9 | 10 | 11 | 12 | 13 | 14 | 15 | 16 | 17 | 18 | 19 | 20 | 21 | 22 | 23 | 24 | 25 | 26 | 27 | 28 | 29 | 30 | 31 | 1 | 2 | 3 | 4 | 5 | 6 | 7 | 6월 |
| 9월 | 1 | 2 | 3 | 4 | 5 | 6 | 7 | 8 | 9 | 10 | 11 | 12 | 13 | 14 | 15 | 16 | 17 | 18 | 19 | 20 | 21 | 22 | 23 | 24 | 25 | 26 | 27 | 28 | 29 | 30 | | |
| 6월 | 8 | 9 | 10 | 11 | 12 | 13 | 14 | 15 | 16 | 17 | 18 | 19 | 20 | 21 | 22 | 23 | 24 | 25 | 26 | 27 | 28 | 29 | 30 | 1 | 2 | 3 | 4 | 5 | 6 | 7 | | 7월 |
| 10월 | 1 | 2 | 3 | 4 | 5 | 6 | 7 | 8 | 9 | 10 | 11 | 12 | 13 | 14 | 15 | 16 | 17 | 18 | 19 | 20 | 21 | 22 | 23 | 24 | 25 | 26 | 27 | 28 | 29 | 30 | 31 | |
| 7월 | 8 | 9 | 10 | 11 | 12 | 13 | 14 | 15 | 16 | 17 | 18 | 19 | 20 | 21 | 22 | 23 | 24 | 25 | 26 | 27 | 28 | 29 | 30 | 31 | 1 | 2 | 3 | 4 | 5 | 6 | 7 | 8월 |
| 11월 | 1 | 2 | 3 | 4 | 5 | 6 | 7 | 8 | 9 | 10 | 11 | 12 | 13 | 14 | 15 | 16 | 17 | 18 | 19 | 20 | 21 | 22 | 23 | 24 | 25 | 26 | 27 | 28 | 29 | 30 | | |
| 8월 | 8 | 9 | 10 | 11 | 12 | 13 | 14 | 15 | 16 | 17 | 18 | 19 | 20 | 21 | 22 | 23 | 24 | 25 | 26 | 27 | 28 | 29 | 30 | 31 | 1 | 2 | 3 | 4 | 5 | 6 | | 9월 |
| 12월 | 1 | 2 | 3 | 4 | 5 | 6 | 7 | 8 | 9 | 10 | 11 | 12 | 13 | 14 | 15 | 16 | 17 | 18 | 19 | 20 | 21 | 22 | 23 | 24 | 25 | 26 | 27 | 28 | 29 | 30 | 31 | |
| 9월 | 7 | 8 | 9 | 10 | 11 | 12 | 13 | 14 | 15 | 16 | 17 | 18 | 19 | 20 | 21 | 22 | 23 | 24 | 25 | 26 | 27 | 28 | 29 | 30 | 1 | 2 | 3 | 4 | 5 | 6 | 7 | 10월 |

□ 마지막 생리일, ■ 출산 예정일

출산 예정일 표

# ㅇ 임산부 복지 혜택 및 정부 지원

임신이 확인되면 국민행복카드를 신청해 단태아 100만 원, 다태아 140만 원까지 진료비 지원을 받을 수 있다. 세쌍둥이 이상은 태아 수에 따라 지원금이 더 늘어나고 분만 취약지에 거주하면 20만 원이 추가된다. 이 카드는 산부인과 진료, 초음파, 각종 검사, 약제 구입 등 임신·출산 관련 진료비에 사용할 수 있다. 사용 기간은 출산 예정일로부터 2년까지다. 미사용 잔액은 자동 소멸되니 기간 내에 꼼꼼히 챙겨야 한다.

보건소에 임신 확인서와 신분증, 산모수첩을 들고 방문하면 풍진, 빈혈, 혈액형, B형간염, 매독, 에이즈, 임신성 당뇨, 기형아 검사 등 산전 검사를 무료로 받을 수 있다. 임신 초기에는 엽산제, 16주 이후에는 철분제도 무상으로 제공된다. 태교 교실, 순산 체조, 모유수유 교실 등 다양한 프로그램도 운영되니 지역 보건소에 문의해 나에게 맞는 혜택을 챙기는 것이 좋다.

생활 지원 혜택도 다양하다. 서울, 인천 등 일부 지자체에서는 임산부에게 교통비를 50만~70만 원까지 지원한다. 임산부 콜택시, 대중교통 전용 좌석, 임산부 배려석, 전용 주차 구역, 주차 요금 감면 등 생활 밀착형 혜택도 꾸준히 늘고 있다. 지자체별로 임신·출산 축하금, 출산 장려금, 친환경 농산물 꾸러미, 건강 관리비 등 다양한 추가 지원도 받을 수 있다. 거주지 시·군·구청 및 보건소, 정부24 홈페이지에서 최신 정책을 꼭 확인하도록 한다.

35세 이상 고령 임신 임산부를 위한 지원도 확대되고 있다. 서울시는 산전 의료비 50만 원을 별도로 지원하고, 전국적으로는 고위험 임산부 의료비 지원 사업이 있어 최대 500만 원까지 지원받을 수 있다. 산후조리 바우처, 산모·신생아 건강관리 서비스, 산후도우미 지원 등도 소득과 무관하게 제공되는 경우가 많아졌다.

예방접종도 중요한 지원 사항이다. 임신 중에는 백일해, 독감, 코로나19 등의 백신 접종이 권장되는데 대부분 보건소에서 무료 또는 저렴한 비용으로 접종할 수 있다. 또한 임신 중에는 우울감이나 불안감이 생길 수 있는데 최근 들어서는 산전·산후 우울증 선별과 상담 및 치료 지원이 전국적으로 확대되고 있다. 우울증은 혼자 고민하지 말고 필요하면 전문가 상담을 꼭 받아야 한다.

다태아를 임신했을 때는 단태아 임신에 비해 혜택이 더 많다. 출산 휴가도 보통 90일인데 쌍둥이면 120일을 받을 수 있다. 육아 휴직도 쌍둥이라면 부모 합산 6년까지 사용할 수 있다. 임신·출산 진료비 지원금 역시 다태아일 때 더 많이 받는다. 지원을 위해서는 임신 20주 이후에 다태아 임신 유지 증빙 서류를 준비해 국민건강보험공단에 제출한다. 신청일 기준 7일 이내에 발급받은 산부인과 전문의의 진단서 또는 소견서에 임신 주수 20주 이상 유지 중임이 명시돼야 한다. 출산 후 신청은 출생증명서 등으로 대체할 수 있다.

임신 및 출산 가구를 위한 부동산 청약 혜택도 크게 늘었다. 신생아 특별공급이 신설돼 입주자 모집 공고일 기준 2년 이내 임신, 출산, 입양 가구는 소득·자산 기준만 충족하면 공공·민간 분양 주택 청약이 가능하다. 신혼부부와 다자녀 특별공급 기준도 완화돼 임신 중인 태아도 자녀 수에 포함되고 맞벌이 가구나 소득이 높은 가구도 청약 문턱이 크게 낮아졌다. 신생아 특례 대출, 전세 자금 대출, 출산 가정 주택 취득세 감면 등 주거 지원도 확대돼 내 집 마련의 기회가 넓어졌다.

그 밖에도 임신 중에는 자동차보험 가입 시 임신 특약이나 자녀 할인 특약 혜택을 받을 수 있다. 이 특약은 임신부 본인뿐 아니라 배우자가 임신 중인 경우에도 해당한다. 할인율과 조건은 보험사별로 다르게 적용된다.

임신·출산 가정은 이렇게 다양한 혜택을 받을 수 있다. 내게 맞는 지원을 미리 확인하고 꼼꼼하게 챙기는 것이 좋겠다. 지원 내용과 조건은 시행 시기 및 지자체마다 다르니 거주지 보건소나 시·군·구청 및 각 기관 홈페이지에서 꼭 확인해야 한다.

# 임신 5주

아기집이 보이기 시작합니다.
아기집 안에 있는 난황 주머니가 보이고,
이제 곧 아기도 볼 수 있겠지요.

사람마다 차이는 있지만 이번 주에는 속이 울렁거린다거나 가슴이 예민해지는 임신 증상을 느낀다. 물론 아무 느낌이 없이 평온하다 해도 걱정할 필요는 없다. 아기는 중요한 발달 단계를 거치는 중. 조심조심, 무리하지 말고 안정적인 한 주를 보낸다.

## 이번 주 아기는

깨알 크기의 아기. 머리 부분이 전체의 반 정도를 차지한다. 꼬리가 달린 올챙이나 물고기 비슷한 모습이다. 액체로 꽉 찬 양수 주머니가 자라나는 아기를 보호한다. 아직 좀 더 지나야 태반이 만들어지는데 그때까지 영양 공급을 담당하는 동그란 난황이 아기 옆에 자리하고 있다.

이번 주 아기의 기관은 열심히 만들어지고 있다. 등 쪽에는 신경관이 나타나는데, 신경관은 나중에 뇌와 척수로 발달할 중요한 부분이다. 또 뼈와 근육이 될 조직도 생기기 시작한다.

형태를 완벽히 갖추진 않았지만 심장과 혈관 조직이 자라나 피를 돌게 한다. 아기의 심장 박동을 확인할 날이 머지않았다.

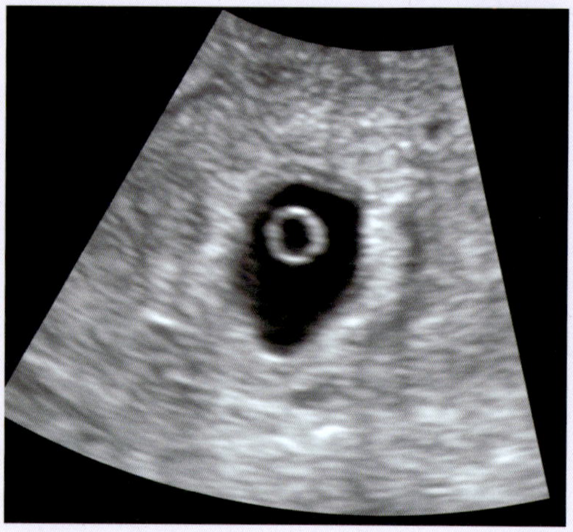

임신 5주 임신낭과 난황,
아직 태아는 보이지 않는다

## 이번 주 엄마는

속이 메스껍고 거북한 증상은 임신부 대부분이 겪는 대표적인 증상이다. 물론 입덧에는 개인차가 있어서 일찍부터 심하게 입덧을 하는 사람도 있는 반면, 임신 기간 내내 못 느끼고 아예 안 하는 사람도 있다.

소화가 잘 안 되는 증상이 심해지고 두통이 생기기도 한다. 그렇다고 함부로 약을 먹으면 안 되고 꼭 주치의와 상담해 해결책을 찾는다.

지금까지 아기집이 보이지 않아서 불안했다면 대부분 이번 주에는 확인할 수 있다. 아기집이 안 보인 것은 단순히 각도 문제였다든가 생리 날짜를 착각한 것일 수도 있지만 혹시 자궁외임신은 아닌지 주의를 기울여야 한다.

산부인과에 방문해서 초음파 검사와 혈액 검사, 자궁경부암 검사 등의 산전 검진을 받는다. 현재 몸 상태와 질병 여부를 알아보고, 임신 중에 영향을 끼칠 만한 요인이 있는지 점검하도록 한다.

우리 아기 태어나기까지

엄마 배 속에서
5주 0일

# D-245일

## 오늘 아기는

아기는 이제 참깨만 하게 자랐다. 머리가 될 세포층이 보이고 몸의 윤곽도 조금씩 드러난다. 그러나 초음파 검사로는 임신낭만 보일 뿐 아직 아기의 모습이 잘 보이지 않는다.

## 오늘 엄마는

임신 초기, 임신부 네 명 중 세 명은 구역과 구토 증상을 호소한다. 울렁거리고 메스껍고 토하기까지 하는 입덧이 지금쯤 시작된다. 힘든 과정이지만 아기가 잘 자라고 있음을 알리는 신호라고도 볼 수 있다. 엄마는 입덧으로 지금 아기와 한 몸임을 깊게 실감한다. 입덧이 심하지 않아도 속이 항상 미식거리고 편하지 않다. 특히 공복에 증상이 심해진다. 소화 흡수가 빠른 탄수화물보다 섬유질이 풍부한 채소와 소화 시간이 긴 단백질 섭취가 도움이 된다.

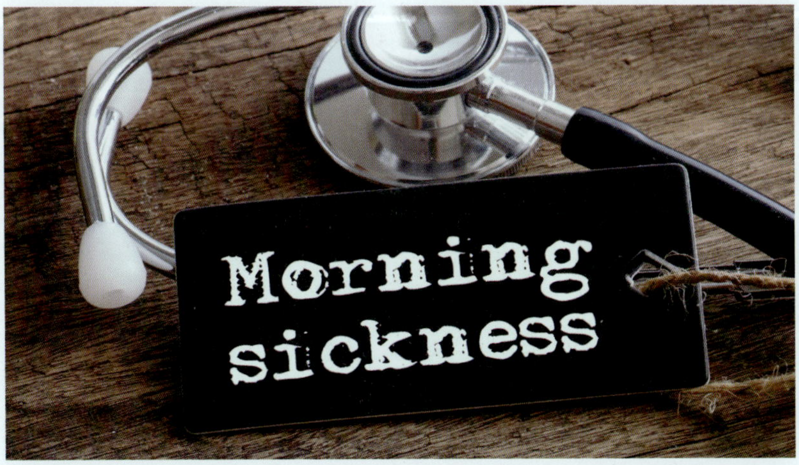


### 임신 후 첫 고개, 입덧

입덧은 배 속에 아기가 생기고 나서 엄마가 겪는 커다란 변화 중 하나다. 비위가 약해져 밥맛이 없고 음식을 삼키기 힘들다. 후각이 아주 예민해져서 이런저런 냄새 때문에 헛구역질을 하게 된다.
입덧을 하면 속이 계속 안 좋다 보니 신경이 날카로워지기도 한다. 음식을 잘 먹지 못하고 겨우 먹은 것마저 토해 내는 일이 허다하면 탈수 현상으로 위험할 수도 있다.
입덧의 원인은 명확하지 않아서 치료법이나 해결책이 따로 있는 건 아니다. 다만 증상을 완화하기 위해 거부감을 느끼는 냄새나 음식을 멀리하는 게 좋다. 특히 공복일 때 증상이 심하게 나타나니 위가 오래 비어 있지 않도록 적은 양의 음식을 자주 먹도록 한다. 기름기 많은 음식을 피하고 소화가 잘되는 음식 위주로 식사하며 수분 섭취에도 신경을 쓴다.
만약 입덧으로 체중이 줄어들 지경이라면 병원에 가야 한다. 심한 경우 입원 치료가 필요할 수도 있다. 입덧 방지제를 처방받기도 하는데 하루 최대 네 알로 자기 전 두 알을 한꺼번에 먹고 다음 날까지 증상이 완화되지 않으면 아침에 한 알 추가, 오후에 다시 한 알을 더 먹는다.
이렇게 괴로운 입덧도 임신 5~6개월이 지나면 감쪽같이 사라질 것이다. 당장은 많이 힘들겠지만, 아기가 건강하게 잘 자라고 있다는 신호라고 생각하면 좋겠다.

엄마 배 속에서
5주 1일

우리 아기 태어나기까지

# D-244일

## 오늘 아기는

빠르게 성장하기 시작한 배아는 앞으로 5주에 걸쳐 훨씬 아기다운 모습으로 자라게 된다. 지금은 뇌와 척수가 될 신경관이 만들어지는 시기라 아기의 성장 과정 중 매우 중요한 때다.

## 오늘 엄마는

입덧 때문에 콜라나 사이다 같은 시원한 탄산음료가 당길 때도 있다. 당분 없는 탄산수는 괜찮지만 당분이 너무 많은 탄산음료는 임신부에게 좋지 않다. 또 알게 모르게 카페인이 들어 있는 음료도 많다. 그러니 물이나 생과일주스, 저지방 우유 같은 음료를 고르는 게 좋겠다.

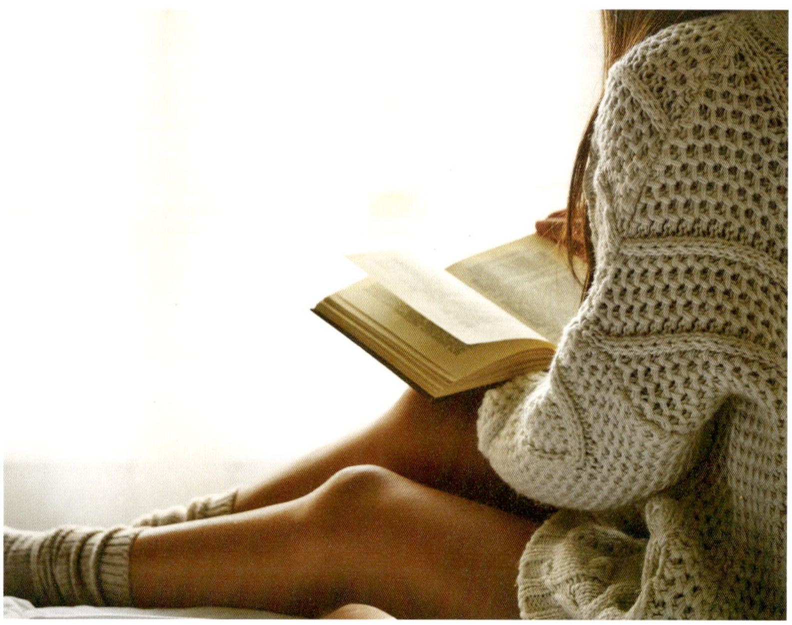

### 임신 초기, 더 조심해야 할 자연유산

아직 자궁 밖에서 살 수 있을 만큼 크기 전 아기를 잃는 것을 자연유산이라고 한다. 임신부 다섯 명 중 한 명이 자연유산을 겪을 정도로 꽤 많이 일어나는 일이다. 자연유산 열에 여덟은 임신 12주 전에 발생하는데, 대부분 염색체 이상이 그 원인이다. 분만 횟수와 부모 나이가 많을수록 유산율은 증가한다. 임신 초기에 갑자기 피가 나오거나 아랫배가 아프면 우선 유산인지를 의심해 보고 주의해야 한다. 자연유산에는 절박유산, 계류유산, 완전유산, 불완전유산 등이 있다. 임신부도 아기도 아직 불안정해서 언제 어떤 일이 일어날지 모르는 임신 초기, 유산기라고도 불리는 절박유산은 질 출혈과 함께 복통 같은 유산 징조가 있지만 아직 임신을 유지할 수 있는 상태를 이야기한다. 대부분은 안정돼 임신 유지가 가능하나, 일부 자연유산이 되기도 하니 병원에서 진찰을 받으며 경과를 관찰한다. 계류유산은 태아가 보이는데 심장 박동이 없는 경우를 말한다. 처치 없이 기다리다 보면 출혈이 많아지거나 응급 수술을 해야 할 수도 있으니 빨리 치료하는 것이 좋다. 약물로 자궁을 수축시켜 임신 물질을 나오게 하는 치료법과 소파수술, 즉 자궁 안 임신 관련 물질을 긁어내거나 흡입해 나오게 하는 수술적 치료법이 있다.

엄마 배 속에서
5주 2일

우리 아기 태어나기까지

# D-243일

## 오늘 아기는

풍선처럼 생긴 난황 주머니가 배아에 붙어 있다. 크기는 지름 3~4밀리미터쯤 돼 보인다. 지금은 배아에게 필요한 모든 것을 이 난황 주머니가 공급한다.

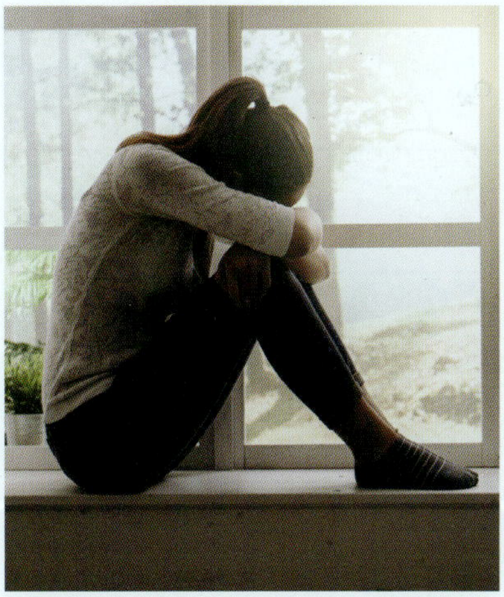

## 오늘 엄마는

호르몬의 영향으로 감정 기복이 심해진다. 임신에 대한 막연한 불안감과 몸에 찾아오는 변화 때문에 예민한 모습을 보이기도 한다. 엄마의 감정 상태는 배 속 아기에게도 전달된다. 산책도 하고 취미 생활을 즐기면서 우울감을 떨쳐 내야겠다.

### 임신이 가져온 마음의 변화

아기 소식에 환호했던 엄마라도 이런저런 걱정거리가 떠오르고 입덧으로 힘든 시간을 보내다 보면 스트레스가 생긴다. 임신으로 겪는 낯선 상황과 몸의 변화, 유산이나 출산에 대한 두려움도 불안정한 감정 상태를 만든다. 아주 심하게는 불안 장애, 우울증이 생길 수도 있다.

사실 임신 초기 기분이 수시로 흐렸다 갰다 하고 사소한 일에도 예민해지는 것은 호르몬 분비가 늘면서 흔히 느끼는 증상이다. 마냥 즐겁고 행복하지 않다고 아기에게 죄책감을 느낄 것까지는 없다.

그러나 배 속에서 자라고 있는 아기는 엄마로부터 혈액을 통해 많은 것을 전해 받는다. 엄마가 스트레스를 받으면 스트레스 호르몬이 나오고 자궁 혈관이 수축한다. 아기에게 가야 할 영양분과 산소가 원활하게 전달되지 않는다. 아기의 성장 발달이 늦어질 수 있다는 이야기다. 스트레스를 많이 받은 임신부일수록 조산 확률이 높다는 연구 결과도 있다.

엄마가 행복감을 느낄수록 좋은 신경 전달물질이 늘어나 아기에게 전해진다. 즐길 수 있는 취미 생활이나 산책, 요가, 수영처럼 몸에 무리가 가지 않는 운동이 스트레스를 푸는 데 도움이 될 것이다.

이런 때일수록 아빠의 역할이 중요하다. 아내가 평소와 달리 변덕을 부리고 뾰족하게 굴더라도 넓은 이해심이 필요하다. 가벼운 마사지도 해 주고, 응원의 말을 건네 본다. 배 속 아기를 건강하게 기르려면 부부가 함께 노력해야 한다.

우리 아기 태어나기까지

엄마 배 속에서
5주 3일

# D-242일

## 오늘 아기는

배아는 지금 거의 투명한 상태다. 머리 안쪽으로 가는 관 형태의 척수가 보인다. 양수 주머니는 포도알 정도의 크기로 자랐다. 그러나 초음파 검사 때 동그란 난황만 보이고 아직 아기는 안 보인다.

## 오늘 엄마는

아기의 심장과 뇌가 발달하는 중요한 때이니만큼 포도당과 단백질을 충분히 섭취해야 한다. 과일은 냄새가 강하지 않아 입덧이 있어도 섭취하기 쉽고 과일의 과당은 포도당으로 전환이 빨라 포도당 공급에 유용하다. 입덧 때문에 육류나 생선을 먹기 힘들다면 단백질 섭취를 위해 두부에 도전해 본다. 혹시 입에 맞으면 우유나 두유라도 챙겨 마신다.

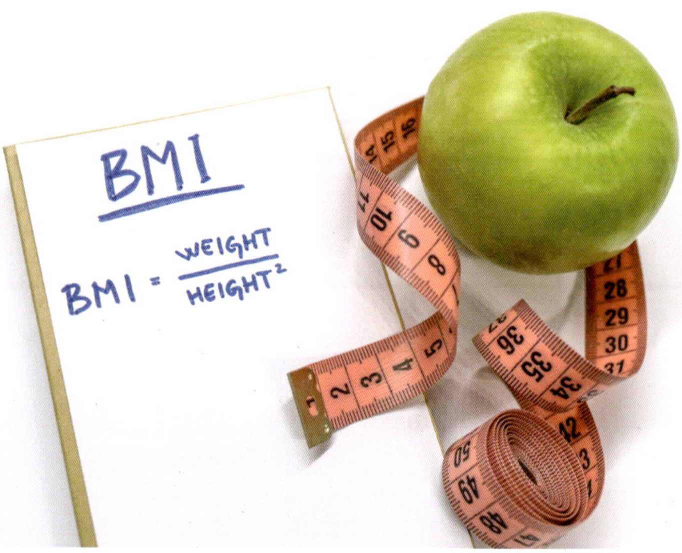


### 나의 체질량 지수 계산하기

체질량 지수 BMI(Body Mass Index)는 체중 대 키의 상대적인 비율로 정상 체중, 과체중, 비만임을 판단한다. 정상 체중을 유지하는 것은 임신부 자신은 물론 아기의 건강을 위해서도 매우 중요하다. 저체중이든 비만이든 임신 합병증이 생기기 쉽다. 정상 BMI라면 임신 전 기간에 걸쳐 체중이 10~15킬로그램 정도 증가하는 게 알맞다. 비만이라면 체중이 8킬로그램 넘게 늘지 않도록 한다.
체질량 지수는 임신 전 몸무게를 키의 제곱으로 나눠서 계산한다. 정상 체질량 지수는 18.5~22.9kg/$m^2$이다.

체질량 지수 = 임신 전 몸무게(킬로그램) ÷ 키(미터)$^2$
예) 키 160cm, 임신 전 몸무게 52kg일 경우 체질량 지수는 52/(1.6×1.6)=20.3

엄마 배 속에서
5주 4일

우리 아기 태어나기까지

# D-241일

## 오늘 아기는

뼈와 근육으로 발달할 세포 덩어리가 모습을 보인다. 팔다리가 될 부분은 싹처럼 살짝 돋아나기 시작한다. 가슴과 배 쪽에는 장기가 들어설 빈자리가 생긴다. 이런 발달 과정은 아직 초음파로는 보이지 않는 현미경적인 소견이다.

## 오늘 엄마는

자궁이 약간 커지고 몸무게도 조금은 늘어났지만 아직 배가 나오지는 않았다. 영양이 부족하지 않게 잘 먹더라도 몸무게가 지나치게 늘어나도록 많이 먹으면 안 된다. 체중 변화를 기록해 가며 관리하도록 한다.

| 체질량 지수 [임신 전 체중(kg)/키$^2$(m$^2$)] | | 임신 중 적정 체중 증가량(kg) | |
|---|---|---|---|
| 비만도 | | 단태아 | 쌍태아 |
| 저체중 | <18.5 | 12~18 | - |
| 보통 | 18.5~22.9 | 12~15 | 18~24 |
| 과체중 | 23.0~24.9 | 11~13 | 16~22 |
| 중증도 비만 | 25.0~29.9 | 6~11 | 14~22 |
| 고도 비만 | ≥30.0 | 5~9 | 11~18 |

임신 중 적정 체중 증가량

### 임신 중 체중 관리

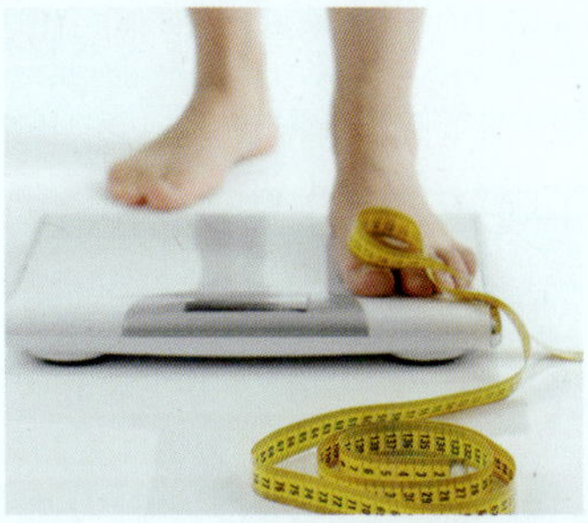

임신 기간 열 달 동안 몸무게는 보통 10~15킬로그램 정도 늘어나는 게 정상이다. 물론 적절한 체중 증가량은 임신 전 체질량 지수에 따라 차이가 있다. 어쨌든 몸무게가 너무 많이 불어난 비만 상태면 아기는 거대아가 돼서 난산할 확률이 높아진다. 또 임신중독증을 일으킬 수도 있다.

하루 세끼 규칙적으로 식사하고 간식을 좀 더 먹으면 몸무게는 한 달에 2킬로그램쯤 늘게 된다. 사실 쌍둥이를 임신한 게 아닌 이상 임신 전과 같은 식사량을 유지하는 것으로 충분하다. 단, 영양을 고려하여 음식을 골고루 먹는 것이 중요하다. 영양가 없이 칼로리만 높은 빵이나 인스턴트식품은 엄마와 아기에게도 좋을 게 없으니 웬만하면 피하는 게 좋다. 먹는 양을 조절하는 것 외에도 평소에 적당히 움직이고 가벼운 운동을 규칙적으로 하도록 한다.

엄마 배 속에서
5주 5일

우리 아기 태어나기까지

# D-240일

## 오늘 아기는

배아의 발달을 지켜보자면 일반적으로 상체가 하체보다 더 빠르게 발달한다. 예를 들어 지금처럼 팔의 싹은 이미 돋아 있지만, 아직 다리의 싹은 돋아날 기미가 보이지 않는 식이다.

## 오늘 엄마는

신선한 과일이나 차가운 아이스크림, 새콤한 음식은 입덧을 가라앉히는 데 도움이 된다. 짭짤한 크래커나 빵을 조금씩 먹는 것도 좋겠다.

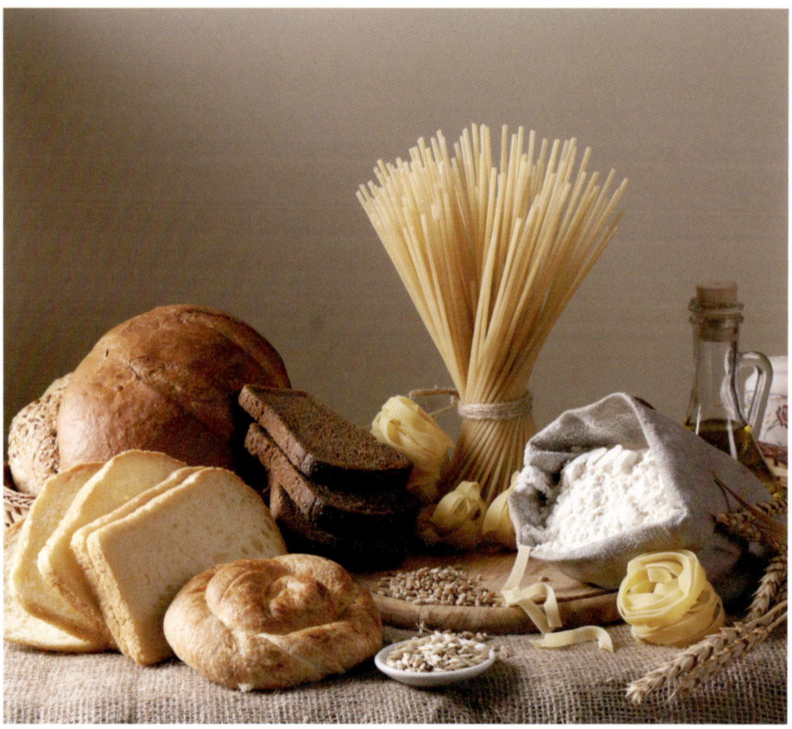

### 밀가루 음식, 끊어야 할까

빵이나 라면, 국수, 파스타 같은 밀가루 음식을 좋아하는 임신부라면 임신 중 계속 즐겨 먹어도 되는지 한 번쯤은 고민했을 것이다. 먹으면서도 한편으로는 아기에게 미안한 마음이 든다. 입덧으로 먹을 수 있는 음식 종류가 많지 않은 지금. 밀가루 음식, 걱정 없이 먹어도 괜찮을까.

따로 알레르기가 있는 게 아니라면 밀가루 음식을 제한할 필요는 없다. 다만 이런 밀가루 음식은 밥이나 감자, 고구마처럼 당분이 들어 있다. 칼로리가 높고 혈당이 올라가서 많이 먹으면 금세 몸무게가 느는 편이다. 가볍게 먹는 간식이라기보다는 묵직하게 식사 대신 먹는다고 생각해야 한다.

특히 빵 종류는 아무 생각 없이 먹다 보면 한 끼 식사분의 칼로리를 훌쩍 넘기게 된다. 보통은 빵에 단맛을 내기 위해서 꽤 많은 양의 설탕을 쓴다. 버터나 마가린, 쇼트닝 같은 유지류도 많이 들어간다. 한꺼번에 많이 먹지 말고, 이왕이면 통곡물로 만든 담백한 종류의 빵을 고르는 게 좋겠다.

라면에는 염분이 너무 많다. 각종 식품첨가물 및 트랜스지방이 들어 있어서 자주 먹지 않는 게 좋다.

우리 아기 태어나기까지

엄마 배 속에서
5주 6일

# D-239일

## 오늘 아기는

초음파 검사에서 난황 끝부분에 아기가 보이기 시작한다. 크기는 3밀리미터도 채 안 된다. 난황은 마치 반지 링처럼, 끝부분에 보이는 아기는 반지 알처럼 보인다. 아직 완전한 형태는 아니지만 심장이 네 부분으로 나뉘었다. 드디어 다음 주면, 아기의 심장이 뛰는 소리를 들을 수 있을지도 모른다.

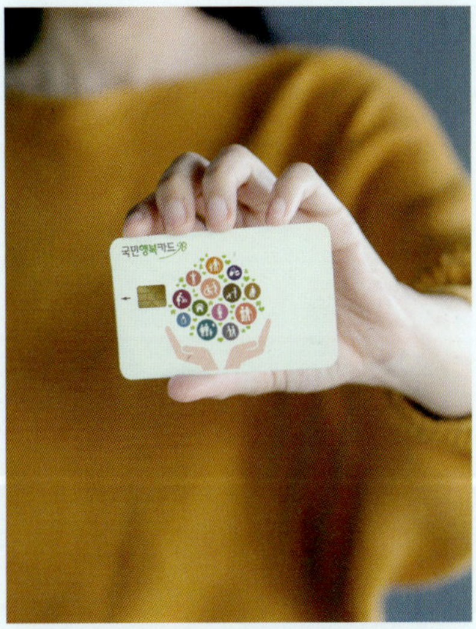


## 오늘 엄마는

식중독에 걸리지 않도록 덜 익은 음식이나 상한 음식을 특히 조심한다. 날씨가 더워지면 위생에도 신경 써야 한다. 고기와 생선은 잘 익혀서 먹고, 가공식품은 항상 유통기한부터 확인한다.

### 임신·출산 진료비 지원, 국민행복카드

임신 전에는 미처 생각지도 못한 부분이지만 산부인과 다니는 데 드는 비용이 만만치 않다. 다행히 정부에서 단태아 임신부는 100만 원, 다태아 임신부는 140만 원까지 진료비를 지원해 부담을 덜고 있다. 출산율이 낮은 분만 취약지에서는 기본 지원 금액 이외에 20만 원의 추가 지원을 받는다.

국민행복카드는 정부에서 지원하는 국가 바우처를 한 장으로 이용할 수 있도록 통합한 카드다. 먼저 카드를 발급받은 후 산부인과에서 임신 확인서를 받아 신청서와 함께 국민건강보험공단 지사 또는 은행 및 카드사에 제출하면 지원을 받을 수 있다. 혹은 국민건강보험공단 홈페이지에서 공인인증서로 본인 확인을 한 뒤 병·의원 자료를 조회해 온라인으로 신청할 수도 있다. 발급받은 카드는 산부인과, 약국, 한의원, 보건소, 산후조리원 등 정부 지정 기관에서 바로 사용 가능하다. 지정 기관은 보건복지부 국민행복카드 사이트(http://www.voucher.go.kr)나 국민건강보험공단 건강 정보 전문 사이트 건강in(http://hi.nhic.or.kr)에서 찾아볼 수 있다.

국민행복카드는 카드 수령 후 출산 예정일로부터 2년까지 쓸 수 있다. 유산이나 사산의 경우에도 진단서를 제출하면 일정 기간 내에 사용할 수 있다. 정해진 기간 내에 쓰지 않은 금액은 자동 소멸된다. 저소득층, 다자녀 가정 등은 추가 지원을 받을 수 있으며 지원 대상과 금액 등은 거주 지역이나 상황에 따라 다를 수 있으니 신청 전 최신 정보를 확인해 본다.

# 임신 6주

입덧 때문에 힘들지도 몰라요.
하지만 아기의 심장 소리를 확인할 수 있는
감동적인 한 주입니다.

초음파로 아기의 심장 박동을 확인하는 이번 주. 이제 정말 배 속에 아기가 자라고 있다는 것을 깨닫는다. 아기 몸의 각 기관이, 특히 뇌와 신경 세포 대부분이 본격적으로 만들어지는 이때, 다시 한번 생활 습관, 식습관을 다잡는 것이 좋겠다.

## 이번 주 아기는

이번 주 초음파 검사에서는 아기의 심장이 뛰는 것을 확인할 수 있다. 길쭉한 쌀 한 톨 정도인 이 작은 생명의 심장이 열심히 뛰는 걸 보면 신비롭고도 기특하다.

아기는 지금 굉장한 속도로 매우 중요한 발달 단계를 거치고 있다. 꼬리가 있지만 이제부터는 빠르게 아기의 모습을 갖추기 시작한다. 팔다리로 자라날 돌기가 선명하게 나타나고 얼굴의 형태도 조금씩 드러난다. 이목구비가 될 부분 또한 아주 작게나마 보인다. 척추를 따라 신경관이 닫히고 한쪽 끝에서 뇌 일부가 만들어진다. 심장을 비롯해 간과 신장, 폐도 초기 형태로 만들어진다.

태반이 계속 발달하면서 융모막 융모는 더 많은 가지를 뻗는다. 심혈관 계통이 형성되면서 배아와 융모막 융모 사이에 실제적인 순환이 시작된다. 따라서 이 시기부터 아기에게 공급되는 모든 영양은 엄마가 먹는 것에 달렸다고 생각해야겠다.

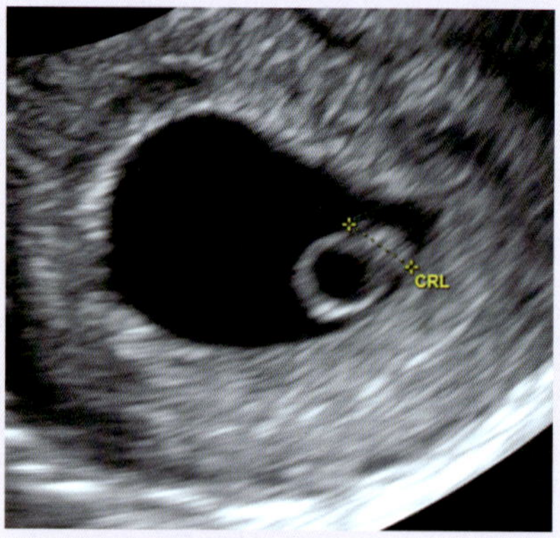


임신 6주 태아의 초음파,
머리에서 엉덩이까지 길이
(CRL:crown rump length)가
3~9mm 가량

## 이번 주 엄마는

거울 앞에서 배가 얼마나 나왔나 이쪽저쪽 비쳐 보지만 임신부답게 배가 나오려면 몇 주 더 있어야 한다.

입덧 때문에 힘들고 변비 때문에 괴로운 지금, 몸 상태를 좋게 하려면 규칙적으로 운동하는 것이 바람직하다. 가벼운 준비 동작으로 몸을 푼 다음 항상 무리하지 않는 선에서, 즐거운 마음으로 운동한다. 걷기나 체조, 스트레칭처럼 부담 없는 운동이 좋겠다. 규칙적인 운동은 스트레스를 해소하고 깊이 잠드는 데도 크게 도움이 된다. 단, 출혈이 있는 임신부는 운동도 줄이는 게 좋다. 첫째도 둘째도 안정을 취하는 게 최우선이다.

우리 아기 태어나기까지

# D-238일

엄마 배 속에서
6주 0일

## 오늘 아기는

쌀알만 한 크기의 아기. 턱과 뺨이 만들어지며 얼굴 윤곽이 드러나기 시작한다. 얼굴 위 작고 까만 두 개의 점이 눈이 될 것이다. 머리 앞쪽 살짝 튀어나온 부분이 앞으로 코 모양으로 변하고, 머리 양쪽에 옴폭 들어간 곳은 나중에 귀의 한 부분으로 자리 잡는다. 과연 누굴 닮게 될까.

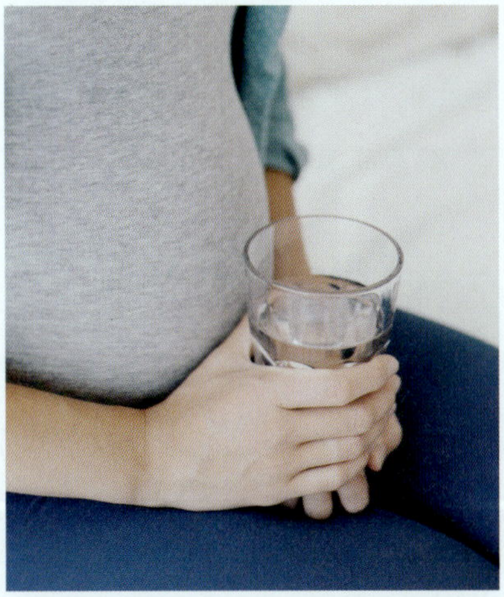

## 오늘 엄마는

물을 충분히 마신다. 아기가 자라는 데는 많은 양의 수분이 필요하다. 자궁을 안정적으로 만드는 데도 도움이 된다. 꼭 아기 때문이 아니더라도, 건강을 위해 매일 물을 잘 챙겨 마시도록 한다.

### 태교의 시작, 태명 짓기

초음파 검사로 아기의 모습을 확인하고 심장 소리를 들은 지금. 이쯤 되면 배 속 아기와 교감하기 위해 먼저 태명을 짓는다. 이름을 지어 부르기 시작하면 아기가 한결 더 사랑스럽고 특별한 느낌이다.

태명은 딱히 정해진 틀 없이 엄마, 아빠가 의논해서 지으면 된다. 여러 달 동안 수없이 부를 이름이니 소리 내 부르기 편하고 듣기도 좋은 이름을 고르는 게 좋다. 주로 아기에 대한 바람을 담아 의미를 단번에 알아들을 수 있는 쉬운 말로 짓는다. 튼튼이, 기쁨이, 행복이, 사랑이, 축복이, 열매 같은 예가 그렇다. 또 옛날에 조상들이 무탈하게 크라는 뜻으로 일부러 투박한 아명을 지었다는 이야기처럼 개똥이, 꿀돼지 같은 태명을 쓰기도 한다. 엄마, 아빠의 이름을 따서 짓기도 하고, 계절이나 과일, 꽃 이름을 붙이기도 한다. 부부만의 의미가 있는 애칭을 쓰는 것도 좋다.

이름을 정했으면 앞으로 자주 부르면서 배 속 아기에게 말을 걸어 본다. 이렇게 아기와 대화하면서 태교를 시작하는 것이다.

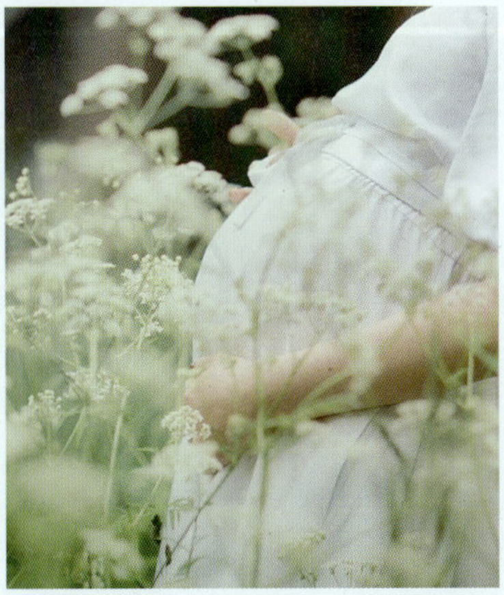

엄마 배 속에서
6주 1일

우리 아기 태어나기까지

# D-237일

## 오늘 아기는

심장이 빠르게 뛰고 있다. 아주 작아 보이지만 몸 전체에서 차지하는 비율로 따지면 어른 심장보다 열 배는 큰 셈이다. 심장 가까이에서는 앞으로 폐가 될 작은 돌기도 점점 자라는 중이다.

## 오늘 엄마는

대개 이 무렵이면 초음파 검사로 아기의 심장 박동을 확인한 다음 산부인과에서 여러 가지 검사를 받는다. 자궁경부암, 풍진, 빈혈 등 아기에게 영향을 끼칠 질병이 있는지 알아보고 혈액형 검사도 한다.

| 검사하기 | 필수 검사 | 선택 검사 | 비고 |
|---|---|---|---|
| 11주 이전 | · 질식 초음파<br>· 산모 혈액 검사(풍진, 매독, 에이즈, 간염, 혈액형, 빈혈 등)<br>· 소변 검사 · 자궁경부암 검사 | · 취약X증후군 보인자 검사 | · 유산 예방을 위해 안정이 중요한 시기<br>· 엽산 복용을 권장 |
| 11주~13주 | · 임신 초기 정밀 초음파 (목덜미 투명대, 무뇌아)<br>· 다운증후군 선별 검사 | · 융모막 검사(염색체 이상 진단) | |
| 15주~20주 | · 산전 진찰(4주 간격)<br>· 다운증후군 선별 검사 | · 양수 검사(염색체 이상 진단) | · 철분제 복용 시작(빈혈이 있으면 초기부터 복용) |
| 20주~24주 | · 임신 중기 정밀 초음파 | | |
| 24주~28주 | · 산전 진찰(4주 간격)<br>· 임신성 당뇨 검사 | | |
| 28주~36주 | · 산전 진찰(2주 간격) | | |
| 36주 이상 | · 산전 진찰(1주 간격)<br>· 임신 말기 산모 건강 검사<br>· 태아 심음 검사(비수축 검사) | | · 내진 및 분만 방법 논의 |

임신 시기별 산전 검진

### 산전 검진, 어떤 검사를 할까

임신부와 아기의 상태를 알아보는 산전 검진. 임신 몇 주인가에 따라 해야 할 검사가 있다. 지금 기본적으로 하는 검사는 혈액 검사다. 이 혈액 검사에서는 빈혈이 있는지, 백혈구와 혈소판 등의 수치가 정상인지 확인한다. 수혈해야 할 경우를 대비해 Rh 인자를 포함, 정확한 혈액형을 검사한다. 임신 초기에 걸리면 기형 발생 위험도가 높은 풍진에 대해 면역이 있는지도 본다. 그밖에 B형 간염, C형 간염, 매독, 에이즈 등에 대해서도 검사한다. 6~12개월 이내에 검사한 적이 없으면 자궁경부암 검사도 빠먹지 않는다.
수두 바이러스, 사이토메갈로바이러스에 대한 항체가 있는지도 알아보는 것이 좋다. 비타민D 수치, 갑상선 호르몬 수치를 함께 검사하기도 한다.

엄마 배 속에서
6주 2일

우리 아기 태어나기까지

# D-236일

## 오늘 아기는

작은 직선 모양이었던 아기가 알파벳 C 모양으로 다리 쪽을 구부리고 있다. 아주 작은 데다 구부리고 있어서 전체 키를 측정하기가 어렵다. 그래서 머리끝 정수리부터 엉덩이까지의 길이, 즉 CRL(Crown-Rump Length)을 재서 아기의 성장을 확인한다. 지금 CRL은 3~5밀리미터 정도.

## 오늘 엄마는

종종 즐겨 먹던 음식이 냄새만 맡아도 싫어진다. 평소 전혀 먹지 않던 음식이 당기는 때도 있다. 조금 전까지만 해도 먹고 싶었던 음식이 갑자기 역하게 느껴지는 변덕을 부리기도 한다.

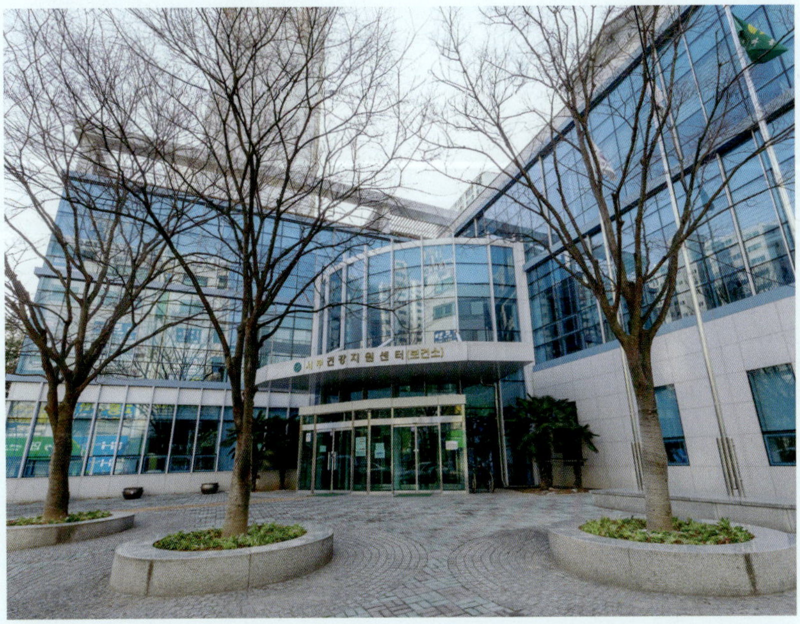

### 보건소 혜택 활용하기

신분증과 산부인과에서 받은 산모 수첩 또는 임신 확인서를 가지고 보건소에 방문하면 기본적인 검사를 무료로 받을 수 있다. 풍진 항체 검사, 혈액 및 소변 검사, 임신성 당뇨병 검사는 물론 다운증후군 선별 검사 같은 산전 검사가 보건소에서도 가능하다.
또 엽산제와 철분제를 무상으로 제공한다. 태교 교실이나 순산 체조 교실, 모유 수유 교실 등 다양한 임신부 대상 프로그램을 운영하고 있기도 하다. 시설도 깨끗하고 친절도도 높은 편이다.
단 보건소가 병원 진료를 완전히 대신할 수는 없다. 일단 분만을 보건소에서 할 수가 없고 검사 종류와 프로그램도 병원이 더 다양하다. 그러니 보건소 혜택을 활용할 때는 병원 진료와 병행하도록 한다. 특히 고위험 임신부는 병원에서 더 세밀한 진료를 받는 것이 좋겠다.
보건소 혜택은 각 지자체의 정책과 예산에 따라 조금씩 차이가 있다. 어떤 혜택이 있는지 먼저 해당 지역 보건소에 문의해 보도록 한다.

엄마 배 속에서
6주 3일

우리 아기 태어나기까지

# D-235일

## 오늘 아기는

심장에는 몸에서 가장 큰 혈관인 대동맥이 생겨났다. 등줄기에 나타났던 신경관이 완전히 닫혀서 앞으로 뇌와 척수로 발달할 것이다. 뇌와 척수의 신경 세포 상당 부분이 이즈음에 만들어진다.

## 오늘 엄마는

호르몬이 많이 나와서 피부가 거칠어지기 쉽다. 피부 결이 갑자기 심하게 안 좋아지기도 한다. 피부 타입이 바뀌거나 뾰루지가 날 수도 있다. 자극 없는 순한 세안제로 꼼꼼하게 세안하고 보습에 신경 쓴다. 잠을 충분히 자고, 균형 잡힌 식사를 해야겠다.

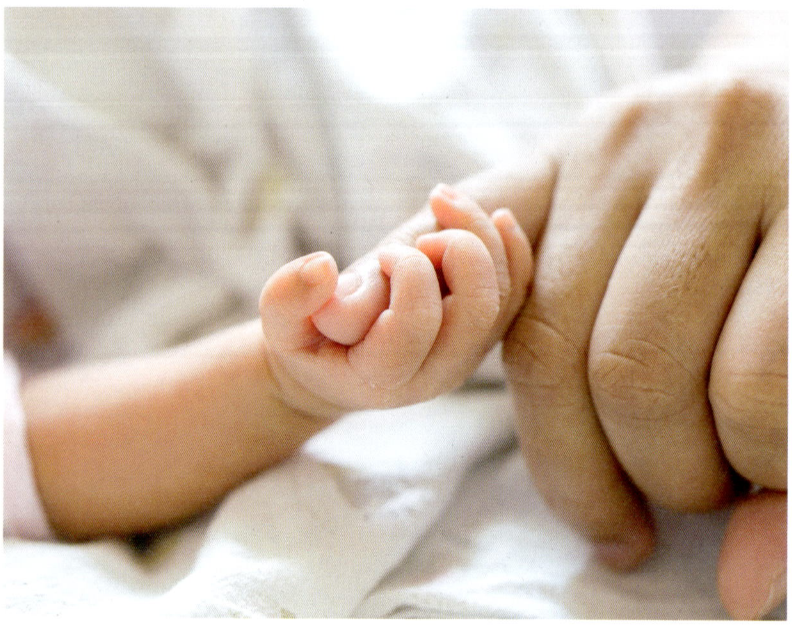

### 만일을 위한 대비, 태아 보험

최근에는 결혼 시기가 늦어지고 고령 임신이 늘어나면서 태아 건강에 대한 걱정으로 태아 보험 가입률이 매우 높아졌다. 아기는 건강하게 태어나겠지만 혹시라도 안 좋은 상황일 때를 대비해서 태아 보험을 고려해 보면 좋겠다.

태아 보험은 어린이 보험에 태아 특약을 더한 보험이다. 태아 특약으로 보통 선천 기형, 저체중 출산, 인큐베이터 비용, 신생아의 질병과 산모의 임신 및 출산 관련 질환 등을 보장한다.

태아 특약은 임신 중 검진 과정에서 문제가 있으면 가입이 제한되기도 한다. 따라서 임신 사실을 알게 된 다음에는 가능한 한 빨리, 기형아 검사 이전에 가입하는 게 좋다. 태아 때부터 출생 이후까지 계속 보장받을 수 있는 보험에 가입하면 아기가 태어난 다음 이상이 발견되거나 질병, 사고가 생겨서 보험 가입이 어려울 때를 대비할 수도 있겠다.

보험사마다 장단점이 있으므로 자세한 보장 내용을 꼼꼼히 따져 보고 가입한다.

우리 아기 태어나기까지

엄마 배 속에서
6주 4일

# D-234일

## 오늘 아기는

앞으로 난황 주머니의 일부분으로부터 소화기가 생기기 시작한다. 심장과 간 쪽 부위가 톡 튀어나와 보인다. 팔이 될 돌기는 지느러미처럼 자라고 있다.

## 오늘 엄마는

침이 지나치게 많이 생기는 증상이 나타나기도 한다. 이것도 호르몬 때문에 일어나는 현상으로, 시간이 지나면 자연히 가라앉는다. 신맛 나는 과일이나 민트 향 껌과 치약이 불편함을 약간은 줄여 줄 것이다.

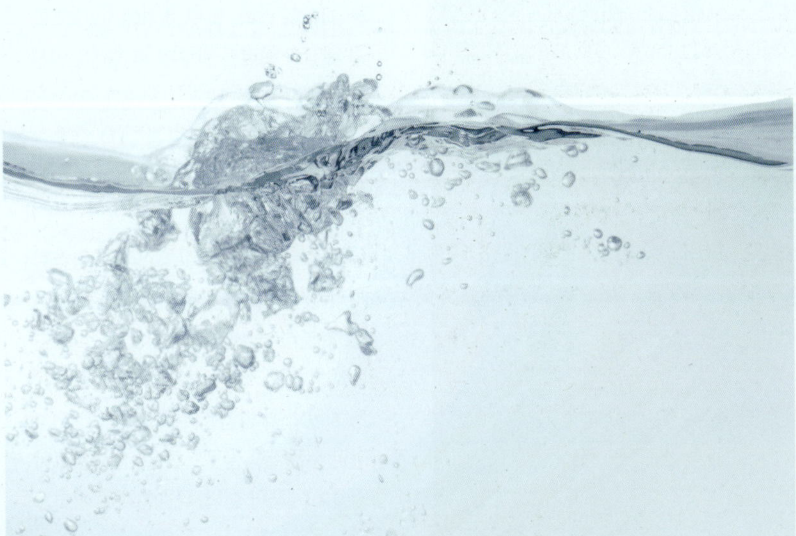

### 아기를 보호하는 물, 양수

아기를 둘러싼 양막은 양수로 가득 차 있다. 처음 양수는 엄마의 혈액 성분과 비슷하다. 나중에는 아기 피부로 체액이 배어 나와 양수를 만들기도 한다. 아기가 좀 더 크면 양수를 삼키고 다시 배출하는 것을 반복하는 과정에서 아기의 소변이 양수의 원천이 된다.

양수는 고여 있지 않고 계속 순환한다. 엄마 몸으로 흡수되고 다시 신선한 양수로 교체되면서 무균 상태를 유지한다. 외부 충격으로부터 아기를 보호하고, 탯줄과 태반이 눌리는 것을 막는다. 양수 덕분에 아기의 체온은 늘 일정하다.

양수가 너무 적은 상태를 양수과소증이라고 하는데, 임신 초기의 양수과소증은 태아 기형을 불러일으킨다. 근육과 뼈가 기형이 된다거나 폐가 제대로 만들어지지 않는다. 보통 임신 8주에서 10주 사이 초음파 검사로 임신낭이 작아서 양수과소증이라고 진단되면 자연유산 확률이 높다.

엄마 배 속에서
6주 5일

우리 아기 태어나기까지

# D-233일

## 오늘 아기는

중요한 장기, 간이 만들어진다. 간은 여분의 혈당과 지방을 저장했다가 필요할 때 내보내고 여분의 아미노산을 분해한다. 알코올을 해독하기도 하고 혈액 응고 물질을 만들어 낸다. 임신 후기에 골수가 적혈구를 만들어 내기 전까지는 적혈구 생산을 담당하기도 한다.

## 오늘 엄마는

소변 때문에 화장실에 자주 가는 것은 큰 문제가 아니지만, 혹시라도 소변볼 때 통증이 느껴지면 방광염을 의심해야 한다. 자궁의 압박으로 소변 흐름이 나빠져 세균에 쉽게 감염될 수 있다. 방광염을 예방하려면 평소 청결에 신경 쓰고 소변을 참지 않는 것이 좋겠다.

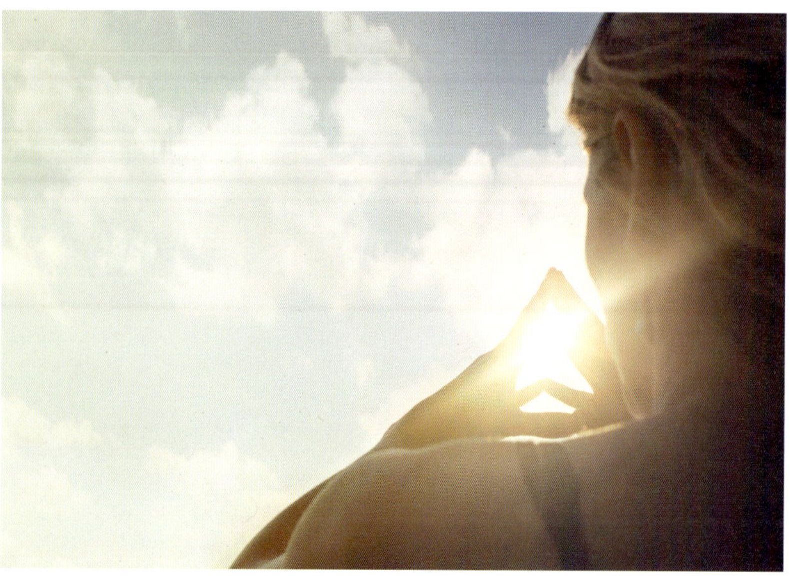

### 완전유산, 불완전유산, 불가피유산, 그리고 습관성유산

완전유산은 출혈이 있고 자궁경관이 열려 있으며 자궁 안에 있던 모든 임신 조직이 완전히 나온 상태. 반면 불완전유산은 출혈이 있고 자궁경관이 열려 있는 것은 같지만 자궁 안에 있던 내용물 일부와 임신 조직이 완전히 나오지 못하고 남아 있는 상태다. 불가피유산은 출혈이 발생하고 자궁경관이 열려 있는 상태로 더 이상의 임신 유지가 힘든 상태다.

임신 20주 전에 자연유산이 세 번 이상 반복되면 습관성유산이라고 한다. 습관성유산은 염색체 이상이나 자궁 이상, 면역학적 이상, 호르몬 이상 때문에 생긴다고 알려졌지만 원인을 잘 알 수 없는 경우도 많다. 임신 초기에 원인에 따라 적절한 치료를 받으면 문제없이 임신하고 출산할 수 있다. 산전 진찰을 성실하게 받고 유산을 일으킬 만한 해로운 환경을 멀리한다. 안정을 취하면서 임신을 준비하면 되겠다.

유산은 누구에게든 고통스러운 경험일 것이다. 만일 유산의 아픔을 겪게 된다면, 충분히 슬퍼할 시간을 갖는 것도 나쁘지 않겠다. 꾹꾹 참는 대신 터뜨리는 게 치유의 한 방법일 수도 있다.

다만 누군가의 잘못으로 일어난 일이 아님을 이해해야 한다. 다음번에도 기회는 다시 올 것이다.

엄마 배 속에서
6주 6일

우리 아기 태어나기까지

# D-232일

## 오늘 아기는

아기의 심장은 지금쯤 가는 관 모양의 구조물이다. 아직 심장의 형태를 다 갖추지는 않았다. 그렇지만 이미 간단한 혈액 순환 기능을 수행하고 있다.

## 오늘 엄마는

아기가 잘 자라는지, 문제는 없는지 알아볼 수 있는 초음파 검사. 아직은 질식 초음파여야 아기 상태를 잘 관찰할 수 있다.

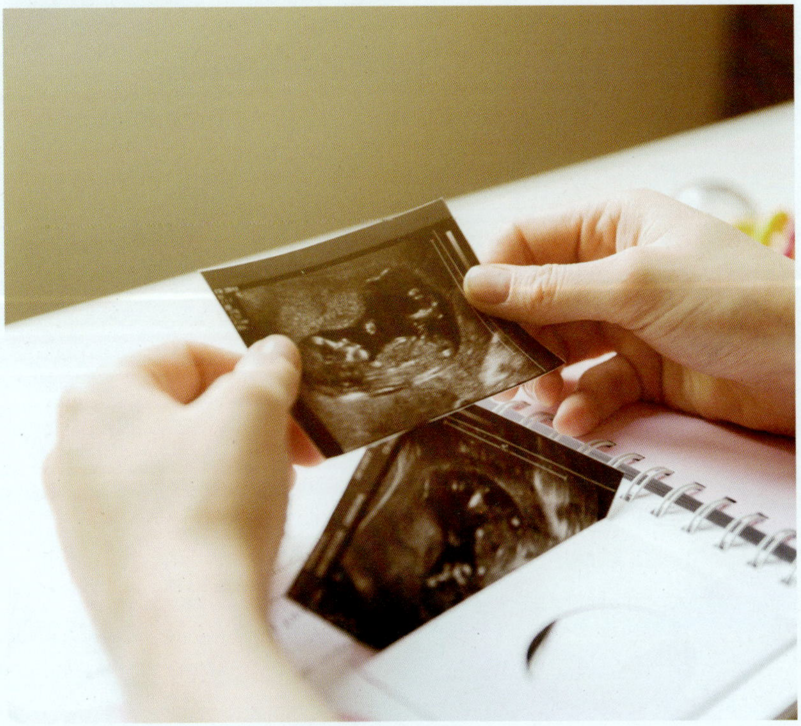

### 초음파 사진 읽는 법

초음파 검사는 태아의 몸에서 반사된 고주파를 이미지로 바꿔 화면에 나타내는 것이다. 뼈처럼 단단한 물질은 하얗게 나온다. 그리고 부드러운 조직은 회색으로 보인다. 양수를 비롯해서 혈관이나 위처럼 액체가 있는 부분은 음파에 반응하지 않아 검은색으로 나온다.

**GA** 초음파로 측정한 추정 임신 주 수
**EDD** 초음파로 측정한 임신 주 수에 따른 출산예정일. 실제 출산예정일과 차이가 있을 수 있다.
**CRL** 머리 끝에서 엉덩이까지의 길이
**BPD** 아기의 머리 단면에서 머리 양쪽 길이 수치
**HC** 아기의 머리둘레 수치
**AC** 아기의 배 둘레 수치
**FL** 골반과 무릎 사이에 뻗어 있는 넓다리뼈 길이. 인체에서 가장 길고 큰 뼈. BPD, HC, AC, FL은 종합적으로 태아 발육의 지표가 된다.

GA가 실제 임신 주 수보다 크게 나오더라도 임신 초기인 7~9주 사이 태아 크기로 정해진 분만 예정일이 초음파로 측정한 추정 임신 주 수에 의해 변하지 않는다. 다시 말해 임신이 진행되는 과정에서 태아가 크더라도 분만 예정일이 당겨지지 않는다는 의미이다.

# 임신 7주

가벼운 운동을 꾸준히 하는 게 좋아요.
엄마도 아기도 늘 건강하길 바랍니다.

기분도 몸 상태도 변화가 심한 시기다. 안정기까지는 출혈을 조심하면서 무리하지 않아야 한다. 엄청나게 빠른 속도로 자라고 있는 아기를 위해, 이번 주도 건강하고 편안하게 보내는 것이 최고라 생각하고 여유를 갖도록 한다.

## 이번 주 아기는

젤리빈처럼 생겼지만 꼬리 같던 부분이 짧아지면서 좀 더 사람 모습과 가까워진 아기. 아직 머리와 몸은 일대일에 가까운 비율이다. 목과 팔다리를 구분할 수 있고 손, 발로 발달할 부분도 만들어지기 시작한다. 크기도 많이 커서 이젠 거의 블루베리만 하다.

얼굴도 한결 사람다워지고 있다. 이마는 볼록하게 튀어나오고, 눈이 선명하게 보이며 콧구멍이 얕게 패였다. 피부 조직도 조금씩 생겨난다.

신체 움직임의 균형을 관장하는 소뇌가 발달하기 시작한다. 이 소뇌가 앞으로 손발을 움직일 수 있게 할 것이다. 폐에 기관지가 생기고 위와 창자가 모양을 갖춘다. 맹장과 췌장도 생겨난다. 신장은 소변 만드는 연습을 시작한다. 심장이 완전히 만들어지고, 온갖 주요 기관들이 빠르게 빚어지고 있다.

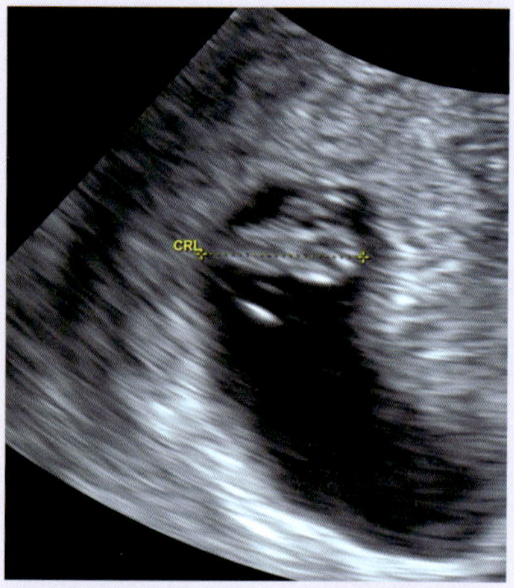


임신 7주 태아의 초음파,
머리에서 엉덩이까지 길이가
1.0~1.5cm 가량

## 이번 주 엄마는

임신 전 달걀만 하던 자궁은 이제 어른 주먹만 하다. 아직 배가 나오지 않아서 임신부처럼 보이진 않지만 여러모로 호르몬의 지배를 받는 듯하다.

감정 기복이 여전하고 몸은 나른하고 피곤하다. 입덧에 두통, 현기증까지 겹치기도 한다. 현기증은 임신 초기 호르몬의 영향으로 혈압이 떨어져 일어나는 정상적인 현상이다. 걱정될 정도로 혈압이 낮아지기도 한다.

아기에게 산소와 영양분을 전하기 위해 신진대사가 활발해져서 땀을 많이 흘린다. 피지도 많이 분비돼 여드름이 나기도 한다. 또 얼굴에 기미나 주근깨 같은 색소 침착이 나타나기 쉽다. 피부가 푸석푸석하고 가려울 때도 있다. 평소 피부에 민감했다면 갑자기 달라진 피부 상태에 당혹스러울지도 모른다.

혹시 전 주 초음파 검사 때 아기를 확인할 수 없었다면 이번 주 다시 검사를 해 본다. 아마 아기와 아기의 심장 소리를 온전히 확인할 수 있을 것이다.

엄마 배 속에서
7주 0일

우리 아기 태어나기까지

# D-231일

## 오늘 아기는

두 눈에 수정체가 생겨나 빛을 느낄 수 있게 된다. 초음파 검사에서는 아기를 둘러싼 양막을 희미하게나마 확인할 수 있다. 척추가 두 개의 수직선으로 보이기도 한다.

## 오늘 엄마는

임신 중에는 호르몬의 변화로 온도에 민감하다. 더위나 추위를 더 많이, 쉽게 탄다. 무더운 한낮에는 될 수 있는 대로 외출을 피하는 게 좋다. 땀을 흘린 뒤에는 반드시 물을 마셔서 수분을 보충하도록 한다.

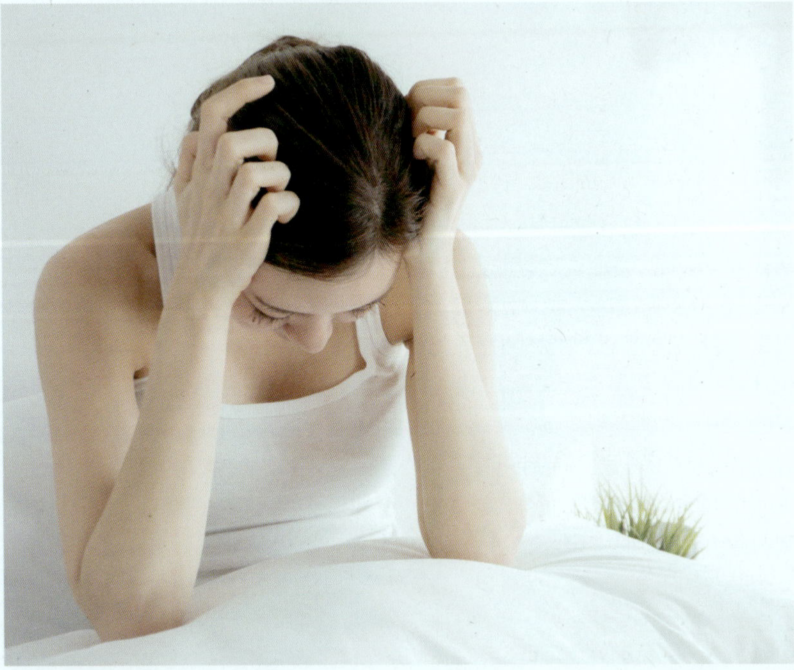

### 임신 초기의 두통

임신 초기에 흔히 나타나는 두통. 입덧만큼이나 임신부를 괴롭히는 증상 중 하나다. 주로 호르몬의 변화나 수면 부족, 스트레스 때문에 발생한다.

두통이 있을 때는 일단 긴장을 풀고 쉬는 것이 좋다. 신선한 공기를 마시기 위해 산책을 하거나 실내 환기에 신경 쓴다. 목과 어깨 근육을 풀어 주는 마사지와 스트레칭, 간단한 운동은 두통을 줄이는 데 도움이 된다. 혈당이 떨어져 두통이 올 수도 있으니 식사는 규칙적으로 하고, 잠을 충분히 자도록 한다.

두통약은 대개 일시적으로 효과를 볼 뿐이다. 될 수 있으면 약은 먹지 않는 편이 좋겠다. 그러나 심한 두통은 주치의와 상의해 임신부에게 안전한 진통제를 처방받는다. 두통은 임신 16~20주 정도 지나 호르몬 균형이 달라지면 좋아질 수 있다.

두통이 낫지 않고 더 심해진다면 임신성 고혈압이나 임신과 상관없는 다른 원인이 있을 가능성이 크다. 주치의와 상의 후 내과나 신경과에서 진료를 받아야 한다.

엄마 배 속에서
7주 1일

우리 아기 태어나기까지

# D-230일

## 오늘 아기는

아기의 뇌와 머리 부분이 열심히 커 가고 있다. 아기 뇌가 잘 자라려면 산소의 도움이 필요하다. 아기는 지금 고산 지대처럼 산소가 희박한 배 속에 있다. 실내에 공기가 좋지 않은 곳은 피하고 수시로 환기하는 것이 좋다.

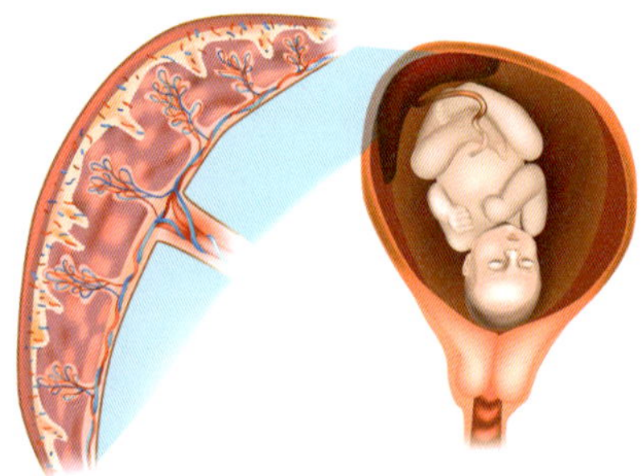

태반의 구조와 순환

## 오늘 엄마는

태반의 크기나 모양은 임신부마다 제각각이다. 태반이 자궁에 붙어 있는 부분의 넓이 역시 사람에 따라 많은 차이가 있다. 엄마의 영양 상태와 태반의 크기는 별 상관이 없지만 질병이나 아기의 이상 증상이 태반 크기에 영향을 주기도 한다.

### 배 속 아기의 생존 시스템, 태반

태반은 자궁 내벽에 자리 잡고 있는 원반 모양의 기관이다. 배 속 아기가 잘 자라는 데 무엇보다도 중요한 역할을 담당한다. 태반의 가장 핵심적인 기능은 엄마의 산소와 양분을 아기에게 전하고, 아기의 이산화탄소와 노폐물을 엄마에게 전하는 물질 교환. 아직 완전하게 기능하지 못하는 아기의 폐나 신장, 소화계의 역할을 대신해서 물질을 전달하거나 배출한다.

또 태반은 에스트로겐, 프로게스테론처럼 임신 중에 필요한 호르몬을 만들어 낸다. 이 호르몬은 자궁내막을 유지해 유산을 막고, 모유 수유를 위해 유선을 발달시키는 등 엄마 몸이 아기를 키울 수 있도록 변화하게 한다.

감염 위험이나 유해 물질로부터 아기를 보호하는 역할도 한다. 아기는 아직 외부 위협에 노출된 적이 없어서 면역성이 없는 상태. 스스로는 항체를 만들어 내지 못해 외부 균으로부터 자신을 보호할 수 없다. 따라서 태반을 통해 질병에 대한 여러 가지 면역 성분을 받는다. 엄마의 혈액에서 전해진 항체가 아기를 보호하는 것이다.

물론 태반이 모든 물질을 걸러 내지는 못한다. 예를 들어 흡연이나 음주를 하면 니코틴이나 알코올이 태반을 통과해 아기에게 전달되니 금연과 금주는 필수다. 또 풍진, 수두 등 바이러스도 태반을 통과할 수 있어서 항체가 있는지 먼저 검사해야 한다.

엄마 배 속에서
7주 2일

우리 아기 태어나기까지

# D-229일

## 오늘 아기는

아기 눈에 눈동자 자리가 생겼다. 대체로 몸보다 머리 부분의 발달이 빠른 편이다. 또 다리보다는 팔의 발달이 더 빠르다. 이미 생식선이 있지만 아직 남자인지 여자인지는 구별하기 힘들다.

## 오늘 엄마는

아직 그다지 배가 나와 보이진 않는다. 다만 아랫배가 약간 단단하게 조금은 부풀어 있는 듯 느껴지기도 한다. 앞으로 배가 나오면서부터는 튼살이 생길 수도 있다. 미리미리 보습에 신경 써 두는 게 좋겠다.

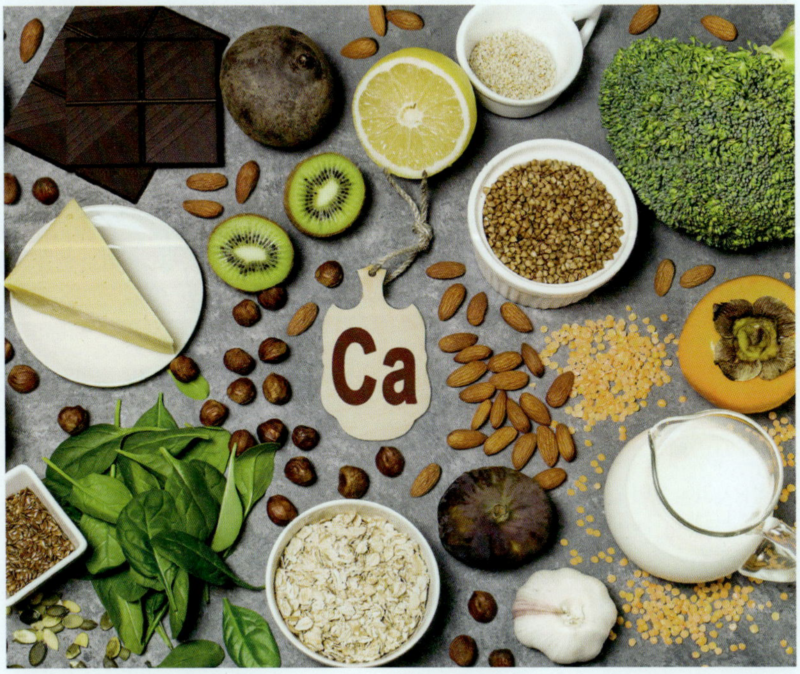


### 아기의 뼈와 치아를 위한 영양소, 칼슘

배 속 아기의 뼈와 치아를 만드는 데 중요한 칼슘. 혈액 속에서 칼슘은 근육 수축과 이완, 신경 자극 전달, 심장 박동 조절, 혈액 응고 등의 역할을 담당하는 영양소다. 혈액 속 칼슘이 부족하면 뼈에서 칼슘이 빠져나오므로 엄마의 건강을 위해서도 칼슘 섭취는 중요하다.

아기가 배 속에 있을 때 하루 칼슘 필요량은 평소보다 280밀리그램 많은 930밀리그램. 임신 기간 중 약 30그램 이상의 칼슘이 아기에게 필요하다. 보통 하루에 우유 서너 잔을 마시면 필요량을 채울 수 있다. 우유 외에 치즈나 요구르트 같은 유제품, 뼈째 먹는 생선이나 콩 또는 두부, 시금치나 브로콜리 같은 녹색 채소, 해조류나 과일 등을 골고루 먹으면서 섭취하는 게 좋다.

칼슘의 흡수율을 높이기 위해서는 비타민D를 충분히 섭취하거나 햇볕을 쬐도록 한다. 만약 철분제를 먹고 있다면 철과 칼슘은 서로의 흡수를 방해하므로 각각 다른 시간에 먹는다. 인 또한 칼슘의 흡수를 방해하니 과잉 섭취하지 않도록 인산염이 첨가된 가공식품은 많이 먹지 않는 게 좋겠다.

엄마 배 속에서
7주 3일

우리 아기 태어나기까지

# D-228일

## 오늘 아기는

얼굴에 눈, 코, 귀가 다 나타났다. 아직 원시적인 형태의 입과 식도도 모습을 드러낸다. 아직은 외계인 같이 생겼다고 해야 할지도 모르겠다. 그렇지만 곧 아기다운 아기 모습으로 변신할 것이다.

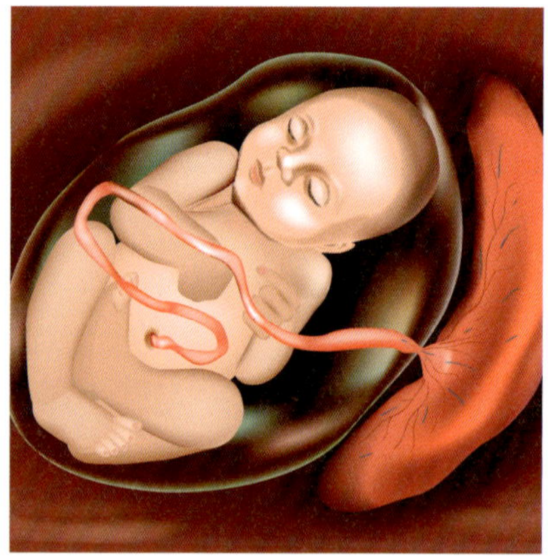

아이와 태반을 연결하는 탯줄

## 오늘 엄마는

입덧이 조금씩 심해지고 있다. 거부 반응을 일으키는 음식을 파악해 피해 가면서 식욕을 잃지 않도록 한다. 당기는 음식 위주로 조금씩 자주 먹으며 영양 상태에 문제가 없도록 할 것. 우선 잘 먹을 수 있는 음식을 찾아내 본다.

### 아기와 엄마 몸을 연결하는 끈, 탯줄

풍선처럼 떠 있는 난황 주머니가 아직 아기에게 영양을 공급하고 있지만 크기도 중요성도 점점 줄어드는 중이다. 반면 태반이 완성돼 가면서 아기와 태반을 연결하는 탯줄이 제 몫을 하게 될 날도 머지않았다.

기다란 띠처럼 생긴 탯줄은 아기와 태반 사이에 물질 교환이 일어나도록 연결된 길이다. 태반에서 나와 아기의 배꼽으로 이어진다. 두 개의 동맥과 한 개의 정맥으로 이뤄졌는데, 정맥이 동맥보다 지름이 좀 더 크다. 주변은 와튼 젤리라는 조직으로 둘러싸여 있다. 보통 엄마 몸의 산소와 영양분은 태반에서 탯줄의 정맥을 통해 아기에게 공급돼 심장을 지나고, 아기 몸에서 순환을 거쳐 산소 농도가 낮아진 피가 동맥을 통해 다시 태반으로 배설된다.

탯줄은 보통 태반 가운데에 붙어 있는데 간혹 가장자리에 붙어 있는 경우도 있다. 아주 드물게는 태반에 들어가기 전 두세 개의 혈관으로 각각 나뉘어 있기도 하다. 간혹 동맥이 하나만 있는 단일 제대 동맥인 경우도 있다. 탯줄의 길이는 평균 55센티미터 정도. 너무 짧으면 당겨지거나 끊어져 태반을 잡아당길 수 있어서 분만에 문제없는 탯줄의 길이는 최소 30센티미터다. 너무 길어도 눌리거나 감기기 쉬워 문제가 생길 수도 있다. 출산 후 탯줄의 혈관은 자동으로 닫힌다. 신경이 없으므로 탯줄을 잘라도 아기는 아픔을 느끼지 않는다.

엄마 배 속에서
7주 4일

우리 아기 태어나기까지

# D-227일

## 오늘 아기는

우뇌와 좌뇌의 구분이 확실해졌다. 1초당 5만 개에서 10만 개의 새로운 뇌세포가 만들어진다. 폐가 될 돌기는 지금 기관지를 만들었다. 아기는 양수가 가득 찬 주머니 안에서 안전하게 보호받고 있다.

## 오늘 엄마는

자궁경부에 점액이 마개처럼 만들어진다. 이 점액 마개는 자궁과 아기가 외부의 균에 감염되지 않도록 막는 역할을 한다. 질에 공급되는 혈액량은 급속히 많아지고 점액성 분비물이 늘어난다. 혹시 분비물의 색깔이 짙을 때는 세균에 의한 질염일 수 있으므로 진단을 받아보도록 한다.

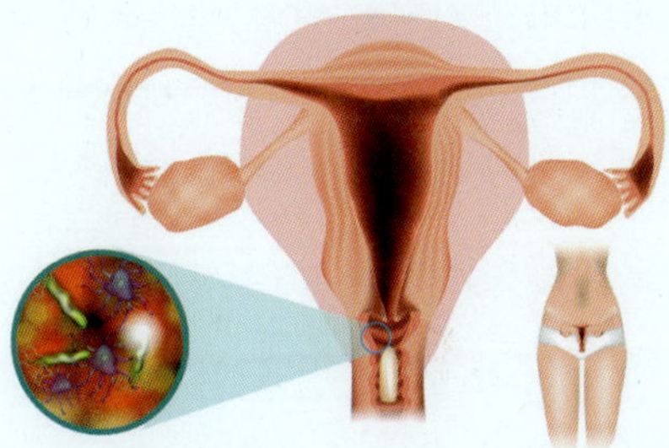

임신부의 질염

### 임신 중 질염

임신 중에는 분비물이 늘어나 균이 번식하기 쉽고 면역력이 떨어져 질염에 걸릴 수 있다. 아기 때문에 약을 함부로 쓸 수 없어서 치료가 잘 안 되거나 치료 후에 재발하는 경우도 많다.

질염에 걸리면 분비물의 상태에 변화가 생긴다. 예를 들어 칸디다 질염은 흰색의 끈적한 분비물을, 트리코모나스 질염은 노란색이나 초록색의 거품과 악취가 있는 분비물을 보인다. 세균성 질염일 때는 생선 비린내가 나는 회색 분비물이 관찰된다.

곰팡이 균인 칸디다 알비칸스 때문에 생기는 칸디다 질염은 임신 중 흔한 질환이다. 아기에게 큰 문제는 되지 않는 편이지만 심한 가려움증을 겪는다. 여러 약제로 치료가 가능하다. 트리코모나스 질염은 기생충의 일종인 트리코모나스가 주로 성 접촉을 통해 걸린다. 임신부가 걸리면 조산과 저체중아 출산의 위험이 있다는 보고가 있지만 임신 초기에는 약을 쓰지 않는 게 좋다. 세균성 질염은 질 내 유익균이 없어지면서 세균 사이의 균형이 깨져 생긴다. 전염성은 없지만 역시 조산 및 저체중아 출산의 위험이 있다.

임신성 당뇨병이나 항생제 장기 복용은 질염에 걸리기 쉽게 만든다. 비위생적인 습관이나 환경도 원인이 된다. 꽉 끼는 속옷을 입거나 독한 세정제를 쓰면 질 내 환경을 유지하는 유익균까지 죽여서 질염을 일으킬 수 있으니 주의해야 한다.

엄마 배 속에서
7주 5일

우리 아기 태어나기까지

# D-226일

## 오늘 아기는

이번에 만들어진 신장은 다음 주쯤이면 소변을 만들 것이다. 콧구멍이 뚫리고, 손가락을 만들 세포도 생겨났다. 심장은 엄마 몸에서 받은 혈액을 몸 전체로 보내기 위해 빠르게 펌프질하고 있다.

## 오늘 엄마는

한밤중, 가게가 문을 닫은 시간에 갑자기 먹고 싶은 음식이 떠오르는 엄마. 구하기 힘든 음식이 간절하게 생각나기도 한다. 아빠는 엄마가, 어쩌면 배 속 아기가 먹고 싶은 무언가를 찾아 헤매느라 진땀을 뺄지도 모른다. 이게 다 아빠로서의 미션 중 한 가지인 셈이다.

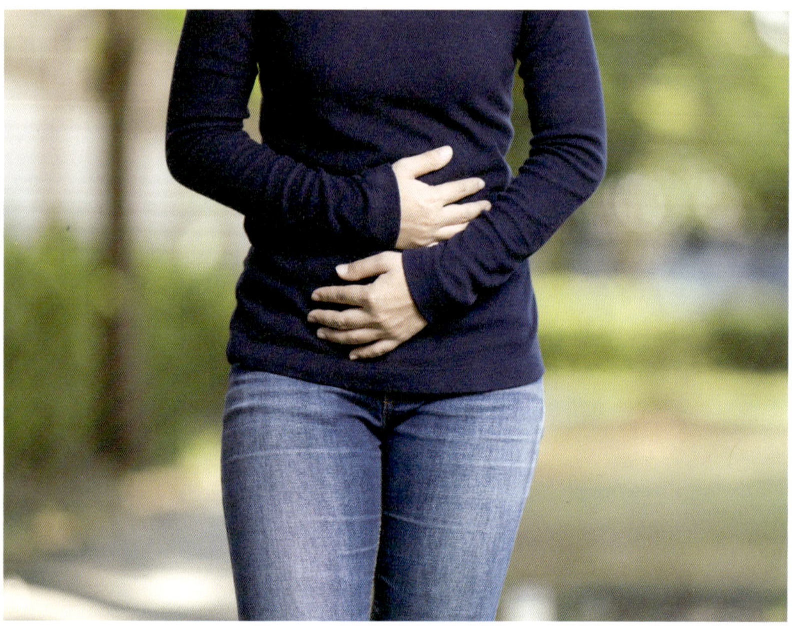

### 배가 땅기고 아플 때는

임신 초기, 자궁이 점점 커지면서 배가 땅기는 듯 느껴진다. 자궁이 늘어나기 때문에 자궁을 지지하고 있던 인대가 당겨 약간의 통증이 생기는 것. 배꼽 근처가 묵직한 느낌이 들지만 주로 아랫배나 사타구니, 치골 주변이 아픈 경우가 더 많다. 대부분 위험한 증상은 아니지만 함께 생기는 증상이 어떤지 잘 살피도록 한다.

같은 자세로 오래 서 있거나 몸을 움직일 때 배가 뭉치고 땅기면 출혈이 없어도 일단 쉬는 것이 좋다. 하던 일을 잠시 멈추고 편히 누워서 휴식을 취한다.

아직 임신 초기인 지금 배 당김이 지속적이거나 규칙적으로 찾아오면 다른 위험이 숨어 있을 수도 있다. 쉬어도 계속 배가 아프거나 출혈이 있으면 곧장 병원에 가도록 한다. 열이나 구토, 설사와 함께 배가 아플 때도 마찬가지. 가슴이나 등이 함께 아플 때, 통증이 1시간 이상 계속 있을 때도 역시 병원을 찾는 게 좋겠다.

엄마 배 속에서
7주 6일

우리 아기 태어나기까지

# D-225일

## 오늘 아기는

팔 길이가 많이 길어졌다. 자세히 보면 팔꿈치도 생겼다는 것을 알 수 있다. 솔직히 아직 팔이라기보다는 지느러미처럼 보인다. 임신 기간이 280일이라고 생각하면 아기는 이제 태어나기 위한 여행의 5분의 1 지점쯤 와 있다.

## 오늘 엄마는

어질어질하다가 갑자기 눈앞이 캄캄해지면서 핑 도는 듯한 현기증을 느낀다. 심하면 그 자리에서 주저앉거나 넘어질 수도 있다. 하지만 걱정할 만큼 심각한 상태라고는 할 수 없다. 임신 중 흔히 일어날 수 있는 일시적인 증상이다.

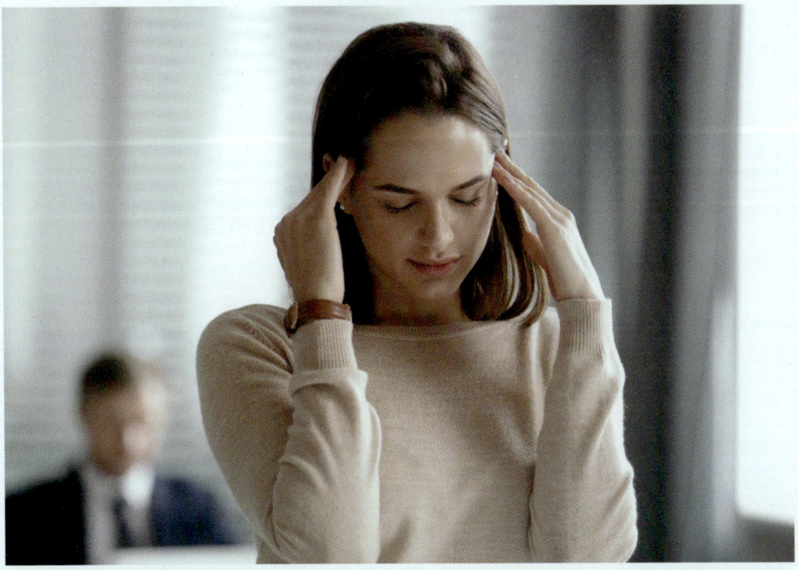

### 임신 중 현기증

여러 불편한 증상을 겪는 가운데 현기증 또한 임신부를 힘들게 한다. 임신 기간 전반에 걸쳐 나타나는 현기증은 보통 혈압의 변화가 심해졌기 때문에, 혹은 빈혈 때문에 생긴다.

현기증이 일어나면 갑자기 어지럽고 눈앞이 캄캄해진다. 그 자리에서 주저앉을 수도 있고, 심할 때는 쓰러지기도 한다. 현기증이 날 때는 혹시라도 쓰러져 다치지 않도록 무엇이든 붙잡고 기대어 있거나 앉아서 가라앉을 때까지 기다리는 게 좋다. 다리를 높게 두고 누워 있거나 다리 사이에 베개를 끼고 옆으로 누워 있는 것도 도움이 된다.

평소에 피로하거나 무리하지 않도록 하고, 너무 오래 서 있거나 갑작스럽게 일어나지 않도록 한다. 종종 창을 열고 신선한 공기를 쐬며 머리를 식힌다. 충분한 휴식 후에도 자주 현기증이 생기거나 증세가 심하면 주치의와 상담하는 게 좋겠다. 사람이 많은 곳, 밀폐되어 공기가 탁한 곳은 피한다.

혈액 검사에서 빈혈이 있다고 확인되면 임신 초기부터라도 철분제를 복용하는 것이 좋다. 하지만 철분제는 소화 장애와 변비를 불러일으키기도 한다. 그러니 빈혈 때문이 아니라면 입덧 중인 지금 굳이 철분제를 미리 복용할 필요는 없다.

# 임신 8주

꼬마 곰 젤리처럼 생긴
귀여운 아기가 꼬물꼬물 움직여요.
몸은 좀 불편해도 아기 생각에 웃음이 납니다.

이번 주면 벌써 임신 3개월 차에 들어선다. 이제 아기는 엄마 배 속에서 조금씩 움직이기 시작한다. 물론 아직 엄마가 느낄 수 있을 만큼은 아닌, 아주 작은 움직임일 것이다. 입덧으로 울렁대고 피곤함과 어지러움이 여전한 상태. 그래도 꼬물꼬물 움직이고 있을 아기의 심장 박동을 떠올리며 배 속에 새 생명이 자라고 있음을 새삼 실감할 한 주다.

## 이번 주 아기는

어느덧 포도알만 하게 자란 아기. 신통하게도 지난 일주일 사이 두 배 넘도록 자랐다. 이제는 뼈가 자라고 단단해지는 과정이 곧 시작될 것이다.

지금은 머리가 큰 편이라 앞으로 기울인 듯한 상태. 이마가 널찍하다. 알파벳 C 모양이던 척추는 제법 펴져서 전체적으로 조롱이떡 같다. 싹처럼 돋아 있던 팔다리가 자라서 또렷이 드러난다. 관절이 생기면서 팔꿈치와 손목, 발목이 구분된다. 팔다리 끝에는 아직 한 덩어리로 붙은 상태의 손발이 자리 잡고 있다.

눈이 좀 더 커지고 귀가 생기고 코와 입술도 형태를 갖추기 시작한다. 얇고 투명한 피부 아래로는 혈관이 비쳐 보인다. 지금 아기의 키는 2센티미터 안팎이다.

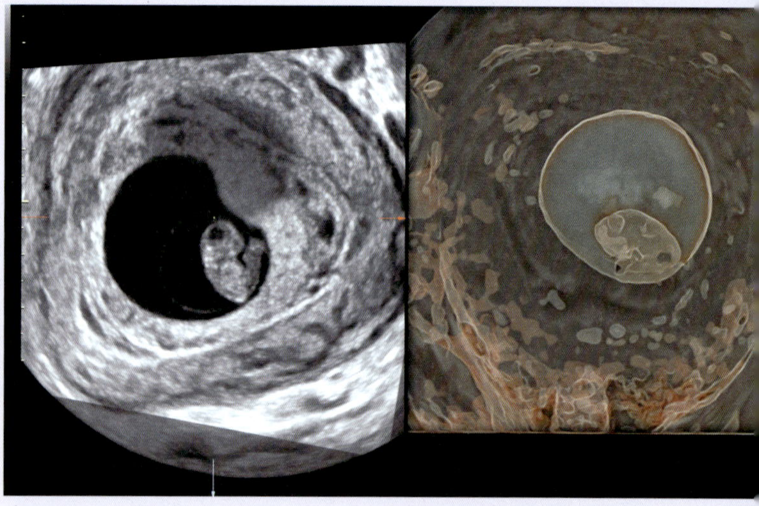

임신 8주 태아와 태아 주변 초음파,
머리에서 엉덩이까지 길이가 1.6~2.2cm 가량

## 이번 주 엄마는

몸이 서서히 아기를 위해 변해 가면서 엄마도 몸의 변화를 느끼기 시작한다. 본격적으로 입덧을 하고 아랫배나 옆구리에 통증이 생길 때도 있다. 다리가 저리면서 땅기거나 허리가 묵직하고 시큰거리는 증상도 겪는다. 대부분 특별히 걱정할 만한 증세는 아니니 마음을 편하게 갖는 것이 좋겠다.

다만 심한 출혈이 있거나 입덧이 지나칠 때는 병원 진료가 필요하다. 겉으로는 큰 변화가 없다 해도 무리하거나 스트레스 받는 일은 절대 피하도록 한다. 심장 박동을 확인하고 유산 확률이 많이 낮아지긴 했더라도 여전히 매사에 조심해야 하는 시기임을 잊으면 안 된다.

엄마 배 속에서
8주 0일

우리 아기 태어나기까지

# D-224일

## 오늘 아기는

머리와 몸통, 짧게 돋은 팔다리가 꼭 꼬마 곰 젤리 같다. 초음파 검사 때 이 귀여운 모습을 사진으로 남길 수도 있다. 어쩌면 아기가 커 갈수록 두고두고 감회가 새로울, 소중한 '인생 사진' 한 장이 탄생할 순간일지도 모른다.

## 오늘 엄마는

엄마의 자궁은 주먹 크기 가까이 커졌다. 점점 아기 크기에 맞춰 커지고 오른쪽으로 살짝 기울어지기 시작한다. 아직 배가 눈에 띄게 나와 보이지는 않지만 만져 보면 약간 부푼 듯하다고 느낄지도 모른다. 어느새 생리를 두 번째로 거른 상태다.

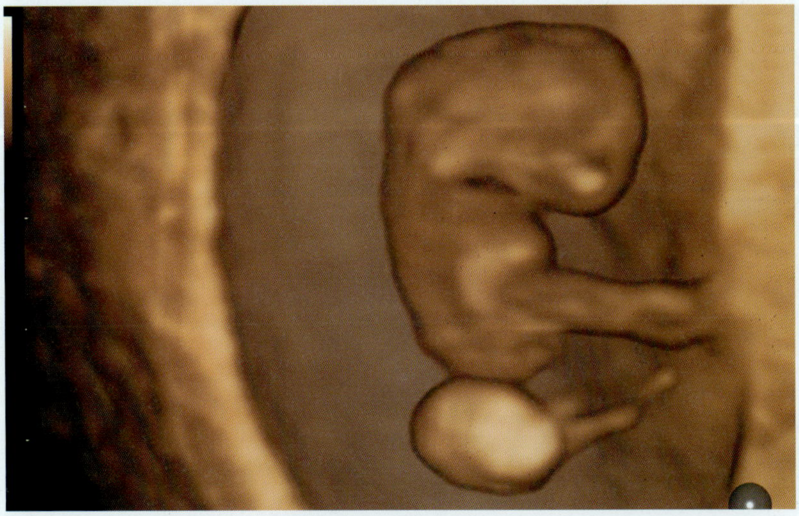

임신 8주 태아의 입체 초음파

### 콩닥콩닥, 아기의 심장 박동

이제 병원에 갈 때마다 매번 확인하게 되는 아기의 심장 박동. 대개 임신 6주 즈음부터 질식 초음파로 확인할 수 있다. 아기의 심장 박동 수는 임신 7주경 분당 약 138회이다가 임신 9주경 175회 정도로 빨라지고, 임신 12주경이 되면 166회로 떨어진다. 심장 박동 수 평균은 대략 분당 144회 정도. 엄마 아빠의 맥박에 비하면 훨씬 빠르게 뛰고 있다.

사실 임신 초기에는 태아의 심장이 1분에 120~190회 뛰면 정상으로 보고, 만삭일 때는 1분에 120~160회 뛰면 정상으로 본다. 정상 범위가 넓고 아기의 상태가 안 좋은데도 정상으로 나오는 경우가 많은 편이라 심장 박동 수가 큰 의미를 갖지는 못한다.

그러나 심장 뛰는 횟수가 기준치보다 많이 적으면 위험 신호이니 주치의와 상의해야 한다.

엄마 배 속에서
8주 1일

우리 아기 태어나기까지

# D-223일

## 오늘 아기는

아기와 함께 태반도 빠르게 성장하고 있다. 근육을 조절하는 소뇌가 생기고 간이 더 커지면서 배가 볼록하다. 눈은 기본 구조가 갖춰지고 망막에 색소가 생기기 시작한다. 점 같아 보이는 두 눈 사이는 멀리 떨어져 있는 편이다.

## 오늘 엄마는

평소 생리를 전후해서 피부에 트러블이 잦았다면 임신 기간 중의 피부 상태 또한 좋지 않을 수 있다. 한편 임신 후 오히려 피부가 더 깨끗해지는 경우도 있다. 임신 호르몬의 분비가 활발해지면서 생기는 피부 변화는 특히 임신 초기에 두드러진다.

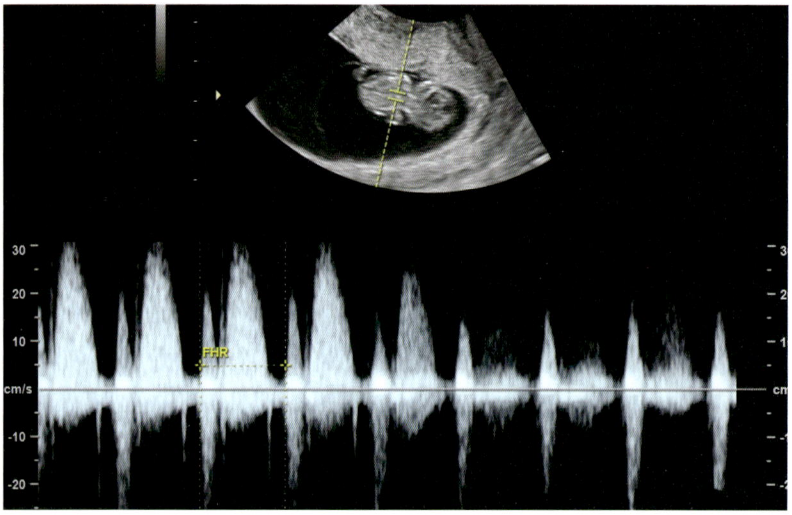


임신 8주 태아의 심장 박동

### 기미, 주근깨도 골칫거리

아기를 가지면 얼굴에 잡티가 없던 사람에게도 갑자기 기미, 주근깨가 나타나곤 한다. 원래 있던 기미나 주근깨의 색깔은 더 진해진다. 피부색이 전체적으로 칙칙해지고 잡티가 도드라지기도 한다. 임신 호르몬 때문에 멜라닌 색소가 급격히 늘어나면서 생기는 현상이다. 이런 피부 변화는 임신 중 또 하나의 스트레스이기도 하다.

강한 자외선에 노출되면 증상은 더 심해진다. 신체적, 정신적 스트레스 역시 기미와 주근깨가 생기게 하는 원인이 된다. 외출할 때는 자외선 차단에 신경 써야 한다. 피부에 기미, 주근깨를 비롯한 문제가 생기면 최대한 자극을 주지 말고 보습제를 잘 바르는 것이 좋다. 대부분 출산 후에 사라지거나 좋아지니 일단은 기다려 본다고 생각하면 된다. 비타민C가 들어 있는 음식을 잘 챙겨 먹는 것도 피부 건강에 도움이 되겠다.

엄마 배 속에서
8주 2일

우리 아기 태어나기까지

# D-222일

## 오늘 아기는

아기의 턱선 아래쪽에서 귀가 될 부분이 부풀어 오른다. 아랫입술과 턱이 완성된 가운데 지금은 윗입술이 만들어지는 중이다. 서서히 아기의 얼굴 모습이 보이기 시작한다.

## 오늘 엄마는

아랫배보다 윗배가 좀 더 빨리 불러오는 느낌이 든다. 임신 호르몬에 의해 장운동이 줄어들어 소화가 잘 안 되고 속이 쓰릴 때도 있다. 이런 상황이니만큼 끼니때에 맞춰 정량을 먹겠다고 무리할 필요는 없다. 조금씩 나눠서 자주자주 먹는 게 오히려 도움이 될 것이다.

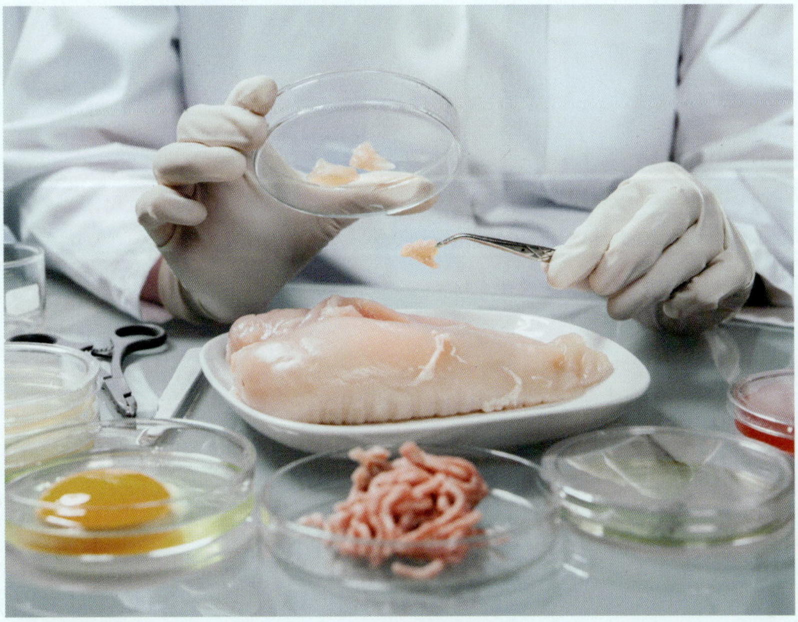

### 음식 위생을 철저히

아기를 가졌다면 먹거리에 신경 쓰는 것은 기본. 그 가운데서도 음식의 위생을 세심하게 관리하는 것은 기본 중의 기본이라고 할 수 있겠다. 임신 중에는 아무래도 면역력이 떨어져서 식중독에 더 쉽게 걸린다.

고열과 탈수 증상이 심하면 결과적으로 아기의 건강에도 위협이 된다. 리스테리아, 톡소플라스마 등은 모두 식품으로 감염되는 질환이다. 음식 때문에 탈이 나지 않도록 사전에 주의를 기울이는 것이 바람직하다.

우선 손을 자주, 꼼꼼히 씻는다. 특히 음식을 조리하기 전 손과 주방 도구, 조리대를 깨끗하게 유지한다. 항상 신선한 식품을 먹고, 되도록 완전히 익힌 음식을 먹는 게 좋다. 날것이나 덜 익힌 고기를 피하고 채소와 과일을 신경 써서 씻는다. 늘 음식물의 유통 기한을 점검하며 냉장고 냉장실과 냉동실 온도를 적절하게 설정해야 한다.

식품의약품안전처(http://www.mfds.go.kr) 식중독 예방 대국민 홍보 페이지에서 식중독 관련 정보를 얻을 수 있다.

엄마 배 속에서
8주 3일

우리 아기 태어나기까지

# D-221일

## 오늘 아기는

몸의 다른 부위에 비해 아직 머리가 큰 편이다. 뇌의 아랫부분이 빠르게 커지면서 이마 부분이 앞으로 튀어나온 듯 보인다. 말려 올라간 모양의 꼬리가 사라지면서 꼬리 부분의 마디는 척추 끝의 꼬리뼈를 이룬다.

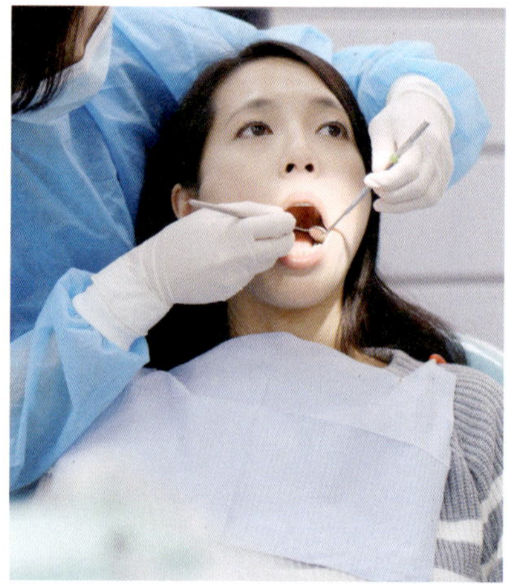

## 오늘 엄마는

임신 기간에는 잇몸이 부어오르고 피가 나는 경우가 흔하다. 임신 호르몬 때문에 잇몸 자체가 약해지고 부은 상태라 칫솔질을 하다가 피를 보기 쉽다. 임신 중에는 부드러운 칫솔을 사용하는 것이 좋겠다.

### 잇몸 출혈도 흔한 증세

임신으로 혈액량이 늘어나고 혈관 벽이 약해져 잇몸이 붓거나 충혈되기 쉽다. 그렇다 보니 칫솔질 같은 약한 자극에도 잇몸 사이로 피가 나는 경우가 많다. 호르몬의 변화로 작은 염증에 더 크게 반응하기도 한다. 열 명 중 세 명 이상의 임신부가 잇몸이 부어올랐다거나 잇몸에 피가 나고 아픈 잇몸증을 겪는다. 이런 증상은 분만 후에 저절로 없어진다. 입덧을 하다 보니 칫솔질을 하다 토하는 때도 잦다. 그렇다고 계속 입속을 관리하지 않으면 잇몸 출혈이나 염증이 심해지게 된다. 구토로 위액 때문에 입안의 산도가 높아지면 세균 번식은 더 빨라질 것이다. 자꾸 잇몸에서 피가 나면 우선은 칫솔질을 살살 하도록 한다. 입덧 때문에 양치질 자체가 힘들면 물로 입안을 자주 헹구어 주기라도 해야 한다.

평소 스케일링을 하고 잇몸 마사지를 하는 등 미리미리 치아 관리에 신경 써 두는 것이 바람직하다. 충치 치료는 가능하나 진료 전 임신 사실을 먼저 알려야 한다. 임신 중 치과 치료를 받는다면 임신 2기에 해당하는 14주~28주 사이에 받는 것이 제일 좋다. 그러나 미루기만 하다가 치료의 적기를 놓칠 수 있으므로 우선 치과 의사와 상담해 보고 치료 시기와 범위를 결정하도록 한다.

엄마 배 속에서
8주 4일

우리 아기 태어나기까지

# D-220일

## 오늘 아기는

얼굴이 빠르게 발달하는 중. 눈꺼풀이 생기고, 코도 보인다. 점점 얼굴에 근육이 생기면서 표정을 지을 수 있게 된다. 잇몸 속에서는 치아 싹도 자라고 있다.

## 오늘 엄마는

아기를 가진 후 맨 처음 두드러지게 겪는 일 중 하나가 바로 가슴의 변화다. 벌써 눈에 띄게 커지고 만졌을 때 약간 아프기도 하다. 가슴의 변화는 임신 동안 내내 계속되는데, 어쩌다가 덩어리가 만져져도 임신 호르몬 때문에 일어나는 현상일 가능성이 크므로 놀라지 않아도 되겠다. 특히 유선은 겨드랑이 쪽으로 분포해 퇴화된 유선이 호르몬의 영향으로 겨드랑이 쪽에 젖멍울을 만드는 경우도 있으니 걱정하지 않아도 된다.

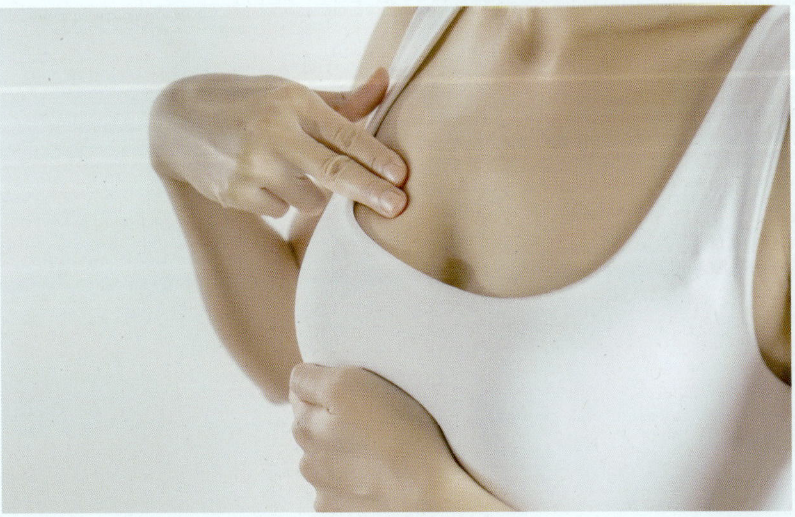

### 포상기태

포상기태, 포도송이기태란 태반의 세포가 포도송이 모양 또는 개구리 알 모양의 이상 조직으로 자라는 현상을 말한다. 초음파 검사로 쉽게 진단할 수 있는데, 임신부 1,000명 가운데 한 명이 포상기태 진단을 받는다.

포상기태의 원인은 정확히 밝혀지지 않았지만 염색체 이상과 관련이 있다고 알려졌다. 생리가 멈추고 자궁이 커지는 등 임신했을 때와 똑같은 증상을 보인다. 심지어 입덧도 겪는다. 소변 검사 결과는 임신으로 나오나 혈액 검사에서는 임신 주 수에 비해 비정상적으로 높은 수치를 보인다. 정상 임신보다 자궁이 큰 편이고 아기의 심장 박동이 확인되지 않는다.

포상기태 진단이 나면 자궁 속에 생긴 이상 조직을 제거한다. 완치율은 100퍼센트에 가깝다. 다만 기태가 남아 있으면 자궁 출혈이 있고 암으로 발전하는 경우가 생기니 수술 후 1년은 정기적으로 호르몬 검사를 해야 한다. 포상기태였더라도 얼마든지 정상 임신이 가능하다. 아기를 못 갖지는 않을까 앞서 걱정할 필요는 없다. 치료 뒤 6개월에서 1년은 임신을 피하고, 전문의와 상의해 임신을 준비하면 되겠다.

엄마 배 속에서
8주 5일

우리 아기 태어나기까지

# D-219일

## 오늘 아기는

아기의 심장은 성인보다 훨씬 빠르게 1분에 160번쯤 뛰고 있다. 희미하게 위가 보이기 시작한다. 길어진 장이 아기 몸에 다 자리 잡기에는 공간이 부족하다. 그래서 지금은 탯줄 쪽으로 삐져나오듯 살짝 솟아오른 상태. 한 달쯤 더 지나면 다시 배 속 제자리로 돌아갈 것이다.

## 오늘 엄마는

허리둘레는 조금 늘었지만 여전히 임신한 티가 거의 나지 않는다. 하지만 앞으로 엄마 몸속 혈액량은 임신 전과 비교하면 무려 50퍼센트나 늘 것이다. 자궁이 커 가는 것을 돕고 아기에게 산소와 영양분을 충분히 공급하기 위해 일어나는 변화다.

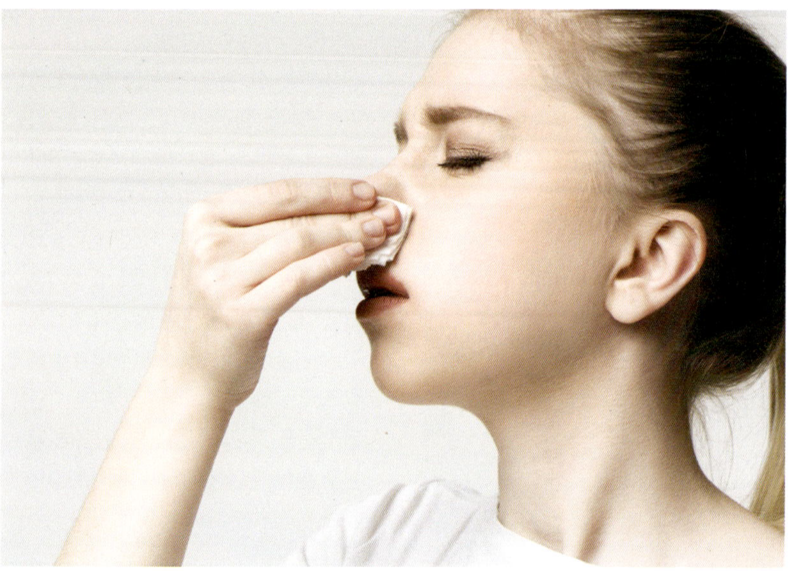

### 임신 중 코피는

임신 중에는 코피가 자주 나기도 한다. 호르몬이 분비되고 혈액량이 늘어나면서 혈관에 압력은 세지고, 콧속 점막이 마르고 붓기 때문에 이런 현상이 생긴다. 특히 건조하고 찬 바람이 불 때면 코피가 더 자주 나는 편이다.

사실 코피가 나도 출혈량이 많지만 않다면 크게 걱정할 필요는 없다. 코피가 나면 우선 피가 목 뒤로 넘어가지 않도록 머리를 뒤로 젖히지 말고 바로 앉는다. 거즈나 솜으로 피가 흐르는 것을 막고 엄지와 검지로 코뼈 양쪽을 지그시 눌러 주면 대개 금방 멎는다.

우선은 가습기나 젖은 수건으로 실내 습도를 높이도록 한다. 코를 풀 때는 너무 세게 풀지 않는 게 좋겠다.

만약 출혈이 심하게 계속되면 병원을 찾도록 한다.

엄마 배 속에서
8주 6일

우리 아기 태어나기까지

# D-218일

## 오늘 아기는

분명 초음파로 아기의 성별을 구분하기에는 아직 이르다. 그렇지만 고환이나 난소가 될 조직이 나타나기 시작하면서 생식기에 변화의 조짐을 보인다. 이제 콩팥에서 소변을 만들 수 있게 됐다.

## 오늘 엄마는

작고도 소중한 새 생명을 품고 있는 엄마. 항상 몸가짐과 마음가짐을 바르게 해야 할 의무가 있다. 배 속 아기에게 더 좋은 환경을 만들어 주기 위해 늘 좀 더 이로운 선택을 하는 게 좋겠다. 이것이 바로 '태교'다.

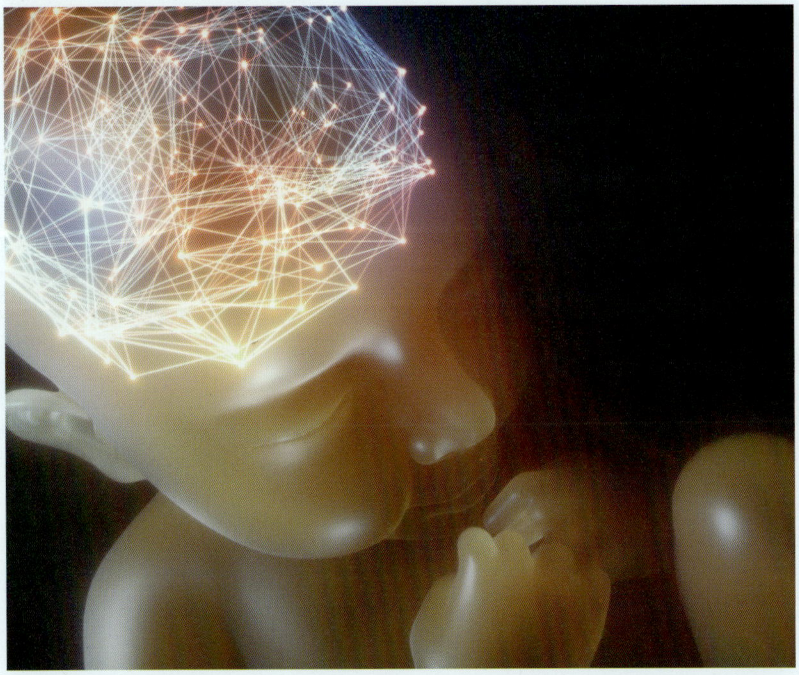

### 아기의 지능 지수를 결정짓는 자궁 환경

1997년 과학 전문 주간지 <네이처>에 놀랄 만한 논문 한 편이 발표됐다. 유전자보다 자궁 내 환경이 지능 지수에 더 큰 영향을 준다는 이야기였다. 그동안 인간의 지능을 결정짓는 것은 유전적 요인과 환경적 요인이 반반이라는 설이 대부분이었다. 당시 대세였던 지능은 유전자의 영향으로 타고난다는 주장을 뒤집은 이 연구의 결론은 태교의 중요성을 재조명하는 또 한 번의 계기가 되기도 했다.

엄마 배 속 아기의 뇌 발달 과정을 되새겨 보면 실제로 지능은 뇌 신경 세포를 이어 주는 시냅스가 얼마나 촘촘하게 연결됐는가, 시냅스 회로로 정보를 어떻게 전달하는가에 달려 있다. 이 시냅스가 만들어지고 사라지는 것은 아기의 뇌가 만들어지는 때에 엄마 배 속에서 얼마나 적절한 자극을 주고받았는지가 크게 영향을 끼친다. 자궁 환경이 얼마나 중요한지, 새삼 강조할 필요도 없을 듯하다.

영양 공급을 충분히 하고 스트레스 없이 편안한 마음을 유지할 것. 유해 물질에 노출되지 않도록 주의할 것. 우리 아기가 건강하고 똑똑하기를 바라는 만큼 배 속에 좋은 환경을 만들어 줘야 한다는 것을 항상 명심해야겠다.

# 임신 9주

벌써 임신 3개월 차에 들어섭니다.
아직 모든 면에서 조심조심,
안정된 생활을 해야 해요.

배아기가 끝나고 태아기가 시작되는 이번 주. 여전히 겉으로 보면 배 속에 아기가 있는지 티가 나지 않는다. 그래도 아기는 점점 사람 모양새를 갖춰 가며 굉장한 속도로 크는 중이다. 그러니만큼 몸을 특별히 아끼며 한 주를 보내야겠다.

## 이번 주 아기는

이제 엄마 새끼손가락 두 마디만큼 자란 아기는 새로운 전환기를 맞았다. '배아'로 지내던 아기가 드디어 '태아'라고 불리기 시작한다.

팔다리가 제 모습을 드러내면서 차츰 손가락과 발가락도 발달한다. 꼬리 부분은 사라져 가고 등이 곧게 서며 목도 잘 구분돼 보인다. 하지만 여전히 머리는 배 위로 숙인 상태다. 앞으로 2주 동안 턱과 목이 좀 더 자라야 비로소 머리가 가슴 쪽에서 떨어져 바로 서게 된다.

기본 바탕인 안면 골격에 이목구비가 나타나면서 얼굴 모양을 갖추기 시작한다. 얼굴 근육도 빠르게 발달하고 있다.

연골이던 뼈가 점점 석회화하며 단단해지는 '골화'가 진행 중. 고환이나 난소가 될 조직이 나타나면서 일주일 후면 성별에 따른 생식기로 발달하기 시작할 것이다.

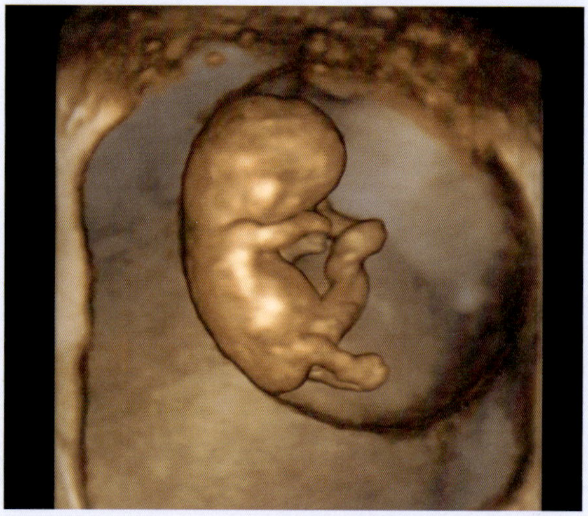

임신 9주 태아의 입체 초음파,
머리에서 엉덩이까지 길이가 2.3~3.0cm 가량

## 이번 주 엄마는

자궁이 점점 커지면서 위쪽으로 올라간다. 몸이 늘어나고 있는 자궁에 적응하려다 보니 골반 주변이 조금 불편하게 느껴진다. 배가 불러 오기 시작하지만 현재는 자궁보다도 장이 부풀어서 그렇다고 볼 수 있다. 변비가 생겨 고생스럽기도 하고, 입덧은 여전히 계속되고 있다.

지금 임신 전과 비교해 제일 많이 달라진 신체 부위는 가슴이다. 원래 입던 브래지어가 낄 정도로 가슴이 커진 상태다. 아기를 잘 키우고자 변화하는 엄마 몸. 아기가 태어난 다음까지도 대비하는 중이다.

엄마의 심장은 아기를 위해 해야 할 일이 많다. 호르몬 때문에 혈관 벽도 느슨해져 있다. 혈압도 내려가다 보니 쉽게 지치고 피곤하다. 머리가 아프거나 숨이 찬 증세를 수시로 느끼기도 한다.

엄마 배 속에서
9주 0일

우리 아기 태어나기까지

# D-217일

## 오늘 아기는

아직은 머리와 몸이 비슷한 크기인 아기. 이등신이기는 하지만 꼬리 같아 보이던 부분이 거의 사라지고 팔다리와 손발 모습이 보이면서 이제 제법 사람의 형태를 갖췄다. 아기의 몸무게는 2그램 안팎. 몸길이는 2.5센티미터 정도이다.

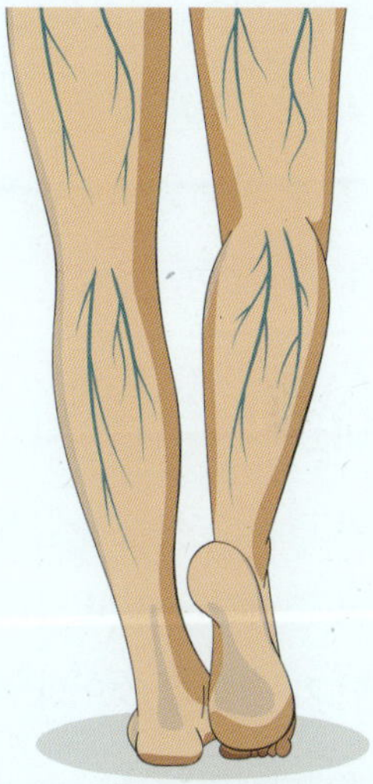

## 오늘 엄마는

정맥류는 다리 정맥의 흐름이 나빠져서 종아리나 허벅지 같은 곳의 푸른 혈관이 부풀어 오르는 증상이다. 임신 중에는 자궁이 점점 커지면서 자궁 뒤로 지나가는 정맥을 눌러 정맥류가 생기기 쉽다. 정맥류가 나타나는 시기는 보통 임신 중기 이후부터지만 간혹 지금부터 생기는 임신부도 있다.

### 임신 중 갑상선 호르몬 이상

임신과 호르몬은 밀접한 관련이 있는데 갑상선 호르몬 역시 임신 중 변화가 많은 호르몬 중 하나이다. 실제로 갑상선에 이상이 있으면 임신 자체가 힘들 뿐 아니라 임신 중 유산이나 조산, 태아 기형 등이 나타날 확률도 높아진다. 갑상선 기능 저하증은 태아의 뇌 발달에도 영향이 있는 것으로 알려졌다.

임신 중 갑상선 기능 저하증이 의심되면 갑상선 호르몬 검사를 하고 필요하다면 약을 먹어야 한다. 임신 전 갑상선 기능 저하로 약을 복용했다면 임신 중에도 지속적으로 복용해야 한다. 혈중 갑상선 호르몬 수치를 주시하며 의사와 상의해서 약용량을 조절한다.

임신 중 갑상선 기능 항진은 대개 증상이 뚜렷하지 않다. 임신 때 흔히 하는 갑상선 자극 호르몬 검사 수치는 낮은데 갑상선 호르몬 수치는 정상을 나타내기도 한다. 임신 초기 특히 입덧이 심할 때는 임신 유지 호르몬의 영향으로 갑상선 자극 호르몬 수치가 일시적으로 떨어져서 기능 항진을 의심할 수 있다. 이런 때는 정확한 갑상선 호르몬 검사로 일시적인 증상인지 아닌지 진단을 받아야 한다.

갑상선 호르몬에 이상이 있더라도 약물 요법으로 잘 조절되니 염려할 필요는 없다. 하지만 조산, 임신중독증 같은 합병증이 생기지 않도록 치료를 잘 받아야 한다.

우리 아기 태어나기까지

엄마 배 속에서
9주 1일

# D-216일

## 오늘 아기는

머리에서 뇌하수체가 만들어지기 시작했다. 여기에서 나오는 호르몬은 평생에 걸쳐 중요한 역할을 한다. 앞으로 아기의 갑상선과 생식을 포함한 여러 가지 기능을 적절하게 조절해 줄 것이다. 성장호르몬도 이 뇌하수체에서 분비된다.

## 오늘 엄마는

자꾸 코가 막히고 콧물이 나서 불편하기도 하다. 그 밖에도 생각지도 못했던 여러 불편감을 겪고 있는 엄마. 어쩌면 엄마가 되는 일은 그저 쉬운 일이 아닌 게 당연할 것이다. 배 속에 아기를 품고 키우는 스스로를 대견히 여겨도 좋을 듯하다.

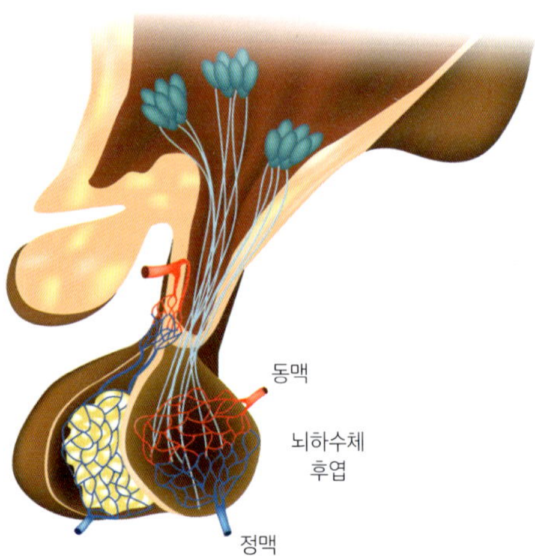


뇌하수체의 구조

### 계속되는 콧물과 코 막힘 증상은

임신 중에는 코점막이 약해지고 면역력이 떨어져 콧물이나 코 막힘 같은 증상이 나타나기도 한다. 다른 호흡기계 감염이나 알레르기와 상관없이 이런 비염 증상이 6주 넘게 계속되다가 아기를 낳고는 2주 이내에 완전히 없어지는 것을 임신성 비염이라고 한다.

주로 콧물을 동반하는 심한 코 막힘으로 깊게 잠들지 못하고 삶의 질이 저하되는 느낌을 받는 임신성 비염. 임신부 열 명 중 두 명 정도가 이런 고통을 겪는다. 보통 임신 후기로 갈수록 콧물, 코 막힘 증상이 더욱 심해진다.

임신성 비염 증상이 있으면 먼저 생리식염수로 코를 세척하고 따뜻한 수증기를 쐬는 치료법을 써 본다. 잘 때 머리 쪽을 높게 해 주거나 규칙적으로 운동하는 것도 도움이 된다.

이런 방법으로 좋아지지 않으면 약물 치료법을 쓴다. 약물 치료는 반드시 주치의와 상의해서 결정하도록 한다.

엄마 배 속에서
9주 2일

우리 아기 태어나기까지

# D-215일

## 오늘 아기는

아기의 몸통은 점점 길어지고 있다. 소화계를 이루는 주요 기관이 발달하기 시작했다. 물론 이 소화 기관들이 제 기능을 해낼 만큼 자란 것은 아니다. 난황 주머니는 많이 줄어든 모습이다. 이 난황 주머니는 곧 쓸모없어질 것이다.

## 오늘 엄마는

실내 환기를 자주 하고 담배 연기 같은 공기 중 오염 물질이 있는 곳은 피하도록 한다. 나쁜 공기가 폐 속까지 들어와 혈액 속 산소와 함께 산소 교환 과정을 거친다. 이 과정에서 오염 물질이 태아의 조직으로 흡수될 가능성도 있다.

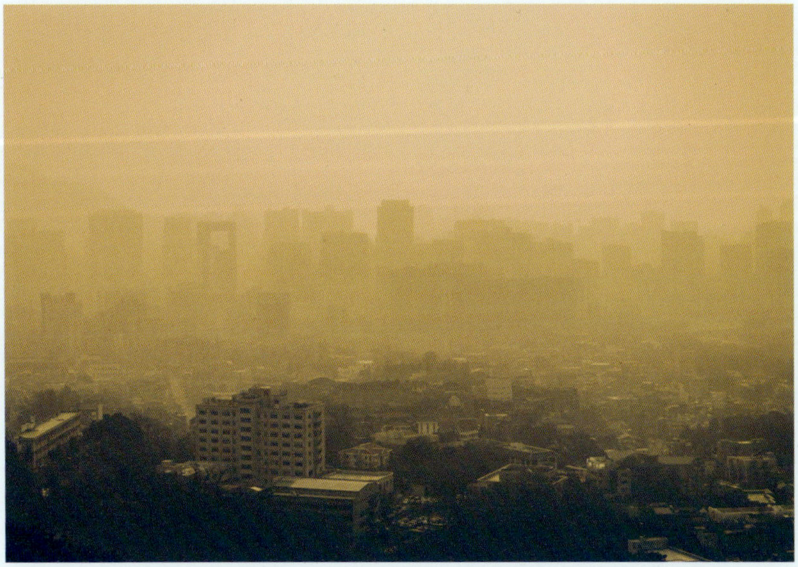

### 아기까지 위협하는 미세먼지

각종 중금속과 오염 물질을 포함한 채로 공기 중에 떠다니는 미세먼지. 주로 도로변이나 산업 단지에서 생기는 지름이 10마이크로미터보다 작고 2.5마이크로미터보다 큰 입자를 미세먼지라고 한다. 연료가 탈 때나 담배를 피울 때 만들어지는 지름 2.5마이크로미터 이하의 입자는 초미세먼지라고 부른다. 이 작은 입자들은 코와 기도를 지나 폐까지 들어갈 수 있다. 심지어 혈액을 타고 몸속에서 떠돌 수도 있다.

최근 여러 연구에서 임신부가 미세먼지 및 초미세먼지에 계속 노출되면 조산이나 저체중아 출산 위험이 커진다는 결과가 발표되고 있다. 아무래도 아기의 장기가 활발하게 만들어지는 시기에는 주의가 필요하겠다.

당장 미세먼지를 깨끗이 없앨 수는 없는 노릇. 적어도 임신 초기에는 고농도 초미세먼지를 피하도록 한다. 미세먼지 수치를 수시로 확인하고 심한 날은 되도록 외출을 자제하는 게 좋다. 평소에 미세먼지 마스크를 쓰는 습관을 갖도록 하고 실내 환기에 늘 신경 써야 한다.

엄마 배 속에서
9주 3일

우리 아기 태어나기까지

# D-214일

## 오늘 아기는

몇 주 전부터 생기기 시작한 눈꺼풀이 눈을 덮었다. 귓속에는 몸의 균형을 잡아 주는 달팽이관이 만들어지고 그 바깥쪽으로 귀 모양이 뚜렷이 보이기 시작한다. 윗입술이 발달하고 머리와 몸통 사이를 구분 짓는 목이 드러나면서 본격적으로 얼굴 모습을 갖추는 중이다.

## 오늘 엄마는

약간 발그레한 얼굴빛을 띠는 엄마. 혈액량이 증가하면서 이렇게 안색이 건강해 보이는 경우도 있다. 혹시라도 얼굴이 시도 때도 없이 달아오른다고 신경 쓸 필요는 없다. 이런 것도 역시 임신 호르몬의 영향으로 생기는 자연스러운 현상이다.

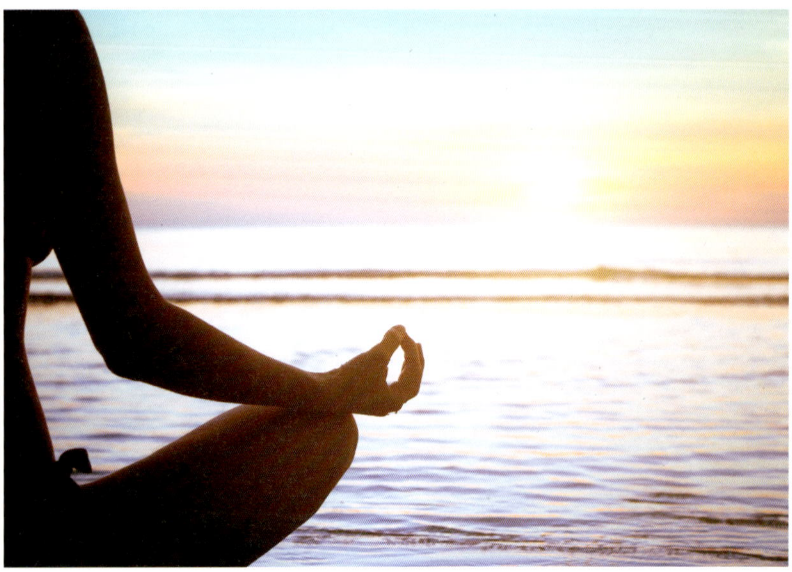

### 배 속 아기의 환경을 좌우하는 엄마의 스트레스

아기가 자라고 있는 배 속 환경은 엄마가 받는 스트레스에 크게 영향을 받는다. 엄마가 스트레스를 받을 때 나오는 호르몬은 태아에게 직접 영향을 미친다. 아기의 성장을 방해하고 뇌를 위축시키는 등 치명적인 결과를 가져올 수도 있다. 스트레스에 지나치게 노출된 엄마에게서 태어난 아기는 자폐증 같은 정신 신경 장애나 당뇨병 같은 증상이 나타날 확률이 더 높다고 알려졌다.

실제로 여러 연구에서 임신부의 스트레스가 아기의 뇌 발달에 좋지 않은 결과를 가져온다고 드러났다. 임신 중 스트레스가 아기의 성격 형성에도 영향을 미치고 집중력 장애나 우울증과도 연관이 있다고 한다.

엄마라면 누구든 배 속 아기가 좋은 환경 속에서 자라나기를 바란다. 그렇다면 스트레스를 피하는 것이야말로 최우선 과제다.

엄마 배 속에서
9주 4일

우리 아기 태어나기까지

# D-213일

## 오늘 아기는

팔이 점점 길어지고 팔꿈치가 완성됐다. 작디작은 손가락에는 벌써 지문이 생길 준비가 됐다. 지문은 기본적으로 일생 동안 변하지 않을 것이다. 아이에서 어른으로 성장하면서도 지문은 확대될 뿐 모양이나 선의 수가 변하지는 않는다. 한편 다리는 허벅지와 종아리, 발로 구분이 되고 발가락도 생긴다.

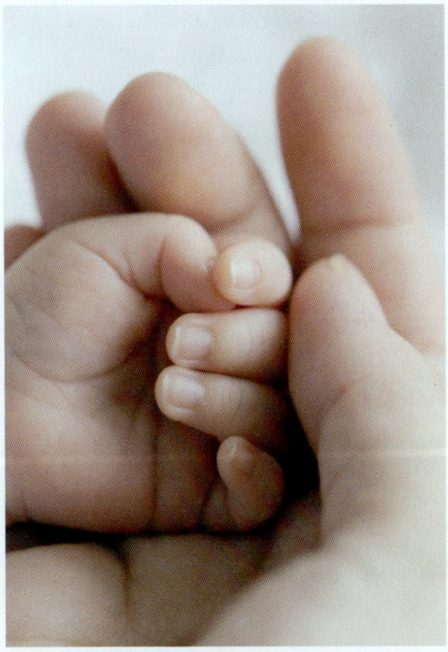

## 오늘 엄마는

평소 몸매에 별 신경을 쓰지 않았더라도 가슴과 허리선이 변한 것을 느낄 수 있다. 평소 몸매에 많이 신경 썼더라도 이제는 배가 나오는 것을 자연스럽게 받아들여야 할 때다. 어찌할 수 없는 변비 때문에 배가 거북하고 화장실이 두려워지기도 한다.

### 말 못 할 괴로움, 변비

정도의 차이는 있지만 아기를 가진 엄마 대부분이 변비로 고생한다. 임신 호르몬의 영향으로 장운동이 느려진 상태. 입덧 때문에 식사량이 줄어들면 엎친 데 덮친 격이다. 이런 상황이다 보니 임신 초기부터 변비가 생기기 쉽다.

그렇다고 입덧이 끝나 뭐든지 잘 먹게 됐을 때 변비가 꼭 사라지는 것은 아니다. 임신 중기가 되면 철분제 복용이 변비를 불러온다. 막바지에는 자궁의 크기가 많이 커져 장을 압박하면서 변비가 더 심해지기도 한다.

변비 예방을 위해서는 물을 하루에 1리터 이상 마신다. 섬유질이 풍부한 과일이나 채소를 매일매일 챙겨 먹는다. 가벼운 산책이나 운동을 꾸준히 해서 장운동을 촉진하도록 한다. 유산균이나 프룬주스를 먹는 것도 도움이 될 것이다.

이런 방법으로도 변비를 해결 못 하고 계속 괴로운 처지라면 처방에 따라 변비 완화제를 사용하는 게 낫다. 강한 장 연동 운동을 일으키는 변비약은 복압이 올라간다. 절대 시판 변비약을 함부로 먹지 말고 산부인과에서 임신부용 변비약을 처방받도록 한다.

물론 변비약을 먹더라도 약에 의존해서 변비를 해결하는 것은 바람직하지 않다. 생활 습관을 바꿔 변비가 오지 않도록 하는 것이 중요하다.

엄마 배 속에서
9주 5일

우리 아기 태어나기까지

# D-212일

## 오늘 아기는

관절이 만들어지면서 아기는 관절을 구부리는 법을 연습하는 중이다. 근육도 점점 발달해 초음파 검사에서 아기의 움직임을 보게 될 수도 있다. 연골로 이루어진 손발은 자세히 보면 아직 손가락 발가락 사이가 붙어 있다. 작은 아기 오리 발처럼 깜찍한 모습이다.

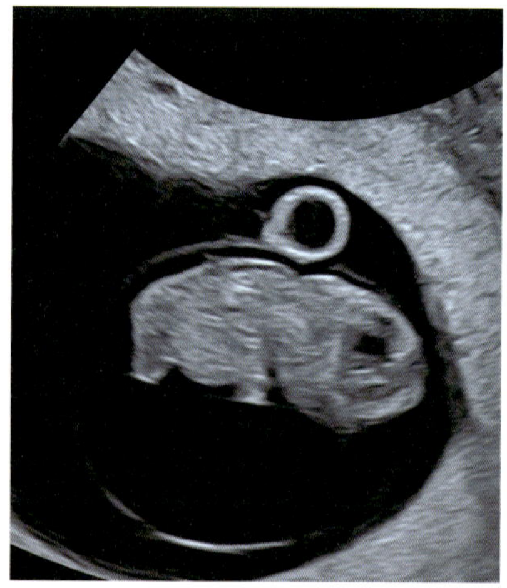

임신 9주 태아와 난황의 초음파

## 오늘 엄마는

입덧이 심해서 몸무게가 늘지 않더라도 대개는 큰 문제가 생기지 않는다. 아기는 엄마 몸에서 필요한 것을 가져가면서 생각보다 건강히 지내고 있다. 그러나 구토가 너무 잦고 음식을 전혀 먹지 못하는 지경이라면 병원에 가야 한다.

### 진찰받아야 하는 심한 입덧, 임신 오조

입덧은 사람마다 다른 정도로 겪는데 지나치게 토하면서 몸무게가 많이 줄고 탈수, 알칼리증 및 저칼륨혈증이 일어날 때는 임신 오조라고 진단한다. 이렇게 입덧 증상이 심해 영양 상태, 정신 신경계, 심혈관계 등에 문제가 생기는 경우는 임신부 200명 가운데 한 명꼴로 나타난다.

극도로 심한 입덧 때문에 종일 어떤 음식도 소화하지 못하고 심지어 물까지 토해 버리는 경우도 있다. 구토를 자주 계속하다 여러 가지 합병증이 생긴다. 체내에 아연은 증가하고 구리는 감소해 균형이 깨지고 간 기능이나 신장 기능이 손상을 입기도 한다. 탈수 증세는 물론 심하면 식도 파열이 일어날 수도 있다. 비타민$B_1$ 결핍으로 신경계 이상이 나타나기도 하고 정신적으로 불안에 시달리기도 한다.

엄마가 임신 오조 때문에 영양 섭취를 충분히 못 하고 체중이 증가하지 않으면 배 속 아기가 잘 자라는 데 걸림돌이 되고 조산을 불러일으킬 수 있다. 임신 오조는 결국 임신중독증, 태반조기박리, 태아 저체중의 원인이 될 수 있다는 보고도 있다.

임신 오조로 입원하면 먼저 수액을 맞아 탈수가 일어나지 않도록 수분 및 전해질을 보충한다. 심신을 안정시키면서 염분이 있는 액체부터 시작해 점차 부드러운 음식을 먹도록 해 본다. 증상이 심하면 시판되고 있는 FDA 공인 입덧약을 쓰기도 한다.

엄마 배 속에서
9주 6일

우리 아기 태어나기까지

# D-211일

## 오늘 아기는

꼬물꼬물 움직이는 아기. 웅크리고 있다가 몸을 곧게 세울 때도 있고, 수영이라도 하는 듯 보일 때도 있다. 하지만 아직은 자궁 크기에 비해 작아서 자궁벽을 찰 수 없다. 엄마가 태동을 느끼려면 앞으로 두 달은 더 있어야 한다.

## 오늘 엄마는

몸이 점차 커지는 자궁에 적응하면서 골반 주변이 조금 불편하게 느껴진다. 공간을 만들려고 인대와 근육이 늘어나서 약한 통증이 생기는 것이다. 만약 심한 통증이 계속 있으면 유산이나 자궁외임신은 아닌지 꼭 검진을 받아야 한다.

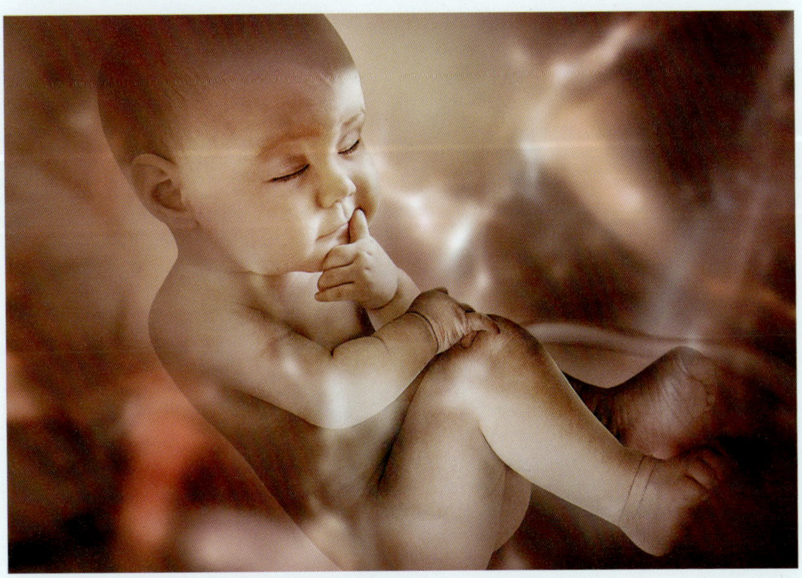

### 입덧하는 아빠, 쿠바드 증후군

드물지만 엄마와 함께 임신 증상을 겪는 아빠도 있다. 이런 증상을 쿠바드 증후군이라고 한다. 여기서 '쿠바드'는 '알을 낳다'라는 뜻의 프랑스어 'couver'에서 유래된 말이다.

쿠바드 증후군을 보이는 아빠는 입덧을 하는 것은 물론이고 허리가 아프거나 피로감을 쉽게 느낀다고 호소한다. 감정 기복이 심해지기도 한다. 과학자들은 남성에게도 이런 증상이 생기는 것이 아내의 임신으로 심리적인 긴장감과 불안감이 늘어난 상황에서 호르몬의 변화를 겪기 때문이라고 추측하고 있다. 부부 사이가 좋을수록 잘 생기는 증상이라는 속설도 있는데 과학적으로든 통계적으로든 딱히 입증된 사실은 아니다.

대체로 엄마의 입덧이 사라지는 시기에 맞춰 아빠의 입덧도 사라진다. 크게 걱정할 증상은 아닌 셈이다. 오히려 임신하고 겪는 일을 서로 조금이나마 이해할 수 있게 하는 공감의 시간일 수도 있겠다.

# 임신 10주

아기의 기초적인 기관이 대부분 제자리를 찾습니다.
앞으로 임신 중 해야 할
여러 가지 검사가 기다리고 있어요.

아기의 필수 기관이 발달하고 있다. 하지만 제 기능을 하기에는 아직 무리다. 앞으로 남은 시간 동안 아기는 꾸준히 세포 분열과 성장을 거듭할 것이다. 물론 아기의 성장은 세상에 태어나고 나서도 끊임없이 계속된다.

## 이번 주 아기는

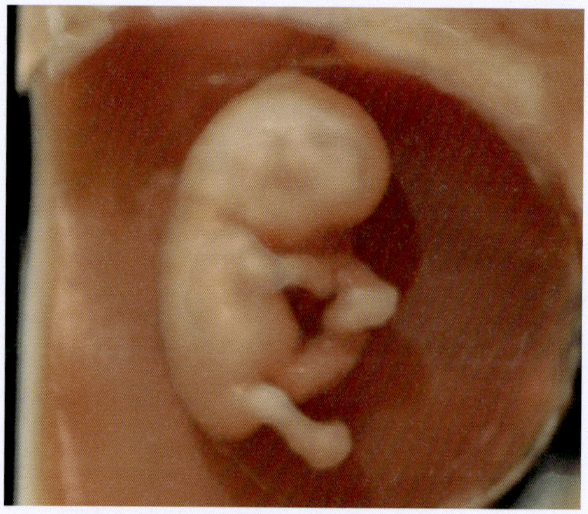

임신 10주 태아의 입체 초음파,
머리에서 엉덩이까지 길이가 3.1~4.0cm 가량

엄마 엄지손가락만 한 아기의 모습은 여지없이 사람의 형태다. 주요 기관이 열심히 제자리를 찾아가지만 아직 정상적으로 작동하긴 이르다. 그러나 태반은 온전히 제 몫을 한다. 탯줄이 태반에 연결돼서 혈액을 나르고 양분을 전한다.

눈, 코, 입은 더 뚜렷해지고 팔다리가 더 길어진다. 손목을 제법 구부렸다 폈다 할 수 있다. 이제는 발목도 생긴다. 손가락과 발가락이 길어지고 따로따로 떨어진다.

생식기가 여자 아기면 난소, 남자 아기면 고환으로 특징을 나타낸다. 그렇지만 아직 초음파로 성별을 확인할 수는 없다.

## 이번 주 엄마는

아기에게 이상이 있을 위험성이 줄어들어서 엄마는 한결 안심하고 지낼 수 있다. 놀라운 변화가 감각 기관 같은 세세한 부분까지 이르는 지금. 초음파 검사를 비롯한 여러 임신부만의 이벤트가 이제 일상으로 자리 잡는다.

몸무게가 그대로인 엄마도 있지만 대개 1~2킬로 정도는 느는 편. 잘 입던 옷이 점점 끼는 느낌이다. 하지만 임신 전 살쪘을 때 속상하던 것과는 달리 우리 아기가 잘 크고 있구나 생각하며 기쁘게 받아들일 만한 일이다.

사실 지금은 생명 유지에 필요한 최소한의 에너지양인 기초 대사량이 임신 전보다 25퍼센트 정도 증가한 상태. 빠르게 열량을 소비하고 있으므로 단백질과 칼로리를 더 많이 섭취하는 게 맞다. 특히 단백질은 태반을 유지하고 아기를 성장시키는 데 매우 중요한 역할을 하므로 충분히 먹도록 한다.

임신 10주부터는 태아의 이상을 미리 선별하는 산전 진단 검사에 대해 주치의와 상의해야 할 시기이다. 산전 진단은 선별 검사와 진단 검사가 있는데 대개 다운증후군, 에드워드증후군, 파타우증후군 등의 염색체 이상이나 신경관 결손 등 태아 이상에 대한 위험도를 선별하거나 진단하는 검사이다.

엄마 배 속에서
10주 0일

우리 아기 태어나기까지

# D-210일

## 오늘 아기는

손가락과 발가락 사이가 나뉘어서 확연히 드러난다. 작은 손가락 끝에는 손톱도 자라나기 시작한다. 자그마한 아기의 작디작은 손가락, 발가락. 상상만 해도 저절로 웃음 띠게 될 만큼 한없이 귀엽다.

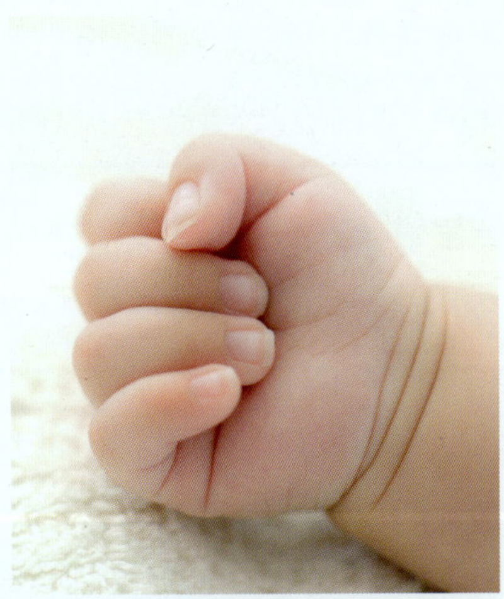

## 오늘 엄마는

임신 10주가 되면 앞으로 진행할 산전 검사에 대해 알아보고 주치의와 상담을 준비해야 한다. 선별 검사에는 모체 혈청 선별 검사와 태아 DNA 선별 검사 두 가지가 있다. 진단 검사는 융모막 검사와 양수 검사 두 종류가 있다. 아래 표는 이 시기에 해야 할 검사를 한눈에 볼 수 있으니 참고하자.

| | 선별 검사 | | 진단 검사 |
|---|---|---|---|
| | 모체 혈청 선별 검사 | 태아 DNA 선별 검사(NIPT) | 침습적 진단 검사 |
| 검사 개요 | 태아 혹은 태반 유래의 단백질 분석 | 임신부 혈장 내의 태아 DNA 분석 | 융모막 융모, 양수에서 염색체 분석 |
| 채취 방법 | 산모 혈액 채취 | 산모 혈액 채취 | 침습적 시술 |
| 검사 시기 | 통합 선별 검사 - 1차: 임신 11~13주<br>2차: 임신 15~22주<br>쿼드 검사: 임신 15~22주 | 임신 10주 이후 | 융모막 융모 생검: 임신 11~13주<br>양수 천자술: 임신 15주 이후 |
| 검사 질환 | 다운·에드워드·파타우증후군,<br>신경관 결손 | 다운·에드워드·파타우증후군,<br>또는 성염색체 수적 이상 | 염색체 검사: 염색체 수적, 구조적 이상<br>마이크로어레이 검사: 추가적으로 염색체 미세결실과 중복 등 확인 가능 |
| 다운증후군 검출률 | 통합 선별 검사: 94~96%<br>쿼드 검사: 81% | 98~99% | 99.9% |
| 위양성률 | 5% | 0.5% 이하 | 거의 없음 |
| 제한점 | 고위험 결과시, 태아 DNA 선별 검사 또는 침습적 진단 검사 | 고위험 결과시, 침습적 진단 검사 | 시술로 인한 유산 위험률 0.1~0.3% |

우리 아기 태어나기까지

# D-209일

## 오늘 아기는

이제 아기는 탯줄로 연결된 태반에서 양분을 얻는다. 난황 주머니의 영양 공급 기능이 태반으로 완전히 넘어가는 것이다.

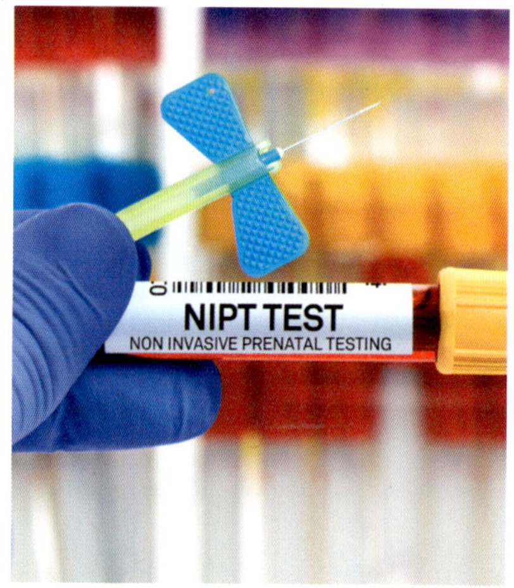


## 오늘 엄마는

임신 10주가 지나면 다운증후군 선별 검사 중 엄마 혈액에 존재하는 태아 DNA를 분석해 선별하는 NIPT를 할 수 있다. 그러나 일반적으로 임신 초기 정밀 초음파 결과를 확인 후에 NIPT를 받게 된다. NIPT는 다운증후군을 선별하는 안전하고도 정확도 높은 검사다. 이 검사에서 고위험 결과를 받는다면 융모막 검사, 양수 검사와 같은 침습적 검사를 통한 확진이 필요하다.

### 태아 DNA 선별 검사 NIPT(Non-Invasive Prenatal Testing)

확진 검사인 양수 검사나 융모막 검사는 주삿바늘이 직접 자궁 안으로 들어가야 하는 침습적 검사다. 적지만 위험성을 가지고 있는 게 사실. 그렇기 때문에 선별 검사 후 꼭 필요한 임신부에게 양수 검사나 융모막 검사를 권유한다.

선별 검사로는 모체 혈청 선별 검사와 태아 DNA 선별 검사인 NIPT(니프티)가 있다. 두 검사 모두 위험도를 판단한다는 의미를 갖는다. 염색체 이상 가능성이 있는 태아를 미리 선별해 확진 검사를 하도록 하는 것이다. 선별 검사에서 양성이 나왔다고 다운증후군이나 에드워드증후군, 파타우증후군이라는 뜻은 아니다. 반드시 융모막 검사, 양수 검사와 같은 확진 검사로 확인이 필요하다.

NIPT는 엄마의 혈액 내 태아 DNA를 분석해 염색체 이상을 선별한다. 다운증후군을 99퍼센트 정도 선별해 낼 수 있어서 쿼드 검사나 통합 선별 검사보다 정확하며 에드워드증후군, 파타우증후군도 높은 확률로 선별한다. 또 기존 선별 검사는 약 5퍼센트가 고위험군으로 나오지만 NIPT 검사에서 고위험군으로 나오는 임신부는 1퍼센트 정도이다. 따라서 불필요한 양수 검사가 줄어드는 장점이 있다.

보통 검사 결과는 2주 후에 받는다. 양성이 나오면 침습적 진단 검사인 양수 검사나 융모막 검사로 다시 확인해야 한다. NIPT를 하는 경우 임신 15주~22주 사이 신경관 결손 선별 검사를 한다.

최근에는 NIPT로 13, 18, 21번 염색체와 성염색체 이상 외에 미세결실 및 미세중복 증후군, 드문 상염색체 수적 이상에 대해서도 분석해 결과를 알려주기도 한다. 하지만 이런 검사 항목은 권고하기에 아직 근거가 충분하지 않아서 검사 전후 신중한 상담이 필수적이다.

엄마 배 속에서
10주 2일

우리 아기 태어나기까지

# D-208일

## 오늘 아기는

이제 아기는 완성된 손목과 팔꿈치를 구부렸다 폈다 할 수 있게 됐다. 눈의 망막에는 색소가 생긴다. 입술도 거의 완전하게 모양을 갖춘다. 이목구비가 점점 뚜렷해지고 있는 아기. 우리 아기의 얼굴이 정말 궁금해진다.

## 오늘 엄마는

어쩌면 엄마의 소화 기관은 아기에게 공급할 충분한 영양분을 흡수하느라 지쳐 있을지도 모른다. 그렇다 보니 소화가 잘 안 되고 더부룩함을 느낄 수도 있다.

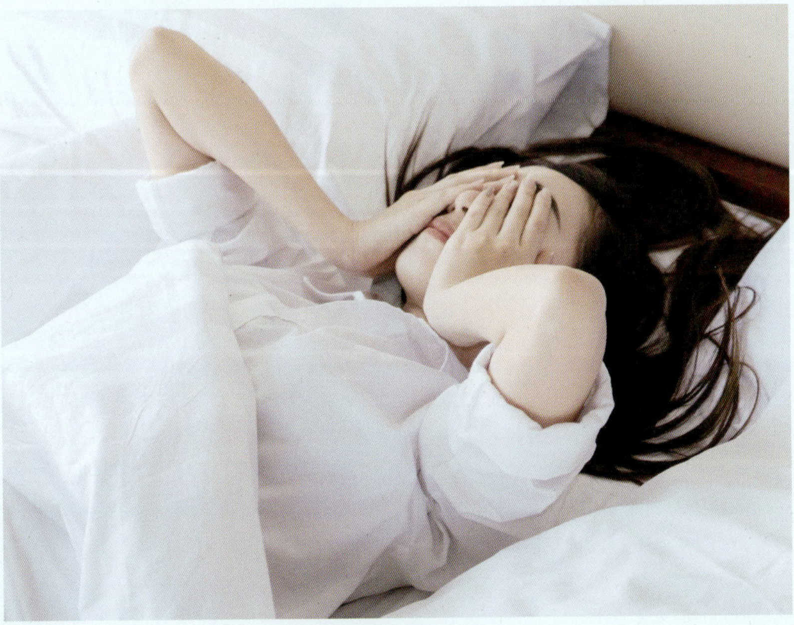

### 수면의 질 높이기

잠을 잘 못 자는 것도 임신부를 괴롭히는 일 중 하나다. 임신 초기에는 입덧 때문에 잠을 설친다. 졸음이 쏟아지는 바람에 낮잠이 들어 버려 밤잠을 못 이루는 적도 많다. 잠을 자도 깊게 잠들지 못하고 꿈속에서 헤맨다. 또 배가 고파서, 화장실에 가야 해서 자꾸 잠을 깨기도 한다.

수면의 질을 좋게 하려면 낮에 잠을 많이 자거나 너무 일찍 자지 않는 것이 좋겠다. 배가 고파 깨는 일이 없도록 저녁에 적당한 양을 먹도록 하고 자기 직전에 물을 많이 마시지 않는다. 잠자리에 들기 전 미리 화장실에 다녀오고 최대한 밝은 빛을 피하는 것이 깊은 수면에 도움이 된다. 물론 노트북이나 스마트폰 같은 기기의 사용도 줄이는 것이 좋다.

다시 강조하지만 아무리 괴롭더라도 함부로 약을 먹어서는 안 된다. 임신 중의 약물 치료는 반드시 전문의의 진료와 상담을 거친 후에 이뤄져야 한다. 특히 수면 장애 관련 약물은 신중한 접근이 필요하다.

엄마 배 속에서
10주 3일

우리 아기 태어나기까지

# D-207일

## 오늘 아기는

발목을 비롯한 발의 모든 구조도 갖췄다. 머리가 가슴에서 점차 떨어져 위로 향하면서 목이 더 뚜렷하게 드러난다. 꼬리 같던 부분은 완전히 사라져 보이지 않는 상태다. 지금 아기의 몸에 보이는 짙은 색의 커다란 덩어리는 간이다.

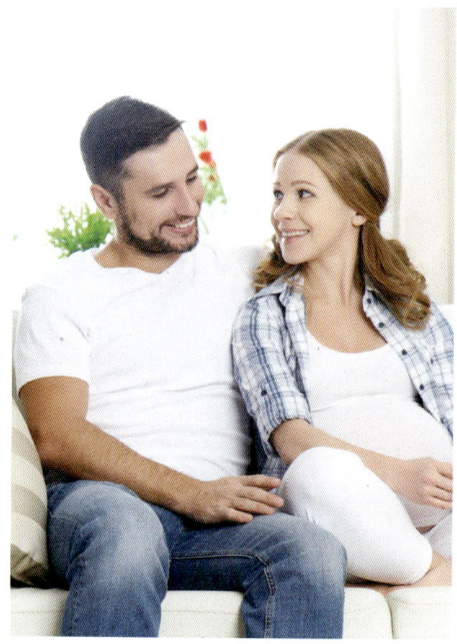

## 오늘 엄마는

조선 시대 명의 허준은 《동의보감》에서 "장차 태어날 아이의 성품은 물론 한 가정의 길흉화복조차 아버지의 마음가짐에 좌우된다"고 이야기했다. 우리나라는 전통적으로 부성 태교, 즉 태교에 아버지의 역할을 강조했다. 가부장적이던 그 시절에도 이렇게 강조한 걸 보면 배 속 아기를 위해 부부가 함께 노력해야 한다는 것은 만고불변의 진리인 듯하다.

### 산후 우울증 못지않게 심각한 임신부 우울증

근래 들어 산모에게 찾아오는 산후 우울증의 심각성은 널리 알려진 편이다. 그런데 출산 후보다 임신 중에 더 쉽게 우울증이 생긴다는 연구 결과가 나왔다. 특히 몸도 마음도 큰 변화에 적응해야 하고 이런저런 걱정거리도 생기는 임신 초기에 우울증 위험을 보이는 경우가 많다. 무엇보다도 호르몬 때문에 감정 기복이 심하고 우울감에 빠지기 쉽다. 아기를 가진 엄마의 우울 수치가 높을수록 아기도 까다롭고 예민한 기질을 가질 확률이 높다는 연구 결과도 있다. 엄마의 정신 건강이 중요하다는 것을 다시 한번 강조하게 되는 지점이다.

역시나 엄마의 우울함을 줄일 수 있도록 배우자를 비롯한 가족들의 따뜻한 관심이 필요할 때다. 규칙적으로 생활하면서 산책이나 요가 등 몸을 움직이는 가벼운 활동을 하는 것도 우울감을 떨치는 데 도움이 된다. 자신에게 맞는 취미 생활을 찾아 즐기는 것도 좋겠다.

하지만 계속해서 증상이 심하면 망설이지 말고 신경 정신과를 찾아 상담하도록 한다. 단순한 우울감과 우울증 사이에는 큰 차이가 있다. 우울증은 의지만으로는 이겨내기 힘든, 의학적 도움이 필요한 엄연한 질병이다.

엄마 배 속에서
10주 4일

우리 아기 태어나기까지

# D-206일

## 오늘 아기는

닫힌 눈꺼풀 아래에 눈동자가 발달한다. 눈의 색깔은 진작에 결정돼 지금쯤은 점점 짙어지고 있는 상태다. 코는 얼굴에서 솟아올라 뭉툭하게 드러난다. 아직 제 위치에 자리 잡진 않았지만 귀 모양도 완성된다. 혀도 완전히 만들어진다.

## 오늘 엄마는

열 명 중 아홉 명의 임신부가 튼살을 경험한다. 특히 갑자기 몸무게가 늘 때면 튼살이 생기기 쉽다. 튼살이 잘 생기는 부위는 가슴, 엉덩이, 배, 허벅지. 이런 곳은 임신 중 피부가 많이 늘어나야 하기 때문에 살갗이 트기 쉽다.

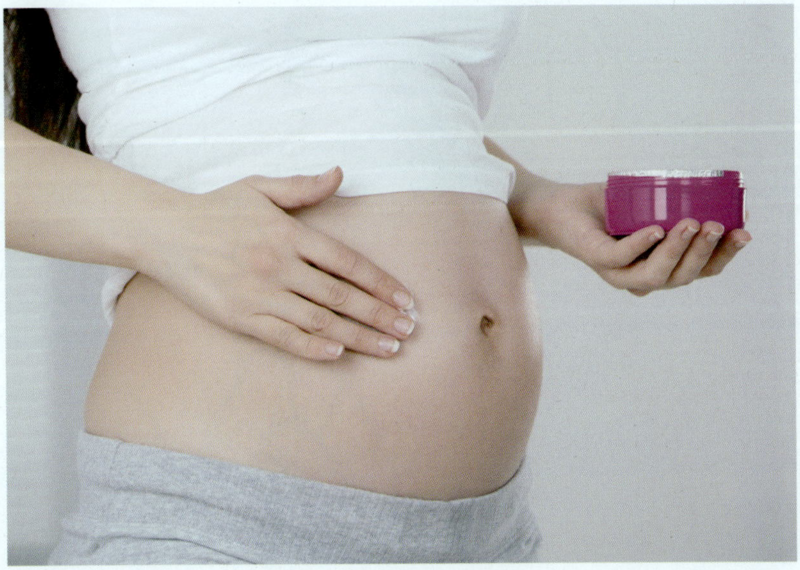

### 미리미리 예방해야 하는 튼살

아기가 자랄수록 엄마의 배와 가슴은 급격히 불어나기 마련. 이때 잔뜩 늘어난 피부의 탄력이 한계를 넘으면 얇게 갈라지는 증상이 나타난다. 대개 피하 조직이 약한 사람에게 더 잘 생기는 것으로 보인다. 임신선이라고도 부르는 이 튼살은 보기에 좋지 않다는 점 외에는 특별히 문제가 되는 것은 아니라서, 의학적인 접근보다도 미용상 접근이 먼저 필요하겠다.

일단 튼살은 완벽하게 치료하는 방법이 아직 없는 것으로 알려졌다. 보통 튼살 자국은 출산 후 서서히 옅어진다. 그러나 완전히 흉터 조직으로 변해서 자주색이나 갈색 자국을 남긴 튼살에는 어떤 치료도 별 효과가 없다. 그러니 살갗이 트기 전 미리 예방해야 한다.

사실 튼살 방지 크림이나 오일 마사지가 튼살에 크게 효과가 있는지는 정확히 입증되지 않았다. 다만 사전에 피부 탄력을 높이고 보습에 신경 쓴다면 살이 트는 것을 예방하는 데 도움이 될 것이다. 무엇보다도 체중이 너무 갑자기 늘지 않도록 해서 튼살이 생길 조건을 만들지 않는 게 중요하다.

엄마 배 속에서
10주 5일

우리 아기 태어나기까지

# D-205일

## 오늘 아기는

몸 안에 쓸개와 쓸개관이 만들어진다. 췌장과 항문도 생긴다. 성별은 아직도 구분하기 어렵다. 아기가 딸인지 아들인지 제대로 확인하려면 앞으로 2주는 더 있어야 한다.

## 오늘 엄마는

얼굴에 여드름이 나면 배 속 아기가 아들이라는 속설이 있지만 사실이 아니다. 임신 중 호르몬 변화로 여드름이 생기는 것일 뿐 여드름과 배 속 아기의 성별과는 상관이 없다. 같은 성별 아기를 가져도 임신 때마다 피부 상태가 달라지기도 한다.

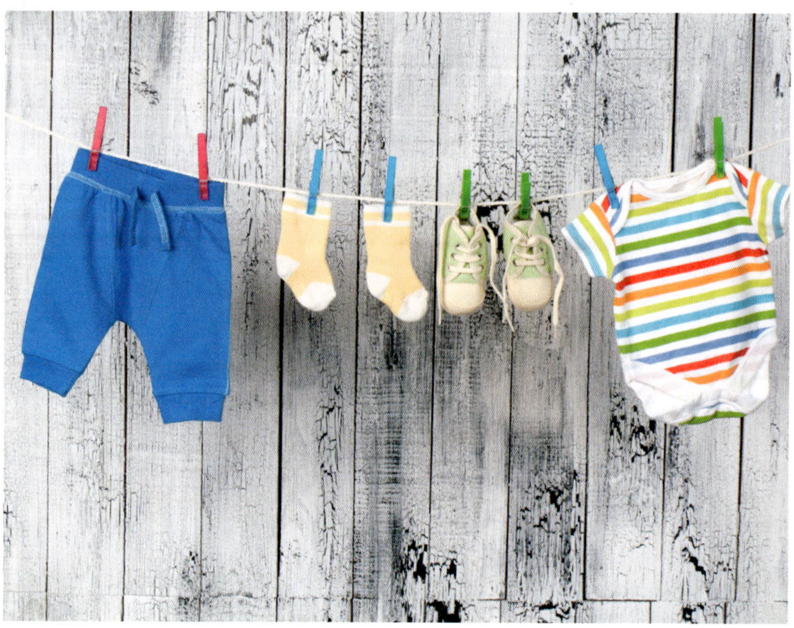

### 여드름이 심해진다면

여드름은 주로 사춘기에 생긴다고 알고 있지만 아기를 가진 엄마에게도 흔히 생기는 피부 문제다. 임신 호르몬 때문에 생긴 갑작스러운 여드름은 대부분 아기를 낳은 뒤 사라진다. 하지만 임신 중 여드름 때문에 거울을 볼 때마다 스트레스를 받는다든지, 나중까지 여드름 자국이 남는다든지 해서 골칫거리가 된다.
그런데 여드름 치료제는 아기에게 위험할 수 있으므로 무턱대고 먹으면 절대 안 된다. 약물 치료보다는 일상생활 가운데 잘 관리하고 심한 경우 피부과에 방문해 보는 게 좋겠다.
여드름이 자꾸 생긴다면 평소 세안을 더 꼼꼼히 하고 피부 자극을 최소화하도록 한다. 화장품은 유분이 적고 수분 공급이 잘 되는 제품을 쓴다.
여드름은 되도록 함부로 짜지 않고 아예 만지지 않는 게 좋다. 스트레스도 여드름을 돋게 하는 원인이 되니 마음을 편안하게 유지하도록 한다.

엄마 배 속에서
10주 6일

우리 아기 태어나기까지

# D-204일

## 오늘 아기는

아기의 머리뼈는 한 개로 구성돼 있지 않다. 뼈 여러 조각이 모여 머리뼈를 이루고 있다. 그중 머리 앞쪽의 뼈가 자라 아기의 이마를 덮는다. 연골 상태인 아기의 머리뼈가 점점 딱딱한 뼈로 변하게 된다. 하지만 머리 꼭대기 부분은 빠르게 자라나는 뇌를 감당해야 하기 때문에 계속 부드러운 상태일 것이다. 이마는 아직도 톡 튀어나와 있다.

## 오늘 엄마는

소변 때문에 자주 화장실을 들락날락하는 엄마. 자궁이 커지면서 바로 앞에 붙어 있는 방광이 눌리고 자극을 받아 이런 증상이 생긴다. 자연스러운 현상이지만 잔뇨감이나 통증이 있고 혈뇨가 보인다면 병원에 가야 한다.

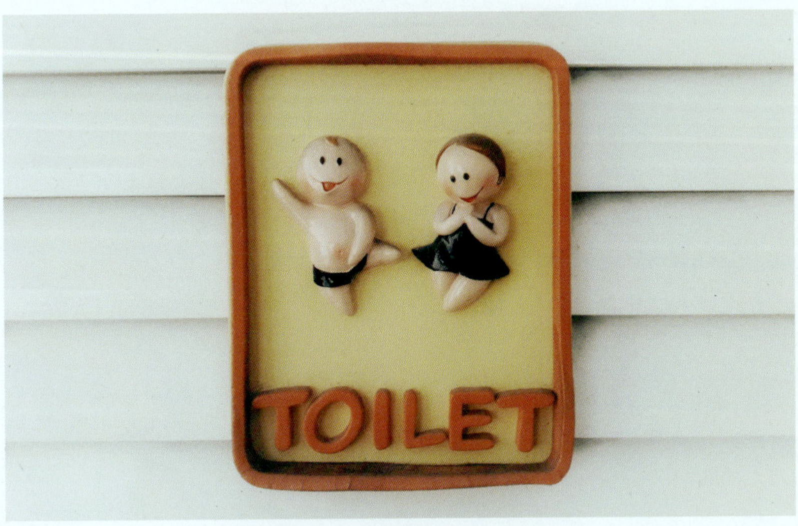


### 빈뇨 증세가 있을 때

자궁이 커져서 방광을 누르는 데다 엄마의 신장이 노폐물을 걸러 내려고 더 열심히 일하고 있는 임신 초기. 이즈음 소변 때문에 화장실에 자주자주 가야 하는 빈뇨 증상이 나타난다. 이 빈뇨 증상이 심하면 일할 때나 잠잘 때나 불편하기 짝이 없다.

소변을 자주 봐야 해서 불편하니 먼저 수분 섭취를 줄여야겠다고 생각하기도 하는데 이런 해결책은 바람직하지 못하다. 임신부에게는 수분이 많이 필요하다. 물은 전처럼 잘 마시는 게 좋다.

다만 평소 소변을 참지 않고 바로 화장실에 가고, 화장실에 가서는 소변이 남는 느낌이 없도록 시간을 충분히 들인다. 외출 전이나 자기 전에는 미리 화장실에 다녀올 것. 이뇨 작용을 하는 카페인 음료는 되도록 줄인다. 꽉 조이는 옷을 입거나 쪼그려 앉은 자세로 일하는 것도 방광을 누르게 되니 피한다.

혹시라도 방광염에 걸리지 않도록 소변을 오래 참는 일은 절대 없도록 한다. 위생에도 항상 신경 쓰는 게 좋겠다.

# 임신 11주

몸이 임신에 적응하고
아기도 안정적인 상태라고 할 수 있어요.

엄마는 아기를 품고 바뀐 이런저런 일상에 처음보다 많이 적응한 모습이다. 일주일 또 일주일 아기에게 중요한 이정표를 지나고 있는 지금. 모든 일이 잘되고 있는 만큼, 엄마 아빠는 서로에게 아낌없는 격려를 보내야겠다.

## 이번 주 아기는

달걀만 한 양수 주머니 안에서 꿈틀꿈틀 움직이고 있는 아기. 지금부터 한 달은 아기의 몸이 놀랄 만큼 빠른 속도로 성장할 것이다.

여전히 머리가 아기 몸의 절반 정도를 차지한다. 목이 길어져서 고개를 끄덕이거나 좌우로 돌릴 수도 있다. 코가 만들어져서 코뼈가 잘 생겼는지 초음파로 확인할 수도 있다.

세포가 놀라운 속도로 불어나 신체 각 부분으로 이동하고 있다. 뇌와 간장, 신장, 폐 같은 중요한 신체 기관 대부분이 완전히 만들어져 기능을 발휘하기 시작한다.

척수에서 뻗어 나간 척추 신경이 발달해 등뼈 윤곽이 확실하게 드러난다. 손톱이나 모낭처럼 미세한 부분이 보이게 되고, 외부 생식기도 나타날 것이다.

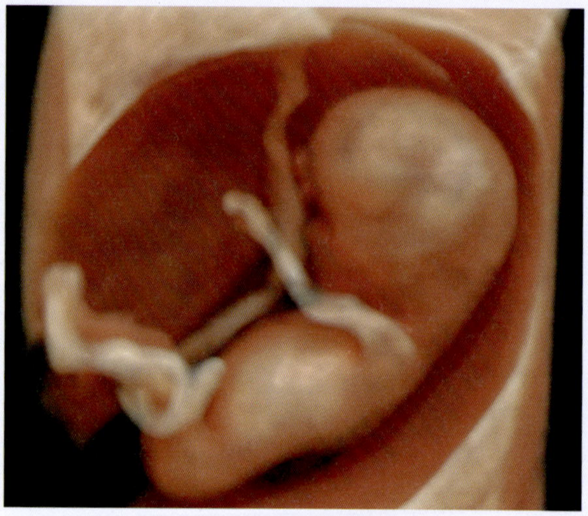

임신 11주 태아의 입체 초음파,
머리에서 엉덩이까지 길이가 4.1~5.2cm 가량

## 이번 주 엄마는

체중이 조금 늘고 아랫배가 약간씩 불러오기 시작한다. 시시때때로 졸리고 피로했던 증세는 조금씩 줄어 가는 느낌이다.

자연유산의 위험은 확연히 줄어든 상태다. 그러나 유산이나 조산을 한 적이 있다면 조심 또 조심해야 한다.

현기증이나 두통이 일어나곤 해도 어느 정도 임신부로서의 일상에 익숙해지고 안정을 찾아가고 있을 것이다.

임신 때문에 생긴 여러 증상은 나중에 대부분 자연스럽게 좋아진다. 그러니 너무 스트레스 받지 말고 언제나 마음을 편히 가지는 게 좋겠다.

우리 아기 태어나기까지

엄마 배 속에서
11주 0일

# D-203일

## 오늘 아기는

지금까지 매일 평균 1.5밀리미터씩 자란 셈인 아기. 이제부터는 더 빠른 속도로 자라날 것이다. 계속 이런 속도로 큰다면 배 속에서 웅크리고 있는 이 작은 아기가 엄마 아빠 나이쯤일 때는 웬만한 농구 선수보다 더 클지도 모르겠다.

## 오늘 엄마는

조롱박 모양에 가깝던 자궁이 조금씩 부풀어서 지금은 거의 둥근 모양이 됐다. 아직 그렇게 많이 커진 건 아니라서 골반 안에 자리하고 있지만 점점 위쪽으로 올라오고 있는 상태다.

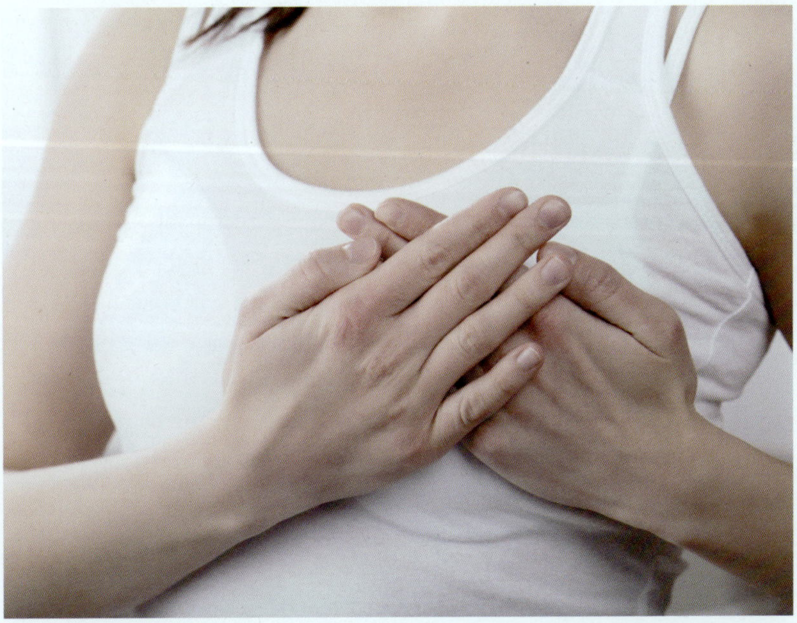

### 모유 수유를 준비하는 가슴, 유방통

임신 초부터 변화를 보이기 시작한 엄마의 가슴은 지금쯤 지방층이 두꺼워지고 유선과 혈액이 늘어 많이 커졌다. 그렇다 보니 유방통이 생기기도 한다. 가슴이 저리거나 아픈 느낌을 받고 스쳤을 때 심한 통증을 느낄 때도 있다.

앞으로 계속 혈액량이 늘어나면서 가슴은 더 커진다. 가슴 피부가 늘어나 가렵거나 트는 증상이 나타나기도 한다. 유두도 점점 커지면서 짙은 색으로 변하고 유륜 색깔도 진해질 것이다. 이렇게 시간이 지날수록 더 커지고 단단해지는 가슴은 모유 수유할 때를 준비하는 과정이라고 이해하면 되겠다.

임신 중 가슴의 크기는 이전보다 5센티미터, 무게는 1.4킬로그램까지 늘어난다고 한다. 재미있는 것은 가슴 크기가 크다고 모유가 넘쳐난다거나 가슴 크기가 작다고 모유가 모자라는 것은 절대 아니라는 점. 나중에 수유를 중단하면 커졌던 가슴은 다시 줄어든다.

유방통은 보통 임신 초기에 나타나는 현상으로 몸이 변화에 적응해 가면서 점차 사라진다. 통증이 심할 때는 브래지어를 여유 있게 착용하고 찬 찜질을 하면 도움이 된다.

엄마 배 속에서
11주 1일

우리 아기 태어나기까지

# D-202일

## 오늘 아기는

몸이 점점 곧게 펴지면서 길쭉해지고 있다. 팔도 쑥쑥, 다리도 쑥쑥 잘 자라는 중이다. 아직은 팔다리 길이에 비해 손발 크기가 많이 커 보이는 편. 앞으로 팔과 다리의 뼈가 자라면서 팔 길이와 손 크기, 다리 길이와 발 크기가 균형을 이루게 될 것이다.

## 오늘 엄마는

자궁이 커지면서 혈액이 점점 더 많이 필요하다. 따라서 혈액량이 현저히 늘어난 상태. 많아진 혈액은 아기를 보호하는 역할을 한다. 임신 초부터 늘어나기 시작한 혈액이 가장 많이 늘어나는 때는 임신 중기. 엄마는 혈액량이 많아지면서 평소보다 땀을 많이 흘린다.

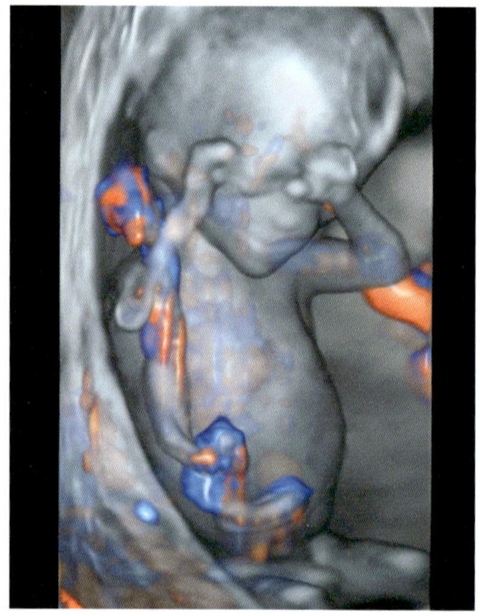

임신 12주 태아와 탯줄

### 태아 목덜미 투명대

이즈음 초음파 검사를 할 때면 아기의 목덜미 뒤에 체액 성분이 고여 있는 공간이 보인다. 이 부분을 태아 목덜미 투명대라고 한다.

태아 목덜미 투명대를 검사하는 것은 임신 초기 염색체 이상을 예측하는 유용한 방법이다. 산전 초음파나 질식 초음파로 목덜미 투명대의 두께를 잰다. 이때 목덜미 투명대의 두께가 정상 범위를 넘어서면 문제가 되는데, 다운증후군 같은 염색체 이상이나 심장 기형 같은 주요 선천성 기형과 관련이 있다. 이러한 경우가 아니더라도 유산이나 다른 유전 질환과의 연관성도 있는 것으로 알려졌다.

목덜미 투명대가 정상치 넘게 두꺼워졌다면 먼저 염색체 검사인 융모막 검사나 양수 검사를 해 본다. 정상 염색체로 판정되면 임신 20주 전후 정밀 초음파 검사를 해서 선천성 심장 기형 같은 이상이 있는지 확인해야 한다. 이때도 이상 소견이 없다면 건강한 아기가 태어날 확률은 95퍼센트 이상.

목덜미 투명대를 잴 때는 올바른 방법이 아니면 안 된다. 매우 작은 수치를 계산하는 과정이므로 정확하지 않으면 문제점을 놓칠 수 있다. 반드시 숙련된 전문가에게 검사를 받도록 한다.

엄마 배 속에서
11주 2일

우리 아기 태어나기까지

# D-201일

## 오늘 아기는

아기의 횡격막이 완성됐다. 앞으로는 숨쉬기 운동을 할 수 있게 된 것이다. 시간이 지날수록 조금씩 더 커지고 있는 태반은 양분과 노폐물을 순환시킨다. 또 태반은 해로운 물질이나 미생물이 아기 가까이 가지 못하도록 막는 역할도 한다.

## 오늘 엄마는

주먹만 한 자궁이 점점 더 커지고 있다. 양수도 30밀리리터 정도로 늘어날 것이다. 주로 수분으로 이루어진 양수는 태아가 엄마의 자궁 안에서 지내는 동안 쿠션 역할을 한다. 양수는 3시간 주기로 계속 보충된다.

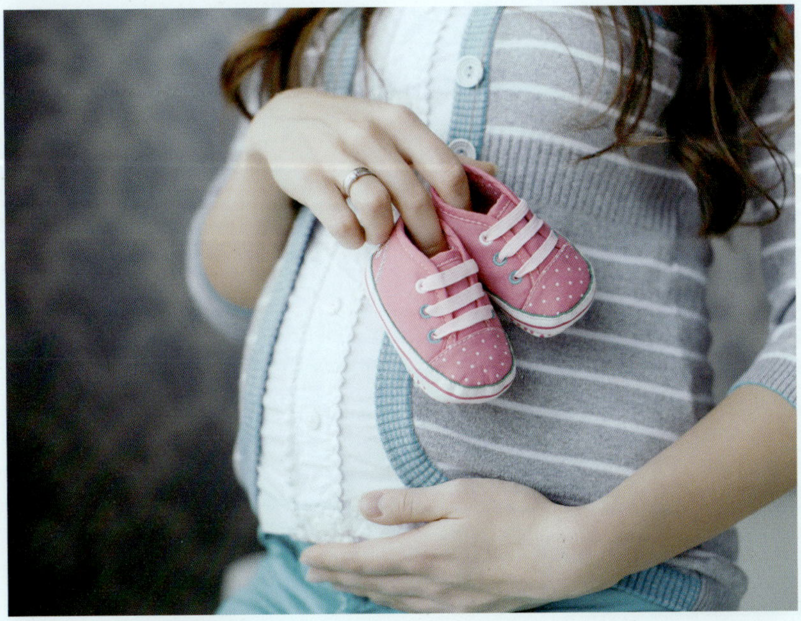

### 잠 못 들게 하는 속 쓰림

입덧을 하면 자꾸 신물이 넘어오고 속이 쓰려서 잠들기 힘들어지기도 한다. 입맛이 없어지고 속이 아프다 보니 먹는 게 겁이 나는 때. 자궁이 점점 커져서 위장이 눌리면 위액이 역류해 속 쓰림 증세는 더 심하게 나타난다.

사실 역류성 식도염이나 소화성 궤양은 임신 때 생기는 소화기 질환 중 가장 흔하다. 열 명 중 여덟 명의 임신부가 속 쓰림이나 타는 듯한 통증을 호소한다. 역류성 식도염은 임신 호르몬이 식도와 위 사이의 괄약근을 느슨하게 만들어 위산이 역류해서 식도 점막을 자극하는 현상이다. 역류 증상으로 밤에 누우면 심해지는 만성 기침이 나타나기도 한다. 이런 증상은 대체로 아기를 낳고 나면 자연히 사라진다.

속이 자꾸 쓰릴 때는 식단을 조절하는 게 중요하다. 자극적인 음식을 피하고 카페인, 탄산음료, 기름진 음식을 줄여야 한다. 과식도 속 쓰림의 적이다. 한 번에 너무 많이 먹지 않고 또 무언가를 먹었다면 바로 드러눕지 않아야 한다. 꽉 조이는 옷이나 벨트도 피한다.

그래도 좋아지지 않으면 처방에 따라 위벽을 보호하는 약이나 위산 억제제를 사용한다. 잘 때 상체를 높이하고 자는 것도 도움이 되겠다.

엄마 배 속에서
11주 3일

우리 아기 태어나기까지

# D-200일

## 오늘 아기는

머리카락과 털이 자라날 모낭이 만들어지는 중이다. 아기의 몸은 계속해서 조금씩 곧게 펴지고 있다. 몸통은 길어지고 굽었던 자세도 곧아지는 중. 몸 안에는 십이지장, 소장이 자리를 잡기 시작한다

## 오늘 엄마는

장운동이 줄어 변이 딱딱해지고 커진 자궁이 직장을 압박하는 지금. 임신 중에는 변비에 걸리기도 쉽고 변비와 동반해 치질이 생기기 쉽다. 치질 때문에 임신 동안 내내 괴롭다가 분만 과정에서 더 심해질 수도 있는 노릇. 이제부터라도 관리가 필요하다.

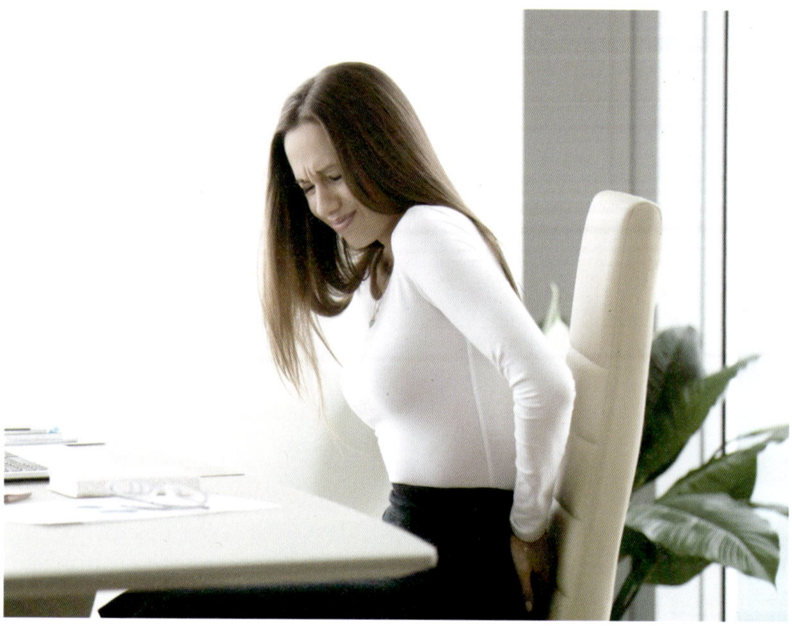

### 치질이 생겼어요

임신 기간에는 자궁이 커지면서 골반부를 누르고 있다 보니 혈액 순환이 잘 안 된다. 그래서 항문 주위 정맥이 부풀어 오르는 증상이 생긴다. 이런 증상은 꽤 흔해서 임신부 네 명 중 한 명이 치질을 겪는다.

처음에는 피가 살짝 묻어나오는 듯하다가 점점 심해져서 치질이 항문 밖으로 나오게 된다. 가벼운 치질은 아기를 낳은 후 몇 주 만에 자연스럽게 낫는다. 하지만 분만 중 힘을 주다 치질이 악화해서 아기를 돌봐야 할 때 괴로움을 겪는 수도 있다.

치질을 관리하려면 식생활 개선이 우선이다. 섬유소가 풍부한 신선한 과일과 채소를 잘 챙겨 먹고 물도 충분히 마신다. 규칙적인 운동으로 변비를 예방해야겠다. 또 변기에 너무 오래, 힘을 지나치게 주면서 앉아 있지는 않도록 한다. 오랜 시간 동안 서 있거나 같은 자세로 오래 앉아 있는 것도 항문 쪽에 부담이 가니 피하는 게 좋다.

따뜻한 물에 좌욕을 하거나 가끔 항문을 오므리는 운동을 하는 것도 도움이 된다. 심하게 불편하면 병원에서 약을 처방받아 쓴다. 출혈이 있고 많이 아프면 주치의와 상담해 수술을 고려해 볼 수도 있다.

엄마 배 속에서
11주 4일

우리 아기 태어나기까지

# D-199일

## 오늘 아기는

아직도 눈 사이가 꽤 멀리 떨어져 있다. 귀는 생각보다 아래쪽에 자리 잡고 있다. 물론 차츰차츰 제 위치를 찾아간다. 피부는 내부 장기와 근육을 보호하기 위해서 점차 불투명해지고 두꺼워진다.

## 오늘 엄마는

가슴이 한 치수는 더 커 보인다. 유륜에는 작은 돌기가 돋아나기 시작한다. 이 돌기를 몽고메리 돌기라고 부르는데, 나중에 아기에게 모유를 먹일 때 이 돌기에서 나오는 유분이 유두를 부드럽게 한다. 상처가 생기지 않게 돕는 것이다.

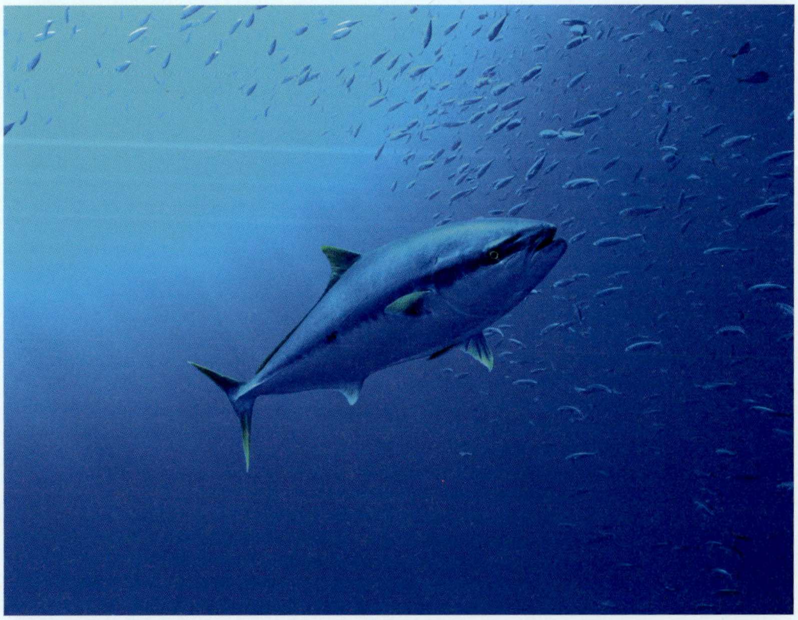

### 몸에 좋은 생선, 수은을 주의하세요

양질의 단백질이 풍부한 생선. 다양한 필수 영양소가 들어 있어서 우리 몸에 이로운 식품이다. 생선은 포화 지방이 적고 오메가-3 지방산이 많아서 심혈관계 질환을 예방하는 데 도움이 된다. 그래서 고기를 줄이고 생선을 더 먹으라고 권장하기도 한다.

일주일에 340그램 이상 먹는 것이 좋다고는 하지만 생선을 먹을 때는 수은 함량에 주의해야 한다. 임신부가 수은을 섭취하면 아기가 발달 지연을 겪거나 뇌 손상을 받을 수 있다.

실제로 미국 FDA에서는 임신부라면 참치를 일정량 이상 먹어서는 안 된다고 경고했다. 먹이사슬의 위쪽에 있는 대형 어종이나 깊은 바다에 사는 수명이 긴 생선은 수은이 많아서 아기에게 위험할 수 있다.

우리나라 식품의약품안전처에서도 임신부와 수유 여성의 생선 섭취 지침을 제공하고 있다. 이 가이드라인에 따르면 수은 함량이 비교적 낮은 갈치, 고등어, 꽁치, 광어, 대구, 멸치, 명태 등의 일반 어류와 참치 통조림은 일주일에 400그램 이하, 수은 함량이 비교적 높은 다랑어류와 새치류, 상어류는 일주일에 100그램 이하로 섭취할 것을 권고하고 있다.

엄마 배 속에서
11주 5일

우리 아기 태어나기까지

# D-198일

## 오늘 아기는

외부 생식기가 자라날 부위에 작은 돌기가 돋아난다. 앞으로 아기 성별에 따른 생식기가 드러날 것이다. 그래도 아직 초음파로 성별 확인을 할 수는 없다. 한편 등에는 척추의 윤곽이 또렷이 보인다.

## 오늘 엄마는

태교는 아기와 엄마 아빠가 마음으로 소통하는 것이다. 늘 아기와 함께하고 있다는 것을 기억해야 한다. 태교의 밑바탕은 결국 엄마 아빠와 아기 사이에 흐르는 사랑. 사랑하는 마음을 담아 아기와 교감하면 아기도 행복을 느낄 것이다.

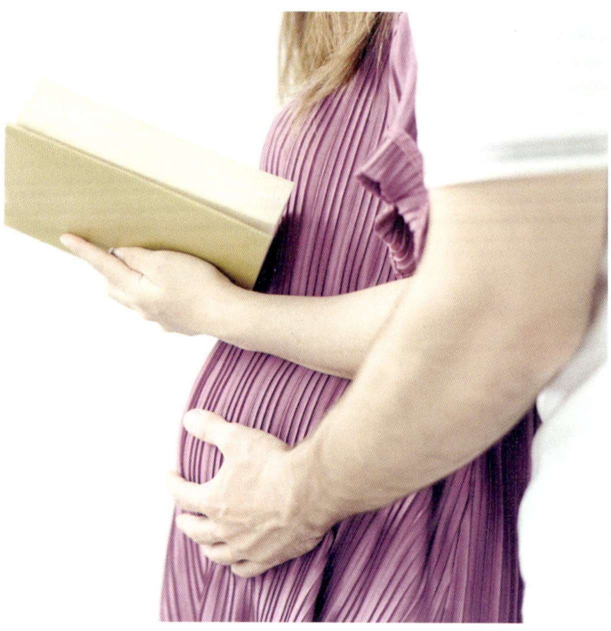

### 가장 오래된 태교 전문 서적, 《태교신기》

세계 최초의 태교법 단행본으로 알려진 《태교신기》. 정조 24년인 1800년 여성 실학자인 사주당 이씨가 아기를 가진 사람을 위해 쓴 한문책이다. 이듬해에 아들인 유희가 한글로 음과 뜻을 붙여 《태교신기언해》를 발간했다.
총 열 개의 장으로 구성된 이 책은 태교의 이치와 효험을 설명하고 태교의 중요성을 강조한다. 권장하는 음식과 먹지 말아야 할 음식을 다루는 등 구체적인 태교법이 세세하게 설명돼 있다.
어머니뿐 아니라 아버지도 태교에 중대한 책임이 있다는 내용이나 시를 읽고 거문고나 비파 연주를 들려주라는 내용은 그 옛날 태교에 대한 인식이 지금과 별다를 바 없다는 점에서 놀랍고도 흥미롭다.
《태교신기》에서는 이렇게 말한다.
"스승의 십 년 가르침이 어머니가 배 속에서 열 달 기르는 것만 못하다."
아기를 품은 엄마로서 다시 한번 되새겨 볼 만한 이야기다.

엄마 배 속에서
11주 6일

우리 아기 태어나기까지

# D-197일

## 오늘 아기는

아기는 손을 얼굴 근처에 두고 있을 때가 많다. 손으로 얼굴을 가리기도 하고 가끔은 입을 만지기도 한다. 엄마 배 속에서 꿈틀꿈틀 몸을 움직이는 아기. 그러나 매우 작고 가벼워서 엄마는 아직 이 생기 넘치는 움직임을 느끼지 못한다.

## 오늘 엄마는

가슴과 배, 다리의 혈관이 더 뚜렷해지는 것을 관찰할 수 있다. 얼굴과 가슴, 아랫배에는 색소 침착이 나타난다. 피부에 자꾸 짙은 색 얼룩이 생기면 조금 속상할 수도 있겠지만, 임신 중 흔히 나타나는 증상이니 크게 걱정할 필요는 없다.

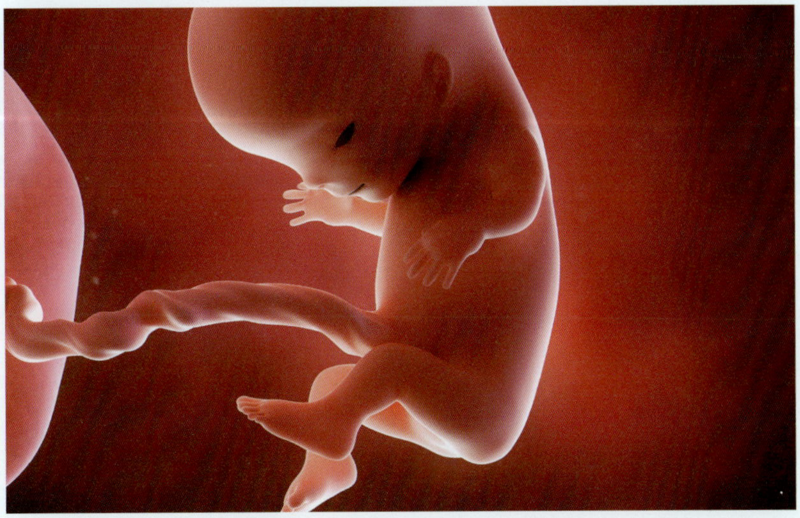

임신 11주 태아의 정밀 3D 그림

### 배에 생기는 세로선, 흑선

아기를 가진 후 생기는 또 다른 피부 고민 중 하나가 바로 흑선이다. 흔히들 튼살 자국을 뜻하는 임신선(Striae gravidarum)과 혼동해서 이야기하는 이 흑선(linea nigra)은 배꼽에서부터 아랫배에 수직으로 나타나는 갈색 선을 말한다. 임신부에 따라서는 자줏빛을 띠기도 한다.

이 선은 원래 임신 전부터 있었지만 잘 보이지 않던 것이다. 임신하면서 멜라닌 색소가 증가해 눈에 띄게 짙어진다.

배꼽 아래로만 가늘게 생기는 임신부도 있고 치골부터 가슴 쪽까지 쭉 일자로 생기는 임신부도 있다. 똑바르지 않고 기울어 나타나는 경우도 있고, 임신 전부터 색소가 침착돼 진한 선이 눈에 띄는 경우도 있다.

대부분 출산 뒤에는 점점 희미해져서 잘 보이지 않게 된다. 그러니 흑선이 생겼다고 해서 너무 걱정하지 않아도 되겠다.

# 임신 12주

다운증후군 선별 검사를 하는 때입니다.

어느새 임신 3개월을 채웠다. 아직 말하지 않고 있었다면 이제는 주변에 임신 소식을 알려도 좋을 듯하다. 입덧이 점차 줄고 피곤함이 사라지면서 몸이 점점 안정을 찾는다. 한층 편안한 마음으로 지낼 수 있는 한 주다.

## 이번 주 아기는

팔다리가 쑥쑥 길어지면서 전보다는 몸길이와의 비율이 맞아 보인다. 키위만 한 아기의 몸무게는 50그램 정도. 이 작은 아기가 엄마에게는 벌써부터 기나긴 이야기의 주인공이다.
뇌는 앞으로 더 크겠지만 기본 구조는 완전히 갖췄다. 뇌 안의 기억 회로도 만들어지기 시작한다. 생존을 위한 반사 행동을 하고 소화관 운동을 한다. 간에서 담즙도 만들어 내기 시작한다. 콩팥이 열심히 제 할 일을 해서 만든 소변이 양수로 흘러들어 간다.
온몸의 기관이 완성되면서 아기는 세상 밖으로 나올 때를 대비한 움직임을 연습한다. 온몸의 관절이 만들어져서 자유롭게 움직이게 된다. 초음파 검사 때 아기가 등을 엄마 자궁에 대고 편안히 쉬고 있는 모습, 갑자기 통통 튀어 올랐다가 다시 가라앉듯 운동하는 모습도 볼 수 있다. 12주는 초음파 검사에서 태아 목덜미 투명대를 봐야 하는 중요한 시기이다.

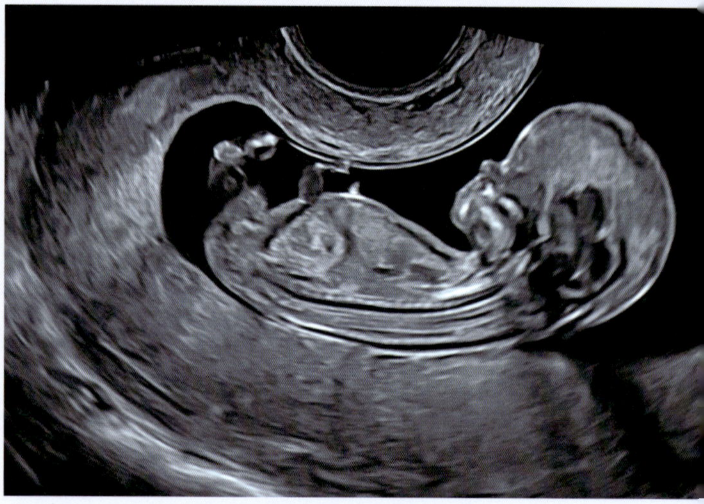

임신 12주 태아의 초음파,
머리에서 엉덩이까지 길이가 5.4~6.6cm 가량

## 이번 주 엄마는

자궁이 자몽만큼 커져서 골반 밖으로 나오게 된다. 아랫배부터 조금씩 커지며 엉덩이, 허벅지에도 살이 붙는다. 지금까지 잘 입던 바지나 치마가 끼기도 한다. 배를 압박하지 않도록 꽉 끼는 옷은 입지 않는 게 좋겠다. 높은 굽의 신발도 신지 않는 게 좋다. 신발 굽이 높으면 허리 근육에 무리를 주기 쉽다.
태반이 고정되고 거의 완성돼 가면서 유산의 가능성은 훨씬 낮아진다. 확실히 아기도 엄마도 안정돼 가는 시기다. 그래도 유산 위험이 아예 없다고 할 수는 없으니 너무 방심하면 안 된다. 항상 무리하진 않겠다는 마음으로 지내도록 한다.

## ∘ 다운증후군

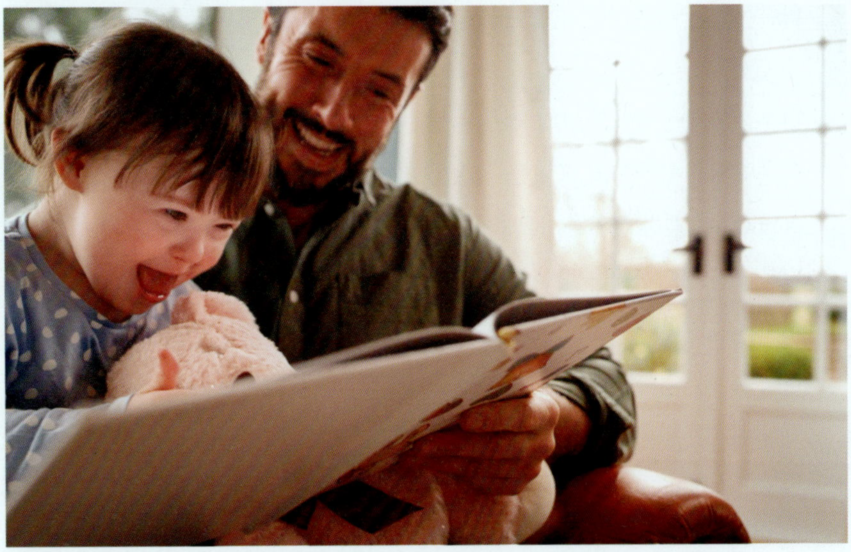

다운증후군은 21번 염색체가 하나 더 있는 상태로 염색체 이상 중 가장 흔하다. 임신부의 나이가 많을수록 발생 위험이 높아지며 약 800명 당 한 명에게서 나타난다.

다운증후군 신생아는 외형적으로 몇 가지 특징이 나타난다. 둥글고 납작한 얼굴, 낮은 콧등, 위로 올라간 눈꼬리에 양 눈 사이가 멀어 보인다. 목이 짧고 작은 귀에 귓바퀴가 낮게 붙어 있다. 입에 비해 혀가 크고 손과 발이 작으며 손바닥에는 한 줄로 가로지르는 일자 손금이 관찰되기도 한다. 근육에 힘이 없어 몸이 늘어지고 신생아 시기에 잘 먹지 못하는 경우도 있다. 개인마다 다를 수 있지만 여러 신체 부위에서 동시에 이러한 특징을 보이는 것이 다운증후군의 전형적인 모습이다.

미국유전상담사협회는 다운증후군 진단 시 가족에게 다음과 같은 내용을 전달하도록 권장하고 있다.

- 다운증후군은 신체적 특징으로 의심할 수 있지만, 최종 진단은 염색체 검사로 내린다.
- 다운증후군 어린이는 경증에서 중등도까지 다양한 범위의 지적장애를 보일 수 있다.
- 다운증후군 신생아의 80% 정도는 근긴장도 저하가 나타난다.
- 다운증후군 신생아의 50%는 선천성 기형이 동반돼 수술적 치료가 필요하다. 40~60%가 심장 질환을, 12%가 위장관 이상을 보인다.
- 다운증후군 어린이는 다운증후군의 특성도 있지만 또래 아이들과 비슷한 점이 더 많다.
- 다운증후군 어린이를 키우는 것은 다른 아이들에 비해 더 많은 시간이 필요할 수 있다.
- 발달이 느릴 수 있지만 물리 치료, 작업 치료, 언어 치료 등 조기 치료로 도움을 받을 수 있다.
- 다양한 지역사회 스포츠, 여가 활동에 참여할 수 있다.
- 특수 교육이나 정규 수업을 받을 수 있고 대부분 고등학교를 졸업한다.
- 성인이 되어 경쟁적 직업이나 작업장에서 일할 수 있다.
- 독립적으로 또는 그룹 홈에서 생활할 수 있다.
- 친구를 사귀고 친밀한 관계를 맺을 수 있다.

우리 아기 태어나기까지

엄마 배 속에서
12주 0일

# D-196일

## 오늘 아기는

아기의 눈 사이는 좀 더 가까워졌다. 귀도 처음 생겼을 때보다 많이 위로 올라왔지만 아직 제자리에 닿진 못했다. 코와 입 사이는 잘 구분돼 보인다. 턱도 또렷이 드러난다. 입천장뼈도 딱딱해지는데, 입천장은 코와 입 사이를 나눠서 숨을 쉬고 음식을 씹을 수 있게 해 주는 중요한 역할을 한다.

## 오늘 엄마는

견과류는 몸에 이로운 성분이 많이 들어 있지만 절대 무시할 만한 칼로리가 아니다. 아차 하면 훌쩍 많이 먹게 돼서 체중 조절 시 요주의 식품. 먹기 전에 적절한 양을 미리 정해 놓고 조금씩 먹도록 한다. 견과류의 지방 성분이 산패하면 매우 해로우니 신선한 상태인지 반드시 확인한다.

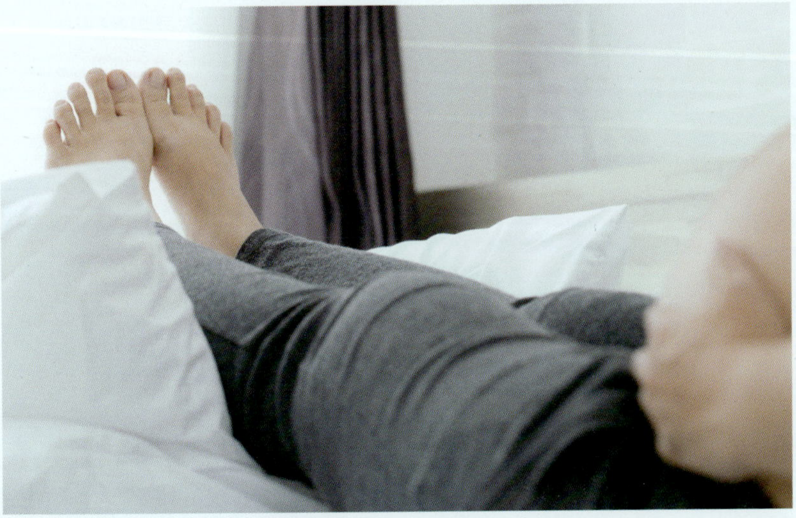

### 임신성 부종

아기를 품은 뒤 이전보다 쉽게 붓는 엄마의 몸. 자궁이 커지면서 혈액 순환을 방해해서 엄마 몸을 붓게 만든다. 수분이 많아져 체액 속 물질의 균형이 깨져서 붓는 현상이 생기기도 한다. 발목을 비롯해 발과 다리가 쉽게 붓고 얼굴이나 손까지 붓기도 한다.

부종은 임신 중 시간이 지날수록 더 눈에 띄게 나타난다. 오래 서 있거나 날씨가 더울 때는 더 심해지고, 아침보다 저녁 시간에 더 많이 붓는다.

붓는 것도 대개는 임신부에게 나타나는 자연스러운 증상이니 크게 걱정할 필요는 없다. 쉴 때나 잘 때 다리를 쿠션 위에 올려 심장보다 높은 위치에 두면 도움이 된다. 오래 서 있거나 같은 자세로 오래 앉아 있지 말고 음식은 짜게 먹지 않는 게 좋다.

임신 20주 넘어서 갑자기 얼굴과 손이 많이 부을 때는 임신중독증일 가능성도 있으니 우선 진료를 받는 게 좋다. 그러나 임신 초기는 임신중독증 위험 시기는 아니다. 지금의 부종은 생활 습관 교정으로 완화할 수 있다.

압박 스타킹을 신는 것도 부종 예방과 완화에 도움이 된다.

엄마 배 속에서
12주 1일

우리 아기 태어나기까지

# D-195일

## 오늘 아기는

아직 주름이 잡혀 있지 않고 매끈해 보이는 뇌. 급속도로 발달하는 중이다. 또 아기의 생식기가 열심히 만들어지는 중이기도 하다. 물론 아기의 성별은 수정 때 이미 결정이 나 있는 상황. 우리 아기, 과연 딸일까 아들일까.

## 오늘 엄마는

융모막 검사는 임신 초기에 염색체 이상 여부를 알아낼 수 있는 검사다. 필요하다면 주치의와 상의해 융모막 검사를 받아 본다. 염색체 기형을 조기에 알 수 있다는 것이 융모막 검사의 유용한 장점이다.

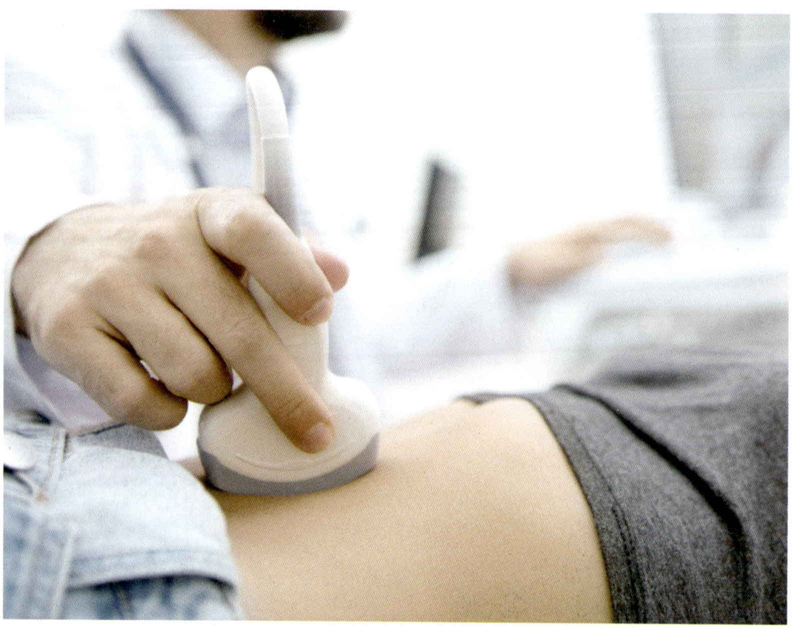

### 융모막 검사

임신 초기에 태반을 이루는 작은 돌기 융모는 태아와 같은 염색체와 유전자를 지닌다. 그래서 이 융모를 떼어 내 검사해서 아기에게 염색체 이상이나 유전자 이상 같은 선천 기형이 있지는 않은지 알아볼 수 있다.

융모막 검사는 양수 검사보다 더 이른 시기인 임신 11~13주 사이에 할 수 있어서 더 빠른 결정을 내릴 수 있다는 장점을 가진다. 단, 드문 경우지만 아기에게 위험이 갈 수도 있다는 것을 생각해야 한다. 융모막 검사로 인해 태아가 유산될 확률은 0.5퍼센트 정도. 양수 검사보다는 약간 높은 편이다.

융모막 검사를 할 때는 대개 초음파를 보면서 복부를 통해 바늘로 융모 조각을 떼어 낸다. 간혹 자궁경관을 통해 가느다란 튜브로 융모 조각을 떼어 내기도 한다. 모두 초음파를 보면서 하는 검사이기 때문에 태아에게 손상이 갈 확률은 매우 낮다.

엄마 배 속에서
12주 2일

우리 아기 태어나기까지

# D-194일

## 오늘 아기는

아기가 자라는 것과 동시에 피와 영양을 공급하는 태반도 자라고 있다. 태반이 자라는 속도보다는 아기가 자라는 속도가 조금 더 빠른 편. 지금은 아기와 태반의 무게가 비슷하지만 태어날 때 태반의 무게는 600그램 정도로 아기 몸무게의 5분의 1쯤 된다.

## 오늘 엄마는

가슴이 더 커지고 하체에도 살이 점점 붙는다. 자궁이 치골 밖으로 올라와서 배를 더듬어 보면 안쪽으로 살짝 만져지기도 한다. 자궁이 더 커지면 엄마는 허리가 아플 수도 있다.

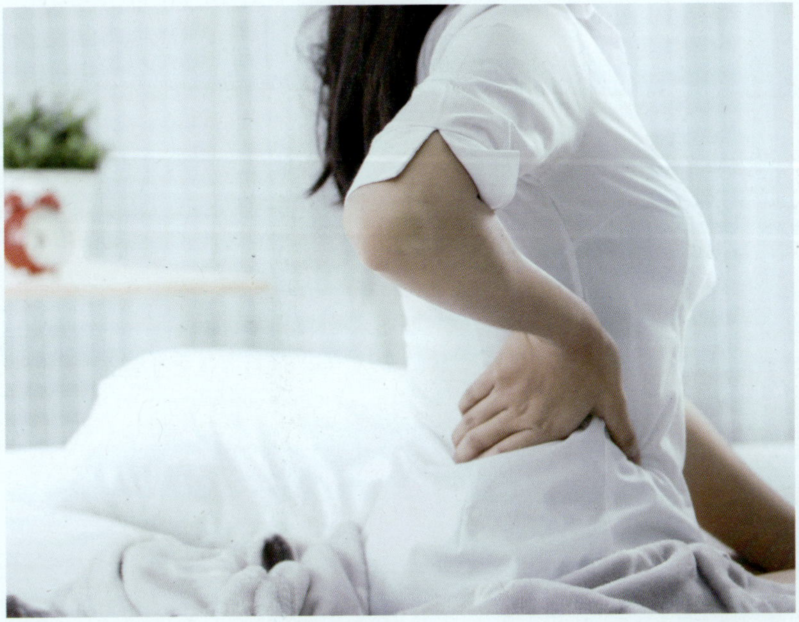

### 허리가 아파 온다면

임신부에게 일어나는 아주 흔한 증세 중 하나인 허리 통증. 자궁이 커지고 자궁의 위치가 점점 올라가면서 허리가 아파 온다. 게다가 호르몬이 분만 때를 대비해 관절을 이완시키기 때문에 조금만 무리해도 쉽게 허리 통증이 생긴다. 앞으로 배를 내밀고 몸을 뒤로 젖힌 듯한 자세가 되면 허리 근육과 등뼈, 골반에는 더 무리가 가게 된다.

특히 오랫동안 같은 자세로 있거나 자세가 바르지 않으면 허리에 부담이 생긴다. 가능하면 한 자세로 오래 있지 말고 몸을 자주 움직이는 게 좋다. 앉을 때는 바른 자세로, 등받이가 있는 의자에 앉도록 한다.

굽 높은 신발은 신지 않고 무거운 물건을 들지 않는다. 배가 나올수록 잘 때는 옆으로 누워서 다리 사이에 베개를 끼우면 한결 편해진다. 물건을 주울 때는 허리를 굽히는 것보다 무릎을 굽히는 게 바람직하다.

엄마 배 속에서
12주 3일

우리 아기 태어나기까지

# D-193일

## 오늘 아기는

이쯤이면 새로 생기는 기관 없이, 이미 만들어진 신체 기관이 점점 완전한 형태가 돼 가는 중이다. 근육이 많이 발달해서 양수 속에서 자유롭게 움직이고 있다. 양수 주머니는 아기가 돌아다니기 충분한 공간이다. 아직 아기의 움직임은 엄마에게 전달되지 않는다.

## 오늘 엄마는

배가 눈에 띌 만큼 나오지는 않았지만 옆구리와 엉덩이, 허벅지에 살이 조금씩 붙었다. 평상시 입던 옷이 불편한 이 상황이 매우 어색하게 느껴지기도 한다. 몸매 변화는 첫아이 때보다 둘째, 셋째 아이를 가졌을 때 더 빨리 나타난다.

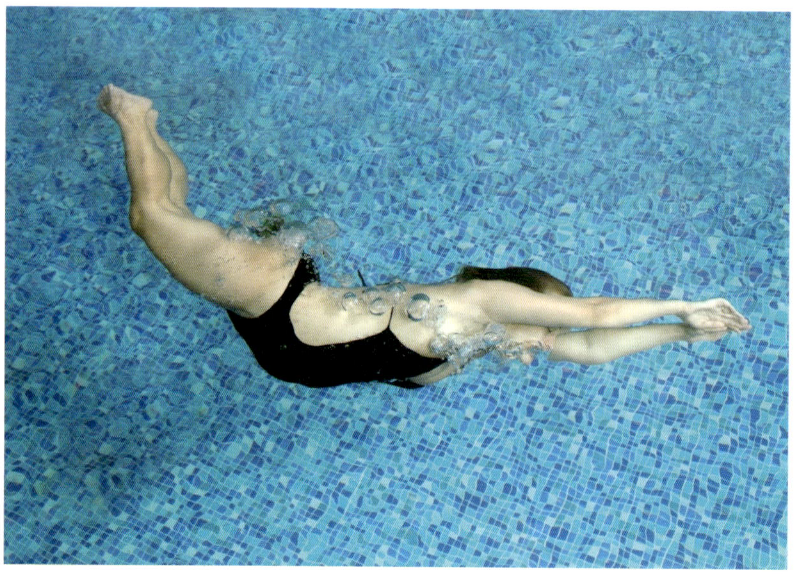

### 임신부 운동으로 안성맞춤, 수영

임신부에게 좋은 운동이라면 가장 먼저 수영을 꼽을 수 있다. 몸이 무거워져도 중력의 영향을 덜 받고 관절에 무리가 없다. 물의 부력으로 몸을 편안하게 하는 운동이다. 출산 때 필요한 근육을 단련시키고 고관절을 부드럽게 하는 것도 수영의 효과다.

수영장의 소독된 물이 위험하다고 걱정하는 것은 기우라고 볼 수 있다. 그보다는 수영으로 얻을 수 있는 이점이 훨씬 더 많다. 다만 미끄러져 넘어질 수도 있으니 물기 있는 바닥을 조심하도록 한다. 수영 도중 배를 차이거나 부딪치지 않도록 사람이 적은 시간대에 수영하는 것이 좋다. 임신부 수영 교실을 다니면 더 바람직하겠다.

수영 전에는 스트레칭을 충분히 해서 몸을 풀고 물속에서 걷는 것부터 시작한다. 하루 20분 정도씩 꾸준히 수영하면 더없이 좋다. 중간중간 쉬어 가면서 무리하지 않도록 한다. 힘들거나 무서워서 못 따라가겠다면 더 쉽게 접근할 수 있는 아쿠아로빅도 좋겠다.

엄마 배 속에서
12주 4일

우리 아기 태어나기까지

# D-192일

## 오늘 아기는

아기의 콩팥에서 만들어지는 소변은 아무런 세균 없이 깨끗한 상태다. 이 무균 상태의 소변은 양수로 흘러들어 갈 것이다. 양수 주머니는 아기가 자랄수록 커지면서 마음껏 발길질하고 몸을 쭉쭉 늘일 공간을 제공한다.

## 오늘 엄마는

현기증 때문에 몸을 못 가누고 넘어질 수 있으니 갑자기 일어서거나 무리해서 움직이는 것은 조심해야 한다. 임신 중 어지럼증은 대부분 빈혈 때문이 아닌 혈압이 떨어져 생기는 것이니 크게 염려할 필요는 없다. 현기증이 날 때는 다리를 머리보다 높게 올리고 누워 있으면 한결 괜찮아진다. 사람이 많은 곳, 환기가 잘 안 되는 곳은 피하는 게 좋다.

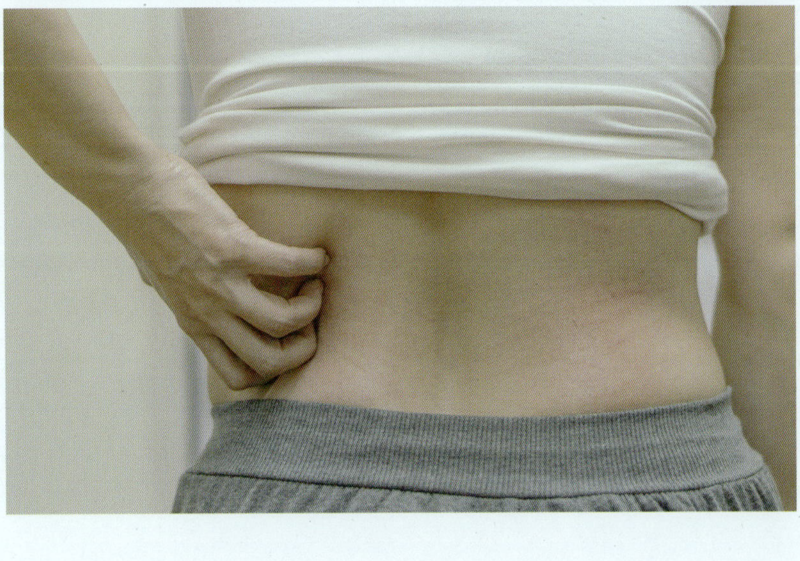

### 잠 못 이룰 정도의 괴로움, 임신성 가려움증

임신부가 흔히 겪는 증상인 가려움증. 배와 가슴, 다리 또는 온몸의 피부가 가려운 증상이 임신부를 괴롭힌다. 가려움증을 참지 못하고 긁다 보면 군데군데 부스럼이나 습진이 생긴다. 심하게는 피가 나서 상처가 남기도 한다.

임신 때 생기는 가려움증의 원인은 아직 확실하게 알려지지 않았다. 호르몬의 영향으로 간에서 가려움증을 유발하는 물질이 많이 나오기 때문이라고 추측할 뿐이다. 살이 트는 것도 가려움증이 생기게 하는 한 원인일 것이다.

약을 함부로 쓸 수 없으니 산부인과, 피부과 전문의와 상의해 적절히 처치하고 약을 처방받는다. 일단 긁기 시작하면 더 가려워지고 계속 긁게 되는 악순환이 반복된다. 너무 가려우면 찬 찜질을 하는 게 도움이 되기도 한다. 긁는 것보다는 터치하거나 가볍게 때리는 방식이 낫다. 가려운 것을 잊도록 정신을 다른 곳에 집중하는 것도 좋은 방법이다.

가려움증이 심할 때는 피부약을 바르면 훨씬 좋아지므로 임신 중임을 이야기하고 피부약 처방을 받도록 한다.

엄마 배 속에서
12주 5일

우리 아기 태어나기까지

# D-191일

## 오늘 아기는

이제는 하나하나 분리된 아기의 발가락 열 개가 거의 똑같은 길이로 보인다. 발목 관절도 충분히 발달했다. 아기의 다리뼈는 더 튼튼해지고 있다.

## 오늘 엄마는

변을 보다가 출혈이 일어날 수도 있다. 임신 중 화장실에서 이렇게 피를 보는 것은 대부분 치질 때문이다. 그러나 질에서 나온 피를 착각할 수도 있다. 이런 경우 치질이 아닌 다른 질환일 수도 있으므로 잘 확인하고 주치의와 상의하는 것이 좋다.

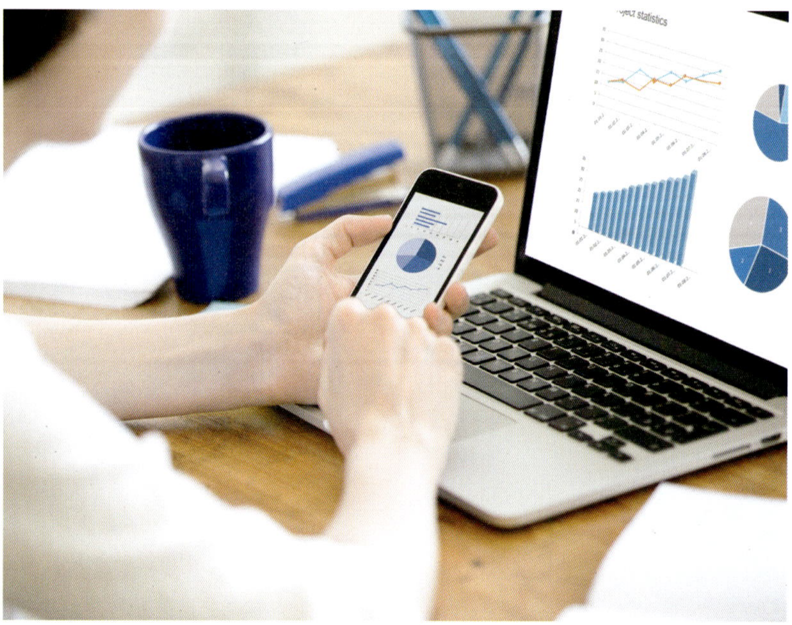

### 안전한 전자 기기 사용

컴퓨터로, 휴대전화로 임신과 육아에 대한 여러 정보를 검색하다 보면 문득 전자파에 대한 걱정스러운 생각이 들기도 한다. 배 속 아기에게 전자파는 영향을 미치지 않을까.

사실 개인용 컴퓨터나 휴대전화 정도의 전자파가 인체에 해가 되는가 그렇지 않은가는 논란이 분분하고 확실하게 입증되지 않았다. 다만 우리가 일상적으로 사용하는 전자 기기는 대부분 전자파 안전 진단을 받은 제품이니 크게 걱정하지 않아도 될 듯하다. 많은 과학자가 흡연이나 음주가 아기에게 끼치는 해로움에 비하면 전자파의 영향은 미미한 정도라는 의견이다. 전기장판이나 온수 매트를 쓸 때는 전자파보다도 엄마의 체온이 너무 높게 유지된다는 점이 문제의 소지가 크다.

하여튼 컴퓨터 앞에 오래 앉아 있거나 휴대전화만 너무 오래 들여다보면 허리가 아프거나 다리가 붓는 등 안 좋은 점도 많다. 혈액 순환을 위해서 기지개를 켜고 가볍게라도 몸을 움직여 주는 게 좋겠다.

엄마 배 속에서
12주 6일

우리 아기 태어나기까지

# D-190일

## 오늘 아기는

신체 조직과 기관이 더 빠르게 성숙해 간다. 간은 앞으로 피를 정화하고 영양분을 축적하며 필요한 물질을 제공할 중요한 기관이다. 췌장은 인슐린을 만들어 내기 시작한다. 신진대사를 조절하는 갑상선도 완성돼 가고 있다. 처음에는 탯줄 형태로 몸 밖에 있었던 장(이를 생리적 탈장이라고 한다)이 아기 배 속으로 들어가기 시작해서 지금은 배 안쪽에 자리를 잡았다. 장벽의 근육이 움직이면 곧 음식물을 옮기는 연습도 시작할 것이다.

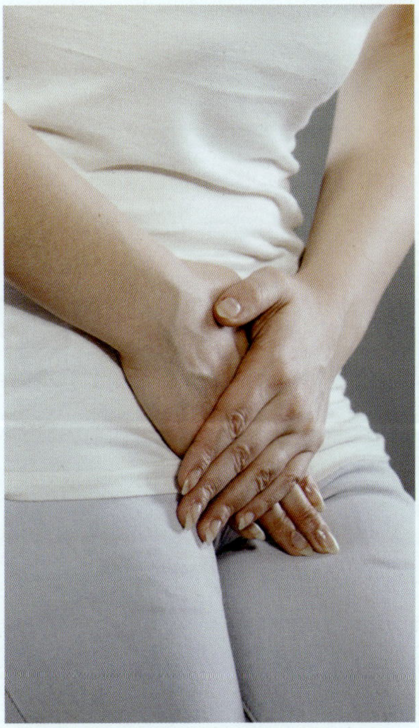

## 오늘 엄마는

소변을 오래 참지 말고 그때그때 화장실에 가야 한다. 소변을 몸 밖으로 내보내지 않고 방광에 오래 머물게 하면 박테리아에 의한 방광염이 생기기도 한다. 게다가 방광염이 신우신염을 일으킬 수도 있다. 평소에 물을 많이 마시고 소변을 볼 때는 방광을 완전히 비우는 게 좋다.

### 방광염 예방하기

여성은 남성보다 방광염에 걸릴 위험성이 더 높다. 신체 구조상 요도가 짧은 데다 질이나 항문과 가까이에 있어서 분비물이나 세균에 오염되기 쉽기 때문이다. 특히 임신 중에는 면역력이 떨어지고 질 분비물이 많아져 방광염에 걸릴 위험이 더 커진다.
방광염에 걸리면 아랫배 쪽이 콕콕 찌르듯 아프거나 불편한 느낌이다. 소변을 볼 때 따갑고 아프며 소변을 봐도 찜찜함이 남는다. 혹은 소변이 급해도 잘 나오지 않거나 조금만 나와서 화장실에 계속 드나들기도 한다. 물을 많이 마시고 위생에 신경 쓰면 방광염 예방에 도움이 된다. 배변이나 배뇨 뒤에는 항상 앞쪽에서 뒤쪽으로 닦는 습관을 지닌다. 소변은 너무 참지 않도록 한다.
방광염은 치료하면 금세 없어진다. 치료하지 않으면 세균이 오줌관을 따라 올라가서 신장염이 생길 위험이 있으므로 즉시 병원을 찾는 게 좋겠다.

# 임신 13주

체형이 임신부답게 변하고 있어요.
알맞은 몸무게를 유지하도록 합니다.

고생스럽던 입덧이 어느 정도 진정되고 몸과 마음이 편안한 지금. 엄마와 아빠는 함께 산책을 하거나 가벼운 운동을 하면서 열심히 자라고 있을 아기를 생각한다. 부모가 된다는 것은 부부 사이에 새로운 차원의 문이 열리는 엄청난 사건이다.

## 이번 주 아기는

하루가 다르게 커서 천도복숭아만 한 아기. 이등신이었던 아기가 삼등신으로 자랐다. 팔다리가 자라고 머리와 몸길이가 균형을 이뤄 가면서 신생아의 신체 비율과 꽤 비슷해진다. 이즈음 아기의 성장 속도에 개인차가 커진다.
동그랗고 매끄럽던 뇌에 주름이 생기고 신경이 만들어지면서 본능, 감성에 관여하는 부분이 먼저 기능을 시작한다. 아기의 뇌는 더 빠르게, 고차원적으로 발달하고 있다. 움직임을 제어하는 운동 신경 섬유가 먼저 자라면서 팔다리를 점점 더 복잡한 방식으로 움직일 수 있게 된다. 감각을 제어하는 감각 신경은 아기의 손과 입 부분부터 발달할 것이다.
외부 생식기가 거의 완성돼서 초음파 검사 때 아기의 성별을 알아챌 수도 있다. 하지만 아기가 작고 자세를 자주 바꾸는 데다 가려서 잘 보이지 않을 확률이 높다. 성별을 100퍼센트 확인할 수 있으려면 한두 달은 더 있어야 한다.

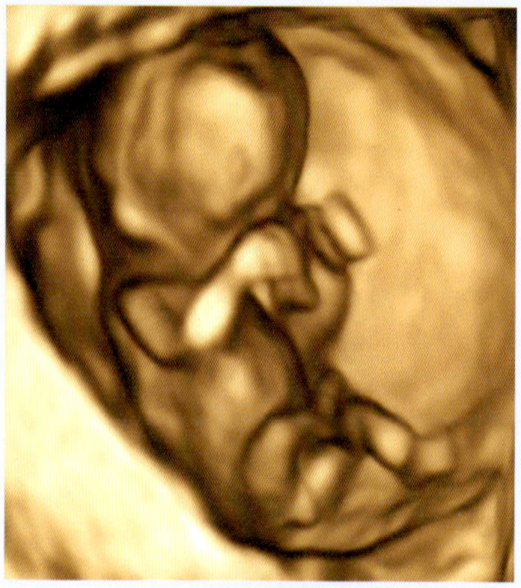

임신 13주 태아 초음파,
머리에서 엉덩이까지 길이가
6.7~7.5cm 가량

## 이번 주 엄마는

입맛이 돌아오고 있다. 입덧이 점점 사라져 가면서 식욕이 왕성해진다. 갑자기 먹고 싶은 음식이 떠오르고 먹고 돌아섰는데 금세 또 먹고 싶기도 하다.
이제부터는 본격적으로 영양을 따지며 아기에게 이로운 식생활을 해야 한다. 특히 엄마와 아기 모두 단백질이 많이 필요한 때니 충분히 챙겨 먹는다.
다만 갑자기 살이 찌지 않도록 주의. 임신 중 과체중은 임신중독증 같은 부작용을 불러올 수 있고 출산에도 문제가 될 수 있다. 몸무게에 신경 쓰지 않으면 갑자기 늘어 버릴 수 있는 때다. 지금은 주당 0.32킬로그램 이상 늘지 않는 게 좋다. 몸무게를 조절하고 체력을 관리하기 위해 운동을 하는 게 좋겠다.
건강에 별 이상이 없으면 임신 전과 별다르지 않게 지낼 수 있는 한 주다.

우리 아기 태어나기까지

엄마 배 속에서
13주 0일

# D-189일

## 오늘 아기는

손이 더 발달한 아기는 엄지손가락을 다른 손가락들과 다른 방향으로 뻗을 수 있게 됐다. 몸의 움직임은 더 활발해졌다. 어쩌면 초음파 검사 때 아기가 움직이는 모습을 확인하고 흐뭇해 할 수도 있겠다.

## 오늘 엄마는

임신부 요가나 수영을 시작해도 좋을 때다. 연구에 따르면 운동을 적절히 한 임신부는 운동을 하지 않은 임신부에 비해 분만 시간이 더 짧고 수월했다고 한다. 또한 태아에게 더 많은 자극이 되어 똑똑한 아이를 출산할 수 있다. 다만 무거운 것을 드는 운동, 뛰는 운동과 같이 관절을 심하게 사용하는 운동은 임신부에게 좋지 않으니 피하는 것이 좋다.

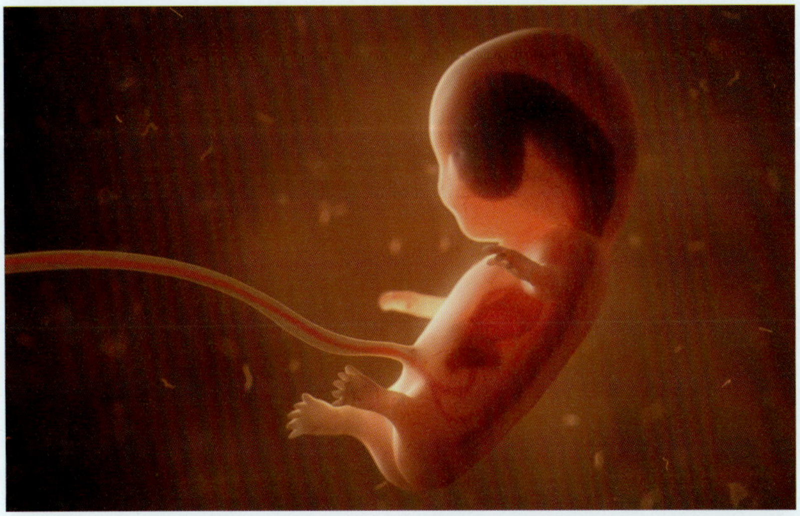

장기가 형성되어 점차 완성되어 가는 태아

### 운동 시작하기 좋은 이때

입덧이 줄고 식욕이 폭발하면 몸무게가 불기 시작할 것이다. 특히 과체중을 조절 못 하고 임신해서 몸무게가 늘면 임신성 당뇨, 임신중독증 같은 부작용이 생길 수 있으니 관리에 신경 써야 한다. 지금은 유산 위험도 어느 정도 줄어든 상태. 적당한 강도의 규칙적인 운동을 시작하면 좋을 때다.

빠르게 걷기나 임신부 요가, 수영, 체조 같은 운동은 지금 하기 좋은, 임신부에게 권장하는 운동이다. 마음먹고 시작하지 않더라도 당장 풍경을 감상하며 산책을 즐기면 운동도 되고 태교에도 좋을 듯하다.

다만 유산이나 조산 위험이 있어서 주치의에게 주의를 받았다면 운동보다 안정이 우선이다. 구기 종목이나 자전거 타기, 승마, 스키, 서핑 같은 과격한 운동은 피하도록 한다. 허리와 배에 무리가 가는 윗몸 일으키기 같은 운동도 임신부에게 좋지 않다.

엄마 배 속에서
13주 1일

우리 아기 태어나기까지

# D-188일

## 오늘 아기는

아기는 지금 양수를 공기인 양 들이마시고 내뱉으면서 숨 쉬는 연습을 하고 있다. 로봇처럼 기계적이던 반사 행동이 꽤 자연스러워졌다. 아기 얼굴에는 콧날이 보이고, 눈과 귀는 거의 자리를 잡았다.

## 오늘 엄마는

전에 없이 눈이 건조하고 뻑뻑한 엄마. 모래라도 들어간 양 깔끄러운 느낌이다. 눈을 촉촉하게 보호하던 눈물이 줄어들어서 이런 증세가 생긴다. 이 눈이 건조한 증세 역시 출산 뒤에는 대부분 저절로 없어진다.

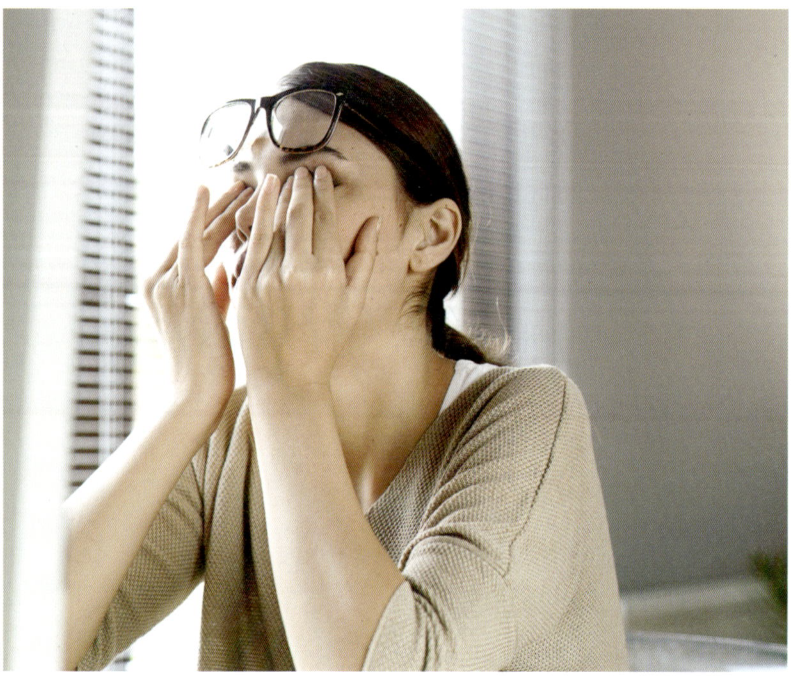

### 눈에도 찾아오는 임신의 여파, 안구 건조증

임신이 가져오는 수많은 변화에는 눈도 예외일 수 없다. 임신 중에는 눈이 건조하고 모래가 들어간 듯한 느낌이 들며 빛에 민감해지기도 한다.

임신부 열 명 중 여덟 명에게 나타난다고 보고된 안구 건조증. 호르몬이 눈물 분비를 줄이기 때문에 생기는 증상이다. 잠이 부족하고 스트레스를 받는 상황에서 이렇게 눈이 건조한 상태로 내버려 두면 자칫 결막염이나 다래끼 같은 항생제가 필요한 증상이 생길 수도 있다. 그러니 사전에 잘 관리해야 한다.

처방받아 인공 눈물을 넣으면 쓰리고 아픈 증세가 가라앉는다. 인공 눈물은 눈물을 보충해 주면서 눈 표면에 쌓이는 오염 물질과 염증을 씻어 주기도 한다. 오염될 수도 있으니 너무 오래 쓰지 말고 약통 끝이 눈에 닿지 않도록 주의한다. 방부제가 걱정된다면 일회용 인공 눈물을 사용하면 되겠다.

콘택트렌즈를 사용한다면 인공 눈물을 충분히 사용하고 하루 권장 착용 시간을 넘기지 않도록 한다. 위생에도 주의를 기울인다.

엄마 배 속에서
13주 2일

우리 아기 태어나기까지

# D-187일

## 오늘 아기는

뇌에 점차 주름이 생기고 있다. 대뇌가 제대로 기능을 하려면 아직 멀었지만 본능이나 희로애락을 관장하는 부분은 벌써 기능을 시작한다. 뇌가 성장하면서 스트레스를 느끼게 되니 엄마의 스트레스가 아기에게 전달되지 않도록 조심해야 한다.

## 오늘 엄마는

아기가 배 속에서 자라기 시작하고서는 방귀가 부쩍 는 듯하다. 사실 임신 중에는 장내 가스가 많아진다. 임신 유지 호르몬이 모든 장기를 움직이지 않게 조용히 만들어 위 운동을 방해한다. 또 장운동도 저해해 변비가 생기고 가스를 만들어 낸다. 그렇다 보니 방귀는 물론이고 트림도 잦아지는 것이다. 결국 자연스러운 현상이라는 이야기다.

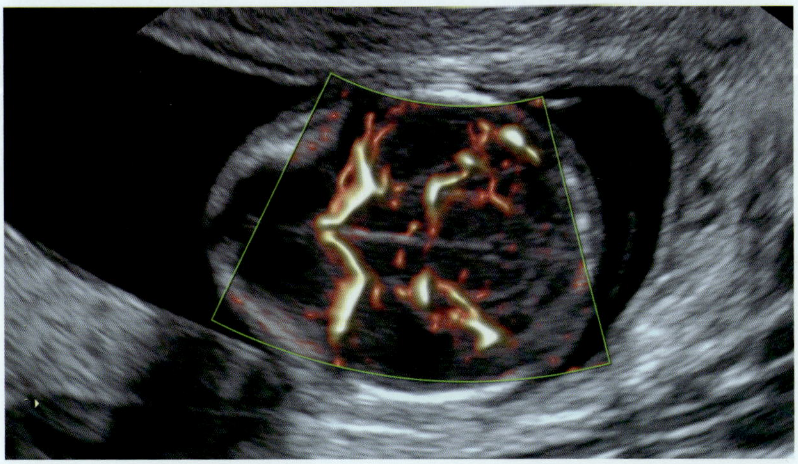

임신 13주 태아의 머리 혈관 초음파

### 피부색이 변하고 얼룩이 생겨요

임신 호르몬 때문에 피부색이 변하거나 반점이 생기는 것은 이즈음 흔히 나타날 수 있는 증상이다. 흑선은 물론이고 얼굴과 목에 다양한 크기의 얼룩이 나타나기도 한다. 간혹 유륜이나 성기 주위 피부에도 색소 침착이 심해지는 것을 확인할 수 있다.

이마나 코, 뺨 등 얼굴 부위 피부색이 변한 것을 갈색반 혹은 임신 마스크라고 한다. 이런 반점은 피부 색조가 짙은 임신부에게 더 많이 나타난다.

이런 색소 침착 현상은 임신 중 호르몬이 멜라닌 세포를 자극하여 생기는 것으로 보인다. 완전히 막아 낼 수는 없겠지만 자외선 차단제를 꼼꼼히 바르고 되도록 햇볕을 바로 쬐지 않는 게 좋다. 호르몬의 영향으로 생기는 것이라 레이저 시술로도 효과를 보기가 어렵다. 출산 후에는 자연히 옅어지거나 없어진다.

엄마 배 속에서
13주 3일

우리 아기 태어나기까지

# D-186일

## 오늘 아기는

생식기가 점차 발달하면서 남녀 구별이 확실해진다. 남자 아기라면 전립선이 나타나고, 여자 아기라면 난소가 복부에서 골반으로 내려간다. 여자 아기의 난소에는 나중에 난자가 될 원시 난자가 200만 개 들어 있는데, 점차 줄어들어서 태어날 때는 100만 개 정도가 된다.

## 오늘 엄마는

냉 같은 분비물이 늘어난다. 되도록이면 통기성이 좋은 속옷을 입는다. 순면 소재의 속옷으로, 자주자주 갈아입는 게 좋겠다. 분비물의 색상이 이상하거나 냄새가 심하다면 병원을 찾아야 한다.

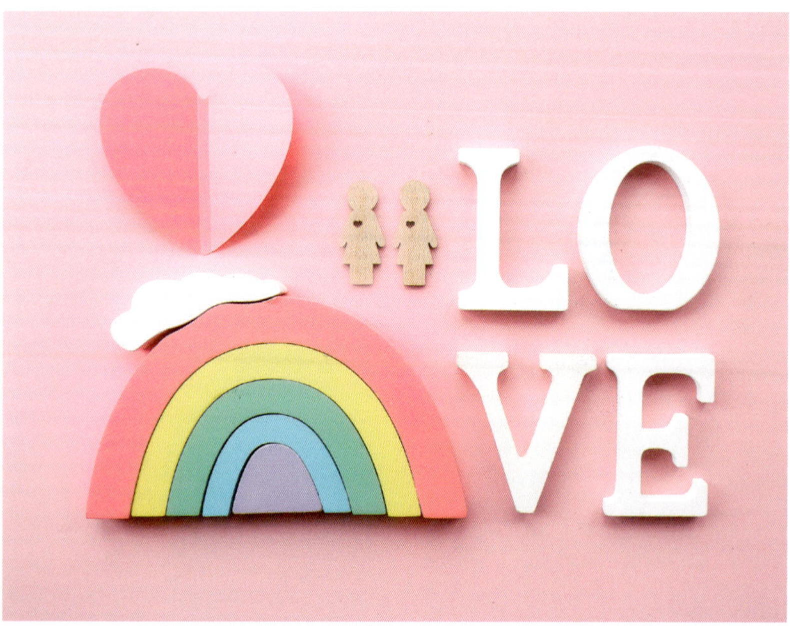


### 상태를 확인해야 할 질 분비물

냉, 즉 질 분비물이 많은 것을 대하증이라고 한다. 임신 뒤에는 호르몬의 영향으로 자궁과 질이 부드러워지고 신진대사가 활발해져서 대하증이 나타나는 경우가 적지 않다.

분비물이 늘더라도 색이 투명하거나 우윳빛이고 외음부가 가렵지 않다면 정상이니 걱정하지 않아도 된다. 하지만 분비물이 많아지면 외음부에 세균이 증식해 오염돼서 질염이나 방광염이 생기기 쉽다. 그러니 청결하게 유지하도록 매일 샤워를 하고 속옷을 자주 갈아입는 것이 좋다.

만약 분비물의 색깔이 정상일 때와 다르거나 냄새와 가려움증, 통증을 동반한다면 질염을 의심할 수 있다. 이런 경우에는 최대한 빨리 치료를 받도록 한다. 질염은 질정으로 간단히 치료 가능하다.

또 분비물이 지나치게 많아진 듯해도 진료가 필요하다. 자궁경부무력증이나 조산의 징조일 수도 있으므로 바로 병원에 가 보는 게 좋다.

엄마 배 속에서
13주 4일

우리 아기 태어나기까지

# D-185일

## 오늘 아기는

볼에 근육이 채워져 아기 뺨은 제법 살이 오른 듯 보인다. 식도와 후두도 생기고 잇몸 속에는 이가 자라고 있다. 침샘에서는 침을 만들어 내기 시작한다.

## 오늘 엄마는

갑자기 손톱이 빨리 자라기도 한다. 손톱이 약해져 쉽게 부러지거나 빠지기도 한다. 반대로 손톱이 더 두꺼워지는 사람도 있다. 머리카락 역시 보통 때보다 빨리 자라는 듯하다. 이런 현상도 모두 출산 후면 정상으로 돌아오니 너무 걱정하지 않아도 된다.

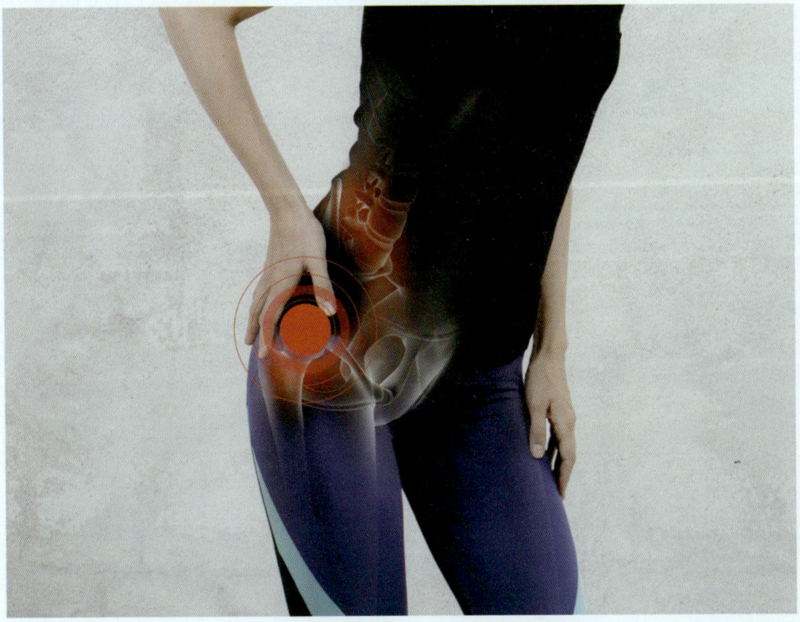

### 한쪽으로 당기는 듯한 통증이 있어요

임신 12주~16주면 자궁이 한쪽으로만 당기는 통증을 호소하는 임신부가 종종 있다. 이 증상은 자궁이 커지면서 나타난다. 커진 자궁을 지탱하려다 보니 인대가 늘어나서 생기는 현상이다. 간혹 아주 심하게 느끼는 임신부가 오른쪽에 통증이 있는 경우에는 맹장염으로 오해할 수 있을 정도. 그럴 만큼 굉장히 아프기도 하다.

특히 고관절이 아프다, 환도 선다라는 말로 표현되는 이런 통증은 대개 자궁이 오른쪽으로 돌기 때문에 생긴다. 아무래도 오른쪽 고관절이 불편한 경우가 더 많다.

고관절통 외에 치골이 눌려 오는 통증은 임신 후반기에 더 심해진다.

우리 아기 태어나기까지

엄마 배 속에서 13주 5일

# D-184일

## 오늘 아기는

아기 살갗에 소용돌이 모양으로 솜털이 나기 시작했다. 이 솜털은 곧 몸 전체를 덮는다. 이렇게 자란 솜털은 나중에 태아의 피부를 보호하는 역할을 한다. 보통은 태어나기 전에 사라진다.

## 오늘 엄마는

입덧으로 울렁여서 도통 먹을 수 없었던 시간이 지나면 식욕이 갑자기 폭발하기도 한다. 이런 때 아무 생각 없이 입덧 때처럼 먹고 싶은 대로 다 먹으면 안 된다. 까딱하다가는 넘치는 식욕 때문에 몸무게가 금방 불어나 버릴지도 모른다.

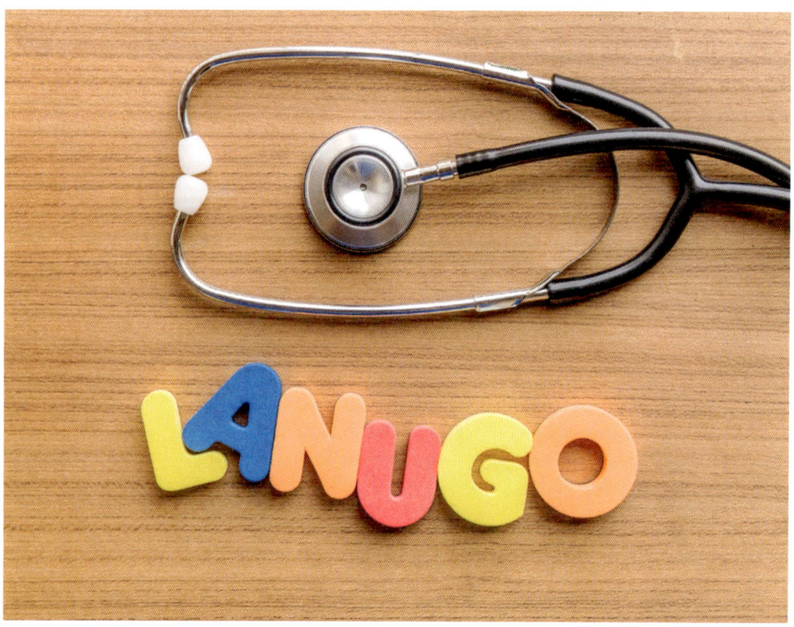


### 체중 변화에 신경 써야 할 때

임신 전부터 과체중이었거나 임신 중 급작스럽게 체중이 늘었다면 지금부터라도 신경 써야 한다. 대개 입덧이 사라지면 바로 입맛이 돌아서 무심코 많이 먹게 되는데, 엄마가 먹고 싶은 것이 아니라 아기가 먹고 싶은 것이라는 생각으로 한없이 먹다 보면 몸무게는 훌쩍 불어나게 돼 있다.

특히 당분 많은 간식이나 고열량, 고지방인 음식은 되도록 피하는 게 좋다. 한창 입덧 중일 때 밤에도 당기는 음식을 먹는 습관이 들었다면 이제 고쳐야 한다. 잠자리에 들기 전 먹는 음식은 체중 관리의 큰 적이다.

임신 중에 기준치를 넘어 늘어난 몸무게는 아기를 낳고 난 뒤에도 완전히 빠지지 않고 남을 확률이 높다. 출산 후 다이어트를 하는 것보다는 임신 중에 덜 찌는 것이 훨씬 쉬울 것이다.

과체중 임신부는 임신중독증, 당뇨병이 생길 위험이 있고 거대아가 태어날 수 있으며 산도가 좁아져 난산일 확률이 높다. 물론 몸무게가 너무 조금 늘어도 문제다. 아기가 잘 크지 않고 빈혈일 수도 있다. 체중계를 가까이 두고 관리에 신경 써야 하겠다.

엄마 배 속에서
13주 6일

우리 아기 태어나기까지

# D-183일

## 오늘 아기는

태반이 거의 완성됐다. 탯줄로 아기와 엄마가 연결되면서 영양분과 산소가 아기에게 전달되고 노폐물은 아기에게서 엄마한테로 보내진다.

## 오늘 엄마는

태반에 혈액이 집중돼 어지러움을 느끼는 사람도 있다. 피를 만드는 데 좋은 음식을 많이 먹도록 한다. 간, 멸치, 시금치, 달걀노른자, 해조류처럼 철분이 많은 음식, 고기, 치즈, 콩, 두부, 우유처럼 단백질이 많은 음식, 토마토, 딸기, 귤, 양배추, 아스파라거스처럼 철분의 흡수를 돕는 비타민 C가 많은 음식을 먹는다.

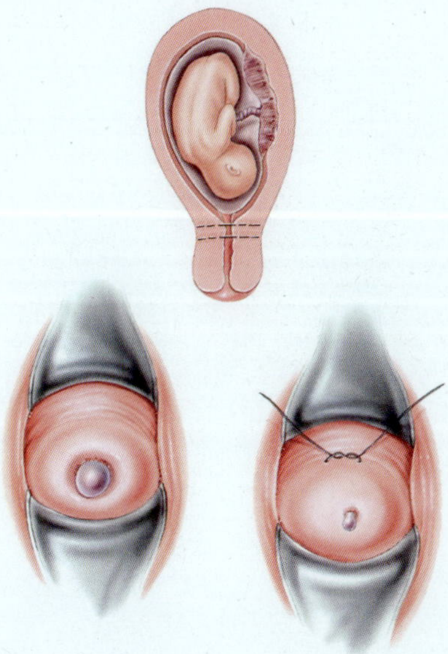

자궁경부무력증 수술

### 조산, 유산을 일으키는 자궁경부무력증

자궁경부가 힘없이 풀려서 만삭이 되기 전 태아가 자궁 밖으로 나오게 되는 것을 자궁경부무력증이라고 한다. 자궁경부는 진통 시 자궁 수축에 반응해서 열리는데, 자궁경부 조직이 약해 벌어져 버리면 양수가 터지면서 유산이나 조산을 일으키게 된다.

자궁경부무력증은 자궁경부 쪽에 선천적으로 문제가 있다거나 과거에 유산이나 손상이 있었을 경우 생긴다. 쌍둥이를 임신했거나 양수과다증일 경우 발생하기도 한다.

자궁경부무력증은 증상이 생긴 뒤에야 진단을 받게 돼서 미리 예방할 수 있는 것은 아니다. 그러나 자궁경부무력증 과거력이 있었던 임신부는 임신 12주~13주쯤 자궁경관을 묶어 벌어지지 않도록 수술해야 한다. 주치의에게 본인의 과거력을 꼭 미리 말하도록 한다.

임신 37주부터는 정상적으로 출산할 수 있으므로 수술했던 실을 뽑으면 자연적인 출산이 진행된다. 하지만 수술을 한다고 유산 위험이 완전히 사라지는 것은 아니다. 출산 때까지 무리하지 않도록 신경 써야 한다.

# 2장

# 임신 중기

임신 중기는 태아가 본격적으로 자라는 시기다. 비교적 안정기에 들어섰다고 할 수 있다. 초음파 검사로 태아를 가장 잘 관찰할 수 있는 때이기도 하다. 배가 불러오고 태동을 느끼면서 엄마는 태교에 더 신경 쓰게 된다.
보통은 병원에 4주 간격으로 방문해서 진찰을 받는다.

- 영양소가 풍부한 음식을 골고루 섭취하는 것이 중요하다. 철분제를 따로 챙겨 먹는다.
- 임신성 당뇨병은 건강한 아기를 맞이하는 데 걸림돌이 될 수 있다. 식이 조절과 운동으로 혈당을 관리한다.

## ◦ 임신 중기의 검사

| 항목 | 내용 |
|---|---|
| 기본 검사 | 혈압, 체중, 소변 검사(단백뇨, 당뇨) |
| 다운증후군 통합 선별 검사 (2차 검사) 또는 신경관 결손 선별 검사 | 임신 초기 1차 검사 후 15주~22주에 시행<br>다운증후군 외에 신경관 결손이나 에드워드증후군 등의 염색체 이상 선별 |
| 쿼드 검사 | 1차 다운증후군 통합 선별 검사를 하지 않았을 때 |
| 정밀 초음파 검사 | 각종 기관이 가장 잘 관찰되는 시기<br>20주~22주경에 태아 장기를 자세히 보는 정밀 초음파 시행 |
| 임신성 당뇨병 선별 검사 | 24주~28주에 당 용액을 마신 후 혈중 당 농도 측정<br>양성으로 판정되면 확진 검사 시행 |

## ◦ 궁금해요, 임신성 당뇨병

**1. 임신성 당뇨병이 무엇인가요?**

임신 후 발견된 당뇨병을 말하며, 전체 임신부의 약 3~5퍼센트에게서 발생한다. 임신으로 인한 생리적 변화로 생기는 당뇨병의 한 형태이다.

**2. 임신과 어떤 연관이 있나요?**

1) 태아 측 합병증 : 거대아, 신생아 저혈당증, 신생아 호흡 곤란증, 태아 사망 등이 증가
2) 임신부 측 합병증 : 거대아로 인한 분만 손상, 제왕절개 분만, 전자간증(임신중독증) 등

**3. 어떤 산전 관리가 필요한가요?**

철저한 혈당 관리가 태아 및 임신부의 합병증을 줄일 수 있는 최선의 방법. 내과 진료와 연계하여 영양 교육, 식이 조절, 운동 요법 등으로 자가 혈당 관리를 하게 된다.
식이 조절만으로 혈당이 잘 조절됐을 때는 일반 임신부와 산전 진찰 및 분만 시기가 동일하다.

인슐린 치료를 하거나 혈당이 잘 조절되지 않으면 입원하여 혈당 관리 및 태아 상태를 관찰하기도 하며, 필요한 경우 주 1회 이상 태아 건강 확인을 위한 진찰을 하기도 한다. 분만 시기는 혈당 조절 상태 및 태아 상태에 따라 앞당겨질 수 있다.

**4. 출산 후에도 관리가 필요한가요?**

임신성 당뇨병이 있던 여성의 50퍼센트는 '현성 당뇨병'으로 진행한다. 출산 후 8주째 당부하 검사를 시행하며, 정상이더라도 정기적인 내과 검진이 필요하다.

**5. 임신성 당뇨병 검사는 어떻게 하나요?**

임신 24주에서 28주 사이에 시행하며, 다음과 같다.

1) 선별 검사 : 식사 여부와 관계없이 50gm의 당 용액을 마신 후 1시간 뒤에 혈중 당 농도를 측정한다. 양성으로 판정 시 아래의 확진 검사를 한다.
2) 확진 검사 : 검사 전날 금식 후 아침에 시행한다. 100gm의 당 용액을 마신 후 공복, 1시간, 2시간, 3시간 뒤에 총 4회의 혈액 검사로 혈중 당 농도를 측정하여 기준치보다 2회 이상 높으면 임신성 당뇨로 진단한다.

임신성 당뇨 검사는 선별 검사에서는 4명 중 1명이 양성으로 나와 확진 검사를 받게 된다. 임신성 당뇨 선별검사 양성은 엄청나게 스트레스로 다가온다. 그러나 너무 걱정 말자! 선별 검사에서 양성을 나온 임신부 10명 중 2명만이 확진 검사 양성, 즉 임신성 당뇨병으로 진단 받게 된다. 대부분의 임신부는 8명에 속할 확률이 더 많으므로 미리 걱정은 금물이다.

## ∘ 임신 중 운동

임신 중 적정량의 규칙적인 운동을 하는 것은 엄마와 아기의 전반적인 건강 상태를 향상시킬 수 있다. 유산소 운동은 임신부의 심폐기능을 향상시키고 적절한 체중 증가를 유지할 수 있는 운동이다. 건강한 임신부의 경우 주 150분 이상, 운동 강도는 '약간 힘들다' 정도로 운동할 것을 추천한다.

임신을 하면 몸과 마음에 많은 변화가 찾아온다. 무게중심은 앞으로 쏠리고 허리와 골반에 부담이 커진다. 혈액량과 대사량도 늘어나고, 임신 중 생성되는 호르몬은 인대를 느슨하게 만들어 관절이 불안정해진다. 그래서 운동을 할 때는 과도한 스트레칭이나 균형 잡기 어려운 동작은 피하는 게 좋다.

운동은 임신 중 받는 스트레스와 불안, 우울감을 줄여주고 분만 시간과 통증을 줄이는 데도 도움이 된다. 출산 후 회복에도 긍정적인 역할을 한다. 하지만 우리나라에서는 아직도 임신 중에는 활동을 줄이고 쉬어야 한다는 인식이 남아 있다. 실제로 운동을 하지 않으면 임신과 출산 후 체력 저하가 심해질 수 있다. 임산부의 운동은 엄마와 아기 모두의 건강을 위해 꼭 필요하다.

운동을 시작하기 전에는 반드시 건강상태를 점검해야 한다. 심한 빈혈, 조절되지 않는 고혈압이나 당뇨, 심장질환, 자궁 내 태아 발육부전, 심한 저체중이나 고도비만, 조절되지 않는 간질, 흡연 등은 운동을 피해야 한다. 질 출혈, 현기증, 호흡 곤란, 복통, 태아 움직임 감소, 물 같은 분비물이 나오는 증상 등이 있으면 즉시 운동을 중단하고 의사와 상담한다.

임산부에게 가장 좋은 운동은 걷기, 수영, 실내 자전거 같은 유산소 운동이다. 임신 전부터 운동을 해온 사람은 자신의 몸 상태에 맞게 운동량을 조절해 이어가면 된다. 운동을 처음 시작한다면 하루 15분씩, 일주일에 3~5회로 시작해 점차 30분까지 늘린다. 일주일에 150분 정도, '약간 힘들다' 정도의 강도가 적당하다. 심박수는 나이와 체력에 따라 다르지만 보통 분당 100~160회 사이를 권장한다. 운동 전후에는 스트레칭을 하고 편한 복장과 운동화를 착용한다. 뜨겁고 습한 날씨에는 야외 운동을 피하고 수분 섭취와 휴식도 충분히 챙긴다. 공복에는 운동하지 않도록 한다.

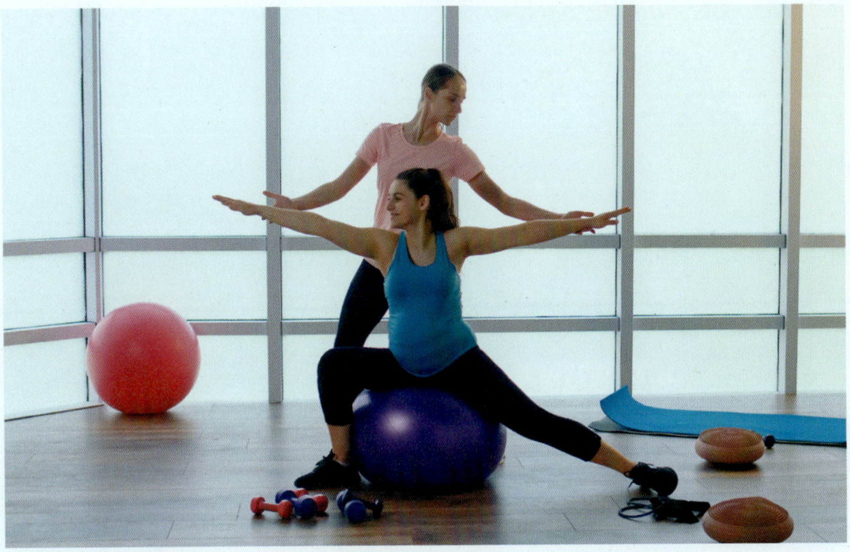

근력 운동도 중요하다. 허리, 골반, 하체 근육을 단련하면 허리 통증을 줄이고 분만에 필요한 힘을 기를 수 있다. 임신 중기부터는 등을 대고 누워서 하는 운동은 피하고 무거운 기구보다는 자신의 체중이나 탄력밴드를 활용해 12~15회 반복 가능한 정도로 한다. 과도한 스트레칭이나 균형 잡기 어려운 동작은 하지 않는다. 넘어질 위험이 크거나 신체 접촉이 많은 운동, 숨을 오래 참는 운동, 스쿠버다이빙, 고지대에서의 운동 등도 피한다.

# 임신 14주

임신 중기, 새로운 전환점을 맞습니다.
아기가 소리를 들을 수 있습니다.
아기에게 말을 걸어 보세요.

좀 더 본격적으로 아기에게 말을 걸어 보기 시작한다. 지금까지 엄마 목소리에서 오는 진동을 느끼던 아기. 이제 아기의 귀는 엄마 목소리를 들을 수 있을 만큼 발달했다. 아기는 세상에 나와 엄마 아빠를 만나기 전 이미 엄마 아빠의 목소리에 익숙해 있을 것이다.

## 이번 주 아기는

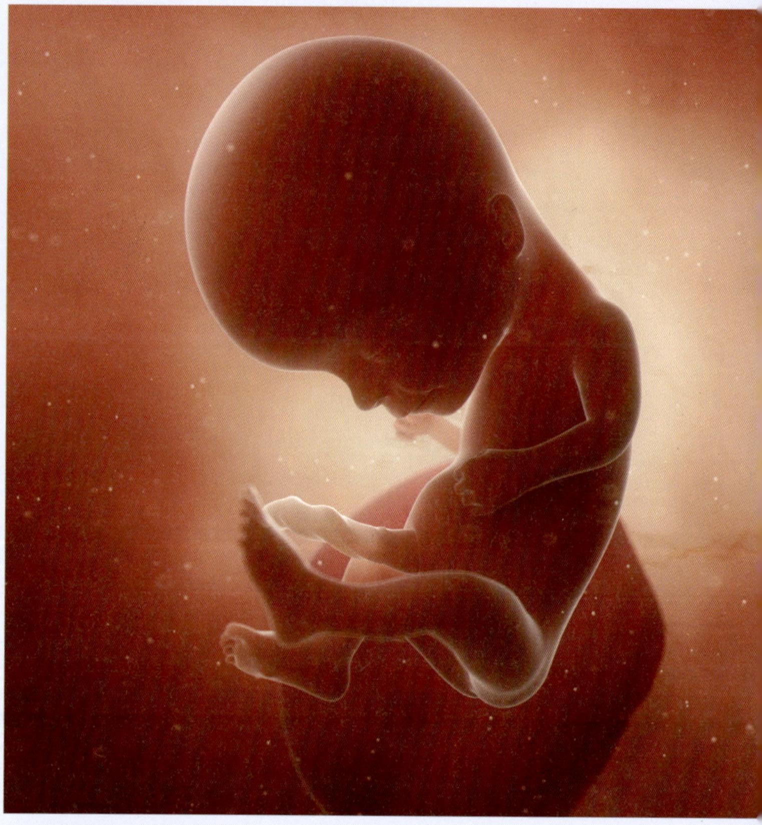

이제 태반이 완성됐다. 앞으로는 전적으로 태반을 통해 양분과 노폐물이 옮겨진다. 양수도 양이 늘어나 아기는 양수 속에서 자유자재로 몸을 움직이는 중이다.

피부는 점점 두꺼워지고 있다. 머리카락과 눈썹, 솜털이 송송 자라기 시작한다.

놀랍게도 아기의 귀는 벌써 소리를 들을 수 있을 만큼 발달한다. 물론 양수와 자궁에 겹겹이 둘러싸여서 아직 바깥세상 소리가 확실하게 잘 들리는 건 아니다. 그러나 분명 아기는 엄마 목소리의 울림을 전해 받고 있을 것이다.

지금 아기는 엄마 주먹만 하다.

## 이번 주 엄마는

아기를 가진 뒤에는 기초 체온이 줄곧 고온기였다. 이제는 차츰 내려가 출산 때까지 저온기를 지속할 것이다. 나른함이 없어지고 불안했던 마음도 안정을 찾는다. 그렇지만 배 뭉침이나 복통이 생기기도 하는 때이므로 여전히 조심스럽다.

배가 불러오기 시작하면서 평소 입었던 옷이 불편해진다. 배를 압박하거나 몸을 조이는 옷은 혈액 순환에 좋지 않다. 되도록 편안하고 배를 감쌀 수 있는 옷을 입어야 한다. 따로 임부복을 준비한다면 품이 넉넉한 상의에 허리 사이즈를 늘릴 수 있는 하의, 나중까지도 무난히 입을 수 있는 A라인 원피스가 좋겠다.

임신 중이라고 너무 움직이지 않으면 몸무게는 늘고 체력은 약해진다. 순산을 위해서는 적당히 움직이는 게 좋다. 다만 허리에 무리가 가는 일이나 배를 압박하는 일, 자세가 불안정한 일은 하지 않도록 한다.

엄마 배 속에서
14주 0일

우리 아기 태어나기까지

# D-182일

## 오늘 아기는

아기의 얼굴은 이마가 또렷해지고 눈꺼풀도 보인다. 감고 있는 눈은 음영이 보일 정도로 선명하고 코도 오뚝하다. 팔에 손목, 손, 손가락이 더욱 잘 구별되면서 확실히 아기의 모습을 하고 있다.

## 오늘 엄마는

자궁이 점점 커지면서 배가 뭉치는 듯한 느낌을 받는다. 가끔은 배가 아프기도 하다. 되도록 배가 눌리지 않게 하고 편한 자세로 옆으로 누우면 도움이 된다. 특히 왼쪽으로 눕는 것이 오른쪽으로 눕는 것보다 더 좋다. 왼쪽 옆으로 누우면 심장에서 말초로 갔던 혈액이 다시 심장으로 돌아올 때 도움되기 때문이다.

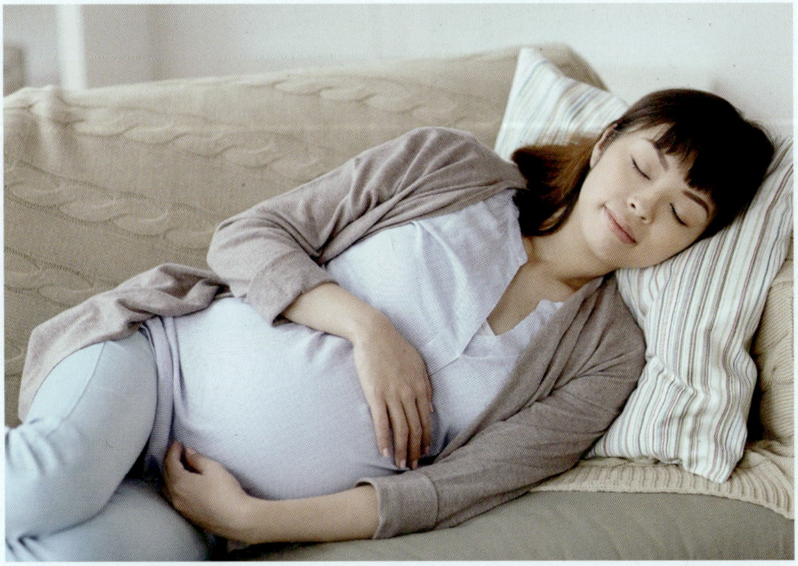

### 가끔 배가 뭉치고 아파요

배가 점점 불러올수록 간혹 배가 뭉치는 듯하고 아프기도 하다. 대부분 커진 자궁을 지탱하느라 힘을 받으면서 이런 증상을 느끼게 된다. 자궁을 지탱하던 골반 인대가 경련을 일으키거나 근육에 부담이 가도록 당겨지면 배에 둔한 통증이 생기는 것이다.

이런 경우라면 서 있기보다는 편안한 자세로 앉거나 눕는 것이 통증을 누그러뜨리는 데 도움이 된다.

부부관계 때문에 배가 뭉치고 아픈 증상이 일어날 수도 있다. 흥분 상태가 되면 자궁의 혈액 흐름이 빨라지고 생식기가 충혈된다. 자궁 수축이 일어나기도 한다. 이는 호르몬 자극 때문일 수도 있고 정액에 들어 있는 자궁 수축 물질인 프로스타글란딘 때문일 수도 있다. 콘돔을 이용하면 정액이 직접 자궁 수축에 관여하지 못하게 되므로 도움이 된다.

대개는 조금 기다리면 안정되지만 시간이 지날수록 배가 뭉치고 아픈 증상은 더 자주, 심하게 일어날 것이다. 위험한 상황은 아니더라도 출혈이나 열, 구토, 가슴 통증 등이 함께 있지는 않은지 잘 살펴보도록 한다.

엄마 배 속에서
14주 1일

우리 아기 태어나기까지

# D-181일

## 오늘 아기는

초음파 검사를 하면 아기가 움직이고 있는 모습을 생생히 볼 수 있다. 아기는 지금 주먹을 꽉 쥐기도 하고 얼굴을 찡그리기도 한다. 어떤 때는 엄지손가락을 빠는 아기 모습이 보인다.

## 오늘 엄마는

부부만의 시간을 자주 갖도록 한다. 아기가 태어나면 부부의 생활은 온통 아기만을 위해 돌아가게 될 것이다. 지금 이 순간을 즐기며 유대감을 견고히 쌓아 두는 게 좋겠다.

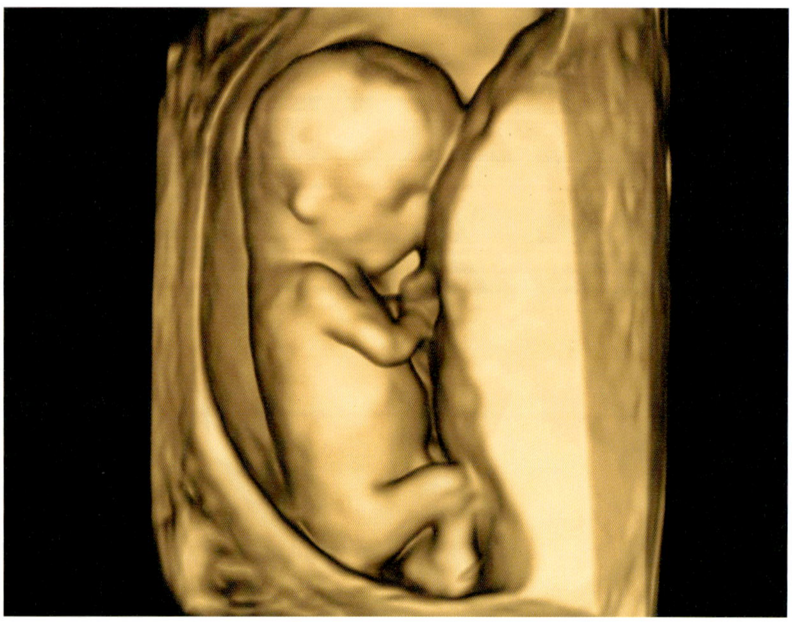

임신 14주 태아의 옆모습 입체 초음파

### 파마나 염색, 괜찮을까

임신 중에는 호르몬의 영향으로 머리카락이 빨리 자라기도 한다. 실제로 머리카락이나 손톱이 빨리 자란다고 체감하는 임신부가 많다. 그렇다 보니 파마나 염색 주기가 더 빨리 돌아오기도 한다. 당장 머리 손질은 해야겠는데 파마나 염색을 해도 괜찮을까.

파마약이나 염색약이 엄마 배 속 아기에게 영향을 미치는지에 대한 정확한 자료는 아직 보고된 바 없다. 하지만 아무래도 파마약이나 염색약의 화학 성분이 아기에게 이로울 것 같지는 않다.

임신 기간 중 파마나 염색을 한두 번 하는 정도로는 크게 문제가 되지 않겠지만, 되도록 파마나 염색 없이 스타일을 유지할 수 있도록 머리를 손질하는 게 좋겠다.

어쩔 수 없이 파마나 염색을 해야 한다면 먼저 담당 미용사에게 임신 사실을 알린다. 몸에 무리가 가지 않게 시술 시간을 짧게 하고, 가장 순한 파마약, 염색약으로 두피에 최대한 닿지 않도록 해 달라고 요청한다.

엄마 배 속에서
14주 2일

우리 아기 태어나기까지

# D-180일

## 오늘 아기는

아기의 피부는 아직 얇고 투명하며 혈관이 볼그스름하게 비쳐 보인다. 피부 전체는 가는 솜털로 덮여 있다.

## 오늘 엄마는

모유 수유를 할 그날까지는 많이 남았지만 엄마의 가슴은 벌써 초유를 준비하고 있다. 간혹 유두에서 약간의 맑은 액체가 나오는 경우도 있는데, 이것은 초유가 아니고 유선에 고여 있던 수분일 확률이 높다.

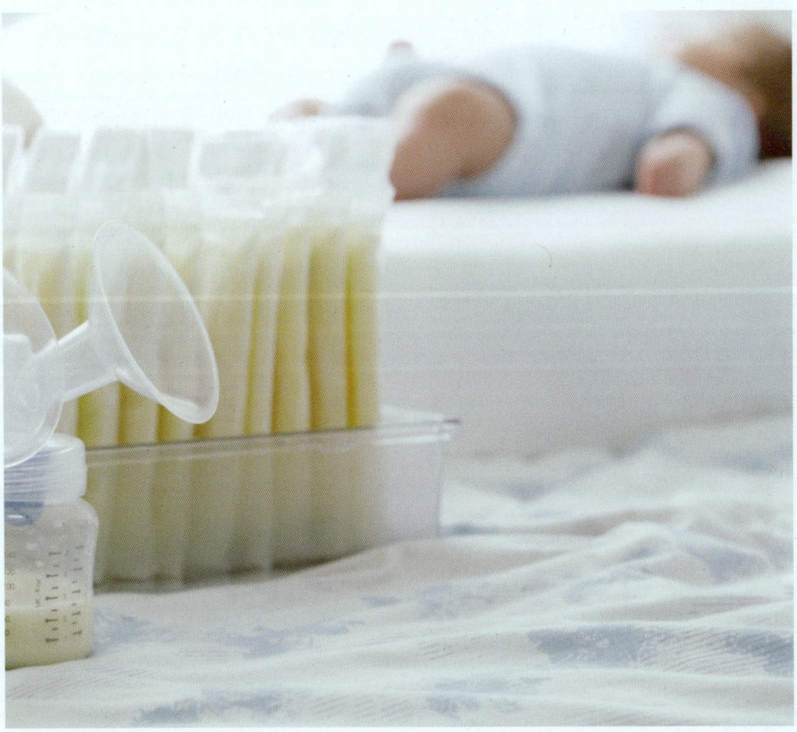

### 감기에 걸렸다면

흔하디흔한 감기에 걸려도 임신부라면 걱정의 무게가 다르다. 무엇보다도 약을 먹으면 안 된다고 생각하기 때문에 계속 참기만 하다가 증상이 심해지기도 한다. 사실 감기는 바이러스성 감염 증상으로 대개 치료하지 않아도 자연히 낫는다. 감염된 감기 바이러스를 없애는 근본적인 치료법은 아직 없는 상황. 다만 증상을 완화하고 세균에 의한 2차 감염을 예방하는 치료를 할 뿐이다.

그런데 임신 중 감기에 걸렸을 때는 감기 증상이 빨리 낫지 않는 편이라 문제가 된다. 기침이나 고열이 오래가면 여러 면에서 엄마 몸에 무리가 가고 아기에게도 좋을 게 없다.

그러니 감기 증상이 심하면 임신부에게 안전한 약물을 처방받아 복용하도록 한다. 편안히 안정을 취하고 물을 자주 마시는 게 좋다. 폐렴이나 감기 증상으로 인한 합병증이 없도록 전문의와 상의해서 대처하도록 한다.

만약 인플루엔자 A 또는 B에 의한 독감일 경우 일반 감기와 경과가 매우 다르다. 혹시 감기 증상이 매우 심하거나 열이 난다면 빨리 독감 검사를 해야 한다. 독감 진단이 나오면 태아에게 미치는 영향을 생각해 의료진과 상의해서 테라플루나 타미플루 같은 오셀타미비르 성분의 항바이러스제를 복용한다.

엄마 배 속에서
14주 3일

우리 아기 태어나기까지

# D-179일

## 오늘 아기는

아기와 엄마는 탯줄로 단단히 연결돼 있다. 뇌 신경이 만들어져서 엄마가 받은 스트레스가 아기에게 전해지기도 한다. 이렇게 아기와 엄마는 점점 더 한 몸과 같은 상태다.

## 오늘 엄마는

배 속에 아기가 한창 자라고 있는 지금. 영양분과 산소가 더 많이 필요해지면서 엄마의 심장은 더 열심히 일해야 한다. 엄마 몸은 이런 심장에 부담을 덜 주고 혈압을 낮추기 위해 손발의 정맥과 동맥을 이완시킨다. 그래서 엄마의 손발은 임신 기간 내내 따스하다.

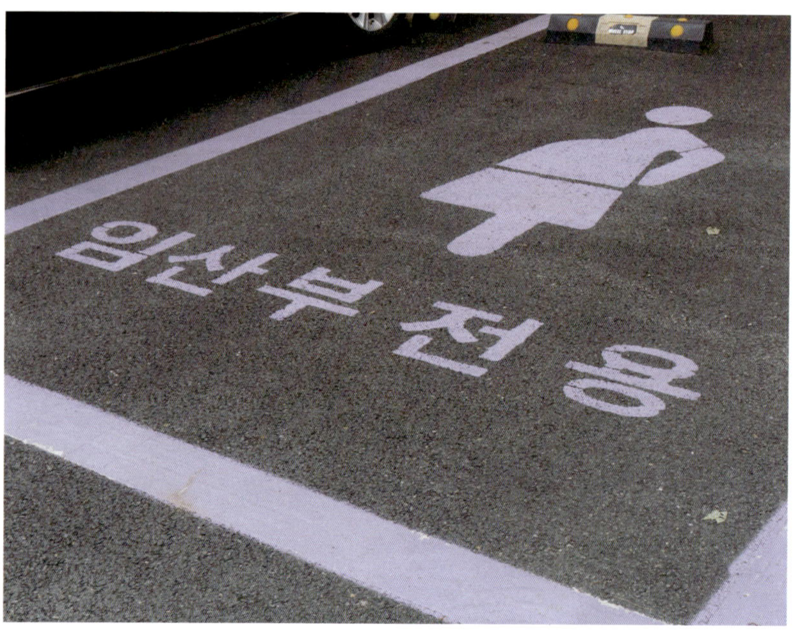


### 공영 주차장에서 혜택을 받을 수 있어요

운전자들의 스트레스 주범인 주차. 임산부 운전자 우대 혜택은 주차 스트레스를 조금이나마 덜어 주는 사회적 배려다.
공영 주차장은 대개 사회적 약자를 위한 주차 요금 할인 정책을 시행한다. 그중에는 임산부를 위한 주차 요금 감면 혜택도 있다.
공영 주차장 임산부 할인 서비스를 받기 위해서는 차량에 임신부 표지를 부착한다. 임산부 표지는 해당 지자체에서 발급받을 수 있다. 또는 임신 확인서나 산모 수첩을 지참하면 된다. 임산부 차량을 등록하는 방법으로 운영하는 지역도 있다.
현재 여러 지역의 공영 주차장이 임신 중일 때부터 출산 후 6개월까지 할인 서비스를 제공한다. 일부 지역은 임산부 주차 요금 100퍼센트 감면 조항을 신설해 시행하고 있다. 임산부 우선 주차 구역을 지정해 운영하거나 정기 주차 우선권을 주기도 한다.
임산부 혜택은 지역마다 조금씩 다르게 적용되며 점차 확대되고 있으니 정부24 홈페이지(http://www.gov.kr)나 보건소에서 확인해 보고 활용하면 된다.

엄마 배 속에서
14주 4일

우리 아기 태어나기까지

# D-178일

## 오늘 아기는

이제 아기는 발차기를 할 뿐만 아니라 발가락도 마음대로 움직일 수 있다. 작은 발가락 끝에는 더 자그마한 발톱이 잘 자라나고 있다.

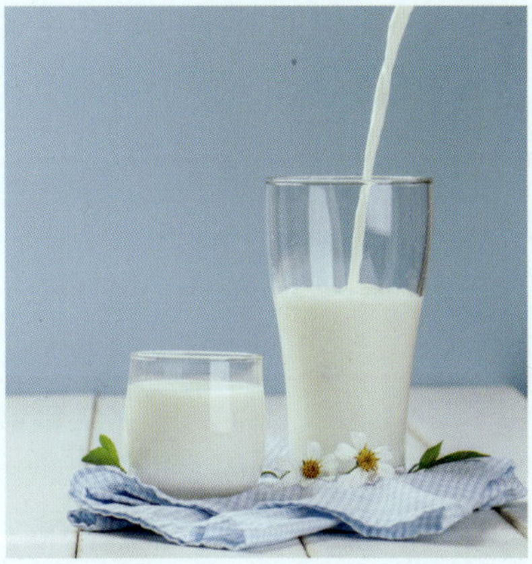

## 오늘 엄마는

점막이 약할 때라 작은 일에도 쉽게 출혈이 생긴다. 또 혈액이 늘면서 혈관에 변화를 일으켜 임신부 세 명 중 한두 명은 피부에 '거미 혈관'이라고 부르는 작고 빨간 혈관이 나타난다. 거미 혈관은 주로 얼굴이나 목, 팔에 생겼다가 출산 뒤 옅어지거나 사라진다.

### 임신부에게 필요한 영양소

**1. 철분**(권장량 : 24밀리그램)
임신 기간 중에는 헤모글로빈과 칠 힘유 단백질 합성을 위해 철이 더 많이 필요하다. 식품으로는 권장량 섭취가 부족해서 약으로 먹는다. 간, 소고기, 조기, 굴에 들어 있다.

**2. 칼슘**(권장량 : 1,000밀리그램)
엄마 배 속에 있는 동안 약 30그램 이상의 칼슘이 태아에게 축적된다. 대부분 임신 후반기 태아의 골격과 치아를 만드는 데 쓰인다. 우유와 요구르트에 들어 있다.

**3. 엽산**(권장량 : 600~1,000마이크로그램)
핵산 합성과 아미노산 대사에 필수. 세포 분열에 중요한 역할을 한다. 식품으로는 권장량 섭취가 부족해 약으로 복용한다. 간, 미나리, 시금치, 키위, 오렌지에 들어 있다.

**4. 비타민C**(권장량 : 110밀리그램)
비타민C는 콜라겐 합성에 관여하므로 뼈와 결합 조직 형성에 중요하다. 오렌지주스, 귤, 토마토, 키위에 들어 있다.

**5. 비타민D**(권장량 : 10마이크로그램)
비타민D는 칼슘 흡수에 필수. 따라서 태아가 자라는 동안 칼슘과 함께 필요하다. 햇빛에 노출하게 되면 피부의 콜레스테롤로부터 합성된다. 건포도, 시리얼, 우유에 들어 있다.

**6. 아연**(권장량 : 10.4밀리그램)
아연은 단백질 합성을 포함한 많은 효소의 보조 인자로 작용한다. 굴, 간, 떠먹는 요구르트에 들어 있다.

**7. 비타민B12** (권장량 : 2.6마이크로그램)
비타민B12는 엽산이 활성형으로 전환되는 데 필요하다. 부족하면 거대적 아구성 빈혈이 생길 수 있다. 동물성 식품(고기, 생선, 계란)이 풍부한 식사를 하면 하루 필요량을 충분히 충족시킬 수 있다. 채식 위주의 식사를 하는 임신부는 보충이 필요하다.

엄마 배 속에서
14주 5일

우리 아기 태어나기까지

# D-177일

## 오늘 아기는

몸과 비교하면 머리가 많이 큰 편이던 아기. 이제부터는 몸이 머리보다 더 빠르게 자라날 것이다. 머리를 살짝 돌리기도 하고, 입도 열었다 닫았다 할 수 있다.

## 오늘 엄마는

자꾸 무언가를 깜빡깜빡 잊는 듯한 요즘. 메모를 생활화한다. 약속이 있는 날, 특히 병원 가야 하는 날을 달력이나 휴대전화에 꼼꼼히 메모해 놓는다. 아기에게 들려주고 싶은 이야기도 떠오를 때마다 잘 기록해 두면 좋겠다.

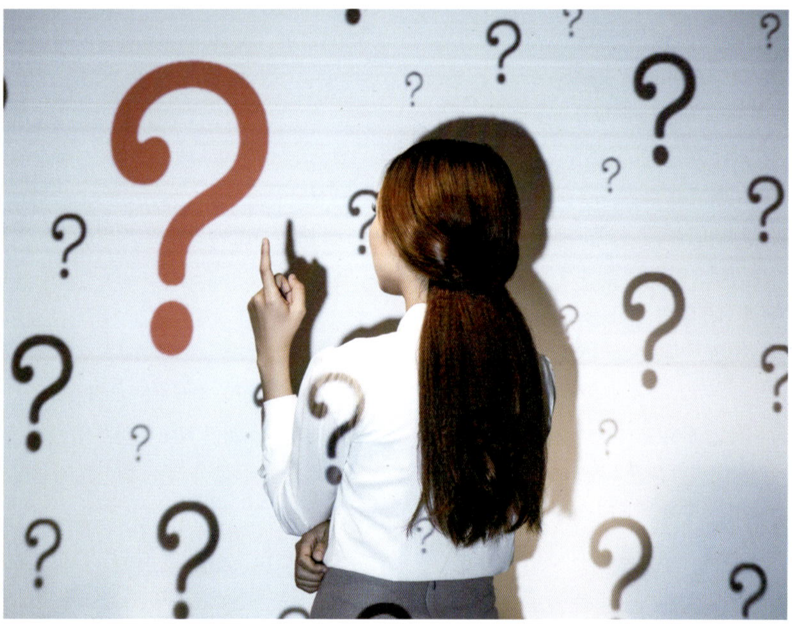

### 깜빡깜빡 엄마, 건망증

대다수 엄마가 아기를 갖고 나서 자꾸 깜빡 잊는 일이 잦아졌다고 호소한다. 기억력 자체가 나빠진 기분이다.
사실 임신 때문에 건망증이 생기는가에 대해서는 의견이 분분하다. 실제로 기억력 저하가 나타난다는 연구 결과가 있는가 하면 임신 중인 여성과 출산을 해 본 여성, 임신해 본 적 없는 여성 모두 비슷한 수준의 기억력을 보인다는 연구 결과도 있다.
임신은 엄마에게 굉장한 변화를 가져온다. 몸의 호르몬도 아기를 잘 키울 수 있도록 만들고 엄마의 뇌 역시 아기가 필요한 것에만 집중시키다 보니 다른 부분은 소홀해지는 것이다. 더군다나 잠이 모자라고 몸이 금세 피곤해서 더 기억력에 문제가 생기는 것처럼 느끼기도 한다.
깜빡 잊는 일이 잦아지면 틈틈이 반복해서 기억을 되새겨 보는 것도 도움이 된다. 늘 무엇이든 기록으로 남기는 습관을 가지는 게 좋다.

우리 아기 태어나기까지

# D-176일

엄마 배 속에서
14주 6일

## 오늘 아기는

머리와 목이 쭉쭉 좀 더 곧게 펴지는 중이다. 아기의 두피에는 머릿결의 모양이 어떨지 이미 결정돼 있다. 혹시 엄마나 아빠가 곱슬머리라면 아기도 곱슬머리일 확률이 높다.

## 오늘 엄마는

시야가 흐려지거나 시력이 나빠지기도 한다. 임신 중 호르몬의 영향으로 각막이 조금 두꺼워지고 안압이 약간 떨어지면서 나타나는 현상이다. 이렇게 떨어진 시력은 대부분 출산 후 정상으로 돌아온다.

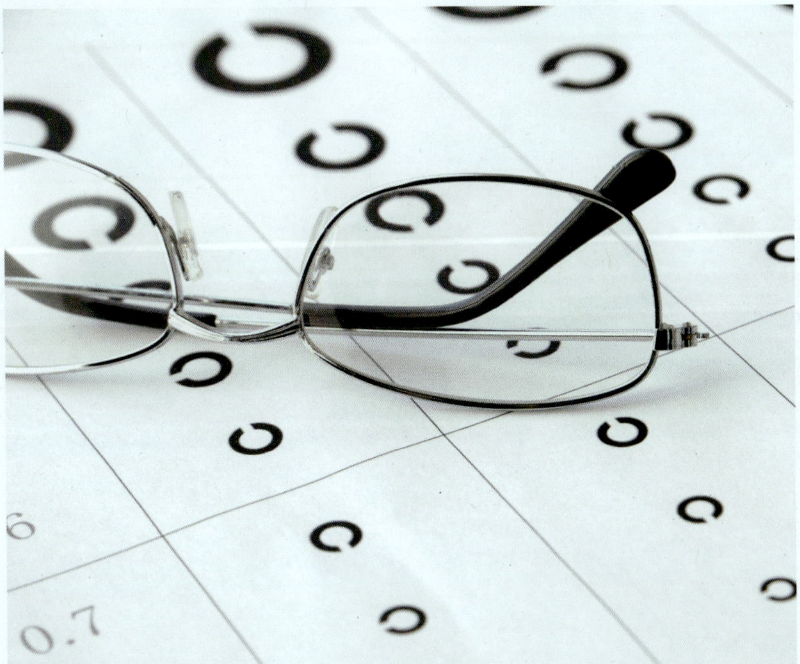


### 시력에도 영향을 미치는 임신

임신 중 호르몬의 영향으로 각막의 굴절력이 변하면서 시력이 떨어지기도 한다. 쓰던 안경이나 콘택트렌즈가 눈에 잘 안 맞거나 어지럽게 느껴지고 시야가 침침하다.

시력이 떨어지고 눈이 침침하면 원인을 제대로 확인하기 위해 정밀 검사를 받는 것이 좋다. 임신 때문에 떨어진 시력은 출산 뒤 다시 돌아온다. 그러니 생활에 무리가 없는 정도라면 일단 기다려 보는 것도 한 방법. 하지만 혈압이 올라가면서 몸이 붓고 갑자기 시력이 떨어진다면 임신중독증의 징후일 수 있으니 주의를 기울여야 한다. 엄마와 아기 모두에게 치명적인 임신중독증은 특히 갑자기 시력이 떨어지고 두통이 있을 때 빨리 발견해 조치해야 한다.

눈 관리를 위해서는 평소에 눈을 혹사하지 않도록 1시간 간격으로 10분의 휴식 시간을 가진다. 수시로 먼 곳을 보거나 눈을 감고 피로를 풀어 준다. 스트레스를 줄이고 눈이 건조해지지 않도록 관리하는 것도 중요하다.

눈에 좋다고 알려진 비타민A를 따로 복용할 때는 다른 영양제와 중복해 너무 많이 먹지 않도록 조심한다. 지나치게 섭취하면 태아 기형을 일으킬 수도 있다는 보고가 있기 때문이다.

# 임신 15주

아기는 급속도로 자라고 있습니다.

배는 좀 나오지만 호르몬 덕에 피부에 윤기가 돌고 머리카락이 풍성해져 더 아름다워지는 엄마. 게다가 볼이 발그레하게 생기가 있어 보인다. 어쩌면 엄마 인생에 손꼽을 만큼 미모를 꽃피울 시기가 바로 지금일 수도 있다.

## 이번 주 아기는

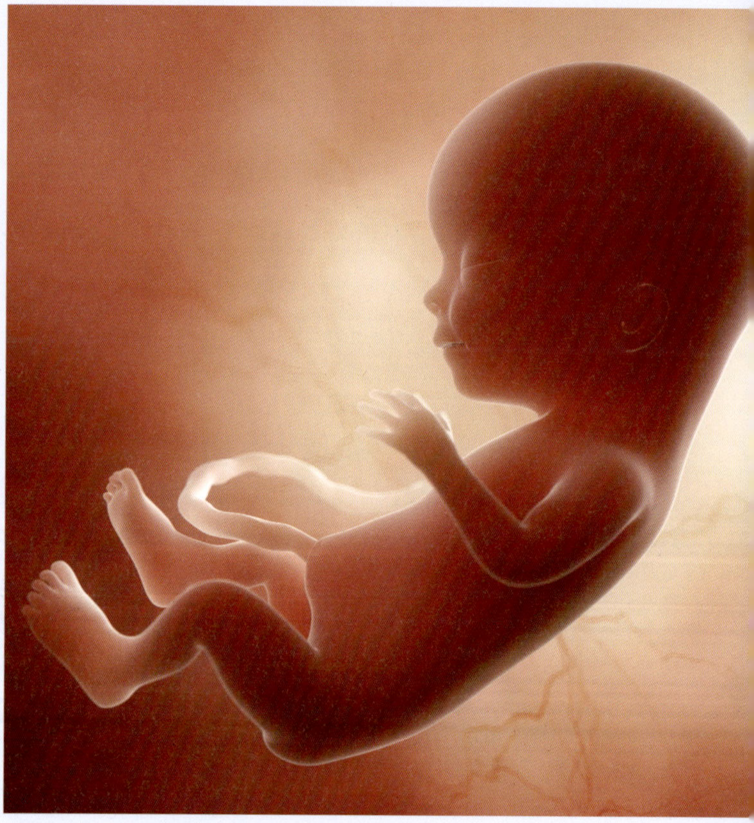

아기의 몸무게는 이제 100그램. 아보카도만 하게 자랐다. 몸의 모든 관절이 완성되고 있다. 근육이 더 튼튼해지고 뼈도 단단히 굳는다. 피부에는 피하지방이 생기기 시작했다.

아기는 지금 팔다리를 자유자재로 움직이는 중이다. 뇌가 점점 발달하면서 기억 능력이 생길 것이다. 아기가 스트레스 상황을 기억할 수도 있다는 이야기다.

신경 세포 수도 어른과 비슷해지고 연결이 거의 마무리된다. 앞으로 아기의 반사 작용은 더욱 정교해질 것이다.

## 이번 주 엄마는

이번 주는 다운증후군 선별 검사를 하기에 중요한 때다. 또 쌍둥이 임신일 경우 경부 길이를 측정해 보는 때이기도 하다. 특히 태반이 한 개인 일란성 쌍둥이는 지금부터 합병증에 대해 세심하게 살펴야 한다.

이즈음부터는 배가 눈에 띄게 커지고 체중은 본격적으로 늘기 시작한다. 아랫배가 눈에 띄게 불러와서 주위에서 임신했다는 사실을 알아차릴 정도. 점점 D라인 임신부 체형으로 변해 간다.

배 말고도 엉덩이와 몸 전체에 지방이 붙기 시작한다. 체중 조절에 신경 써야 할 때다.

엄마 배 속에서
15주 0일

우리 아기 태어나기까지

# D-175일

## 오늘 아기는

아기가 딸꾹질을 하고 있다. 물론 양수에 둘러싸인 아기의 딸꾹질 소리를 들을 수는 없지만 초음파 검사 중 아기가 딸꾹질하는 것을 볼 수도 있다. 지금 아기가 하는 딸꾹질은 숨쉬기 운동의 전 단계라고 생각하면 되겠다.

## 오늘 엄마는

다운증후군과 같은 염색체 이상의 위험도를 알아보는 혈액 검사인 모체 혈청 선별 검사를 한다. 지금부터 모체 혈청 선별 검사 중 쿼드 검사나 2차 통합 선별 검사를 할 수 있다.

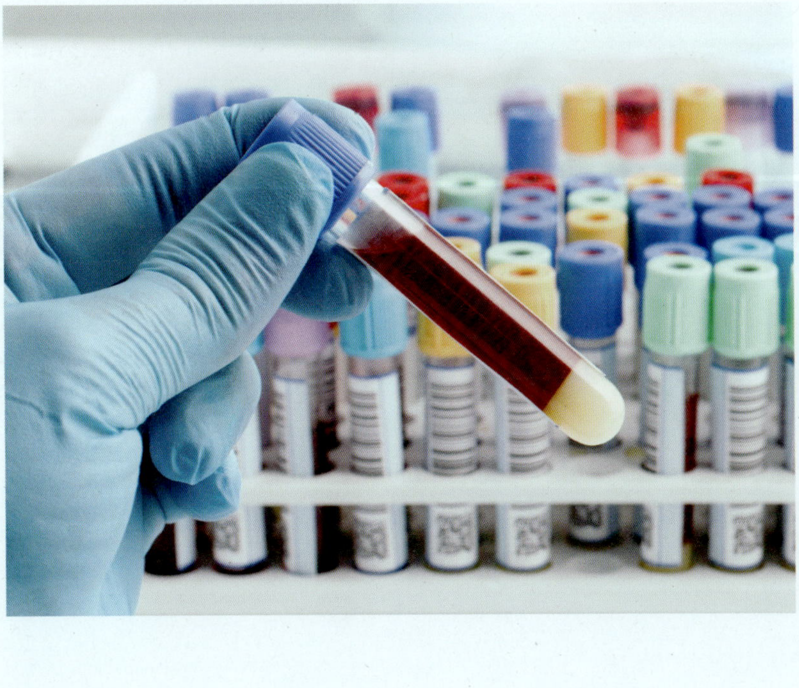

### 다운증후군 선별 검사

임신 중에는 아기가 건강할까 하는 불안감이 크다. 그래서 안심하고 남은 임신 기간을 보내자는 의미로 검사를 받는다. 태아의 염색체 이상과 신경관 결손에 대한 위험도를 알아보는 모체 혈청 선별 검사를 이즈음 기본으로 하게 된다. 기형아 검사라고 흔히 이야기하던 것이 바로 이 모체 혈청 선별 검사로, 쿼드 검사(Quad test)와 통합 선별 검사가 이에 해당한다.

쿼드 검사는 임신부 혈액에서 태아의 네 가지 단백질을 분석하여 다운증후군 같은 염색체 이상이 나타날 위험도를 계산한다. 이 네 가지 단백질 중에 알파태아단백(alpha feto-protein)은 단독으로 검사하는 경우 태아의 신경관 결손 선별 검사로 이용된다.

임신 초기 태아 DNA 선별 검사에서 염색체 이상일 위험성이 낮다고 진단받은 임신부도 임신 16주~20주 사이에 신경관 결손 선별 검사를 하여 태아의 신경관 결손 위험도를 알아볼 수 있다.

선별 검사라는 것은 위험도만 알려 주는 것일 뿐 정확한 진단을 내리는 검사는 아니다. 이상 결과가 나오면 정밀 초음파로 태아의 신경관 결손 유무를 확인해야 한다.

엄마 배 속에서
15주 1일

우리 아기 태어나기까지

# D-174일

## 오늘 아기는

앞으로 갈색 지방이라고 불리는 지방 조직이 생겨나기 시작한다. 갈색 지방은 체내의 열량을 열로 바꿔 내보내는 작용을 한다. 다시 말하자면 아기가 스스로 열을 만들어 낼 수 있도록 만드는 것이다.

## 오늘 엄마는

지금은 안정기이기 때문에 치과 치료가 대부분 가능하다. 배 속 아기를 생각하면 조심스럽겠지만 충치를 그대로 내버려 두면 정작 치료가 어려울 때 통증이 더 심해질 수 있다. 되도록 빨리 치료를 받는 게 현명한 결정이다.

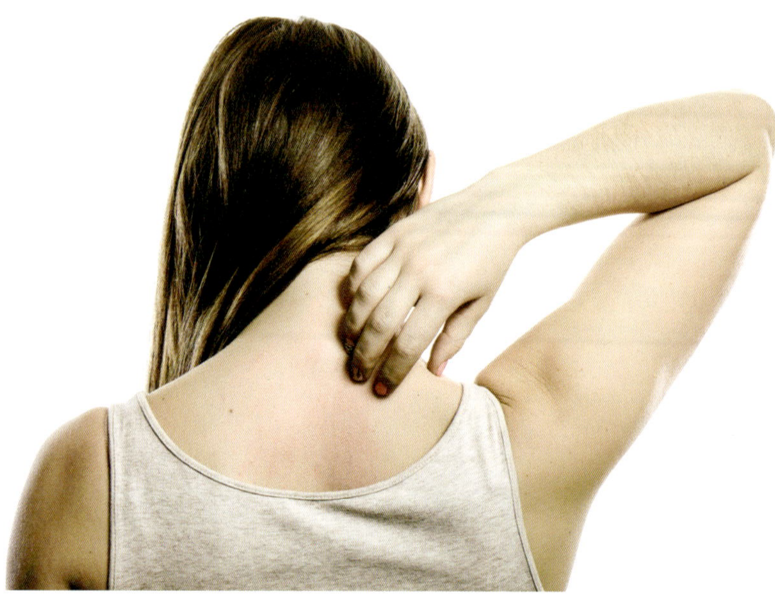

### 피부 종기, 긁지 마세요

임신 중에는 호르몬의 변화나 면역력의 저하로 여러 증상이 나타난다. 피부에도 각종 트러블이 생기는데 그중 흔히 겪는 것이 다양한 형태의 피부 종기다. 주로 배 부분을 비롯해 온몸에 걸쳐 작은 돌기 같은 것이 돋거나 약간 단단한 결절이 만져지기도 한다. 대개 모낭의 염증이 진행돼 생긴다.

이런 피부 종기는 대체로 가려움증이나 통증이 함께 나타난다. 하지만 긁는다고 가려움증이 없어지지 않고, 피부에 상처를 남기기 쉬우니 최대한 손대지 않는 게 바람직하다.

간혹 출산 직후에 더 심해지는 경우도 있지만 보통은 아기를 낳고 반년 정도면 자연스럽게 사라진다.

증상이 심할 때는 병원에 가는 게 좋다. 안전한 성분의 바르는 약을 처방받으면 되겠다.

우리 아기 태어나기까지

엄마 배 속에서
15주 2일

# D-173일

## 오늘 아기는

아기와 엄마를 연결하는 탯줄 속에서 혈액은 굉장한 힘으로 지나가고 있다. 세게 튼 수도꼭지에 연결된 호스처럼 압력을 받는 중인 탯줄. 아기가 몸을 움직일 때면 신기하게도 서로 꼬이지 않게 저절로 잘 펴진다.

## 오늘 엄마는

손목이 시리거나 아픈 터널 증후군이 올 수도 있다. 갑자기 손목에 힘이 빠지고 무감각해진다. 임신 때문에 손목 터널 증후군이 나타났다면 출산 후에는 대부분 사라진다. 손목이 계속 시큰거린다면 주치의와 상의하도록 한다.

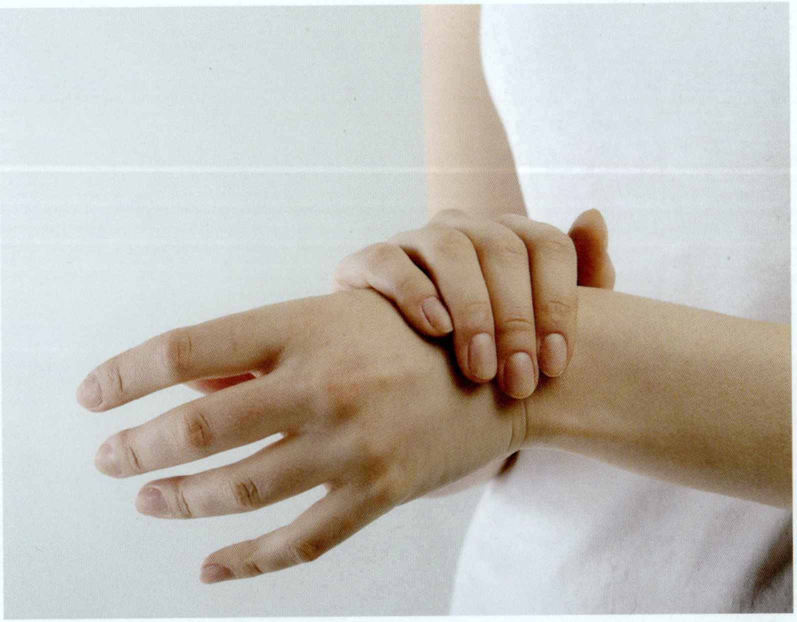

### 임신 중 손 저림, 손목 터널 증후군

몸이 붓고 몸무게가 늘면서 손목의 주요 신경이 눌리게 된다. 그러면서 손이나 손가락에 통증을 느끼거나 감각이 없어지기도 하고 손가락이 저린 증상이 생긴다. 손을 꽉 쥐기가 어렵고 손의 힘이 약해지는 증상도 나타난다. 이런 증상을 손목 터널 증후군, 다른 말로 수근관 증후군이라고 한다. 임신부가 흔히 겪는 이 증상은 대부분 일시적으로 가볍게 나타났다가 곧 좋아진다.

손목 터널 증후군의 증세는 주로 밤에 더 많이 나타난다. 손이 찌릿찌릿 저리고 통증이 있어서 잠을 설치는 정도라면 전문의와 상담해 보는 게 좋겠다.

컴퓨터나 휴대전화를 사용할 때는 자세를 바르게 하는 것이 중요하다. 손목이 굽은 상태로 오랜 시간 있지 않도록 한다. 손목 받침대를 사용하는 게 도움이 될 것이다. 손목을 지지하는 탄력 있는 손목 보호대 착용도 도움이 된다.

손목 돌리기나 깍지 낀 상태로 앞으로 팔 뻗기 같은 스트레칭을 해서 근육을 풀어 주는 것도 좋겠다.

우리 아기 태어나기까지

엄마 배 속에서 15주 3일

# D-172일

## 오늘 아기는

얼굴 근육이 충분히 발달했다. 아직 자신이 짓고 싶은 표정을 마음대로 지을 수 있는 건 아니지만 이제는 얼굴을 찌푸리거나 눈을 천천히 움직이기도 하는 아기. 지금은 입을 뗐다 다무는 것을 연습 중이다.

## 오늘 엄마는

하체에 땀이 많아지고 분비물이 늘어서 불쾌한 기분이 들기도 한다. 위생에 신경 쓰고 통기성이 좋은 속옷을 입도록 한다. 면 생리대를 활용해 보는 것도 좋겠다. 통기성 없는 재질로 만들어진 라이너는 쓰지 않는 것이 좋다.

### 알파태아단백 검사(AFP)

태아는 엄마 몸속에 있는 동안 태아단백을 만들어 내고 이것이 태반을 통해 엄마의 혈액 안으로 들어간다. 그런데 만약 태아의 척추에 결함이 있거나 태아 복벽에 결함이 있다면 알파태아단백이 새 나올 수 있다.

따라서 알파태아단백 검사에서 수치가 높을 때는 태아에게 이분 척추와 무뇌증 같은 문제가 있다고 의심할 수 있다.

엄마의 혈액에서 알파태아단백 수치가 정상보다 높으면 정밀 초음파 검사를 해서 이분 척추, 무뇌증, 태아 배벽 갈림증과 같은 기형이 있는지, 태반 이상이 있는지 확인한다.

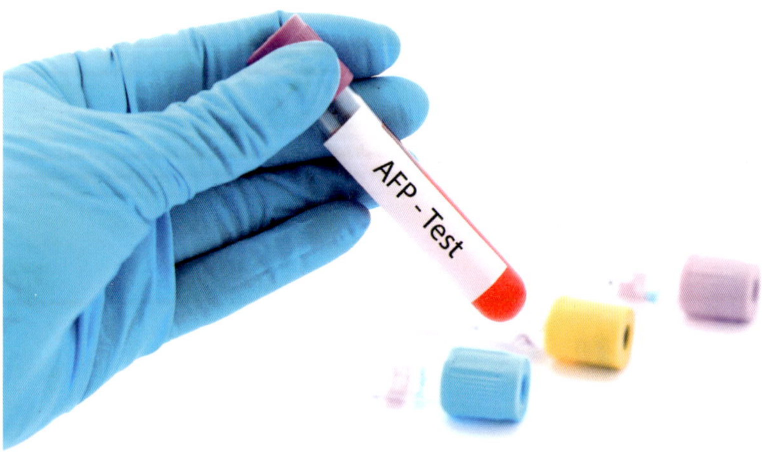


알파태아단백 검사

우리 아기 태어나기까지

엄마 배 속에서
15주 4일

# D-171일

## 오늘 아기는

이제는 세세한 관절 부분도 다 만들어진 아기. 움직임이 더 부드럽고 자연스러워진다. 뼈는 점점 단단해지는 중. 초음파로 아기의 척추를 뚜렷하게 볼 수 있을 뿐 아니라, 갈비뼈까지 잘 볼 수 있다.

## 오늘 엄마는

아기를 키우기 위해 혈액이 많이 필요한 엄마의 몸. 지금 엄마 몸에는 전보다 20퍼센트 늘어난 양의 혈액이 돌고 있다. 늘어난 혈액 대부분은 혈장이라 혈액의 농도가 낮아 철 결핍성 빈혈이 생기기 시작할 수 있는 때다. 또 이 시기에는 혈액량이 늘어나기 전 혈관이 미리 늘어나서 혈압이 떨어지기 때문에 어지러움을 느낀다.

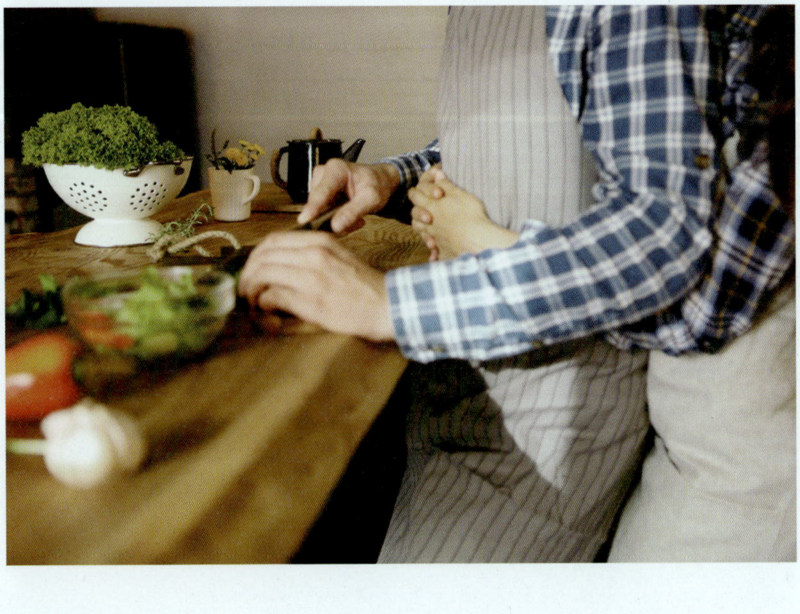

### 식사할 때 특히 신경 쓸 영양소

아기가 쑥쑥 빠르게 자라고 있는 때인 만큼 영양 상태에 더 신경 쓰는 게 좋다. 특히 단백질, 칼슘, 철분을 충분히 섭취하도록 한다.

단백질은 태아의 몸을 만드는 영양소이니 각별히 잘 챙겨 먹어야 한다. 육류, 어류, 달걀, 콩류, 유제품이 대표적인 단백질 식품이다.

칼슘은 아기의 뼈와 치아를 만드는 데 꼭 필요한 영양소다. 칼슘이 부족하면 유산이나 조산, 난산의 위험이 있고 산후 회복이 늦어진다. 임신 중 다리가 땅기거나 손발이 저린 증상이 나타나기도 한다. 칼슘은 유제품, 녹색 채소, 뼈째 먹는 생선, 견과류에 많이 들어 있다.

철분은 혈액 속 혈장, 즉 헤모글로빈을 만드는 중요한 영양소다. 철분이 부족하면 빈혈이 생기고 쉽게 피로해지며 숨도 가빠진다. 철분은 간이나 육류의 살코기, 정어리, 고등어, 모시조개, 굴에 많이 들어 있고 두부, 된장, 콩, 시금치 등의 식물성 식품에도 들어 있다.

엄마 배 속에서
15주 5일

우리 아기 태어나기까지

# D-170일

## 오늘 아기는

드디어 아기의 머리가 몸보다 작아졌다. 또 하나의 중요한 지표를 지나게 된 것이다. 물론 머리가 크고 무겁더라도 양수 안에 떠 있는 아기에게는 별다른 문제가 되지 않는다.

## 오늘 엄마는

지금 가장 손쉽게 할 수 있는 운동, 걷기. 일상생활 속에서 늘 걷고는 있지만 운동을 목적으로 걷는다면 바른 자세로 좀 더 빠른 속도를 유지해야 한다. 등을 바로 펴고 양손을 자연스럽게 흔든다. 20분만 걸어도 운동 효과는 충분하다. 식사 직후 20분가량 최소 두 번 이상 걷기 운동을 한다면 하루 운동량을 채울 수 있다. 밥 먹기 시작한 시간부터 1시간이 혈당이 가장 많이 올라가는 때. 이때 혈당을 낮추는 것이 태아가 지나치게 크지 않도록 하는 좋은 운동 습관이다.

### 몸에 털이 많아졌어요

아기를 가진 뒤 털이 많아지는 증상을 겪기도 한다. 특히 유전적으로 굵은 모발을 가진 여성에게 심하게 나타나는 증상이다. 이러한 변화는 임신 중 난소나 태반에 남성 호르몬이 늘어 생기는 일이다.
주로 배나 얼굴에 나는 이 체모들 때문에 당황스러울 수도 있겠지만, 보통 아기를 낳은 뒤 수개월 내에 사라지는 증상이다. 그러니 너무 염려하지 않아도 된다.

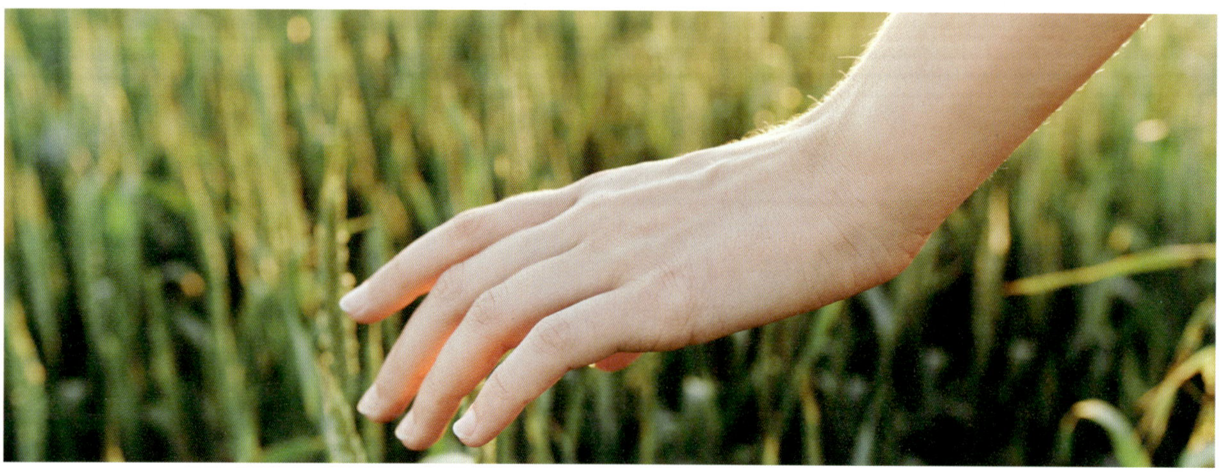

엄마 배 속에서
15주 6일

우리 아기 태어나기까지

# D-169일

## 오늘 아기는

지금 아기가 엄마 배 속에서 잘 지내고 잘 자라는 데는 태반과 탯줄이 큰 역할을 한다. 그러나 엄마의 몸속을 도는 혈액량이 늘어나기 때문에 아기 스스로도 열심히 혈액을 순환시키는 중이다.

## 오늘 엄마는

골다공증 예방에 필수인 영양소 비타민D. 임신 중에도 중요한 역할을 한다. 비타민D가 부족하면 임신중독증이나 임신성 당뇨병, 조산 위험이 커진다. 아기와 엄마의 뼈 건강을 위해 칼슘 흡수를 돕는 비타민D를 보충해 주면 좋다.

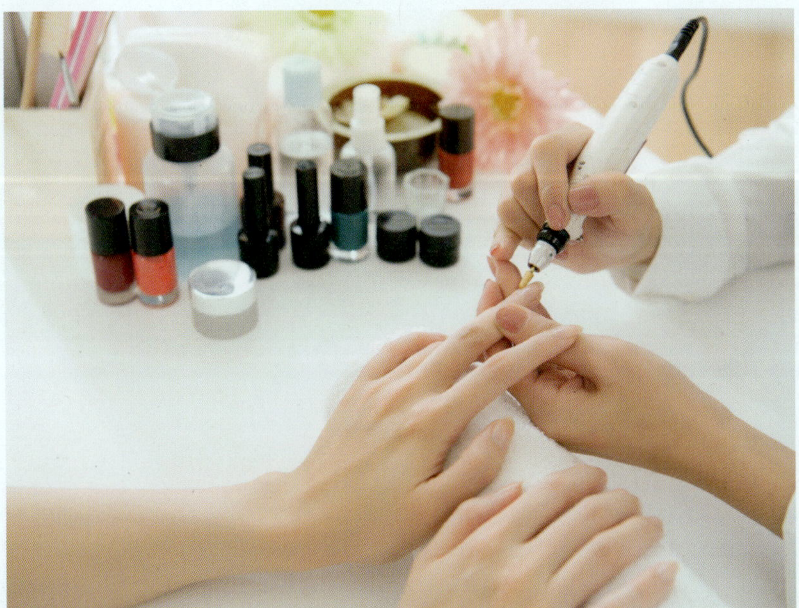

### 임신 중 네일아트, 괜찮을까

임신 중 네일아트를 금기 사항이라고 고집할 수는 없다. 오히려 감정 기복이 심하고 우울감이 들 수도 있는 때에 기분 전환이 된다면 스트레스를 줄이는 긍정적인 효과가 있겠다. 매니큐어의 화학 성분이 엄마 손톱을 통해 흡수돼서 아기에게까지 미치는 영향은 미미하다고 볼 수 있다.

다만 네일샵이나 집에서 제품을 사용할 때는 환기에 신경 쓰도록 한다. 엄마가 매니큐어나 리무버 안에 들어 있는 휘발성 화학 물질을 호흡기로 흡입할 수도 있기 때문이다. 이왕이면 네일 스티커나 무독성 매니큐어 같은 안전한 제품을 사용하는 게 좋겠다.

# 임신 16주

아기는 생기 넘치게 움직이고 있어요.
엄마도 활기차게 지내봅니다.

입덧이 끝나가면서 편안해진 일상. 잠깐 임신했다는 사실을 잊을 수 있다. 그러다 문득 배 속 아기를 떠올리며 불안해질 수도 있다. 아직은 아기의 움직임을 느끼지 못하는 엄마. 배에 손을 얹고 가만히 태동을 기다려 본다.

## 이번 주 아기는

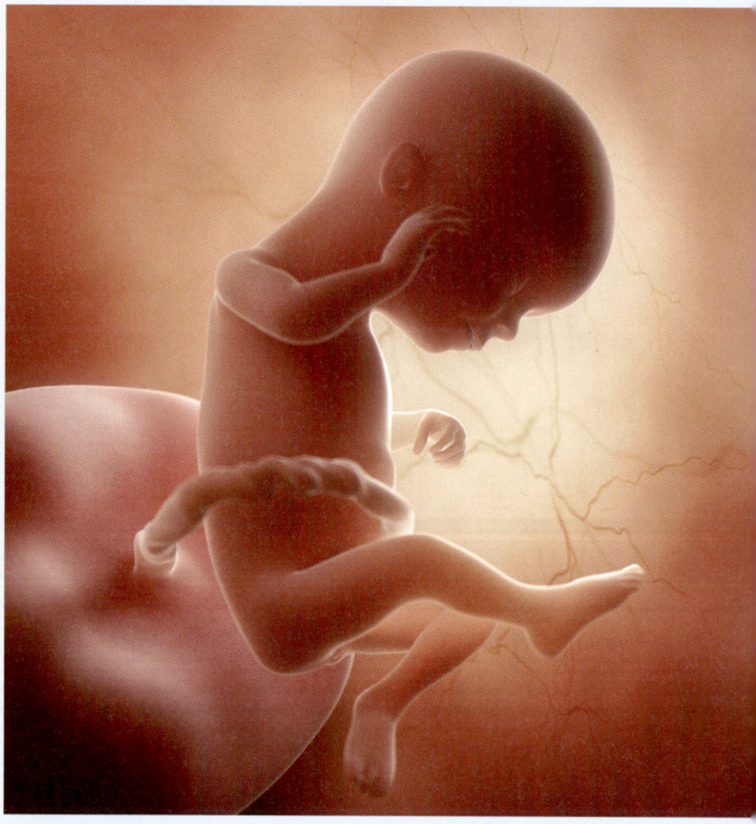

어느덧 참외만 하게 자란 아기. 몸무게는 140그램 정도다.

청각이 발달하는 동시에 기억 능력도 작동하기 시작한다. 이제 엄마 배 속에 있을 때 듣던 소리를 친근하게 느끼고 기억할 수도 있다는 이야기다.

이즈음에 가장 획기적이라고 할 만한 발달은 아기 몸에 지방이 생기기 시작한다는 것이다. 지방은 체온 조절과 신진대사 활동에 중요한 역할을 한다. 아직 아기의 지방은 아주 적은 양이다. 그러나 태어날 때가 되면 무려 체중의 70퍼센트를 차지할 것이다.

아기는 지금 열심히 삼키는 동작, 빠는 동작을 연습하면서 태어난 다음을 준비하고 있다.

## 이번 주 엄마는

입덧과의 작별을 기뻐하면서 아기에게 집중할 이번 주. 태교를 어떻게 할 것인가 고민해 보고, 앞으로 남은 여섯 달을 어떻게 즐길 것인가 계획을 세워 본다. 임신 기간 중 가장 안정기이니만큼 운동 계획, 여행 계획을 알차게 짜 보는 것도 좋겠다.

몸무게는 아마 2.5킬로그램쯤 늘었을 것이다. 아기가 급성장하는 때이니만큼 매일 영양가를 따져 가며 음식을 골고루 먹도록 한다.

임신 초기 유산의 원인은 대부분 태아의 문제였다면 안정기인 지금 유산이 일어나는 것은 엄마의 다양한 문제가 원인이 된다. 안정기라고 너무 방심하지 말고 출혈이나 복통이 있으면 주치의와 상의한다.

엄마 배 속에서
16주 0일

# D-168일

## 오늘 아기는

선천 기형의 60퍼센트는 정확한 원인을 알 수 없다. 그 외에 염색체 이상 같은 유전적 원인이 25퍼센트, 태아 감염, 임신부의 질환이나 화학적 물질, 방사선, 술, 담배를 포함한 환경적 요인이 15퍼센트 정도를 차지한다.

## 오늘 엄마는

과거에는 임신부의 나이만으로 양수 검사를 하였지만 현재는 태아 DNA 선별 검사가 가능하기 때문에 고령 임신만으로 양수 검사를 하는 경우는 줄어들었다. 현재는 초음파 이상 소견이 있거나 유전 질환 가족력이 있는 경우에 주로 양수 검사를 하게 된다. 양수 검사는 양수를 채취해서 태아의 염색체 이상 여부를 진단하는 검사다. 양수 검사는 정확도가 높은 확진 검사이다.

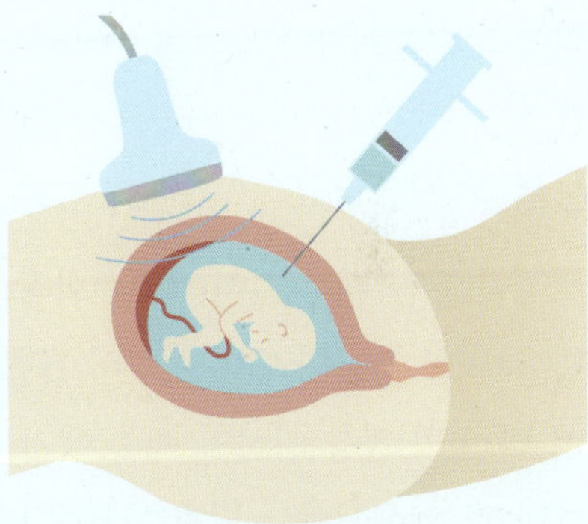

양수 검사

### 염색체 이상을 진단하는 양수 검사

보통 양수 검사라고 하는 양수 천자술은 임신 15주~20주 사이 태아의 염색체 이상이나 유전 질환을 진단하기 위해 시행하는 검사다. 초음파로 모니터하면서 태아를 피해 양수를 뽑아내고, 이 양수의 세포를 배양해 염색체를 분석한다.

세포를 배양해서 결과를 보기까지는 2주 정도 걸린다. 특수 유전자 검사로 양수 검사 당일 또는 다음 날 다운증후군 여부는 먼저 확인할 수도 있다.

양수 검사의 염색체 이상에 대한 진단 정확도는 99퍼센트에 달한다. 다운증후군이나 에드워드증후군 같은 염색체 이상과 희귀 유전자 질환을 진단할 수 있다.

최근에는 NIPT가 도입되면서 양수 검사를 하는 경우가 줄어들었다. 그러나 정밀 초음파 검사에서 이상이 있을 시 양수 검사를 꼭 해야 하는 경우도 꽤 있어 주치의와 상의해서 결정해야 한다.

검사 후 최소 다음 날까지는 힘든 일을 자제하고 안정을 취해야 한다. 바늘로 배를 찌르는 과정에서 검사 부위에 통증이나 출혈, 양수가 새는 증상이 일어날 수 있다. 양수 검사 때문에 자연유산이나 자궁 내 감염, 조기 진통이 일어날 가능성은 0.1~0.3퍼센트 정도로 낮은 편. 다만 1,000명 검사하면 한 명에게서 양수가 터지는 조기 양막 파수가 일어날 수 있으므로 검사 전에 충분한 상담이 필요하다.

엄마 배 속에서
16주 1일

우리 아기 태어나기까지

# D-167일

## 오늘 아기는

탯줄을 잡았다 놓았다 하며 노는 중인 아기. 필요한 산소는 태반을 통해서 공급받고, 양수를 숨 쉬듯 들이마셨다 내뱉었다 하며 폐를 단련한다. 아기의 순환계와 비뇨기계는 원활하게 제 역할을 해내고 있다.

## 오늘 엄마는

비행기를 탈 때는 일어나거나 화장실에 가기 편한 복도 쪽 자리가 좋겠다. 다리를 틈틈이 뻗어 주면서 가볍게 스트레칭을 한다. 물도 수시로 챙겨 마신다. 정상 임신일 때 비행기 여행은 주 수에 관계없이 가능하다. 다만 땅 위에서와는 달리 기압이 떨어지는 상황이라 정맥 혈전을 예방하기 위해 1시간에 한 번은 움직여 주라고 권한다. 또 의료용 압박 양말이나 스타킹을 신는 것도 도움이 된다.

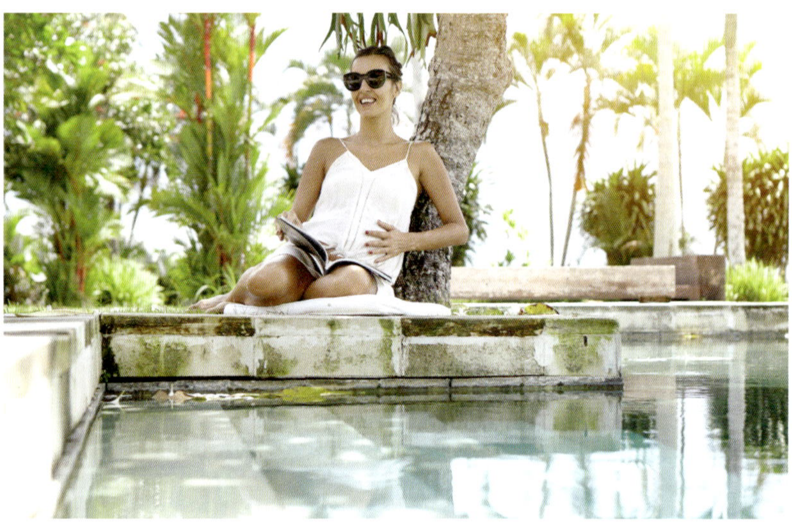

### 여행을 떠나요

여행으로 기분 전환을 하고 스트레스를 풀면 아기에게도 좋은 영향을 줄 것이다. 임신 기간 중 가장 안정돼 여행하기 좋은 때인 임신 중기. 사실 정상 임신이라면 어느 때든 여행을 해도 크게 문제될 게 없지만, 임신 초기에는 입덧 때문에 고생스럽고 후기에는 몸이 무거워 힘들어진다.

단 긴 여행이라면 병원에 가야 할 날짜를 고려해서 일정을 잡는다. 여행지에서는 너무 무리하지 않고, 틈틈이 충분한 휴식을 취하도록 한다.

편한 옷과 신발을 준비하고, 멀리 가는 여행이라면 산부인과 진료 기록을 복사해 가지고 다니는 게 좋겠다.

운전을 오래 해야 할 상황이라면 중간중간 휴게소에 들러 스트레칭을 하면서 쉰다. 항공사 정책에 따라 임신 후기에는 비행기에 탑승하지 못하거나 진단서가 필요할 수도 있다. 예약할 때 미리 확인하도록 한다.

해외로 여행을 갈 때는 그 지역의 감염병에 주의해야 한다. 질병관리본부 사이트에서 해외 감염병 주의보를 확인하고 참고하면 되겠다.

엄마 배 속에서
16주 2일

우리 아기 태어나기까지

# D-166일

## 오늘 아기는

아기의 청각이 크게 발달한다. 귓속 작은 뼈가 단단해지기 시작했다. 아기는 지금 엄마의 목소리나 엄마 심장 뛰는 소리, 엄마 장운동 소리를 듣고 있다. 차츰 엄마 배 바깥에서 나는 소리도 듣게 된다.

## 오늘 엄마는

아스피린, 부루펜 같은 약은 함부로 먹으면 안 된다. 다량을 복용했을 때 자궁 내 발육 지연, 기형을 유발할 수도 있다. 아스피린은 임신 후기에 먹었을 때는 분만 시 출혈 때문에 문제가 생길 수 있다. 해열 진통제의 일종인 부루펜은 임신 중기에 먹으면 태아의 동맥관을 일찍 닫히게 해서 심장에 무리가 갈 수 있다. 24주 이후에는 부루펜 복용 시 꼭 의사와 상의한다.

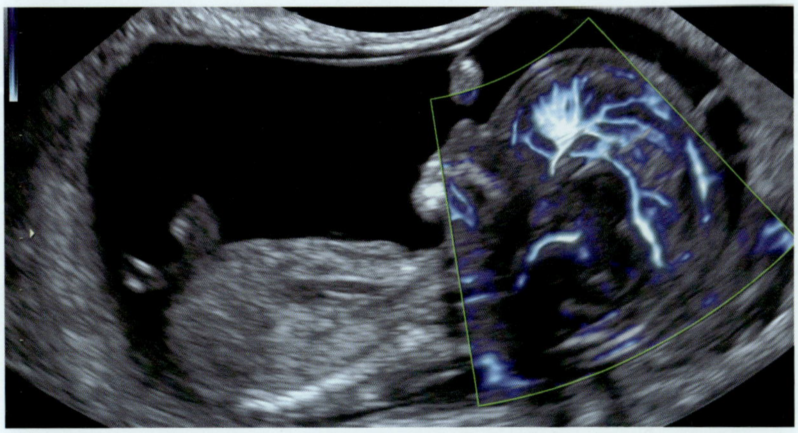

임신 16주 태아의 초음파,
머리 옆모습으로 뇌혈관이 선명히 보인다

### 엄마 배 속 아기의 숨쉬기 운동

양수를 들이마셨다 내뱉었다 하면서 숨쉬기 운동을 연습하는 아기. 이렇게 숨쉬기를 연습하면서 아기는 가슴 근육이 발달하고 폐가 성장한다.

이즈음의 숨쉬기는 이따금 일어나는 일이다. 규칙적일 수도 있고, 불규칙적일 수도 있다. 또 지금은 숨 한 번이 1초 넘도록 길지 않다.

아기는 숨쉬기 운동을 하는 동시에 입을 벌리고 양수를 들이마실 수도 있다. 태아기의 호흡은 복식 호흡이다. 그래서 횡격막이 올라갔다 내려갔다 한다. 한 번 숨 쉴 때마다 횡격막이 크게 움직이는 것은 한숨을 쉬는 것과 비슷해 보인다.

소변이 양수를 만들고 그 양수는 아기가 삼키거나 숨쉬기하면서 폐로 들어가 재흡수된다. 이렇게 순환하면서 적정한 양을 맞춘다.

임신 24주 무렵이면 아기는 하루 중 3시간을 숨쉬기 운동으로 보낸다. 그리고 태어나기 두 달 전쯤 되면 하루 중 8시간은 숨쉬기 운동으로 보낼 것이다.

엄마 배 속에서
16주 3일

우리 아기 태어나기까지

# D-165일

## 오늘 아기는

자궁 벽에 아기의 손과 발이 닿는다. 그래서 엄마가 아기의 움직임을 느낄 수도 있다. 하지만 엄마의 체형이 다 달라서 처음 태동을 느끼는 시기는 사람에 따라 차이가 있다. 발로 걷어차는 느낌의 태동은 아기가 더 많이 자란 임신 후기에 나타난다.

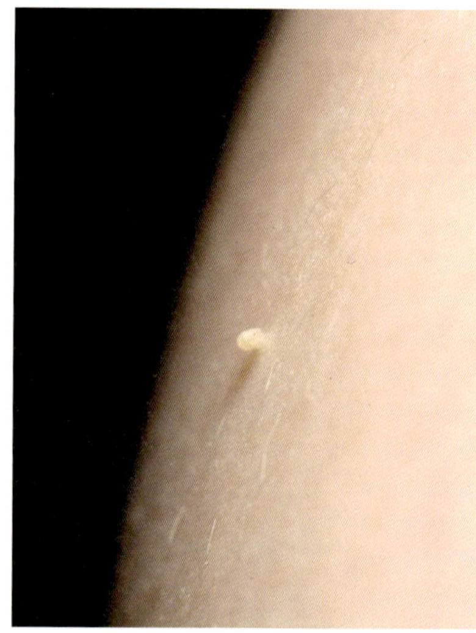

## 오늘 엄마는

임신 호르몬의 영향으로 보통 쥐젖이라고 부르는 피부 연성 섬유종이 생기기도 한다. 목이나 겨드랑이처럼 피부가 맞닿는 부분에 작은 돌기 모양의 쥐젖이 나타난다. 대개 아기를 낳고 호르몬이 안정적으로 돌아오면 천천히 사라진다.

### 임신 중 생긴 쥐젖, 어떻게 할까요

전에 없던 쥐젖이 생겨 속상하다고 호소하는 임신부가 꽤 많다. 쥐젖은 1밀리에서 3밀리 정도의 작은 돌기 모양으로 나타나는 일종의 피부 양성 종양이다. 의학적으로는 연성 섬유종이라고 칭한다. 주로 목의 양쪽과 겨드랑이, 몸체의 윗부분에 나타난다. 아직 정확히 밝혀지지는 않았지만 노화나 과체중, 내분비 질환, 그리고 임신으로 인해 쥐젖이 생기는 경우가 많은 것으로 보인다. 쥐젖은 양성 종양이기 때문에 건강과 관계없고 일상생활에도 별 무리가 없다. 그러나 미용상 문제가 되고 간혹 간지럽거나 줄기 부분이 꼬여 통증을 느낄 수 있다.

임신으로 생긴 쥐젖은 출산 후 자연스럽게 사라지기도 하니 임신 중에는 일단 건드리지 않고 기다려 보는 것이 좋겠다. 손톱깎이나 실로 잘라낸다거나 식초 같은 민간요법을 쓰는 것은 오히려 염증을 일으킬 수 있다. 출산 후에도 사라지지 않을 때는 레이저나 수술용 가위로 제거하기도 한다.

한편 쥐젖이라고 잘못 알고 치료 시기를 놓치기도 하는 편평 사마귀는 바이러스성이므로 번지기가 쉽다. 그러니 각질 표면이 편평하며 붉거나 물집이 생기는 편평 사마귀라면 출산 후 빨리 치료하는 게 좋다.

엄마 배 속에서
16주 4일

우리 아기 태어나기까지

# D-164일

## 오늘 아기는

종종 손을 얼굴로 가져가는 아기. 가끔은 엄지손가락을 빨기도 한다. 하지만 지금은 엄지손가락이 우연히 입 안에 들어갔을 가능성이 크다. 팔은 이제 비율 면에서 몸의 다른 부위와 균형이 잡힌 편이다.

## 오늘 엄마는

종종 아기에게 조용히 집중하는 시간을 가진다. 아기와의 유대감을 형성하고 긴장을 풀 기회가 될 것이다. 아기가 유유자적 양수에 둥둥 떠 있는 모습을 마음속으로 생생하게 그려 본다.

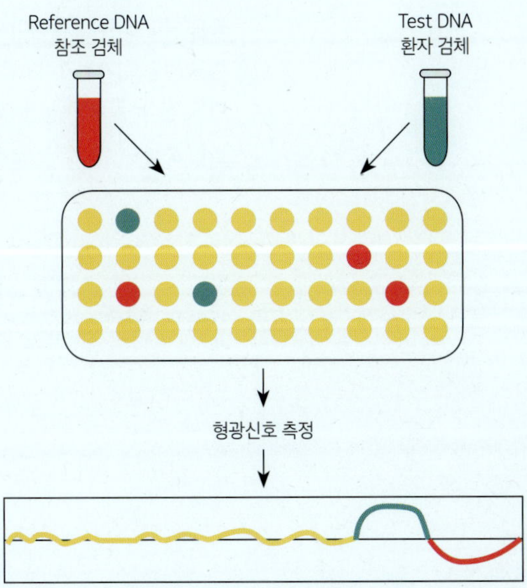


염색체 마이크로어레이 검사(CMA)

### 염색체 마이크로어레이 검사

CMA(chromosomal microarray) 검사라고도 하는 염색체 마이크로어레이 검사는 기존에 하던 염색체 검사보다 훨씬 더 세밀하게 태아의 유전 정보를 들여다볼 수 있는 검사다. 예전에는 양수 검사나 융모막 검사 시 주로 염색체의 수와 모양, 구조를 관찰해 이상이 있는지 살펴보는 핵형 분석만 진행했지만 현재는 국내에서도 산전에 CMA 검사를 선택할 수 있다.

CMA 검사는 양수 검사나 융모막 검사를 통해 얻은 태아 세포에서 유전자를 추출해 마이크로어레이 칩으로 분석한다. 기존 염색체 검사보다 해상도가 좋아서 아주 작은 결실이나 중복 같은 미세한 이상까지 찾아낼 수 있다. 특히 산전 초음파에서 태아의 구조적 이상이 관찰될 때 CMA를 시행하면 기존 염색체 핵형 분석만 했을 때보다 약 6~7% 더 많은 유전적 변이를 확인할 수 있다고 알려졌다. 따라서 산전 초음파에서 이상이 보이면 CMA 검사가 권고된다.

다만 결과 해석이 분명하지 않거나 필요 이상의 정보 제공으로 오히려 혼란스러울 수도 있으므로 CMA 결과 이상 시 유전 전문의와 상담하는 것이 중요하다.

엄마 배 속에서
16주 5일

우리 아기 태어나기까지

# D-163일

## 오늘 아기는

눈을 깜빡이는 반사 행동을 한다. 아기는 이제 많이 자라서 신생아의 절반 정도 되는 크기이다. 지금은 움직일 공간이 충분해서 몸을 활발히 움직이고 있다.

## 오늘 엄마는

수영은 물의 부력으로 몸을 편안하게 하는 운동이다. 출산 때 필요한 근육을 단련시키고 고관절을 부드럽게 한다. 관절에도 부담을 주지 않는다. 물론 수영 시간은 20분을 넘지 않도록 하고, 더 하려면 중간중간 쉬어 가면서 무리하지 않도록 한다. 수영을 못 한다면 더 쉽게 따라 할 수 있는 아쿠아로빅도 좋겠다.

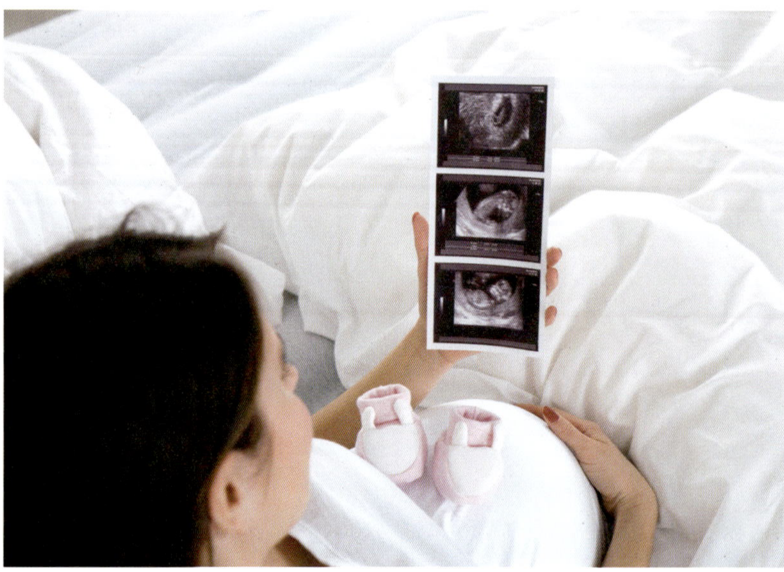

### 아기의 움직임이 한창인 이때

지금 자궁 속에는 아기가 움직일 만한 충분한 공간이 있다. 그래서 다른 어느 때보다 움직임이 많은 시기다. 이즈음 아기는 다양한 방식으로 활발하게 움직인다.
몸통을 구부리거나 쭉 펴고, 머리를 위로 올렸다 내렸다 양쪽으로 돌리기도 한다. 팔다리도 자유자재로 움직인다. 심지어 재주넘듯 몸을 돌릴 때도 있다.
숨쉬기 운동으로 아기의 가슴벽이 규칙적으로 움직이는 게 보인다. 가끔 딸꾹질도 한다. 입을 벌리거나 다물거나 하품을 하고, 양수를 들이마시기도 한다.
손을 얼굴로 가져가기도 하고 옆으로 눕기도 한다. 똑바로 눕는 것보다 옆으로 눕는 것을 더 좋아하는 듯하다.

엄마 배 속에서
16주 6일

우리 아기 태어나기까지

# D-162일

## 오늘 아기는

배 속 아기는 엄마 목소리를 들을 수 있지만 밖에서 들려 오는 아빠의 목소리는 아직 잘 들을 수 없다. 하지만 아빠와 함께하는 엄마의 기분을 느끼고 기억할 수 있을지도 모른다.

## 오늘 엄마는

자궁이 더 커지면서 배와 사타구니 쪽이 땅기며 통증이 느껴진다. 다 변화에 적응하며 생기는 일시적 현상이다. 아기에게는 영향을 미치지 않으니 크게 걱정할 필요는 없다. 몸을 천천히 움직이고 배를 따뜻하게 해 주면 도움이 될 것이다.

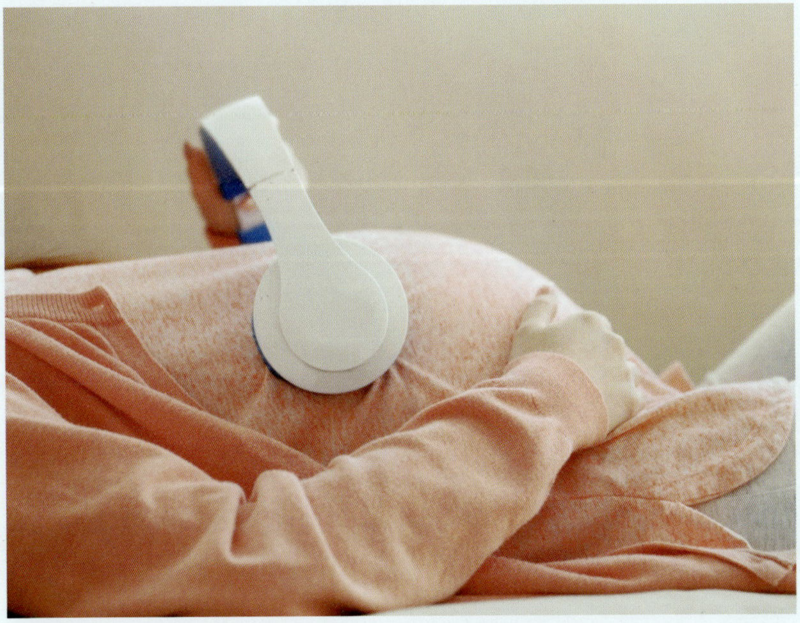

### 엄마 배 속, 자궁은 지금

자궁이 갑자기 커지는 이즈음. 그동안 느끼지 못하던 배 속의 압박감을 느낄 수도 있다. 특히 자궁은 정 가운데 고정돼 있는 기관이 아니다. 자궁이 커지면서 대개는 오른쪽으로 기울기 때문에 압박감이나 통증이 오른쪽으로 더 치우치는 경향이 있다.
또 자궁을 지지하는 인대가 힘을 받으면서 오른쪽이든 왼쪽이든 땅기거나 콕콕 찌르는 통증을 느낄 수도 있다. 대부분은 이때쯤에 일어날 수 있는 정상적인 복부 통증인 셈. 그러니 너무 염려하지 않아도 된다. 다만 임신 초기 난소 물혹이나 근종을 진단받은 임신부는 주치의와 상의하는 게 좋겠다.

# 임신 17주

몸무게가 자꾸 늘어도,
정상입니다.

엄마의 왕성한 식욕은 아기가 잘 자라고 있다는 방증일지도 모른다. 아기의 성장이 쑥쑥, 빠른 속도로 진행되고 있다. 어느 정도 몸무게가 늘어나는 것은 자연스러운 일이니 아기의 건강을 위해서는 영양을 모자람 없이 섭취하도록 한다.

## 이번 주 아기는

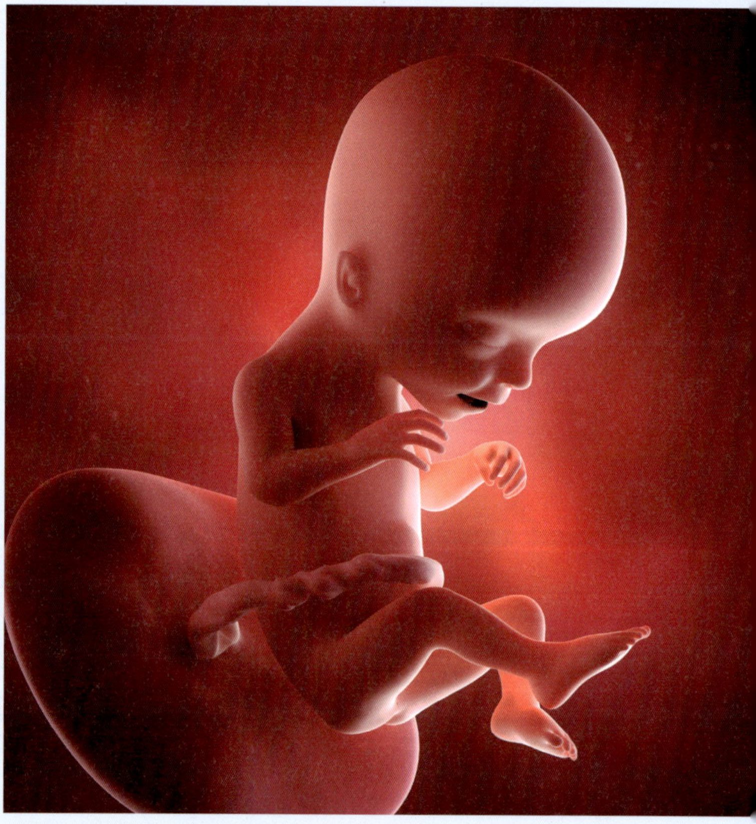

완성된 태반을 통해 아기에게 순조롭게 영양이 전달되고 있다. 아기는 더욱 빠르게 성장한다. 처음으로 아기가 태반보다 커졌다.

이제는 몸의 세세한 부분까지 더 사람다워지는 중이다. 움직임이 더 자유자재로 다양해져서 상반신을 뒤로 젖히기도 한다.

지금 아기는 엄마 한 손에 올려놓을 수 있을 정도의 크기. 키에 비해 몸무게가 부쩍부쩍 늘고 있다. 이번 주 전후로 한 달 사이, 몸무게가 세 배는 차이 날 것이다.

## 이번 주 엄마는

어쩐지 몸이 전체적으로 둥글둥글해지는 듯하다. 배 속에서 아기를 이만큼 키웠는데 배가 커지면서 몸매가 달라지는 건 당연한 일이다. 스트레스 받을 필요는 없다.

알다시피 늘어난 몸무게에서 아기가 차지하는 비중은 아주 작다. 자궁도, 가슴도 커졌고 혈액량도, 양수도, 지방도 늘었다. 임신 초기보다는 확실히 몸무게 늘어나는 속도가 빠를 수밖에 없다.

자꾸 몸무게에 신경 쓰이더라도 끼니를 거르지는 않도록 해야 한다. 공복 상태가 되면 혈당에 영향을 미쳐서 어지럼증이나 신경과민을 불러올 수 있다. 또 다음 끼니때 과식하기 쉬워진다. 하루 세 끼 식사는 꼬박꼬박 챙기는 게 좋겠다.

엄마 배 속에서
17주 0일

우리 아기 태어나기까지

# D-161일

## 오늘 아기는

세포와 소화액, 양수 부산물이 소화하는 연습을 통해 태변이 된다. 이렇게 만들어진 태변이 점점 장 속을 채울 것이다. 아기가 처음 배설하는 태변은 초록빛을 띠는 무취 상태다.

## 오늘 엄마는

혈액량이 많이 늘어나는 임신부에게 충분한 수분 공급은 필수다. 너무 차지 않은 물을 수시로 마시도록 한다. 아기를 갖고 나서 피부가 수분을 머금은 듯 촉촉하고 팽팽해 보이기도 한다. 이런 경우 아기 성별과는 무관한, 호르몬의 변화가 가져온 선물이라고 하겠다.

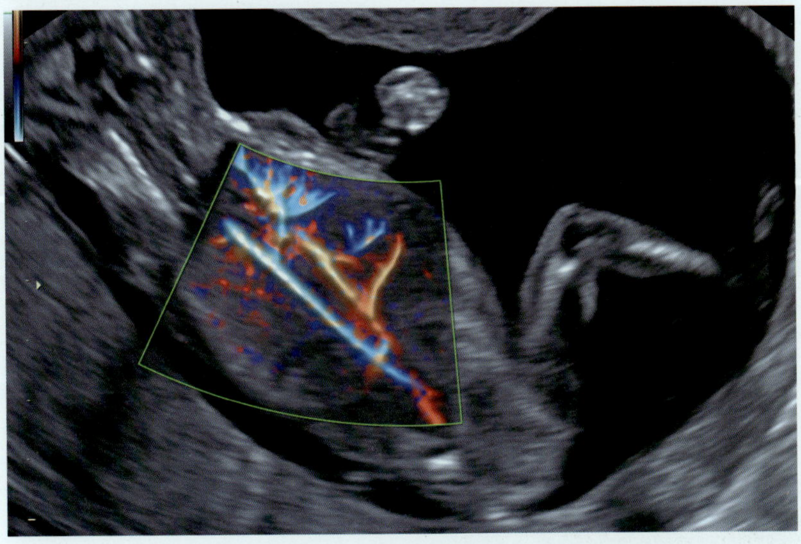

임신 17주 태아의 초음파,
대동맥과 폐, 간에 분포하는 혈관이 보인다

### 태아의 성별

아기의 성별은 수정 당시 이미 정해져 있는 상황. 그러나 초음파 사진을 뚫어져라 들여다봐도 아들인지 딸인지 아리송했다. 이제는 초음파 검사 때 왠지 너무 궁금했던 아기의 성별을 알아볼 수도 있다.

배 모양이나 체형 변화, 태동으로 태아의 성별을 구별할 수 있다고 하지만 과학적으로 근거 있는 이야기는 아니다. 임신부의 식성이 고기를 많이 먹는 쪽이면 아들, 과일을 많이 먹으면 딸이라는 이야기도 속설에 지나지 않는다. 요새는 임신 12주에 성기 부분이 하늘로 향하면 아들, 평행하면 딸이라는 이른바 '각도법'도 유행이다.

태아의 성기가 만들어질 때는 남아이든 여아이든 외관상 같은 모습으로 출발한다. 그렇기 때문에 초음파 검사로 아기의 성별을 확인하려면 성기의 분화가 완전히 끝나고 눈에 띄게 차이를 보이는 지금에서야 가능하다.

엄마 배 속에서
17주 1일

우리 아기 태어나기까지

# D-160일

## 오늘 아기는

몸의 기관들이 정상적으로 자리를 잡아간다. 처음에는 옆쪽을 바라보는 위치에 있던 아기의 두 눈이 앞쪽을 바라보게 된다. 귀도 얼굴 양옆 자기 자리를 찾는다. 아기의 두개골은 아직 탄력 있는 연골 상태에 가깝지만 조금씩 단단해지기 시작한다.

## 오늘 엄마는

임신 중에는 다른 때보다 근육이나 힘줄이 손상되기 쉽다. 그러니 스트레칭을 할 때는 너무 무리가 가지 않도록 조심한다. 심하게 힘든 자세는 시도하지 않는 편이 좋다.

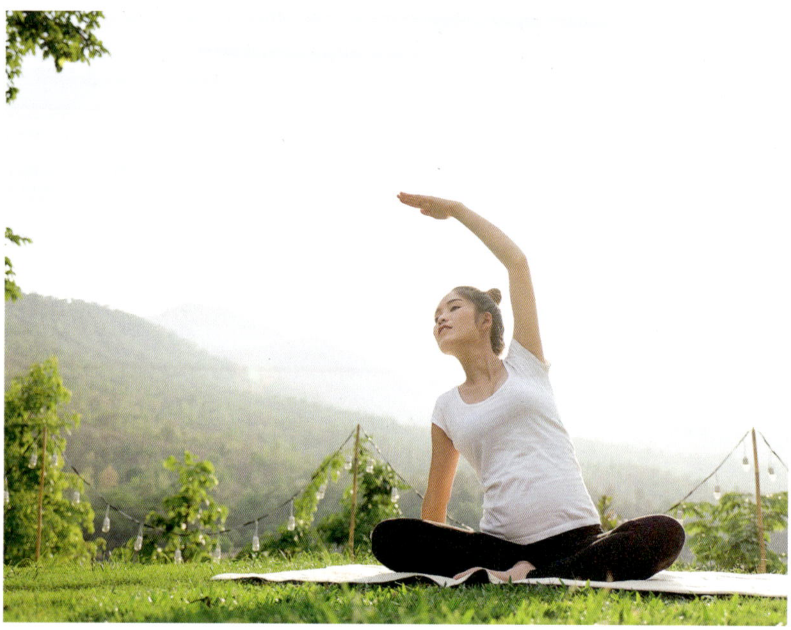

### 스트레칭을 안전하게

임신 호르몬 중 릴랙신은 연결 조직과 힘줄, 인대를 이완시켜 횡격막을 확장하고 태아의 성장 공간을 만들어 내는 역할을 한다. 인대와 힘줄을 충분히 이완시키면서 자연분만을 위해 산도가 더 수월하게 열리도록 돕기도 한다. 릴랙신은 정맥의 벽도 느슨하게 만들어 정맥류를 불러일으키기도 하는 호르몬이다.

지금은 릴랙신이 대부분의 신체 부위에 영향을 끼친다. 그렇다 보니 척추와 골반이 불안정해지기도 한다. 따라서 운동할 때는 척추와 골반에 무리가 가지 않도록 자세에 주의가 필요하다.

서 있는 자세에서는 항상 골반이 한쪽으로 치우치지 않게 신경 쓴다. 지나치게 허리를 늘이거나 구부리지 말고 어깨를 심하게 돌리지 않아야 한다.

모든 동작은 급작스럽지 않게 천천히, 편안한 느낌으로 스트레칭을 한다. 근육과 힘줄이 이전보다 유연해진 상태이기 때문에 본인도 모르게 과도한 스트레칭을 하게 되니 조심하는 게 좋겠다.

엄마 배 속에서
17주 2일

우리 아기 태어나기까지

# D-159일

## 오늘 아기는

아기의 신경이 더 발달해 여러 부위의 자극을 느낄 수 있게 된다. 사실 지금까지 아기는 단순한 반사 운동이거나 자신의 의지대로가 아닌 움직임을 보였다. 그렇지만 이제 뇌 신경 회로가 완성돼 가면서 스스로 몸을 움직일 수 있게 된다.

## 오늘 엄마는

원래 신던 신발이 지금은 맞지 않아 당황하기도 한다. 임신 후 몸이 붓고 지방이 축적되면서 발 크기도 달라진 것이다. 어쩌면 새 신발을 사야 할지도 모르겠다. 여름철 비치 샌들처럼 굽이 전혀 없는 신발은 족저근막염의 원인이 될 수 있으니 굽이 2~3센티 정도인, 밑창이 부드러우면서 발의 원래 형태대로 편안하게 신을 수 있는 신발을 고르는 게 좋겠다.

### 아기를 이룬 건 9할이 물

양수로 가득 찬 주머니 속에 편안히 동동 떠 있는 아기. 지금 아기를 구성하는 것은 대부분이 수분이다. 보통 인체의 3분의 2가 수분으로 이루어졌다고 하는데 아기는 수분을 훨씬 많이 포함한 상태다. 물이 피부를 통과해 아기의 몸 안팎으로 드나들 수 있고 아기가 양수 속에 떠 있기 때문이다. 아기 몸의 90퍼센트가 수분으로 이루어졌다고 보면 된다. 아기의 피부는 점점 두꺼워지고 신장이 소변으로 배출되는 물의 양을 더 잘 조절하게 될 것이다. 따라서 태어날 때쯤 아기는 몸의 수분이 70퍼센트 정도로 줄어든다. 그 뒤로도 신장 기능이 더 발달하면서 열 살쯤이면 몸의 수분이 차지하는 비율은 60퍼센트까지 내려간다.

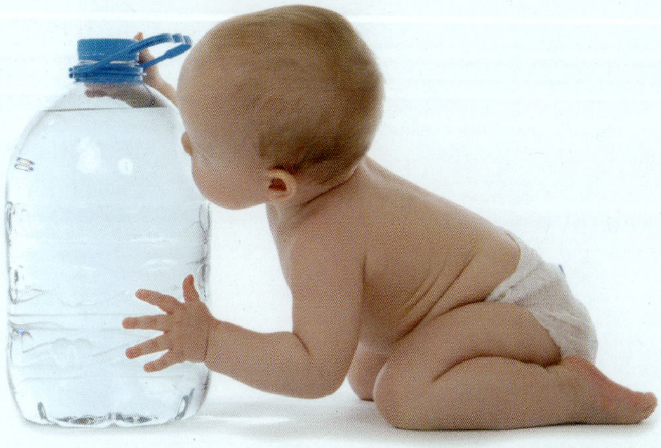

엄마 배 속에서
17주 3일

우리 아기 태어나기까지

# D-158일

## 오늘 아기는

내이가 완성돼 전보다 더 소리를 잘 들을 수 있다. 이즈음이면 밖에서 들려오는 소리에 민감해지고, 단순히 느끼던 차원을 넘어서 목소리를 알아들을 수 있게 된다. 낮은음과 높은음의 차이도 알 수 있어서 엄마 목소리와 아빠 목소리의 차이도 구분한다.

## 오늘 엄마는

자기 목소리는 크게 들리고 주위 소리는 잘 안 들리는, 귀가 막히는 듯한 증세가 나타나기도 한다. 이것은 호르몬의 변화로 생긴 이관 개방증 증상으로 보통 출산 후 좋아진다. 피로와 스트레스, 혈액 순환 장애, 수분 부족이 원인인 경우도 있다.

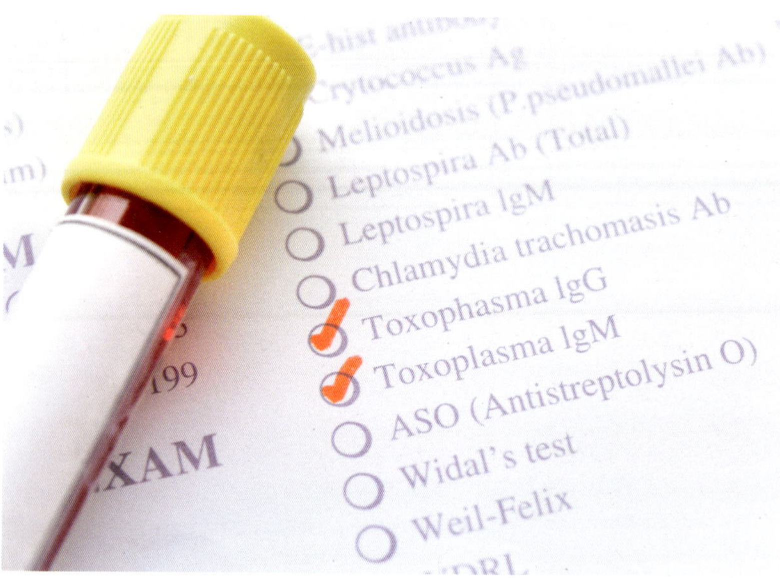


### 톡소플라스마는

고양이를 키우는 임신부라면 톡소플라스마에 대한 걱정 어린 소리를 흔히 듣는다. 대개 고양이 배설물을 통해 감염되는 기생충이라고 알고 있는 톡소플라스마는 임신부가 걸리면 태아에게 치명적인 영향을 미친다.

그런데 사실 우리나라에서 기르고 있는 고양이 때문에 태아가 톡소플라스마의 영향을 받은 사례는 아직 알려진 바 없다. 외국에서는 주로 날고기나 깨끗하지 않은 음식물 때문에 걸린 사례가 많다고 보고되고 있다. 더군다나 집에서 키우는 외출하지 않는 고양이는 톡소플라스마에 감염될 확률이 거의 없다고 볼 수 있다.

그래도 만일을 위해 고양이 화장실은 되도록 임신부가 청소하지 않는 게 좋겠다. 또 길고양이를 함부로 만지지 않아야 한다. 고기 종류는 잘 익혀서, 채소나 과일은 깨끗이 씻어서 먹는다. 모래나 흙을 만졌을 때는 반드시 손을 깨끗하게 씻는다.

엄마 배 속에서
17주 4일

우리 아기 태어나기까지

# D-157일

## 오늘 아기는

턱 안에 있는 치아 싹에 치아를 단단하게 만들기 위한 칼슘이 축적된다. 아기의 뼈는 더욱 튼튼하게 자라고 있다. 아기는 이제 태반보다 커졌다. 태반은 자라는 속도가 느려지긴 했지만 여전히 자라고 있다.

## 오늘 엄마는

태어날 아기에게 형제가 있다면 미리 엄마 배 속에 동생이 자라고 있다는 사실을 이야기한다. 태어날 아기를 잘 받아들일 수 있도록 엄마 아빠가 미리 신경 써야 한다. 그러지 않으면 엄마의 임신과 동생의 등장에 대해 불안감을 가질 수도 있다.

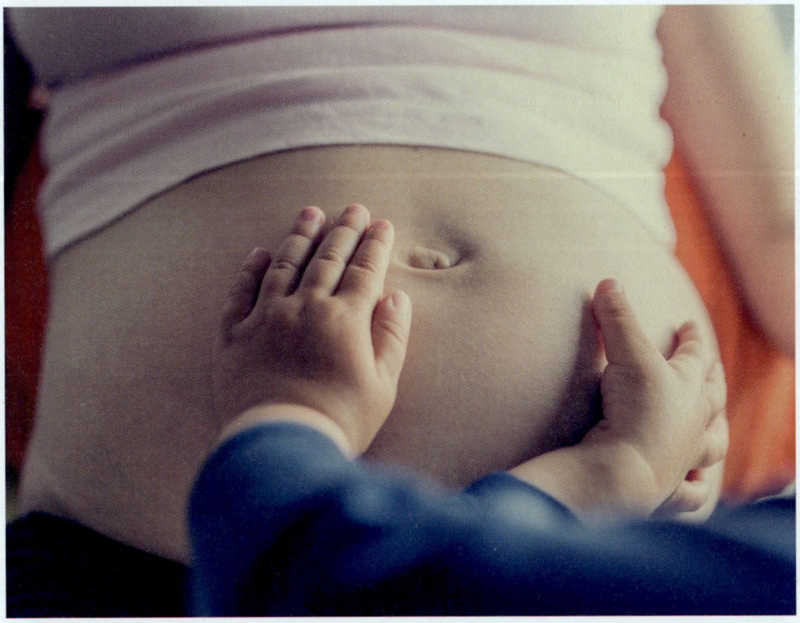

### 동생의 등장, 스트레스 받는 아이

아기의 탄생은 가족 모두에게 큰 변화를 가져온다. 누구보다도 동생을 보게 된 아이에게는 커다란 사건이자 스트레스일 것이다.

아이의 눈에 동생은 어른들의 관심을 독차지하고 사랑을 빼앗아가는 경쟁자일 수도 있다. 동생이 생기고 아기처럼 행동하는 퇴행 행동을 보이거나 난폭해지기도 한다. 아이가 의기소침한 모습을 보게 되면 엄마도 아빠도 마음이 아프다. 하지만 아무래도 한동안은 갓난아기인 동생에게 집중하게 될 것이다.

큰아이를 위해서는 지금부터 마음의 준비를 시켜야 한다. 엄마 배 속 동생에게 함께 인사하고, 초음파 검사를 하기 위해 병원에 갈 때 아이를 같이 데리고 다닌다. 아기는 처음에 말하지도 걷지도 못하고 자주 울 테니 동생을 도와줘야 한다고 이해시킨다. 아기 인형을 돌보는 놀이를 해 보는 것도 좋다.

그렇다고 동생 이야기만 끊임없이 하는 것은 바람직하지 않다. 사랑을 더 많이 표현하면서 아이의 감정을 잘 읽어 보도록 한다.

엄마 배 속에서
17주 5일

우리 아기 태어나기까지

# D-156일

## 오늘 아기는

아기의 신장이 열심히 제 할 일을 익히고 있는 지금. 아기는 시간당 7밀리리터에서 14밀리리터 정도의 소변을 양수로 내보내고 있다.

## 오늘 엄마는

엄마와 아빠가 함께하는 산책은 건강에도 도움이 될 뿐 아니라 심리적 안정도 가져다준다. 이렇게 둘만의 조용한 시간을 갖는 것은 아기가 태어나면 한동안은 어려울지도 모른다. 엄마는 지금 쉽게 숨이 차는 상태니 발맞춰 걷도록 나란히 손을 잡고 산책하는 것이 좋겠다.

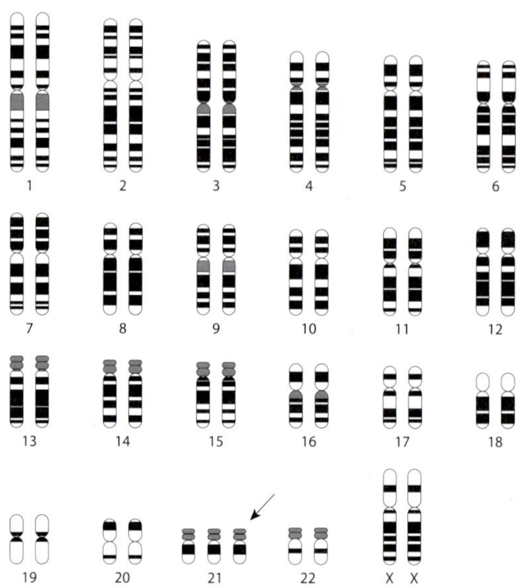


다운증후군 염색체 검사 결과

### 다운증후군 고위험, 아이가 다운증후군이라는 이야긴가요

이때쯤이면 다운증후군 선별 검사 결과를 알 수 있다. 다운증후군 통합 선별 검사나 쿼드 검사에서 다운증후군 고위험군으로 나왔을 때 실제로 다운증후군 태아인 경우는 3~5퍼센트 정도이다. 따라서 결과에 이상이 있으면 추가 검사를 결정한다.

쿼드 검사 결과가 정상이라고 나와도 100퍼센트 정상이라는 의미는 아니다. 또 고위험이라고 나와도 통계적으로 정밀 검사가 필요한 경우를 가려내는 선별 검사라는 것을 기억해야 한다. 양수 검사로 태아의 염색체를 확인하기 전까지는 다운증후군을 확진할 수 없다.

엄마 배 속에서
17주 6일

우리 아기 태어나기까지

# D-155일

## 오늘 아기는

태동이 있더라도 아빠가 배를 만졌을 때 느껴질 만큼은 아니다. 아빠가 아기의 신호를 느끼려면 좀 더 기다려야 한다. 하지만 아기는 지금 아빠의 목소리를 들을 수도 있다.

## 오늘 엄마는

출산 준비 교실 정보를 알아보고 여러 강좌에 참여해 본다. 몸 상태가 비교적 좋은 지금이 출산에 대비해 정보를 모으기에는 가장 좋은 때다. 초보 엄마에게는 남은 임신 기간과 육아 초기에 도움이 될 귀한 시간이 될 것이다.

### 임신 중 부부관계

아기를 가졌다고 열 달 내내 부부관계를 참아야 하는 것은 아니다. 임신 중에도 부부관계로 서로의 애정과 유대감을 나눌 수 있다. 특별히 건강에 문제가 있지 않은 한 임신 중에도 부부관계는 얼마든지 가능하다.

임신 초기는 수정란이 자궁에 착상하고 태반이 완성되는 시기여서 격렬하고 지나친 동작은 출혈이나 자궁 수축을 유발할 소지가 있어 조심할 필요가 있다. 그러나 임신 중기인 지금은 유산 위험이 적고 안정된 시기여서 큰 제한 없이 부부관계를 해도 되겠다. 다만 정액에 있는 프로스타글란딘이 자궁 수축을 유발할 수도 있고 감염의 위험성을 염려할 수도 있다. 그럴 때는 콘돔을 사용하는 것도 한 방법이다. 부부관계를 할 때는 배를 누르지 않는 게 기본이다. 가벼운 체위로 너무 긴 시간 무리하지는 않도록 한다.

임신 후기에는 자궁 수축이 일어나면 조산으로 이어질 수 있어 주의가 필요하다. 조산아 분만, 습관성 유산, 조기 양막 파수 등을 겪었던 적이 있거나 전치태반, 자궁경부무력증, 쌍둥이 임신 등의 고위험 임신일 때는 되도록 부부관계를 피하는 게 좋다.

**임신 중 피해야 할 부부관계 체위**

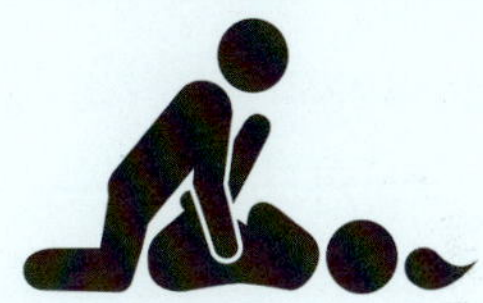

**굴곡위 |** 지나친 자극으로 자궁 수축이 올 수 있다. 임신 초기와 후기에는 자제하는 것이 좋다.

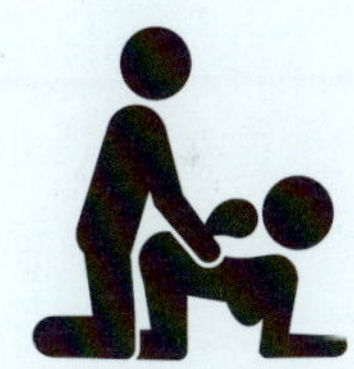

**후배위 |** 두 팔로 몸을 지탱해 체력 소모가 크고 배가 밑으로 처져서 허리에 부담이 될 수 있다.

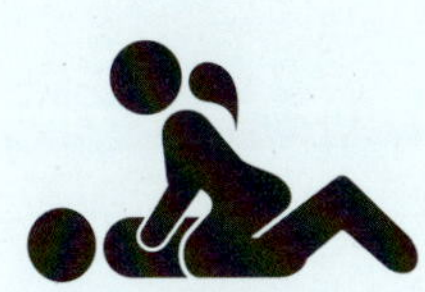

**승마위 |** 자궁에 심한 자극을 줄 수 있으며 질 내부에 상처를 낼 수도 있다. 임신 중에는 피해야 할 체위다.

# 임신 18주

아기가 움직이는 것을 느끼기 시작해요.
배 속에서 자라고 있는 아기에게,
사랑한다 우리 아가.

아기가 배 속에 있다는 사실을 오롯이 체감한다. 배 속 아기의 움직임을 처음 느끼는 순간은 임신 기간 중에서도 특별히 드라마틱한 장면일 것이다. 경이롭고도 소중한 이 하루하루를 아기와 교감하며 즐겁게 보내자.

## 이번 주 아기는

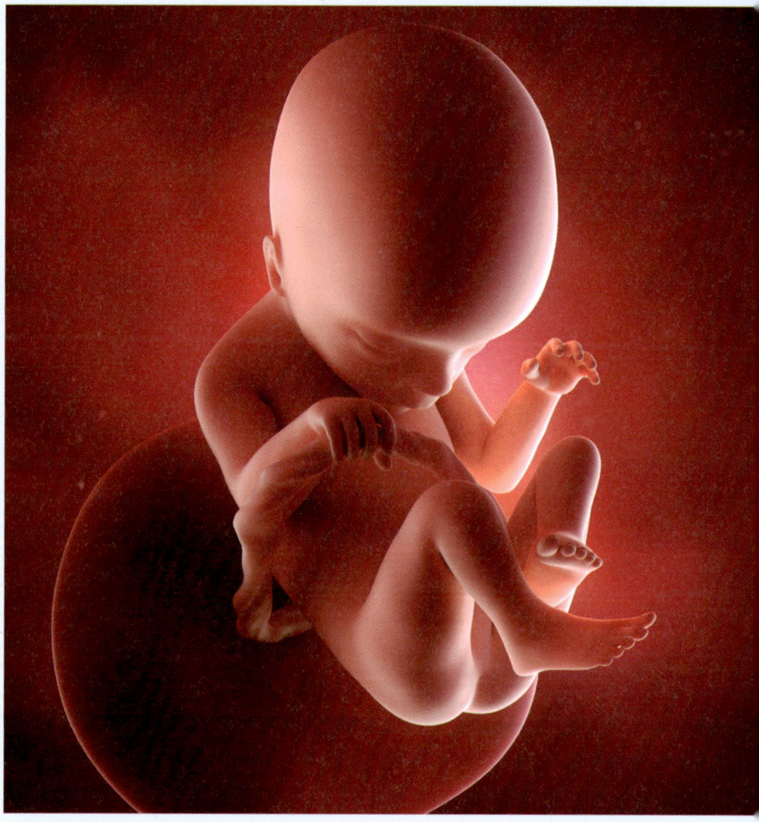

엄마 배꼽 아래에 자리하고 있는 아기. 지난달의 두 배 가까이 될 만큼 많이 자랐다.

자궁은 아직 아기가 자유롭게 움직일 정도로 여유로운 공간이다. 아기는 움직임으로 자신의 존재를 확실히 알리고 있다. 빠르면 이번 주, 아기의 움직임을 느낄 수 있다. 처음 느끼는 태동은 배 속에서 일어나는 작은 날갯짓 같은 느낌. 물방울이 퐁 터지는 느낌 혹은 장이 움직이는 듯한 느낌과 비슷하다.

머리는 달걀과 비슷한 정도. 근육이 붙으면서 활발해진 움직임이 엄마에게까지 전해진다.

앞으로 아기의 몸무게는 더 빠른 속도로 늘 것이다. 그리고 그만큼 쑥쑥 더 빠르게 자라날 것이다.

## 이번 주 엄마는

직장 생활을 하다 보면 오후 시간이 꽤 피곤하게 느껴진다. 샌드위치와 과일 같은 것으로 간단하게 점심을 먹고 남는 시간 동안 가볍게 산책을 해도 좋겠다. 잠깐의 산책이지만 하루의 활력이 돼 줄 것이다.

가끔 배 아래 쪽에서 희미한 움직임을 느끼는 엄마. 골반은 출산 준비를 시작한다. 지금까지 닫혀 있던 골반이 점점 느슨해진다.

그동안 아기를 품고 있다는 사실을 몸의 변화로만 느낄 수 있었던 엄마. 태동을 느낀다면 엄마는 아기에게 더 큰 애착을 갖게 된다. 이제 아기가 엄마에게 자신의 존재를 알리고 있다. 아기가 함께하고 있다는 걸 더 확실히 깨닫고 적극적으로 태교를 시작할 한 주.

엄마 배 속에서
18주 0일

우리 아기 태어나기까지

# D-154일

## 오늘 아기는

기분이 좋은지 열심히 움직이고 있는 아기. 태동은 아기의 건강 상태나 기분을 알 수 있는 척도가 된다. 앞으로는 이상 없던 태동이 갑자기 줄거나 심해지지 않는지 세심하게 주의를 기울여야 한다.

## 오늘 엄마는

아기의 움직임이 엄마에게 전해진다. 물론 아직은 아주 작게 전달되는 태동을 알아채지 못하고 지나갈 수도 있다. 태동이 궁금하면 편안한 상태에서 배에 손을 얹고 기다려 본다. 아무런 느낌이 없더라도 몇 주 사이 소식이 올 테니 초조해하지 않아도 된다.

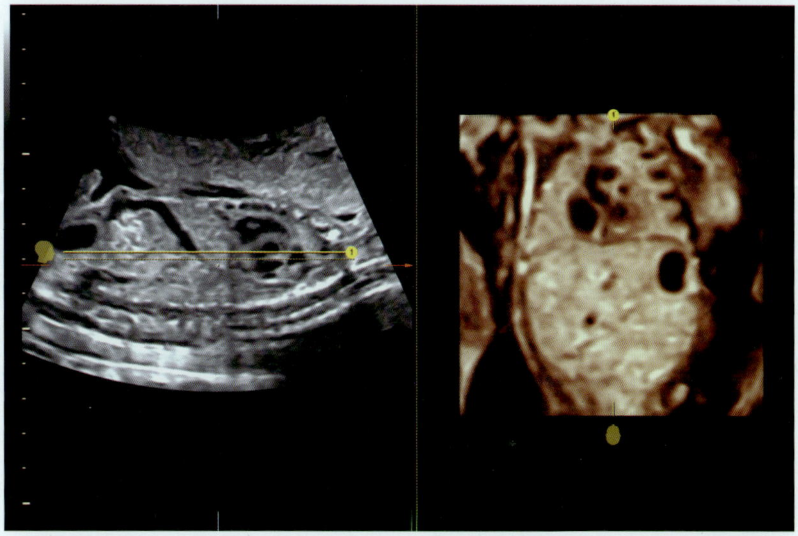

임신 18주 태아의 내부 장기를 보는 입체 초음파,
흉부와 복부가 횡격막으로 나뉘어 있고 흉부에는 심장, 폐, 복부에는 위와 간이 보인다

### 태동, 아기의 움직임을 느껴요

사람마다 다르지만 빠르면 이즈음, 배 속 아기의 움직임이 엄마에게 전달된다. 드디어 태동이 느껴지는 것이다.
첫 임신이라면 보통 20주 다 돼서 태동을 느끼지만, 출산 경험이 있는 엄마는 더 이르게 태동을 느낄 수 있다. 이미 태동을 겪어본 적이 있는 엄마는 어떤 것인지 잘 알고 있어 금방 태동을 감지한다. 그러나 처음 겪는 엄마는 아무래도 이게 태동인지 아닌지 잘 알아채지 못하고 긴가민가하게 된다. 또 엄마의 체중이나 아기의 자세, 태반의 위치에 따라서도 태동을 느끼는 시기는 달라진다.
아직은 배 속에서 작은 물방울이 보글거린 느낌. 엄마에게는 이 미세한 움직임이 진심으로 기쁘면서도 놀라운, 신비로운 체험이다.
태동은 아기가 잘 지내고 있는지 알려주는 신호이기도 하다. 시간이 지날수록 쑥쑥 자라나는 아기. 앞으로 아기의 움직임은 그만큼 더 확실하게 느껴질 것이다.

엄마 배 속에서
18주 1일

우리 아기 태어나기까지

# D-153일

## 오늘 아기는

신장과 방광이 완성됐다. 탯줄은 구불구불한 모양을 하고 있다. 동맥이 정맥 주위를 감으면서 굽슬굽슬 모양이 만들어진다. 원래 탯줄에는 정맥 두 개와 동맥 두 개가 발달하다가 오른쪽 정맥이 하나 퇴화해서 세 개의 혈관으로 구성된다. 아주 드물게는 왼쪽 정맥이 퇴화하는 경우도 있다. 대개 동맥에는 산소 농도가 높은 피가, 정맥에는 산소 농도가 낮은 피가 분포하는데 탯줄은 그 반대이다.

## 오늘 엄마는

엎드려서 자는 버릇이 있다면 지금이라도 옆으로 눕거나 바로 누워 자는 것에 익숙해지도록 한다. 엎드려 자는 것이 점점 아기에게 부담을 줄 뿐만 아니라 엄마에게도 무리가 간다.

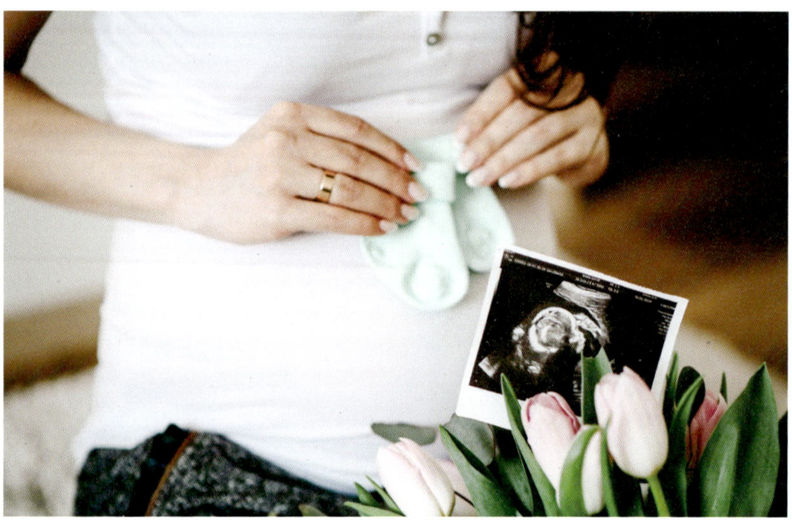

### 갈수록 심해지는 허리 통증

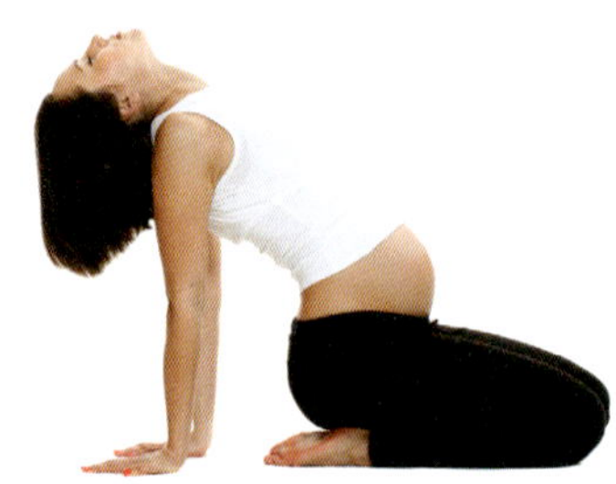

하루하루 날짜가 더해 가면서 임신 초기와는 또 다른 허리 통증이 생긴다. 갈수록 엄마의 관절과 인대는 느슨해지고 아기의 몸무게는 늘어가는 상황. 허리가 더 쉽게 아파 온다.
일단 허리 아픈 증상이 있을 때면 따뜻한 물에 몸을 담가 보는 것도 좋겠다. 물론 너무 뜨거운 물은 아기에게 좋지 않다. 온몸의 긴장이 풀린 상태에서 등 쪽을 부드럽게 마사지해 본다.
임신부 전용 요가나 필라테스 수업을 들으며 등 근육을 강화하면 허리 통증을 줄이는 데 도움이 된다. 무엇보다 자세에 늘 주의하고, 앉을 때는 다리를 받쳐 올리도록 한다. 자동차 좌석도 등을 잘 지탱하도록 조정해 놓는다.

엄마 배 속에서
18주 2일

우리 아기 태어나기까지

# D-152일

## 오늘 아기는

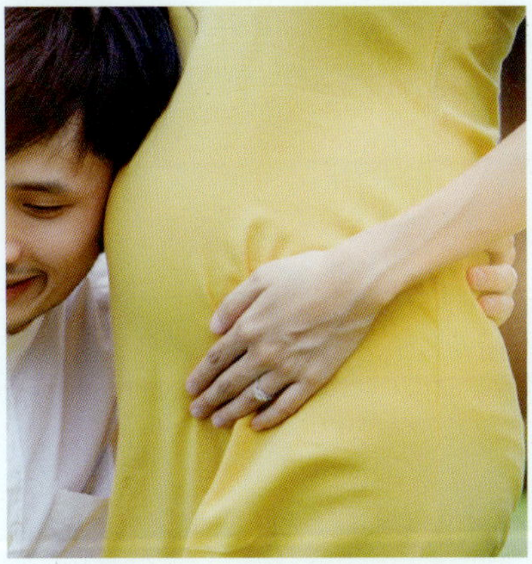

치아를 만들 치아 싹은 벌써 아기의 턱뼈 속에 자리하고 있다. 유치는 물론이고 유치가 빠진 뒤 나올 영구치까지, 잇몸 아래에 아기의 모든 치아 싹이 이미 만들어진 것이다.

## 오늘 엄마는

유두 주변 색깔이 꽤 짙어진 유륜. 크기도 조금씩 커지고 있다. 유방 절반 가까이를 차지할 정도로 커지는 사람도 있다. 특별히 문제 될 것 없는 이 증상은 출산 뒤 일 년 넘게 계속되기도 한다.

### 옆으로 눕는 심스 자세

배가 무거워 천정을 보고 눕기 어렵고 혈액 순환이 잘 안 되는 이때. 누워 있거나 잠잘 때는 옆으로 눕는 심스 자세를 해 본다. 옆으로 누우면 각종 장기와 척추에 압박이 덜해서 훨씬 편안히 잘 수 있다.

우선 옆으로 누워 한쪽 다리를 구부린 뒤 다리 사이에 쿠션을 놓아 발의 위치를 높인다. 배가 처지지 않게 배 아래에 낮은 쿠션이나 베개를 받쳐 주면 훨씬 편안해질 것이다. U자형 내지는 C자형으로 생긴 쿠션이 유용하다.

물론 다른 자세가 더 편하다면 다른 자세로 자도 된다. 다만 옆으로, 특히 왼쪽 옆으로 자는 것이 좋다고 하는 데는 이유가 있다. 임신 중에는 혈액량이 증가한다. 혈액은 심장에서 대동맥을 거쳐 말초 혈관으로 이동한 후 다시 정맥을 통해 심장으로 돌아온다. 신체 상반의 상대정맥과 하대정맥은 동맥과 앞뒤로 나란히 분포하는데 동맥보다 오른쪽에 있다. 반듯이 누우면 오른쪽으로 치우친 자궁에 하대정맥이 눌려 말초에서 임신부의 심징으로 피가 다시 돌아오는 네 방해가 된다. 따라서 왼쪽으로 눕는 것이 좋지만 왼쪽으로만 있어 불편할 때는 오른쪽으로 돌아눕도록 한다.

가끔 왼쪽으로 누우면 아기가 너무 움직인다고 불편해하는 것으로 오해하기도 하는데 이는 잘못된 생각이다. 아기가 잘 움직이는 것이 건강하고 좋은 것이다.

엄마 배 속에서
18주 3일

우리 아기 태어나기까지

# D-151일

## 오늘 아기는

소화관에서 소화액이 나온다. 소화액은 몸 안에 들어온 음식물을 분해해서 영양분을 흡수하도록 돕는다. 이제 아기가 영양 흡수 시스템을 다 만들어 낸 것이다.

## 오늘 엄마는

임신부용 브래지어는 와이어와 봉제선이 없어서 답답하지 않고 피부 자극이 덜하다. 임신부용 팬티는 배를 넉넉히 감싸고 분비물을 잘 흡수한다. 임신부용 고탄력 스타킹은 정맥류를 완화하는 데 도움이 된다. 배 부분을 누르지 않고 받쳐 올려 주는 디자인이라 배와 허리에 무리가 가지 않는다.

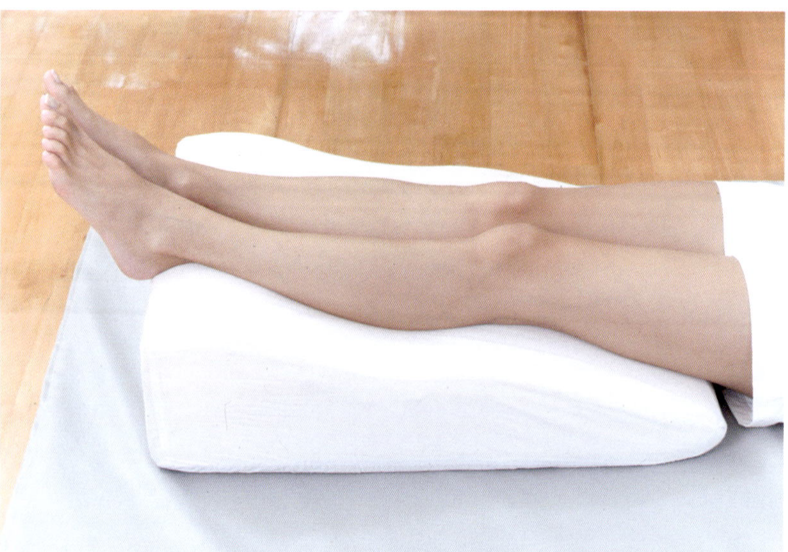

### 정맥류 주의보

커진 자궁이 하반신의 피가 심장으로 올라오는 길인 하대정맥을 누르면서 구불구불하게 부풀어 오른 듯한 혈관 자국이 나타나는 정맥류. 체질에 따라 다르기는 하지만 임신부의 절반 정도가 이 증상을 겪는다.

정맥류는 대부분 별 통증 없이 크게 문제를 일으키지 않고 지나간다. 출산 뒤 체중이 정상으로 돌아오고 호르몬이 균형을 찾으면 자연스럽게 사라지는 편이다. 그렇지만 심한 정맥류는 통증이 생길 수도 있고 걷는 데 불편을 겪는 지경에 이르기도 한다. 그러니 예방까지는 어렵더라도 증세가 더 나빠지지 않도록 주의를 기울일 필요가 있다.

일단 정맥류가 생겼다면 오랜 시간 선 채로 있지 말고 다리를 꼬고 앉지 않도록 한다. 누워 있을 때는 발목 쪽을 받쳐서 다리를 높이 둔다. 압박 스타킹이나 압박 양말을 신는 것도 도움이 되는데 임신 중에는 건강보험을 적용해서 구입할 수 있으니 참고하도록 한다. 혈액 순환을 위해 가볍게 걷거나 체조를 하고 마사지를 받는 것도 좋겠다.

일반적으로 가족 중에서 정맥류를 경험한 임신부가 있다면 본인도 정맥류가 나타날 확률이 더 높다. 또 첫 임신 때보다 다음 임신 때 더 정맥류가 발생하기 쉽다.

엄마 배 속에서
18주 4일

우리 아기 태어나기까지

# D-150일

## 오늘 아기는

아기의 손가락과 발가락은 완전히 발달했다. 손가락 발가락 끝에는 독특한 무늬인 지문이 있다. 지문은 아기가 세상 하나뿐인 존재라는 것을 나타내는 증거이기도 하다. 일란성 쌍둥이라도 지문 무늬는 비슷한 경향을 보이지만 섬세한 특징이 달라서 완전하게 일치하지 않는다.

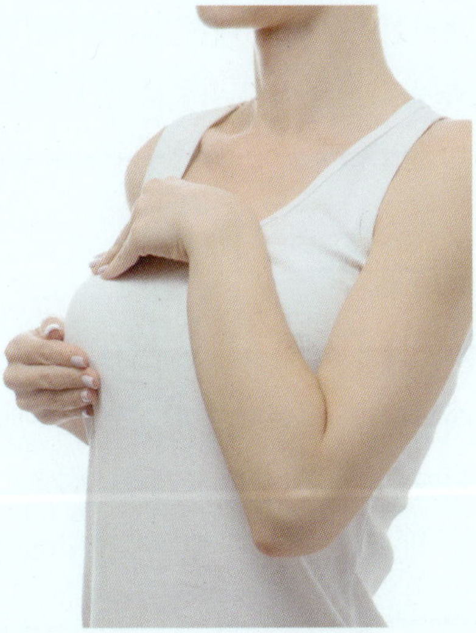

## 오늘 엄마는

복대 착용을 시작하기도 하는 때. 단, 배를 너무 압박하는 것은 좋지 않다. 임신 중에는 허리를 지탱하고 배를 편안하게 받쳐 주는 복대를 쓴다. 아기를 낳은 뒤에는 허리둘레를 조절해서 배를 튼튼하게 잡아 주는 체형 보정 복대가 좋겠다.

### 임신성 유방암

임신 중이거나 분만 후 1년 내 발견된 유방암을 임신성 유방암이라고 한다. 유방암은 자궁경부암과 더불어 임신 중에 가장 많은 악성 종양이다. 임신성 유방암 자체는 드문 질환이긴 하지만 전체 유방암의 1~3퍼센트를 차지한다. 40세 이하의 유방암 환자 가운데에서는 15퍼센트, 35세 이하의 유방암 환자 가운데에는 10퍼센트가 임신성 유방암이다.

임신성 유방암은 비교적 젊은 나이에 생긴다는 점, 임신과 수유로 유선 조직이 치밀해져 병이 있다는 것을 인지하기 어렵다는 점이 문제가 된다. 임신 중에는 유방이 커지고 단단하게 뭉쳐서 덩어리같이 만져지는 경우가 많으므로 구별이 잘 안 된다. 유방암은 통증이 없어 더욱더 자가 검진으로 구별하기가 어렵다. 검사를 해도 암을 놓치게 될 확률이 일반 환자보다 높다.

치료는 임신성 아닌 유방암 환자의 치료와 동일한 기준으로 한다. 임신을 이유로 치료를 미루면 안 된다. 진단이 늦어 병을 더 키우지 않도록 적극적인 자세로 검사를 받는 것과 엄마와 아기 모두를 고려해 적절하게 치료하는 것이 중요하다.

과거에는 임신성 유방암을 비관적으로 여겼지만 최근에는 전이가 없거나 예후가 좋으면 충분히 치유가 가능하고 본다. 또 임신부가 아기를 원하면 상황에 따라 임신을 유지할 수도 있다

엄마 배 속에서
18주 5일

우리 아기 태어나기까지

# D-149일

## 오늘 아기는

피지선에서 흰색 태지가 만들어진다. 태지는 크림 상태의 지방으로 양수 속에 있는 아기의 피부를 보호한다. 출산 때는 윤활유 역할을 해서 아기가 산도를 부드럽게 빠져나올 수 있도록 돕는다.

## 오늘 엄마는

허리나 등이 아픈 것은 임신부에게 아주 흔한 일이다. 이런 통증이 엉덩이부터 다리 쪽까지 뻗치듯 심하게 아프다면 좌골 신경통일 가능성도 있다. 임신 중 너무 오래 서 있거나 무거운 것을 드는 일은 되도록 피하는 게 좋다.

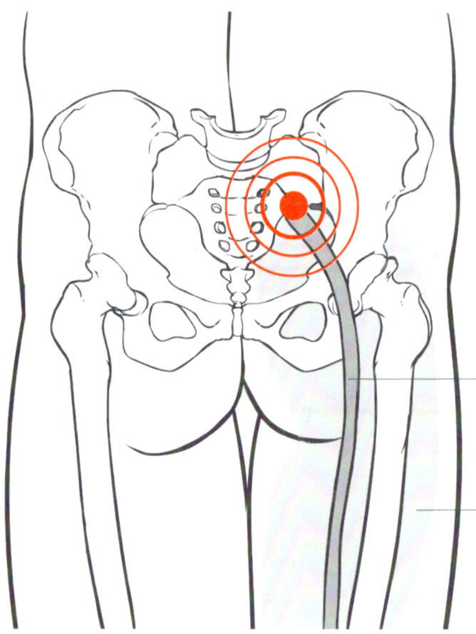


좌골 신경통

### 좌골 신경통

좌골은 앉았을 때 바닥에 닿는 골반 아랫부분의 궁둥뼈를 말한다. 좌골 신경은 척수에서 나와 엉덩이와 다리 뒤쪽을 따라 내려가는, 사람 몸에서 가장 긴 신경이다. 이 좌골 신경이 등 아래쪽을 지나다가 눌리면서 엉덩이와 다리 쪽에 찌르는 듯한 통증이 느껴진다. 임신 중에는 자궁이 커지면서 이런 증상이 악화되기도 한다.

좌골 신경통의 통증을 줄이려면 온욕이나 온찜질을 하면 좋다. 또 임신부 전용 요가나 수영이 등 근육을 강화해 통증을 줄여 줄 것이다. 단 무리가 가지 않도록 적절한 방법으로 운동하고 있는지 반드시 전문가에게 확인해야 한다.

아기를 낳은 후 육아를 하면서도 엄마는 척추에 무리를 가하기 쉽다. 아기를 안을 때도 허리를 바르게 편 상태에서 한쪽으로만 힘을 받지 않도록 자세에 신경 써야한다.

엄마 배 속에서
18주 6일

우리 아기 태어나기까지

# D-148일

## 오늘 아기는

씩씩하게 뛰고 있는 아기의 심장 소리. 이제 청진기로도 들을 수 있을 정도다. 가끔 태반에 기대어 쉬기도 하면서 아기는 오늘도 잘 지내고 있다.

## 오늘 엄마는

아기는 엄마가 생각하는 것보다 훨씬 강한 존재인지도 모른다. 게다가 자궁 속에서 잘 보호받고 있다. 아기가 건강할까 지나치게 걱정하고 불안해하는 것보다는 잘 먹고 잘 지내면서 아기를 기다리는 것이 좋겠다.

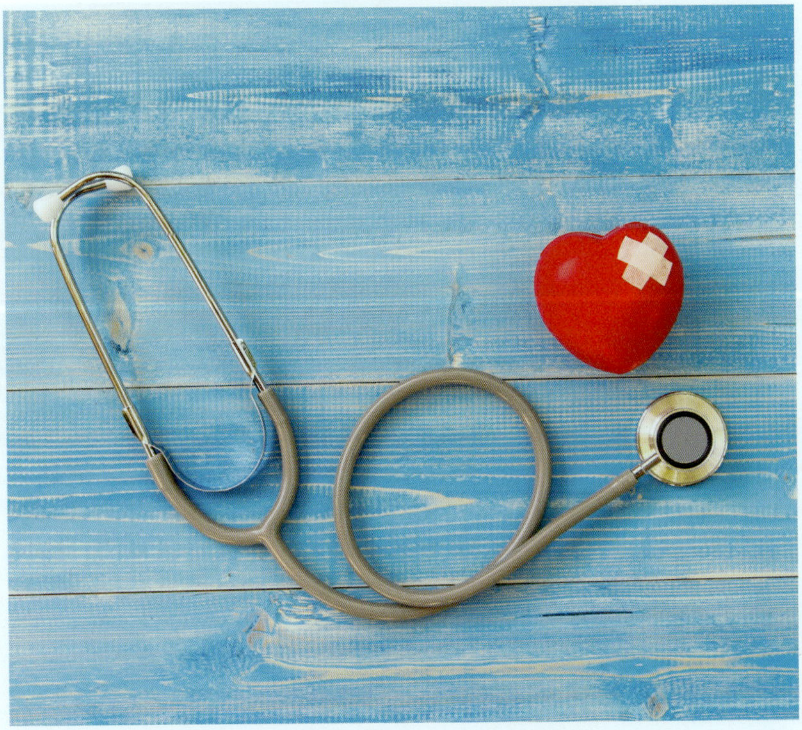

### 아기와의 교감을 시도해 볼 때

아기가 엄마 목소리를 들을 수 있는 지금. 그리고 아기의 움직임을 엄마가 느낄 수 있다. 가만히 배 위에 손을 올리고 아기와 교감을 시도해 볼 만한 시간이다.
비록 당장 아기가 엄마의 말을 알아듣는 건 아니어도 상관없다. 아기와 이야기하고 있는 엄마의 행복한 감정은 호르몬을 나오게 한다. 이 호르몬은 결국 아기에게도 엄마에게도 좋은 영향을 미칠 것이다. 이렇게 아기에게 사랑하는 마음을 전하며 유대감을 쌓아 나가는 것이야말로 태교의 기본이다.
태교라는 게 사실 별다른 것이 아니다. 아기가 잘 자랄 수 있는 환경을 만들어 주는 것, 그리고 아기와 엄마가 교감하는 것. 어디서 무엇을 하든 아기와 함께하고 있다는 것을 잊지 말고 아기와 많은 이야기를 나눠 보면 좋겠다.

# 임신 19주

건강한 식생활을 하고,
철분제를 복용해요.

이제 마흔 번의 일주일 중 반쯤을 왔다. 아기의 움직임을 배 속에서 감지하는 이즈음. 아기를 향한 애정은 한층 더 샘솟는다. 엄마로서의 책임감을 다시 한번 진지하게 느끼는 한 주다.

## 이번 주 아기는

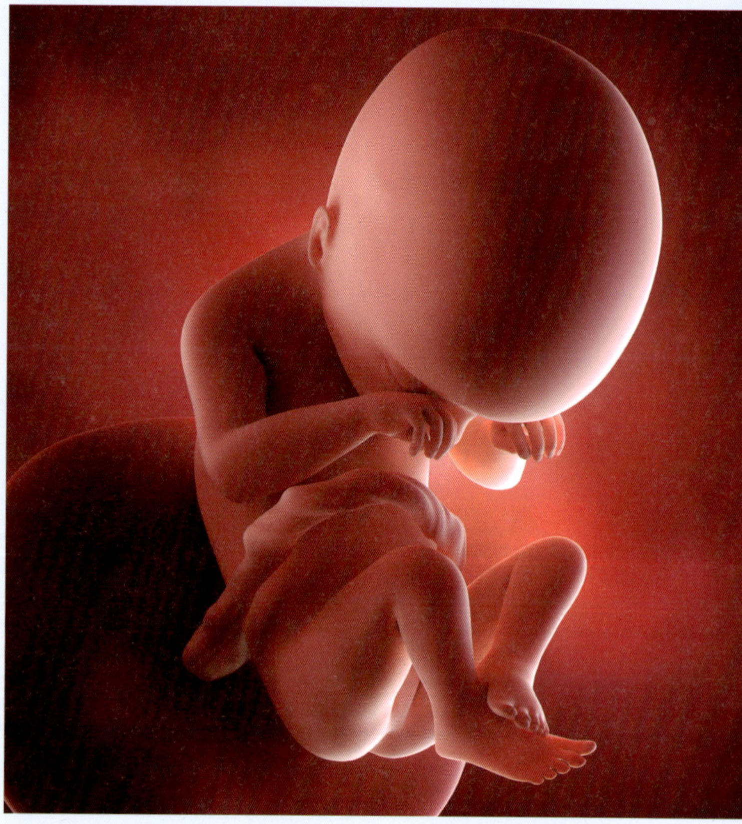

아기의 머리에서 엉덩이까지는 16센티미터 정도. 아기의 머리부터 발가락까지는 25센티미터 정도. 여태는 아기가 다리를 가슴 쪽으로 구부려 모으고 있어서 제대로 재기 힘들었지만, 이제는 머리끝부터 발끝까지의 키를 재서 기준치로 삼는다.

위와 장, 간을 비롯한 장기들이 배 안쪽으로 완전히 들어간다. 척추도 이제는 거의 완전하게 곧은 형태가 된다.

## 이번 주 엄마는

배꼽쯤 올라온 자궁 안에서 아기의 움직임을 느낄 수 있다. 폐가 조금씩 눌려서 숨이 차기도 한다.

이제부터는 적혈구를 만드는 데 꼭 필요한 철분의 섭취가 중요한 때다. 철분제를 잘 챙겨 먹어야 한다. 꾸준히 운동하고 식생활에 신경 쓰면서 정기 검진을 빠짐없이 잘 받는다. 아마도 별달리 크게 걱정할 일 없이 편안한 한 주를 보낼 수 있겠다.

엄마와 아빠가 함께 출산용품 목록을 작성해 보는 시간도 또 다른 즐거움이다. 아기를 맞이하는 기쁨은 아기가 배 속에 있을 때부터 엄마와 아빠가 함께 나누고 누려야 배가 될 것이다.

엄마 배 속에서
19주 0일

우리 아기 태어나기까지

# D-147일

## 오늘 아기는

자궁 안은 왠지 고요할 것 같지만 실은 전혀 그렇지 않다. 아기는 위나 장에서 나는 소리, 심장 소리, 혈액이 혈관을 타고 흐르는 소리, 엄마 목소리 등등 각종 소리를 온종일 듣는다.

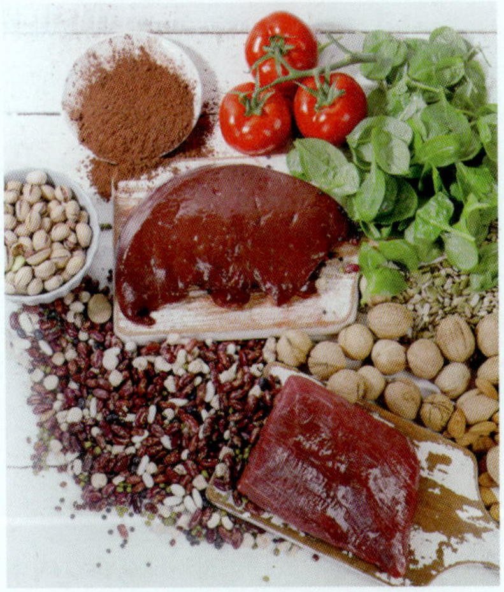

## 오늘 엄마는

아기에게 산소와 영양소를 전해 주기 위해 혈액량이 늘어난다. 혈액량이 늘다 보니 적혈구를 만드는 철분이 부족해 빈혈이 생긴다. 이제는 음식만으로 충분한 양의 철분이 공급되기 어려운 시기. 철분제를 따로 복용해야 한다.

### 지금 반드시 챙겨야 할 영양소, 철분

엄마와 아기 모두 철분이 많이 필요한 지금. 철분이 충분하지 않으면 엄마에게뿐 아니라 배 속 아기가 자라는 데도 안 좋은 영향을 끼친다. 철분은 잘 흡수되지 않는 편이라 음식을 신경 써서 먹더라도 철분제로 보충해 줘야 한다.

간, 쇠고기, 닭고기, 생선, 굴, 달걀에 들어 있는 동물성 철분이 시금치, 깻잎, 콩, 건과일, 견과류에 들어 있는 식물성 철분보다는 좀 더 잘 흡수된다. 귤, 딸기, 토마토, 양배추처럼 비타민C가 많은 과일이나 채소가 철분의 흡수를 도우니 함께 먹도록 식단을 짜면 좋다.

철분제를 먹을 때는 빈속에 먹는 게 효과적이다. 그러나 위가 약하다면 부담이 될 수도 있으니 식사 사이나 식후에 먹는 것을 권한다. 칼슘은 철분제의 흡수율을 떨어뜨리니 함께 먹지 말고 간격을 둔다. 카페인도 철분의 흡수를 방해하니 철분제 먹기 전이나 먹고 나서 2시간 정도는 커피나 녹차, 홍차는 마시지 않는 게 좋다.

철분제를 먹고 속이 메스껍거나 답답한 증상이 있으면 조금씩 나눠서 먹거나 잠자리에 들기 전에 먹는다. 철분제 때문에 변비가 생기기도 하니 물을 충분히 마시고 섬유소가 많은 음식도 챙겨 먹는 게 좋다. 또 철분제가 변 색깔을 검게 만들 수도 있으니 대변 색이 변했다고 걱정하지 않아도 된다.

우리 아기 태어나기까지

엄마 배 속에서
19주 1일

# D-146일

## 오늘 아기는

아기의 몸이 지방을 쌓기 시작하면서 전보다는 피부가 투명하게 비쳐 보이지 않는다. 이 지방은 아기가 태어난 후 체온을 조절하도록 도울 것이다. 필요할 때는 에너지원이 되기도 한다.

## 오늘 엄마는

자궁이 배를 바깥쪽으로 밀어내면서 배는 더욱 불러오고 허리선은 자취를 감춘다. 배의 압력 때문에 배꼽이 앞으로 나오고, 배꼽에서 치골 쪽으로 생기는 흑선은 더 선명해진다. 이제부터 자궁은 일주일에 1센티미터 정도씩 커져서 아랫배가 땅기듯이 아플 수 있다.

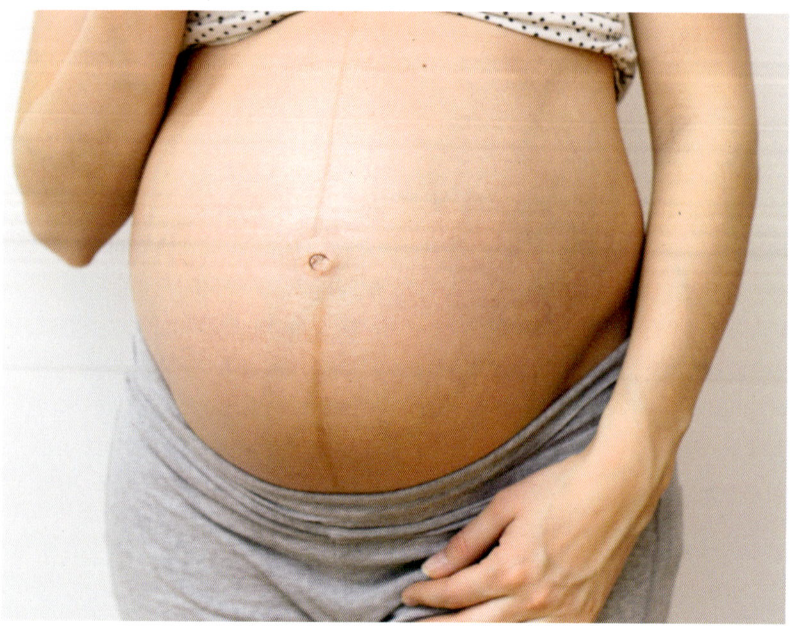

### 자궁근종 변성

간혹 자궁근종의 변성으로 급성 통증이 생길 수 있다. 변성이란 조직이 성질에 변화를 일으키는 일을 말한다. 특히 임신 중 여성 호르몬의 변화로 자궁근종이 커지면서 심한 통증이 나타나기도 한다. 혈액 공급이 근종이 커지는 속도를 따라가지 못해 혈액 순환이 몰리고 막히는 문제가 일어나는 것이다.
주로 임신 4~6개월 경에 자궁근종이 2차 변성을 일으키면서 근종 부위를 만졌을 때 통증이 있는 경우가 생긴다. 다행히도 대부분은 며칠 이내에 좋아진다. 그러나 통증이 심하거나 자궁 수축을 동반하면 입원해서 진통제를 쓰고 수액 치료를 하기도 한다. 아주 드물게는 혈액이나 체액이 차든가 갑자기 커지면서 악화되기도 한다. 그러나 보통은 임신 중에 자궁근종을 잘라내는 수술을 하지는 않는다.

엄마 배 속에서
19주 2일

우리 아기 태어나기까지

# D-145일

## 오늘 아기는

아기의 피부는 진피와 외피로 이뤄져 있다. 지금은 외피가 네 개의 층으로 발달하고 두꺼워진다. 피부는 조글조글하고, 피부 표면의 피지선에서는 태지를 만들어 내는 중이다.

## 오늘 엄마는

이제 엄마의 몸무게는 4~5킬로 정도 늘었다. 2주에 1킬로그램 정도 불어난다고 생각하면 된다. 물론 저체중이었다면 전 임신 기간 동안 15킬로 이상, 좀 더 많이 늘어야 한다. 과체중이었다면 8킬로 미만, 몸무게가 많이 늘지 않게 신경 써야 한다.

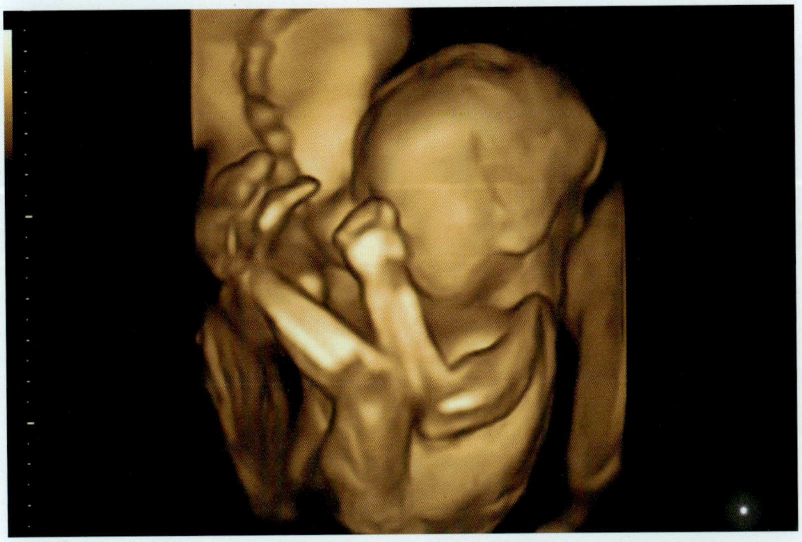

임신 19주 태아의 입체 초음파,
태아는 유연성이 뛰어나 발끝이 이마까지 올라가 있다

### 초음파 검사, 안전한 것일까

전 세계 많은 나라에서 임신 중 기본으로 하는 초음파 검사. 사람이 들을 수 있는 소리보다 주파수가 높은 음파를 이용하는 검사다. 초음파를 검사 부위에 보낸 다음 되돌아오는 초음파를 실시간으로 영상화한다. 임신 중 적절한 때에 하는 초음파 검사는 많은 정보를 얻을 수 있어서 매우 유용하다.

지금까지의 연구로는 진단을 위해 쓰인 초음파가 엄마나 아기에게 영향을 미치지는 않는다고 알려졌다. 임신 중에 반복해서 검사하더라도 해가 되지 않는다는 것이다. 엑스선 검사와는 달리 검사 횟수가 많다고 민감해하지 않아도 되겠다.

초음파 화면의 오른쪽 상단을 보면 MI (mechanical index, 역학적 지수), TI(thermal index, 발열 지수) 같은 글자가 있는데 이것은 초음파 기계의 안정성을 평가하는 지표이다. 산전 초음파 기계는 시판될 때 MI, TI를 태아 검사에 안전하도록 설정해서 나오기 때문에 초음파 검사가 안전한지는 염려하지 않아도 된다.

엄마 배 속에서
19주 3일

우리 아기 태어나기까지

# D-144일

## 오늘 아기는

아기의 감각 기관 발달이 절정에 달한 지금. 보고 듣고 맛을 느끼고 냄새를 맡는 감각 기관의 신경 세포가 발달한다. 아기는 이제 사람이 갖춰야 할 신경 세포를 모두 갖추는 셈. 신경 세포가 자라고 더 복잡해지는 과정만을 남겨 두고 있다.

## 오늘 엄마는

임신부에게 추천하는 운동 중 하나인 요가. 요가를 하면 척추를 바르게 하고 골반과 중심 근육을 강화하며 허리를 튼튼하게 하는 데 도움이 된다. 엄마 몸의 균형을 유지하게 하는 바른 자세를 배울 수 있다. 그리고 골반의 근육을 단련시켜서 순산을 돕는다.

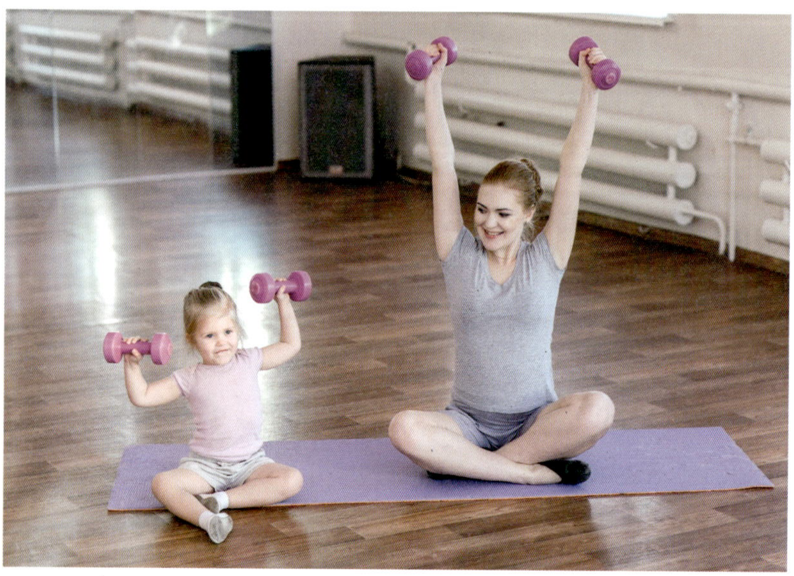

### 다시 한번 강조하는 태교의 가치

아기는 엄마 배 속에서의 열 달 동안 오감, 즉 청각, 촉각, 미각, 후각, 시각이 발달하며 성장한다. 지금은 오감 가운데서도 청각이 특히 중요하다. 청각은 아기의 발달, 그중에서도 뇌 발달과 밀접하게 맞물리기 때문이다.

실제로 여러 동물실험 결과 청각 자극을 준 동물에게서 태어난 새끼가 더 좋은 지적 능력을 보였다. 자궁 속에서 들은 소리가 출생 후 언어 학습 능력을 좌우하는 신경 발달에 영향을 끼친다고 학계에 보고되기도 했다.

태교의 가치를, 특히 청각 자극을 바탕으로 한 태교의 중요성을 거듭 확인하는 대목이다.

엄마 배 속에서
19주 4일

우리 아기 태어나기까지

# D-143일

## 오늘 아기는

아기는 몸을 쭉쭉 뻗으며 무언가를 붙잡기도 하고 재주넘듯 몸을 구르기도 한다. 신경이 서로 연결되고 근육까지 발달한 만큼 자기가 원하는 대로 거침없이 움직이고 있다. 활발하게 움직이는 시간대와 조용히 쉬는 시간대가 나뉘기 시작한다.

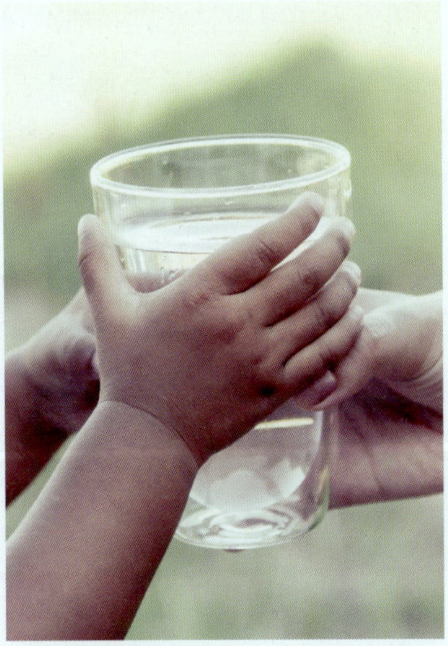

## 오늘 엄마는

숨이 가쁘고 소화가 잘 안 되는 요즘. 한동안 괜찮더니 다시 소변을 자주 보게 된다. 자궁이 점점 커지면서 폐와 위, 신장을 누르다 보니 생기는 증상이다. 갑자기 소변이 새는 증상으로 당황하기도 한다. 그러나 이런 요실금 증상으로 위축될 필요는 없다. 대개는 출산 후 3개월 안에 좋아진다.

### 너무 적어도, 너무 많아도 안 좋은 양수

양수과다증은 양수가 많은 상태를 말한다. 아기는 양수를 마시고 소변을 배출하면서 스스로 양수 양을 조절한다. 그런데 기형이 있다거나 엄마에게 질환이 있으면 양수 조절이 잘 안 돼서 과다증이 생길 수 있다. 양수가 초음파에서 정상치 이상일 때 양수과다증으로 진단을 내린다. 양수가 너무 많아 임신부에게 복통 등 이상이 생기면 배를 통해 바늘로 양수를 빼서 자궁의 압력을 낮춰 줄 수 있다.

양수과소증은 양수가 정상치보다 매우 적은 것을 말한다. 양막 파열로 양수가 새 나왔다거나 태반이 제 기능을 다 못해서 양수가 적어질 수 있다. 양수과소증 진단을 받으면 안정을 취하며 태아의 상태를 면밀히 관찰해야 한다. 양수과소증이 심하면 양수 주입술을 할 수도 있다. 경우에 따라서는 조산을 해야 할 수도 있다. 이런 때는 고위험 임신이므로 주치의와 심층 상담을 하는 것이 좋다.

양수 지수는 초음파로 측정하는데 대개 임신 24주 이상부터 임신부의 배를 네 부위로 나눠 재기 시작한다. 이 네 수치를 더한 것이 5센티 미만이면 양수과소증, 24센티 이상이면 양수과다증이다.
24주 미만일 때는 양수의 단일 최대 포켓 길이를 재서 2센티 미만이면 양수과소증, 8센티 이상이면 양수과다증으로 진단한다.

엄마 배 속에서
19주 5일

우리 아기 태어나기까지

# D-142일

## 오늘 아기는

아기의 성별이 임신 중 엄마에게 미치는 영향은 미미하다고 볼 수 있다. 다만 임신 후기에는 성별에 따라 아기 몸무게에 약간의 차이가 있다. 평균적으로 남자 아기가 여자 아기보다 좀 더 무겁다.

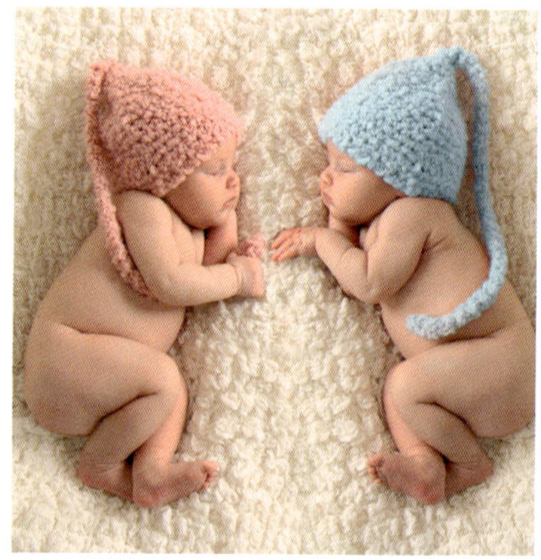

## 오늘 엄마는

자세를 바르게 하면 요통을 비롯한 불편한 증상을 줄이는 데 큰 도움이 된다. 의자에 앉을 때는 허리를 곧게 펴서 앉는다. 등받이가 등 아래쪽을 잘 받치도록 하고 발은 바닥에 닿도록 한다.

### 생활 속 방사능의 공포, 라돈

암석과 토양 중에 존재하는 자연 방사성 기체 라돈. 폐암의 주요 원인으로 알려진 발암물질 라돈이 건축 자재는 물론 침대와 매트리스, 온수 매트, 베개, 생리대에서 기준치 이상 검출돼 공포가 확산되고 있다. 호흡기로 들어오는 라돈은 무색무취라 더 불안감이 크다.

화강암이 많은 우리나라는 라돈 수치가 높은 국가에 속한다. 그렇지만 라돈의 위험성을 심각하게 받아들이기 시작한 것은 불과 몇 년밖에 되지 않았다. 라돈에 대한 정보도 규제도 아직 부족한 수준이다.

라돈은 사실 우리 생활 주변 어느 곳에나 존재한다고 할 수 있다. 문제는 검출 수치가 기준치를 훨씬 넘어선다는 점이다. 특히 집 자체에서, 매일 몸을 붙이고 생활하는 물품에서 라돈을 내뿜고 있다는 사실이 임신 중인 예비 엄마와 아빠에게는 더 큰 충격을 준다.

라돈이 나오는 모자나이트 같은 천연 방사성 원료 물질이 사용된 제품은 절대 쓰지 않는 게 좋다. 문제가 있었던 제품들은 주로 몸에 좋다는 '음이온'이 나온다고 광고했다. 여러 지자체에서 라돈 측정기 무료 대여 서비스를 운영하고 있다. 일부 지역에서는 임산부·영유아 가정에 우선 대여 혜택을 주기도 한다. 각 지자체별로 대여 기간, 신청 방법, 예약 방식이 다르니 거주지 주민센터, 구청 환경과, 지자체 홈페이지에서 최신 정보를 확인하는 것이 좋다.

무엇보다 환기가 중요하다. 미세먼지 수치가 나쁘거나 날이 춥더라도 환기는 해야 한다. 공기청정기만으로는 라돈 농도를 낮출 수 없다.

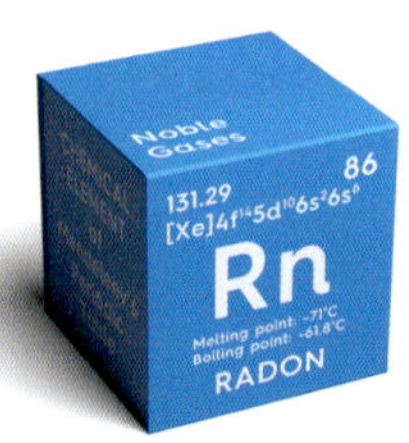

우리 아기 태어나기까지

# D-141일

엄마 배 속에서
19주 6일

## 오늘 아기는

여자 아기라면 오늘쯤 아기의 자궁이 완전히 만들어졌다. 머리카락이 꽤 생겨나서 한 달만 있으면 엄마 손가락 한 마디만큼 자라 있을 것이다. 이 머리카락은 태어나서 2주 정도 지나면 빠지고 더 두꺼운 머리카락이 새로 자라나게 된다.

## 오늘 엄마는

임신 중에는 허리를 잘 받쳐 주는 단단한 매트리스 위에서 자는 게 좋다. 침대보다도 따뜻한 바닥이 더 좋을 수도 있겠다. 목의 굴곡과 맞으면서 너무 푹신하지 않은 베개를 베도록 한다.

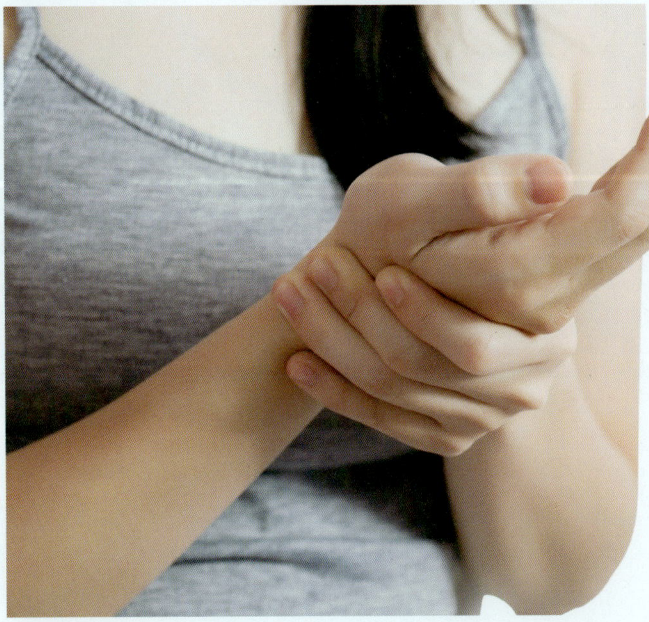

### 손발이 자꾸 저려요

임신 중에는 이따금씩 손이 저리곤 한다. 인대를 통과하는 근육이 부종으로 굵어지면서 손바닥 신경을 누르기 때문이다. 좀 더 있으면 다리에 쥐가 나거나 땅기는 증상도 흔히 일어난다. 특히 밤에 잠잘 때 갑자기 다리에 쥐가 나거나 경련을 일으키는 경우가 많은데, 골반을 지나는 신경이 늘어난 골반에 눌리기 때문에 이런 증상이 생긴다.

앞으로 막달이 다가올수록 혈액 순환이 안 돼서 경련이 나타나기도 하고 몸도 많이 붓는다. 아침에 일어났을 때 특히 심해서 손가락을 오므렸다 폈다 하기도 힘들다. 또 발바닥이 갈라지듯 아파서 일어설 수 없을 정도로 심한 경우도 있다.

이런 때는 손발을 많이 사용하지 않고 충분히 쉬면서 적당한 스트레칭을 하는 것이 좋다. 주먹을 쥐었다 폈다 반복하고 마사지로 혈액 순환을 도와주면 증세를 다소 가라앉힐 수 있다.

만약 늦은 오후까지도 다리 경련이 계속되거나 부기가 전혀 빠지지 않으면 주의가 필요하다. 임신중독증일 가능성도 있으니 진료를 받아야 한다.

# 임신 20주

정밀 초음파 검사를 해요.

모든 일이 정신없이 벌어진 듯하다. 어느새 임신 기간 절반이 지나갔다. 생명을 잉태하고 있다는 것과 곧 엄마가 된다는 사실에 어느 정도 적응한 것 같은 지금. 앞으로 남은 절반의 시간 역시 생각보다 금세 지나가 버릴까, 아니면 더디게 느껴질까.

## 이번 주 아기는

아기는 튼실한 바나나 크기와 비슷하게 자랐다. 몸무게는 300그램 정도. 아직 자그마하고 여리긴 하지만 겉으로 보기에는 갓 태어난 아기와 별다를 것 없는 모습이다.

아기는 점점 더 많은 양수를 규칙적으로 들이마시고 있다. 가끔 손가락을 입에 물고 빠는 연습도 한다. 여전히 반사 반응에 따라 단순하게 움직이지만 앞으로 점차 신경 회로가 발달하고 확장되면 스스로 움직임을 통제하게 될 것이다.

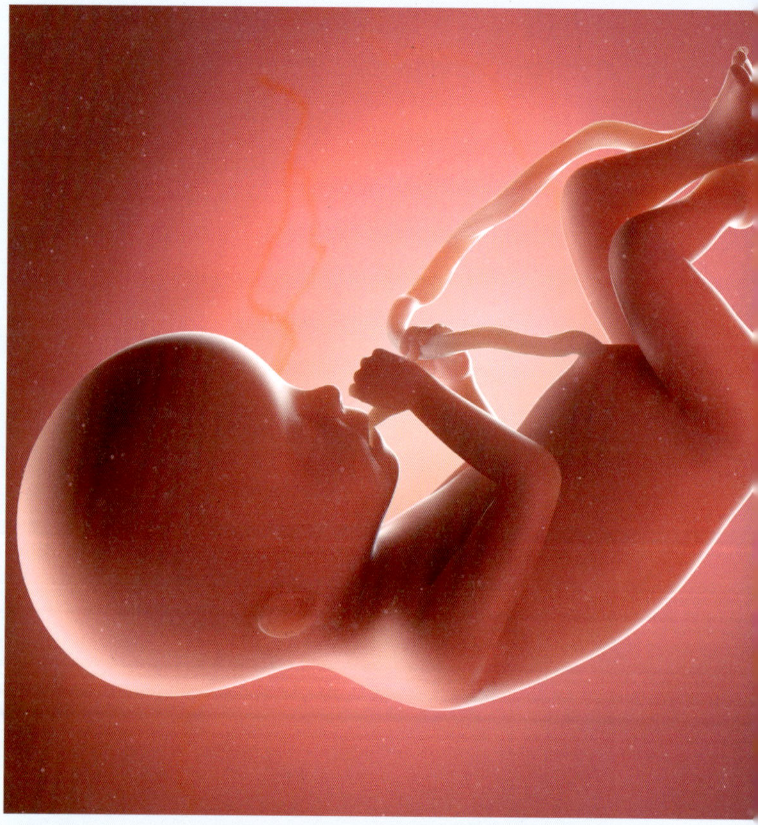

## 이번 주 엄마는

정밀 초음파 검사를 하는 시기. 정밀 초음파를 임신 중 꼭 한 번 한다면 이 시기 즈음 하는 것이 좋다. 아기의 크기와 초음파 해상력, 발달 상태를 모두 고려해서 나오는 결론이다.

보통 이번 주 초음파 검사 때면 완전한 모습으로 잘 자란 아기의 모습을 볼 수 있다. 배 속 아기와 처음 대면하는 이 자리에는 아빠도 함께하면 더욱 즐거울 것이다.

배가 많이 불러 오고 본격적으로 태동을 느끼는 이번 주. 사실 임신을 진정으로 느끼는 것은 지금부터일지도 모른다.

엄마 배 속에서
20주 0일

우리 아기 태어나기까지

# D-140일

## 오늘 아기는

아기가 태어날 무렵인 40주쯤. 엉덩이 쪽을 아래로 하고 있어서 제왕절개분만이 필요한 경우는 100명 중 네 명 정도이다. 하지만 20주에는 셋 중 하나가 이렇게 거꾸로 자리하고 있다. 시간이 지나면 대부분 자연스레 돌아오니 아직 걱정하지 않아도 된다.

## 오늘 엄마는

다운증후군 선별 검사는 혈액을 이용해 태아의 염색체 이상을 알아내고, 정밀 초음파는 내부 장기의 구조적 이상 여부를 알아보는 것이다. 두 검사의 목적에 차이가 있으니 다운증후군 선별 검사를 했어도 정밀 초음파 검사는 꼭 받아야 한다.

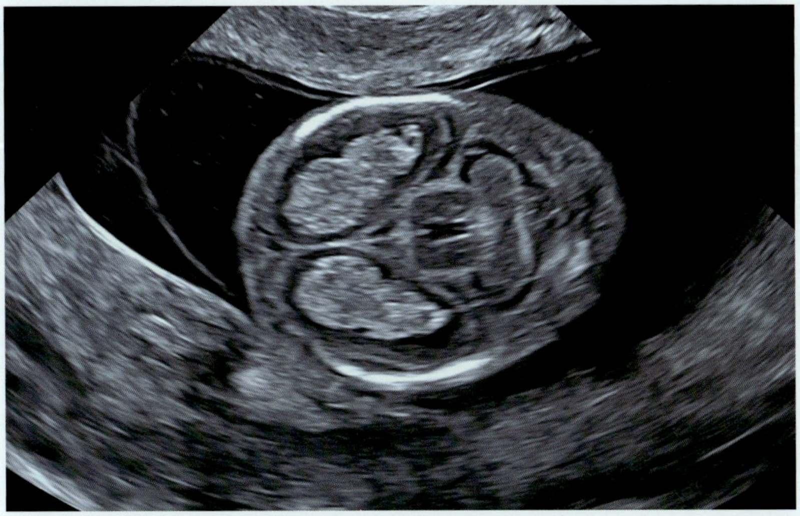

임신 20주 태아의 머리를 단면으로 본 초음파

### 정밀 초음파 검사

이 시기 정밀 초음파 검사에서는 아기의 몸무게, 태반 상태, 양수, 탯줄뿐만 아니라 몸속 장기를 하나하나 보면서 문제가 있는지 진단한다. 특히 아기의 뇌와 심장은 매우 복잡한 구조로 발달 단계에 있기 때문에 아주 자세히 살펴야 한다.
초음파의 특성상 내부 장기는 잘 보이지만 의외로 손발, 귀, 얼굴 같은 외부 구조는 정확히 진단하기 어렵다. 이런 초음파의 특성을 잘 이해하고 접근하는 것이 중요하다. 정밀 초음파 검사로 이상 상태를 모두 관찰할 수는 없지만, 최대한 많은 정보를 얻어 아기와 엄마의 건강을 챙기도록 대비하게 한다.
앞으로 아기가 많이 크면 전체적인 모습을 관찰하기 어려워지므로 이즈음 정밀 초음파를 꼭 받는다. 초음파는 엑스선 촬영과 달리 태아에게 나쁜 영향을 미치지 않으니 안심해도 된다.
태아가 주 수에 맞춰 잘 크고 있는지와 콩팥 기형, 이분 척추, 언청이, 무뇌아, 수두증, 구개 구순열, 심장 이상 등을 발견할 수 있다. 아기의 발길질 모습, 팔다리를 구부리는 모습, 손 내미는 모습, 웅크리는 모습은 물론이고 엄지손가락을 빠는 모습, 딸꾹질하는 모습도 볼 수 있다. 어쩌면 아기가 아들인지 딸인지 자연히 알게 될지도 모른다.

엄마 배 속에서
20주 1일

우리 아기 태어나기까지

# D-139일

## 오늘 아기는

소화 기관이 제법 발달한 아기. 삼킨 양수로부터 물과 당분을 흡수한다. 양수 안에 들어 있는 수분은 흡수하고 나머지는 대장으로 보낸다. 아기는 이렇게 양수를 삼키며 소화 기능을 몸에 익히고 있다.

## 오늘 엄마는

이제 정기 검진을 할 때면 매번 소변 검사를 하게 된다. 소변에서 당이나 단백이 검출되는지 확인하는 것이다. 만일 당이나 단백이 나오면 당뇨병이나 신장 기능 이상을 의심해야 해서 자세한 상담이 필요하다.

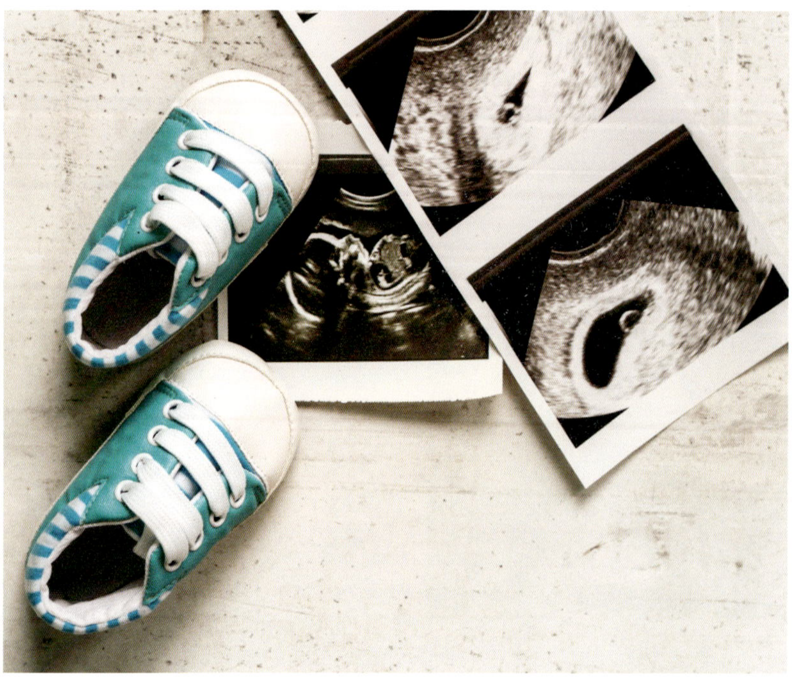

### 무서운 임신 합병증, 임신중독증

임신 합병증 중에서도 가장 무섭다고 할 수 있는 임신중독증. 혈압이 높으면서 단백뇨나 부종 같은 증상이 함께 나타난다. 임신 중 혈압이 올라가면 임신부 자신에게도 위험하고 조산이나 유산, 저체중아 출산의 원인이 된다.

임신중독증은 아직 정확한 원인이 밝혀지지 않았다. 태반으로 혈류 공급이 어려워 임신부와 태아의 혈관에 손상을 입혀 다양한 증상이 발생하는 것으로 알려져 있다. 산전 검사를 꼬박꼬박 잘 받으면 대개는 예측할 수 있다. 부종과 단백뇨는 없이 혈압만 높은 경우도 임신중독증의 위험이 커서 철저한 모니터링이 필요하다.

임신중독으로 진단을 받으면 일단은 아기의 발육 상태나 증상이 어느 정도인지 경과를 살피며 외래 진찰을 받는다. 이런 때는 머리가 아프거나 눈이 침침해지거나 붓는 것이 더 심해지는지 잘 관찰해야 한다. 심해져서 발작 위험이 있는 상태, 혈압이 조절 안 될 정도로 높은 상태면 입원해서 바로 출산을 해야 할 수도 있다.

임신중독증이 있어도 위험할 정도까지 심해지지 않고 무사히 아기를 낳는 사람도 많다. 반면에 예정일이 되기 전에 증세가 심해져서 조기 분만을 해야 하는 경우도 있다.

엄마 배 속에서
20주 2일

우리 아기 태어나기까지

# D-138일

## 오늘 아기는

눈썹 위에 두껍게 쌓인 태지. 지금 아기의 몸은 태지가 차츰 더 많이 분비되면서 미끈미끈한 상태다. 양수 속에서 오랜 시간을 지내야 하는 아기의 피부를 이 태지가 보호하고 있다.

## 오늘 엄마는

임신 중 챙겨 먹게 되는 과일. 그러나 당분이 많아 생각보다 칼로리가 높을 수도 있으니 주의해야 한다. 대체로 단맛이 강한 바나나, 포도, 파인애플 같은 과일은 칼로리가 높은 편. 감귤류나 수박, 배, 딸기, 키위, 토마토 같은 과일 및 과채류는 비교적 칼로리가 낮은 편이다.

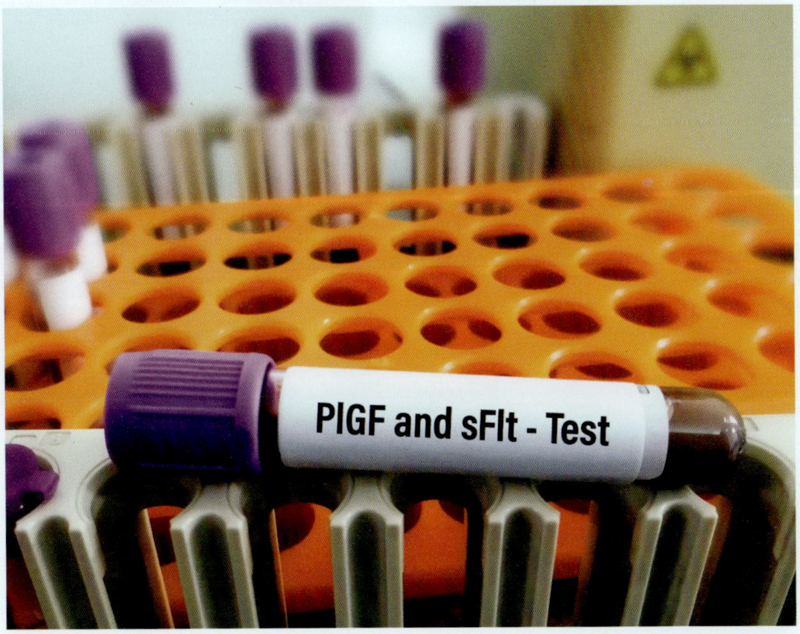


### 임신중독증 관리를 위한 sFlt-1/PlGF 검사

임신 중에는 태반에서 여러 종류의 단백질이 분비된다. 그중 sFlt-1은 혈관 생성을 억제하는 역할을 하고 PlGF는 혈관이 잘 자라도록 돕는다. 임신중독증이 생기면 sFlt-1 수치는 높아지고 PlGF 수치는 낮아진다. 그래서 이 두 수치의 비율이 높아지면 임신중독증 위험이 높다는 신호로 본다. 즉 sFlt-1/PlGF 검사는 임신중독증 위험을 예측하고 관리하는 데 도움이 되는 검사다.

임신 20주 이후 고혈압이나 단백뇨 등 임신중독증이 의심될 때 sFlt-1/PlGF 검사로 임신중독증이 생길 가능성을 예측하거나 조기에 진단할 수 있다. 임신부의 혈액에서 측정한 sFlt-1 수치를 PlGF 수치로 나눈 값이 높을수록 임신중독증이나 태아 성장 지연 등 태반 기능 저하와 관련된 합병증 위험이 높아진다. 검사 결과는 단독으로 해석하지 않고 임상 증상이나 초음파 소견 등과 함께 종합적으로 판단한다.

최근에는 국내외 산부인과 진료 지침에서 sFlt-1/PlGF 검사를 임신중독증 조기 진단과 위험도 평가에 적극 활용하고 있다. 한편으로는 임신중독증이 의심될 때 sFlt-1/PlGF 검사 결과값을 참고해서 불필요한 입원이나 조기 분만을 줄이는 데도 도움이 된다. 임신중독증 위험이 높게 나올 경우에는 보다 집중적인 관리와 정기적인 진료가 필요하다.

엄마 배 속에서
20주 3일

우리 아기 태어나기까지

# D-137일

## 오늘 아기는

얼굴을 부분부분 움직일 수 있는 아기. 이마를 찡그리기도 하고 눈썹을 올려 보기도 하고 입을 움직이기도 한다. 웃는 표정일 때도 울상인 듯할 때도 있다. 지금 아기는 어떤 표정을 짓고 있을까.

## 오늘 엄마는

임신중독증은 임신부 100명 중 다섯 명이 겪을 정도로 흔하다. 아기를 낳은 후에는 증상이 좋아지지만 매우 위험하기도 한 병이다. 임신중독증의 정확한 원인은 알려지지 않았다. 그러나 평소에 임신중독증과 거리가 먼 생활 습관을 지니고 있는지 점검해 볼 필요가 있다.

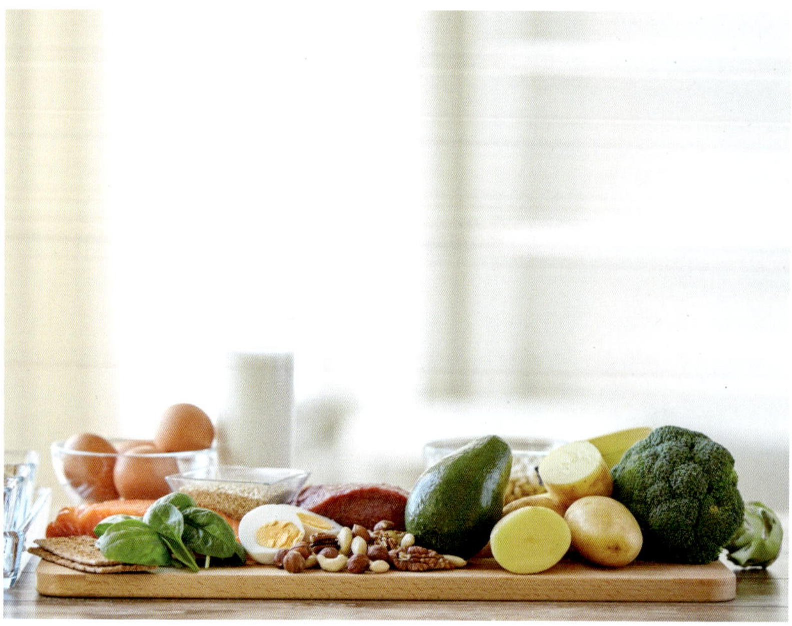

### 임신중독증을 멀리하는 생활 습관은

임신중독증은 대개 임신 후기에 많이 생긴다. 그러나 미리 식습관을 개선하고 적절하게 운동하면서 체중을 관리하는 것이 좋다.
먼저 고단백 식품, 저염식 위주로 식단을 짠다. 콩이나 등 푸른 생선, 녹황색 채소, 해조류를 즐겨 먹고 젓갈이나 장아찌 같은 염장 식품은 먹는 양을 줄인다.
당분이 많은 음식도 줄이는 것이 좋다. 몸무게가 갑자기 많이 불어나는 것도 임신중독증 증상 중 하나다. 또 당뇨가 생긴다면 임신중독증의 위험이 커지니 주의해야 한다.
기름기가 많은 음식, 특히 동물성 지방을 지나치게 먹는 것도 좋지 않다. 인스턴트식품이나 과자, 아이스크림 같은 군것질거리도 자주 먹지 않는 게 좋겠다.
무엇보다도 빠짐없이 정기 검진을 받는 게 중요하다. 의심스러운 증상이 있으면 즉시 주치의와 상담하도록 한다.

엄마 배 속에서
20주 4일

우리 아기 태어나기까지

# D-136일

## 오늘 아기는

사실 비율상 머리는 여전히 몸에 비해 큰 편이다. 그러나 팔다리 길이 비율은 이제 태어날 때와 거의 가까워졌다. 아기의 뇌 깊은 곳에서는 손발의 감각을 뇌의 정보 처리 부위와 연결하는 작업을 시작하고 있다.

## 오늘 엄마는

임신부는 국민건강보험이 적용되는 진료 시 본인 부담금 감면 혜택을 받을 수 있으니 확인해 본다. 이 혜택은 꼭 산부인과 진료가 아니더라도 해당된다. 내과, 정형외과, 심지어 치과까지도 건강보험 급여가 가능한 진료는 다 해당된다. 예를 들어 치과에서 스케일링을 할 때도 할인을 받을 수 있다.

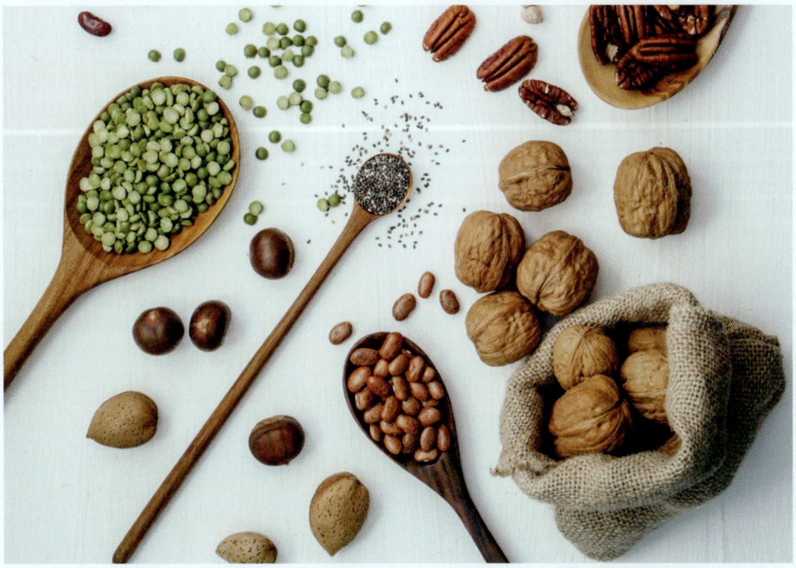

### 몸에 좋고 맛도 좋은 견과류

호두나 잣, 땅콩, 아몬드 같은 견과류가 뇌 발달에 좋다는 것은 이미 널리 알려진 사실이다. 또 필수 지방산은 사람이 몸에서 스스로 만들어 낼 수 없어서 식품으로 섭취해야만 하는데, 견과류야말로 이 필수 지방산이 풍부하게 들어 있는 식품이다. 뇌를 비롯한 아기의 발달을 위해 엄마가 견과류를 챙겨 먹는 것도 좋겠다.

다만 껍질이 벗겨진 견과류, 그것도 공기 중에 오랫동안 노출된 견과류를 먹어서는 안 된다. 이런 견과류는 과산화지질을 포함하게 돼 문제다. 과산화지질은 피부에 해로운 물질로 불포화 지방산이 산소를 흡수해서 산화돼 생긴다. 피부의 보습 기능을 떨어뜨리고 노화를 촉진한다. 임신 중 과산화지질을 먹으면 아기에게 아토피 질환이 나타날 확률이 높아진다는 연구 결과도 있다.

따라서 견과류는 먹기 직전에 껍질을 까는 것이 좋다. 이미 껍질을 깐 견과류는 밀봉해서 보관한다.

또 한 가지 주의해야 할 것은 생각보다 칼로리가 높을 수 있다는 점. 자꾸 손이 간다고 너무 많이 먹지는 않아야겠다.

엄마 배 속에서
20주 5일

우리 아기 태어나기까지

# D-135일

## 오늘 아기는

아기는 이제 규칙적인 숨쉬기 운동을 하고 있다. 이 규칙적인 숨쉬기 운동을 실시간 초음파로 관찰할 수도 있다. 횡격막과 배 안쪽의 기관이 아래로 내려오면서 가슴 부분이 안쪽으로 들어가는 모습이 보이는 것이다.

## 오늘 엄마는

몸무게가 늘면서 하반신이 쉽게 빼근해지고 허리나 등이 아프기도 하다. 밤이 되면 발이 붓거나 종아리에 경련이 일어나기도 한다. 잠자기 전 종아리 전체를 마사지해 준다. 평소 하체 근력을 키우고 허리 통증을 완화할 수 있는 운동을 하는 게 좋다.

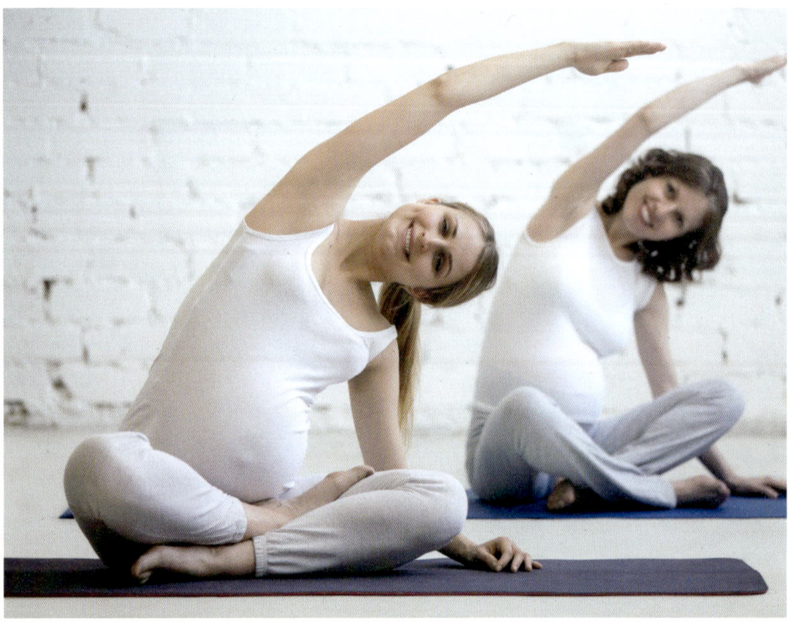

### 임신부를 위한 근력 운동

임신 중 근력 운동은 좋은 자세를 유지하는 데 필요한 근육을 단련시켜 허리 통증을 예방할 수 있다. 또 분만할 때 사용되는 근육을 강화해서 진통을 잘 견딜 수 있도록 해 준다. 임신 중 올바른 운동 습관은 아기를 낳은 후 임신 전 체력 상태로 돌아가는 데 도움을 주기도 한다. 따라서 시기에 맞는 근력 운동을 적절히 하는 게 좋다.

근력 운동을 할 때는 먼저 자세를 올바르게 하는 데 신경 쓴다. 허벅지나 가슴처럼 큰 근육부터 운동하고 크게 부담되지 않는 동작을 여러 번 반복하는 식으로 하는 게 바람직하다.

몸의 무게 중심이 앞쪽으로 쏠리는 상황이라 균형 잡기가 어려울 수도 있다. 가능한 한 위험하지 않은 맨몸 스트레칭이나 매트 운동 위주로 근력을 키울 수 있도록 운동 계획을 세우고 실행한다. 고강도의 웨이트 장비를 이용하는 운동은 권장하지 않는다. 탄력 밴드 같은 안전한 운동 기구를 활용하는 게 좋다.

운동 중 호흡을 참지 않도록 하고, 반듯이 누워서 하는 운동은 될 수 있는 대로 하지 않는다.

엄마 배 속에서
20주 6일

우리 아기 태어나기까지

# D-134일

## 오늘 아기는

아기의 눈꺼풀은 여전히 굳게 닫혀 있는 상태. 손가락 발가락을 움직이다 눈을 다치지는 않을까 걱정하지 않아도 된다. 게다가 피부는 태지로 덮여 있고, 손톱은 아직 상처를 낼 만큼 단단한 상태가 아니다.

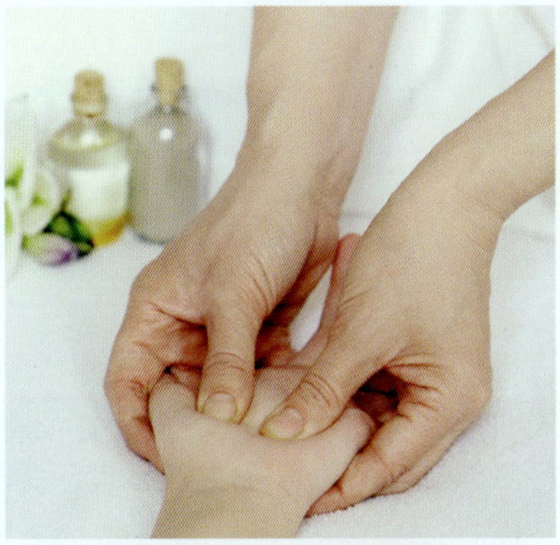

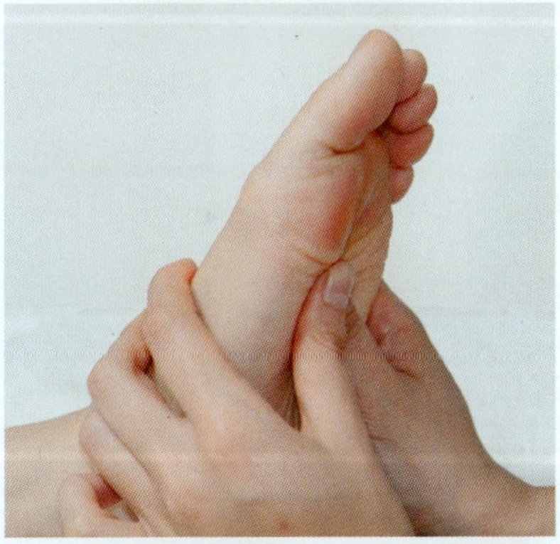

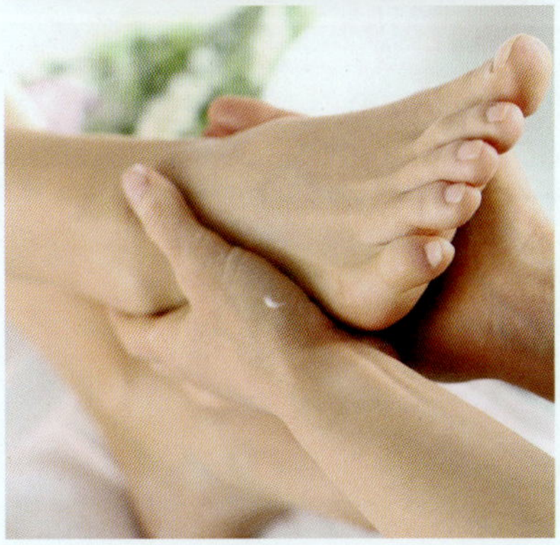

## 오늘 엄마는

10분 정도 운동을 하면 2~3분간 쉬고 다시 10분 운동하는 식으로 무리하지 않는다. 운동 중에는 혈액의 흐름이 달라져 자궁 내 혈액량이 줄어들게 된다. 이런 경우 자궁 수축이 일어날 수 있는데 위험률이 낮고 일반 임신부는 별문제가 없다. 그러나 고위험 임신부는 주치의와 상의한다. 운동하면서 심장 박동 수를 체크해 보는 것도 좋겠다.

### 아빠가 엄마에게, 손발 지압 마사지

손발이 자주 붓고 쉽게 피로한 임신 기간. 아빠가 엄마에게 애정을 담아 가볍게 마사지를 해 준다면 더할 나위 없이 바람직하겠다.

- 엄지가 손바닥 가운데에 오도록 손을 감싸고 손바닥 안쪽에서 바깥쪽으로 둥글둥글 문지른다.
- 발가락 부분부터 발목까지 양손으로 발 전체를 꾹꾹 주물러 준다.
- 양손으로 발을 감싸 잡고 발바닥 가운데 옴폭한 부분을 세로 방향으로 쭉쭉 눌러 준다.
- 양손으로 발을 감싸 잡고 엄지로 발등 가운데에서 발 바깥쪽으로 쓱쓱 쓸어 준다.
- 엄지와 검지로 발가락 끝을 하나하나씩 지그시 눌러 준다.

# 임신 21주

매일 아기에게 좋은 말만 해 주세요.
알아듣진 못해도 전해집니다.

예정일이 같아도 사람에 따라 배 크기는 천차만별. 그래도 아직은 많이 힘들 정도로 배가 나오지는 않은 편이다. 사실 배가 점점 더 나와 힘들어지더라도, 아기를 가진 엄마의 배는 여지없이 축복받은 아름다운 모습일 것이다.

## 이번 주 아기는

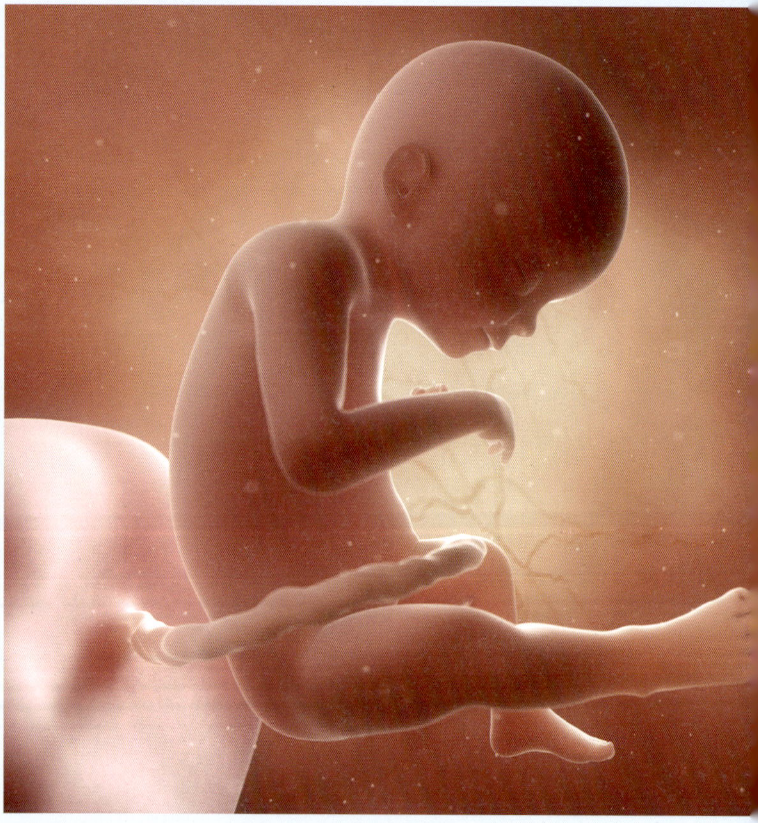

양수는 음파를 전달한다. 그러나 아기의 귀가 기능을 온전히 다 하고 있지 않아서 소리에 놀람 반사를 보이지는 않는다. 앞으로 자궁벽과 고막이 얇아지면서 아기는 차츰 높은 주파수의 소리, 조용한 소리에도 반응하게 된다.

아기의 골격이 자리를 잡은 지금. 뼈는 골수를 함유하게 된다. 이 골수에 있는 줄기세포는 적혈구와 백혈구, 혈소판을 만들어 낼 것이다.

피부 아래에는 체지방이 저장되면서 층을 이룬다. 아기 몸의 지방은 신경계가 완전하게 발달하는 데 중요한 역할을 하는 필수 영양소다. 지금 아기는 축구공과 비슷한 정도의 몸무게다.

## 이번 주 엄마는

갑자기 늘어난 체중과 부른 배로 몸매가 흐트러졌다고 생각할 수도 있다. 몸매 변화를 부정적으로 받아들이는 임신부도 있다. 그러나 적당량을 먹고 운동하면 과체중이 되는 것을 막을 수 있다. 또 운동을 하면서 몸과 마음에 건강한 기운을 채울 수도 있을 것이다. 몸무게가 적당히 늘고 있는 건지 계속 점검하면서, 운동을 할 때는 늘 안전 먼저 생각해야겠다.

엄마 배 속에서
21주 0일

우리 아기 태어나기까지

# D-133일

## 오늘 아기는

탯줄을 통해 엄마 몸에서 아기에게 혈액이 공급되는 데 걸리는 시간은 왕복 30초 정도. 대략 계산해 보면 시속 6킬로미터에 달하는 아주 빠른 속도라고 할 수 있다.

## 오늘 엄마는

혈액량이 많이 불어난 상태. 이 시기에 임신 중 생리적 빈혈을 일으키는 것은 혈장이 적혈구 증가 속도에 비해 먼저 늘어난 탓이기도 하다. 이 혈장은 임신부의 혈액을 희석시킨다. 그래서 지금은 혈액의 농도를 재 보면 수치가 낮다.

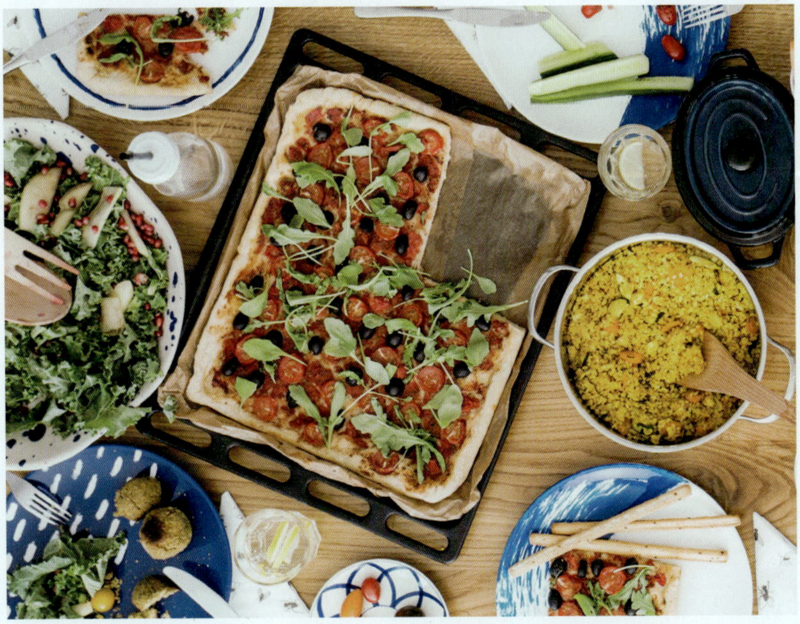

### 임신부 식단 중간 점검

무엇을 어떻게 먹느냐가 중요할 수밖에 없는, 아기를 배 속에서 키우는 엄마. 꼭 지켜야 할 점을 다시 한번 점검해 본다.

**영양상 균형을 잘 맞추어 식사한다.**
편식을 피하고 되도록 다양한 종류의 식품을 골고루 먹는다.

**과체중이 되지 않도록 주의한다.**
임신 기간 중 11~12킬로그램 안팎의 체중 증가가 적당하다는 것을 기억하고 잘 조절한다.

**소금을 제한한다.**
짠 음식은 임신성 고혈압이나 임신중독증을 유발할 수 있다.

**단백질을 충분히 섭취한다.**
아기의 성장과 엄마의 건강을 위해 필수.

**빈혈을 방지한다.**
간, 달걀노른자, 육류, 녹황색 채소를 잘 챙겨 먹는다. 철분은 꼭 챙겨 먹어야 하는 필수 영양소.

**설사나 변비를 방지한다.**
소화 흡수가 잘 되는 음식을 먹도록 한다.

엄마 배 속에서
21주 1일

우리 아기 태어나기까지

# D-132일

## 오늘 아기는

아기의 눈꺼풀이 어느새 완전하게 자랐다. 눈썹도 이제는 다 만들어졌다. 손톱도 많이 자라서 손가락 끝을 거의 덮을 정도가 돼 간다.

## 오늘 엄마는

자다가 갑자기 쥐가 났을 때는 수축한 근육을 반대쪽으로 당겨 준다. 즉 종아리에 쥐가 나면 다리를 곧게 펴서 발끝을 몸 쪽으로 끌어당긴다. 허벅지 앞쪽에 경련이 나면 무릎을 굽혀 허벅지 근육을 펴 준다. 쥐 난 상태가 풀리면 다리 전체를 마사지해 근육을 이완시킨다.

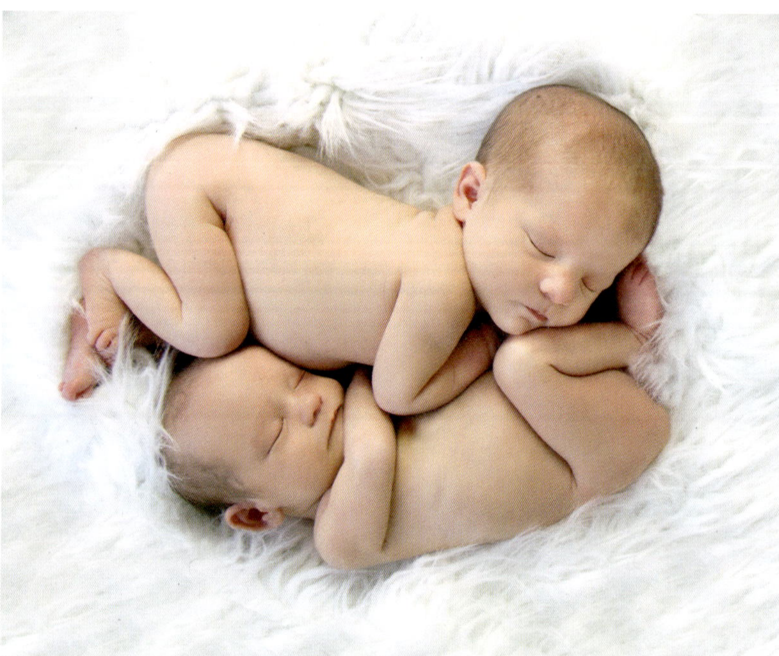

### 쌍둥이는 어떻게 지낼까

엄마 자궁 안에서 함께 지내고 있는 쌍둥이. 함께 자세를 바꿔 가며 지내면서 서로를 조금씩 인식하게 된다. 이즈음 기억이 발달하기 시작하면서부터 서로에 대한 애착을 형성한다고 보고 있다.
초음파 검사에서 확인할 수 있듯 쌍둥이는 엄마 배 속에서 수없이 접촉한다. 공간이 차츰 좁아지면서 맞닿아 지내는 시간은 점점 더 늘어난다. 서로 만지거나 붙잡으려고 하고, 상대의 움직임에 반응하곤 한다.
그렇다고 쌍둥이가 같은 방식으로 행동하는 것은 아니다. 즐겨 하는 행동이 각자 따로 있다. 한 아기는 손가락 움직이기를 좋아하고 다른 한 아기는 발차기를 좋아하는 식. 각자 생체 리듬이 달라서 활발하게 움직이는 시간이 다를 수도 있다.
결국 쌍둥이라고 해도 엄마 배 속에서부터 이미 각자 독립적인 한 사람이라는 이야기다. 외모가 같은 일란성 쌍둥이도 서로 다른 개성을 가지고 있다.

우리 아기 태어나기까지

엄마 배 속에서
21주 2일

# D-131일

## 오늘 아기는

아기의 온몸을 짧은 솜털이 뒤덮었다. 얼굴과 목, 머리에는 솜털이 다른 곳에 비해 더 많이 나 있다. 이 솜털 같은 배내털에는 하얀 기름막인 태지가 붙어 있는 상태다.

## 오늘 엄마는

갑자기 늘어난 몸무게에 급격히 커진 자궁. 몸의 중심이 바뀐 느낌이다. 호르몬 때문에 손가락, 발가락을 비롯한 여러 관절 부분이 느슨해진다. 몸 가누기가 힘들어 기우뚱할 수도 있는 때이니 늘 편안한 옷차림에 굽이 낮은 신발을 신는 것이 안전하다.

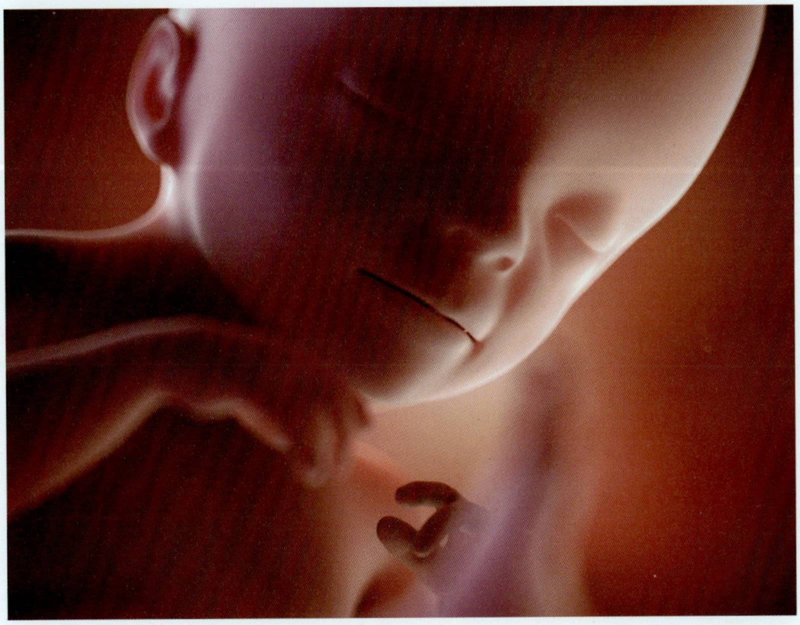

### 지방을 저장하게 된 아기

아기는 성장과 발달에 중요하게 사용하고 있던 지방을 이제 저장하게 된다. 피부 아래에 지방층을 만들기 시작한 것이다.
이 지방은 태반이 공급한다. 엄마 몸에서 순환하던 지방이 태반에서 세 개의 유리 지방산으로 분해되고, 이것이 아기의 혈액으로 전달된다. 이때 세 개로 나뉘었던 유리 지방산이 재결합해 지방으로 변한다. 이 지방이 성장에 쓰이거나 저장되는 것이다. 특히 신경과 뇌가 잘 발달하려면 지방이 꼭 필요하다.
아기의 피부 아래 지방층이 차츰 만들어지면서 앞으로 피부의 투명도가 떨어져서 잘 비쳐 보이지 않게 된다. 피하지방이 아기를 점점 뽀얗게 만드는 것이다.

엄마 배 속에서
21주 3일

우리 아기 태어나기까지

# D-130일

## 오늘 아기는

아기의 골격이 완전히 자리를 잡은 지금. 만약 엑스선을 찍어 본다면 두개골, 척추, 갈비뼈, 팔다리뼈를 모두 뚜렷이 구분할 수 있을 것이다. 초음파로도 골격은 뚜렷이 구별된다. 고개를 숙이거나 얼굴과 몸을 만지작거릴 만큼 관절도 잘 발달했다.

## 오늘 엄마는

허리는 물론 다리와 엉덩이 쪽을 연결하는 관절과 골반이 아프기도 한 요즘. 칼슘 섭취량이 부족한 임신부는 이런 통증을 더 심하게 느낄 수도 있다. 골밀도가 떨어지는 것을 막기 위해서는 적당량의 칼슘을 꼭 섭취해야 한다.

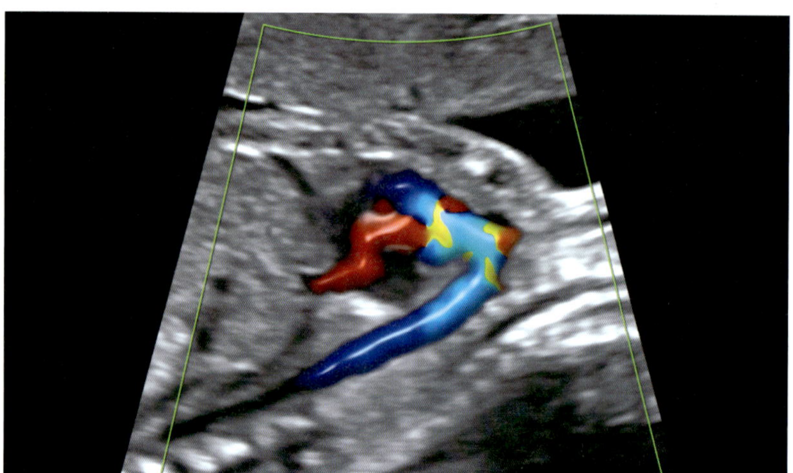

임신 20주경 태아의 심장 옆모습,
심장으로부터 대동맥이 나오고 있다

### 몸무게가 알맞게 늘고 있는지 점검해요

아기가 태어날 때 과체중이거나 저체중이 되지 않도록 엄마는 계속 신경 써야 한다. 신생아 시기에 적절한 체중이 아니라면 나중에 비만이나 당뇨병 같은 대사 질환이 나타날 확률이 높다. 엄마가 체중을 적정 수준으로 유지하면 신생아가 지나치게 크거나 저체중이 되는 것을 막을 수 있다. 임신 중 체중 증가는 신생아의 출생 체중을 결정짓는 중요한 요인이다. 그래서 임신 초기부터 꾸준히 체중을 관리하라고 강조하고 또 강조하는 것이다.

지금도, 앞으로도 체중이 알맞은 정도로 늘고 있는 건지 수시로 체크하고 관리하도록 한다. 임신성 당뇨병을 예방하는 데도 체중 관리는 필수다. 당뇨병 임신부나 임신성 당뇨병을 진단받은 임신부는 더 철저한 관리가 필요하다. 보통 임신부 체중 증가량으로 권하는 수준보다 더 적게 늘려야 한다.

분만 후에는 3개월의 여유를 두고 임신 전 체중으로 돌아오도록 관리하면 좋겠다.

우리 아기 태어나기까지

# D-129일

엄마 배 속에서
21주 4일

## 오늘 아기는

아직 피하지방이 많지 않은 아기. 피부 바로 밑에서 혈액을 운반하는 혈관이 비쳐 보인다. 얇은 피부는 아직 조글조글한 상태. 하지만 몸통에는 조금씩 살이 오르고 있다.

## 오늘 엄마는

차츰 호흡이 깊어진다. 조금만 움직여도 숨이 차 온다. 자궁이 점점 폐 쪽으로 올라가면서 폐를 압박하기 때문이다. 또 갑상선이 활발하게 활동해서 임신 전보다 땀을 많이 흘린다. 심하게 몸을 움직이거나 높은 곳을 오르는 일은 피하고 틈틈이 쉬는 것이 좋겠다.

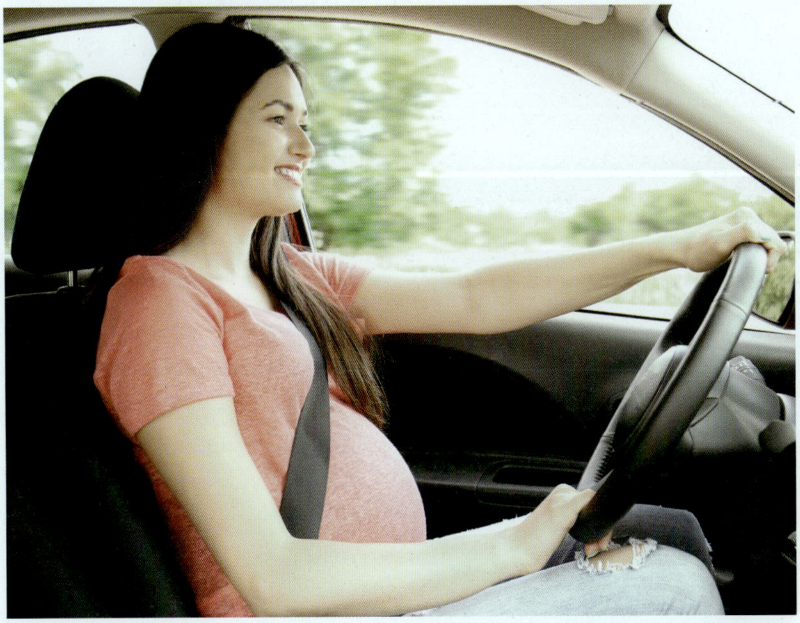

### 안전벨트, 엄마와 아기의 안전을 위해서라면

일단 차를 타면 엄마와 아기의 안전을 위해 꼭 안전벨트를 해야 한다. 답답하고 불편해서, 배 속 아기에게 압박이 갈까 봐 안전벨트를 하지 않으면 사고 시 치명적인 충격을 받게 된다. 안전벨트가 임신부를 단단히 잡아 주면 사고가 나도 배 속 아기의 부상 위험성을 70퍼센트는 줄인다고 생각하면 된다.

어깨에서 내려오는 한쪽 벨트는 가슴 사이로 지나가게 한다. 허리 쪽 벨트는 나온 배의 아래쪽을 지나 허벅지 옆으로 고정되게 한다. 벨트가 배 위를 가로지르지 않게 맨다.

너무 느슨하면 안전벨트가 제 역할을 다 하지 못한다. 벨트가 조여서 심하게 답답하고 불편하다면 수건이나 무릎담요를 접어 벨트와 몸 사이에 끼워서 조절해 본다.

엄마 배 속에서
21주 5일

우리 아기 태어나기까지

# D-128일

## 오늘 아기는

태반은 아기와 엄마의 건강을 지켜 주는 임무를 수행한다. 특히 태반의 혈액 속에 들어 있는 글로불린이라는 물질은 염증을 예방하는 역할을 한다. 이 태반의 면역 글로불린 대부분이 아기에 흡수되고 있다.

## 오늘 엄마는

출산 예정일이 비슷해도 엄마의 체격이나 키에 따라 배 크기는 달라진다. 자궁이나 배의 근육 모양, 양수의 양, 아기의 위치에 따라서도 다르다. 배가 옆으로 퍼지면 작게 보이고 앞으로 볼록 솟아오른 배는 더 커 보이기도 한다. 배 크기가 꼭 아기의 크기와 비례하는 것은 아니다. 또 엄마 키가 크면 배가 많이 나와 보이지 않아 주변에서 아기가 작다고 걱정하는 소리를 할 수도 있다. 주치의의 산전 진찰에서 아기가 제대로 잘 큰다는 얘기를 들었다면 신경쓰지 않아도 된다.

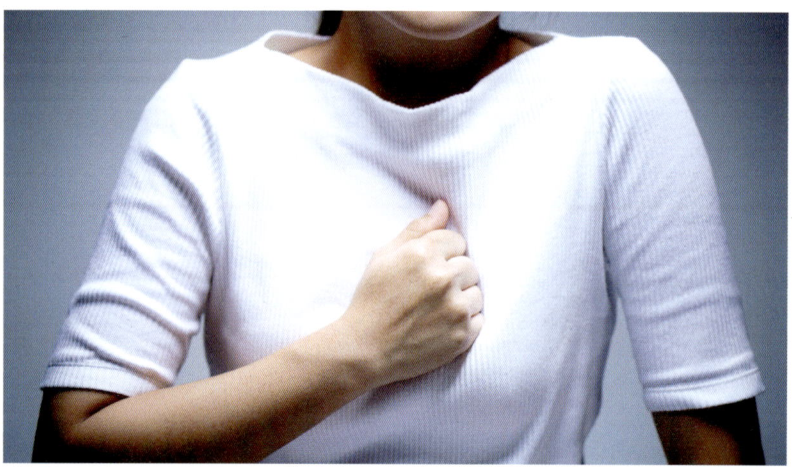

### 역류성 식도염이 생겼어요

역류성 식도염은 위의 내용물이나 위산이 식도로 역류해 염증을 일으키는 질환을 말한다. 식도와 위의 경계 부분은 원래 닫혀 있지만 식도 아래쪽 괄약근이 잘 조여지지 않으면 위의 내용물이 식도로 역류한다. 신물이 넘어와 속이 쓰리고, 가슴에 답답함이나 통증을 느낄 수 있다.

소화기 계통에 별문제가 없더라도 임신하게 되면 소화 불량으로 고생하게 된다. 임신 초기에는 입덧으로 자꾸 토하며 위산이 역류해 식도에 염증이 생기면서 역류성 식도염으로 발전할 수 있다. 입덧이 지나고 나서는 위장과 식도 사이를 조이는 근육이나 장이 이완된 상태에서 자궁이 커지며 위를 압박한다. 그래서 위에 있는 음식물이나 위산이 식도 쪽으로 역류하는 것이다.

역류성 식도염을 막으려면 생활 습관을 개선해야 한다. 음식을 조금씩 자주 나눠 먹으며 절대 과식하지 않는 게 좋다. 자극적인 음식이나 기름진 음식, 탄산음료는 자제한다. 식사를 규칙적으로 하고, 식사 후에는 바로 눕지 않도록 한다. 증상이 심하면 참지 말고 병원을 찾는 것이 좋다. 임신부도 위산을 중화시키는 제산제 처방을 받을 수 있으니 크게 걱정하지 않아도 된다.

엄마 배 속에서
21주 6일

우리 아기 태어나기까지

# D-127일

## 오늘 아기는

태동으로 아기의 건강 상태를 평가하기는 어렵지만 엄마는 아기의 움직임에 신경을 쓰는 것이 좋다. 물론 잘 때도 쉴 때도 있으니 태동이 끊임없이 계속되는 건 아니겠지만, 종일 아무 움직임이 없는 듯하면 아기가 잘 있는지 병원에서 확인하도록 한다. 24주 이후부터는 너무 오랫동안 태동이 없으면 태아 안녕 평가를 하는 것이 좋다.

## 오늘 엄마는

엄마가 혹시 넘어지더라도 아기는 양수 속에서 안전하게 보호받는다. 심하게 다칠 만큼 넘어지지 않은 이상 아기에게 직접 해가 될 일은 없을 것이다. 너무 당황하지 말고 아기가 평소처럼 움직이는지 확인하면 된다. 단 하혈이 있으면 주치의와 상의해야 한다.

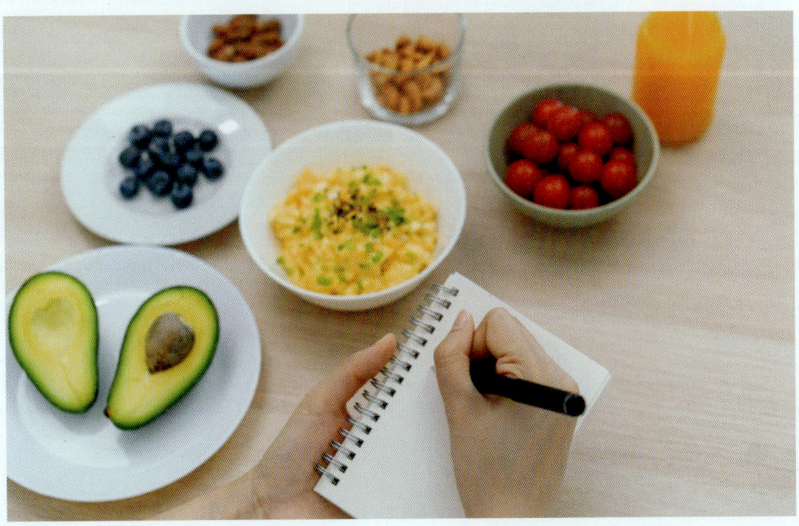

### 임신 중에는 잘 먹어야 한다?

아기가 배 속에서 크고 있으니 무조건 잘 먹어야 한다고들 하지만 먹는 양을 아주 많이 늘릴 필요는 없다. 이즈음은 임신 전보다 300킬로칼로리 정도 더 먹는다고 생각하면 된다. 이 정도는 아마 하루에 간식 한두 번이면 채울 수 있는 수준일 것이다.

충분한 영양이 공급되도록 식단을 짜는 것도 중요하지만 필요한 열량이 생각보다 적다는 점에 주의한다. 과다한 영양 섭취가 임신성 고혈압, 임신성 당뇨병, 거대아 출산 같은 부작용을 불러일으킬 수도 있다.

하루 세끼 및 간식을 규칙적으로 먹으면서 균형 잡힌 식사에 신경 쓴다. 특히 임신 시기에 맞게 필요한 영양소를 제대로 섭취하도록 관리해야 한다.

결국 아기를 품고 있다고 해서 아기 몫까지 두 배의 양을 먹으라는 이야기가 아니다. 두 배로 더 신경 써서 잘 먹으라는 이야기다. 양보다 질, 먹는 것에 대해 엄마가 꼭 기억하며 따져야 할 원칙이다.

# 임신 22주

몸도 마음도 가뿐하지만은 않아요.
임신 중에는 원래 좀 그렇답니다.

가끔은 차분하지 못한 하루를 보낼지도 모를 이즈음. 어떤 날은 몸이 둔해진 듯 말을 안 듣고 어떤 날은 감정이 들쭉날쭉 통제가 안 돼 일이 생각대로 풀리지 않을 수도 있다. 알고 보면 누구든 겪는 일이라는 것을 깨닫고 위안받아도 좋을 한때. 공감대를 나눌 수 있는 이들과 함께하는 시간을 가져 본다.

## 이번 주 아기는

이제 몸무게가 500그램 정도인 아기. 몸과 얼굴이 제법 균형 잡힌 모습이다. 활발하게 움직이면서 양수 안을 떠다니다가 다리를 휘젓기도, 탯줄을 움켜쥐기도 한다.

지방질이 많지 않아 아직 가냘프고 피부도 주름져 있지만 아기의 모습은 어느새 신생아와 거의 비슷하다. 눈썹과 눈꺼풀은 잘 자리를 잡았고 눈도 어느 정도 발달해 있다. 입술은 또렷하고 잇몸선 아래에는 치아 싹이 보인다.

호르몬을 생성하는 데 필수적인 췌장의 발달도 급격하게 이루어진다. 아기의 항문 괄약근은 지금 완전히 제 기능을 하게 된다.

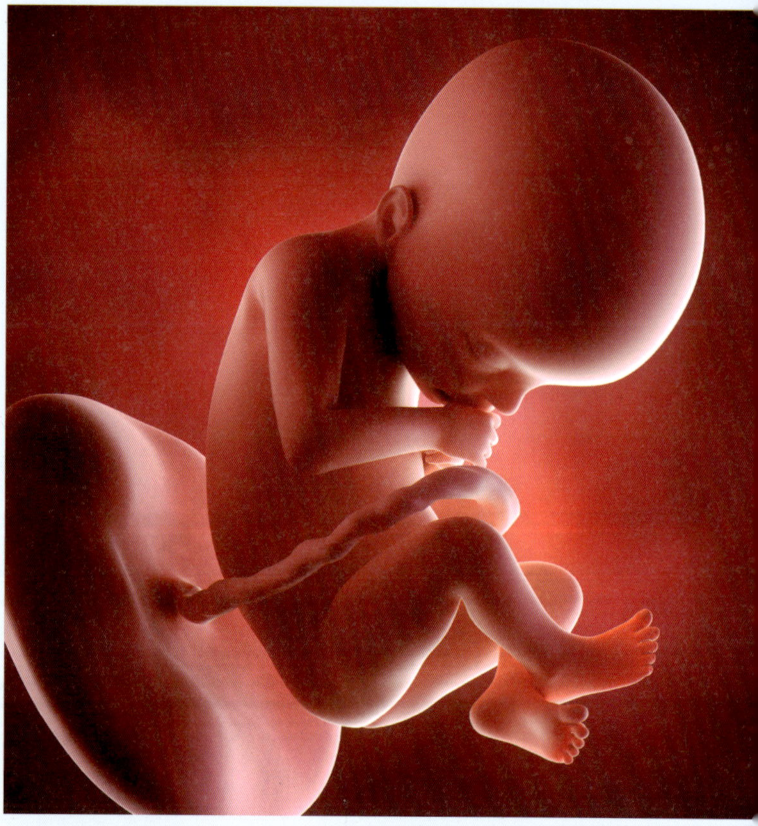

## 이번 주 엄마는

배 속 여러 기관이 점점 더 세게 눌리면서 계속 속이 쓰리고 더부룩하다. 몸이 둔해져서 여기저기 부딪히고 걸리는 일이 자꾸 생기기도 한다. 사실 몸만 둔해진 것이 아니라 임신이 바꿔 놓은 온갖 일이 집중력을 흐트러뜨리기도 했을 것이다.

평소의 본인 같지 않게 감정 기복이 심한 것도 정상적인 현상이다. 실수를 자책하면서 우울해하기보다는 잠시 다 비우고 쉰다는 생각으로 마음을 차분히 가라앉혀 본다.

엄마 배 속에서
22주 0일

우리 아기 태어나기까지

# D-126일

## 오늘 아기는

아기는 희미하게나마 명암을 느끼고 밤과 낮을 구분할 수 있다. 엄마가 규칙적으로 생활하지 않으면 앞으로 배 속 아기 역시 생활 리듬에 영향을 받게 된다.

## 오늘 엄마는

실내 자전거는 날씨와 상관없이 언제든 탈 수 있는 데다 바닥에 고정돼 있어 임신부에게 안전하다. 걷기와 마찬가지로 심폐 능력을 향상시키고 체력을 키워 주는 유산소 운동이다. 체중이 하체에 쏠리지 않아 관절의 부담이 줄어든다는 장점도 있다. 안장이 넓은 실내 자전거를 택하는 것이 운동하기 좋다.

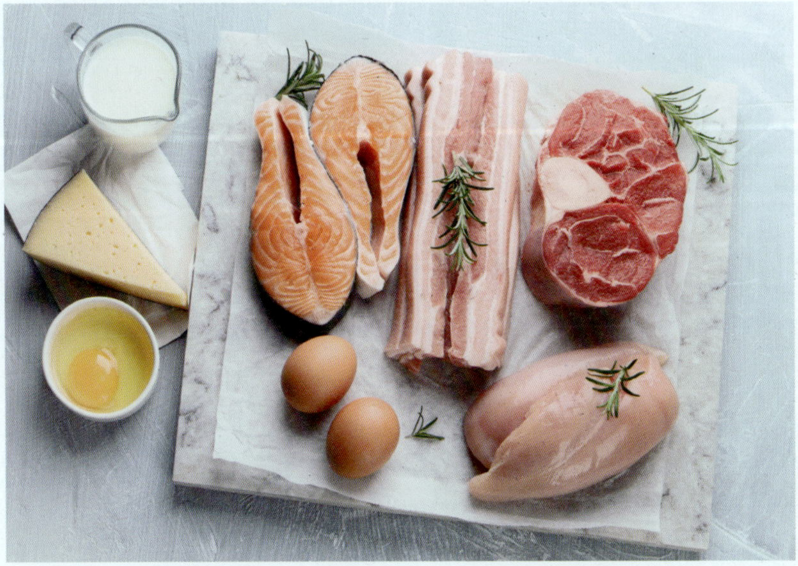

### 빈혈 예방에 중요한 단백질

단백질은 아기의 몸을 만들어 가는 데 가장 기본이 되는 성분이다. 게다가 자궁이 커지고 유선이 발달하여 혈액량도 점점 늘어나는 엄마 몸을 생각해 보면 단백질은 더 많이 필요하다.

임신부가 단백질 섭취에 신경 써야 하는 중요한 이유는 또 있다. 우리나라 임신부는 비교적 철분을 잘 챙겨 먹는 편이지만, 단백질 섭취에 소홀하면 빈혈을 피하기 힘들다. 적혈구도 결국 혈액을 떠다니는 세포이고, 세포를 이루는 것은 단백질이기 때문이다.

일반적으로 임신 기간 전반에 걸쳐 하루 90그램의 단백질을 먹어 주는 것이 좋다. 쉽게 생각해서 식사할 때 매끼 단백질 반찬을 두 가지 정도 갖추면 섭취할 수 있는 양이다. 단백질이 전체 먹는 양의 40퍼센트 정도를 차지하도록 식단을 짜면 되겠다.

대표적인 단백질 식품으로는 육류, 어류, 달걀, 콩을 꼽을 수 있다. 그중에서도 붉은 살코기와 달걀은 철분도 얻고 단백질도 얻는 일석이조 식품이다.

엄마 배 속에서
22주 1일

우리 아기 태어나기까지

# D-125일

## 오늘 아기는

엄마의 혈관에서 혈액이 흐르는 소리. 엄마의 위에서 음식물이 소화되는 소리. 이런 소리를 아기는 모두 듣고 있다. 귀가 완전히 자리를 잡고 소리에 반응하기 시작한다.

## 오늘 엄마는

튼살은 한번 생기면 없어지지 않고 나중에도 가늘게 흰 선으로 남는다. 살이 많이 찌지 않았어도 튼살은 생길 수 있다. 피부가 건조하고 탄력이 떨어지면 더 심해진다. 자기 전에 아빠가 엄마에게 보습제를 발라 주며 마사지를 하고 아기에게 이야기도 들려주면 튼살 예방은 물론 태교에도 좋은 시간이 될 수 있다.

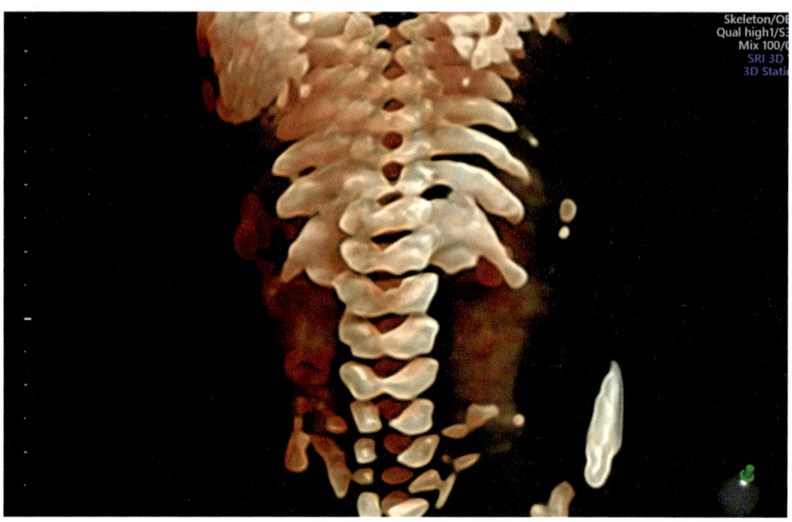

임신 22주 태아의 척추 입체 초음파

### 태동 감지의 중요성

태아는 자궁 내에서 태반을 통해 영양 공급을 받으면서 안전하게 보호받고 있다. 임신부는 활발한 태아의 움직임을 통해 태아의 건강 상태를 알 수 있다. 태아의 움직임을 감지하는 것이 아기의 건강 상태 파악을 위한 중요한 정보가 된다.

임신부가 느끼는 태동의 강도는 여러 가지 요소에 의해 영향을 받는다. 우선 아기의 활발한 정도에 따라, 아기의 수면 주기에 따라 태동의 강도는 다를 수 있다. 또 양수의 양이나 임신부의 복부 두께, 예민한 정도 등에 따라서도 태동의 강도가 다를 수 있다.

태동의 강도는 분만 시기가 가까워지면 약해질 수 있다. 그러나 태동의 횟수는 임신 말기에도 현저히 적어지지 않는다. 임신 3기가 되면 매 시간 느끼는 것은 아니더라도 일반적으로는 2시간 동안 10회 이상의 태동을 느낄 수 있다.

태동이 너무 적거나 감지가 어렵다면 주치의와 상담해야 한다.

엄마 배 속에서
22주 2일

우리 아기 태어나기까지

# D-124일

## 오늘 아기는

초음파 검사를 할 때마다 아기가 얼마나 자랐는지 키를 재 보면 좋겠지만 실제로 배 속 아기의 키를 정확히 재는 것은 매우 힘들다. 배 속 아기는 아주 유연해서 등을 많이 구부릴 때도 있고 활짝 펼 때도 있는데, 그때그때 수치가 크게 달라진다. 20주가 넘으면 아기가 많이 커서 초음파 화면에 다 보이지 않기 때문이다.

## 오늘 엄마는

운동 중 대화를 이어나갈 수 없는 정도라면 운동 강도를 낮추는 게 좋다. 사람마다 체력 수준에 따라 차이가 나지만 운동하면서 이야기를 나눌 수 있는 정도로 하면 크게 무리가 되지는 않을 것이다.

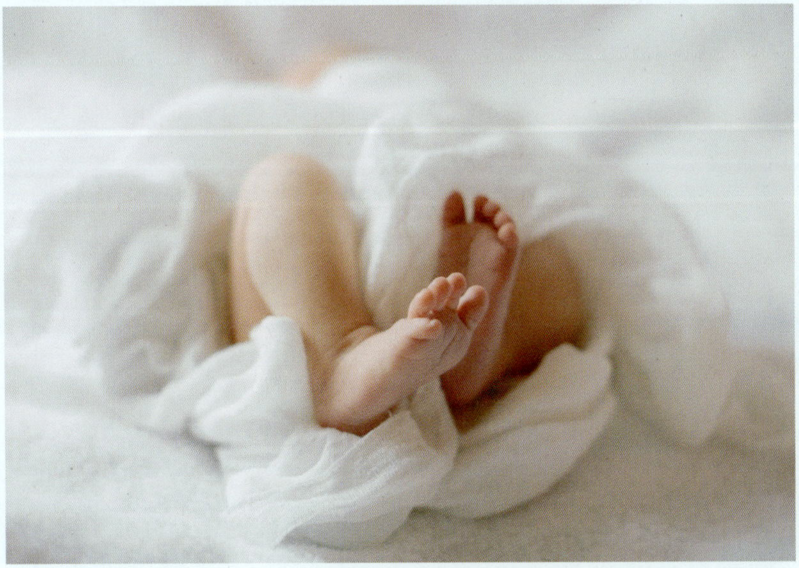

### 아기의 대장 속 노폐물, 태변

갓난아이가 먹은 것 없이 처음으로 보는 대변을 배내똥, 다른 말로 태변이라고 한다. 아기는 엄마 배 속에서 지내면서 양수를 걸러 그 노폐물을 태변으로 저장한다. '변'이라고는 하지만 내장에 유기체가 없고 가스가 만들어지지도 않은 상태이기 때문에 태변에는 독성이 없다.
태변이 만들어지기 시작한 것은 10주 전쯤. 태변을 이루는 것은 주로 아기가 들이마신 양수에서 흡수된 영양소의 노폐물이다. 그리고 내장 내벽이 늘어나고 길어지면서 떨어져 나온 세포도 태변이 된다. 이렇게 태변이 계속 만들어지며 내장을 따라 천천히 내려가서 대장으로 들어간다. 아기가 태어날 때까지 태변은 대장을 가득 채운다.
지금은 아기의 항문 괄약근이 완전히 발달해서 아주 작은 태변 입자도 양수로 새 나가지 않도록 막고 있다. 열 명 중 아홉 명의 아기는 태어나고 나서 하루 안에 끈적거리는 녹색 띤 검은색의 태변을 본다.

엄마 배 속에서
22주 3일

우리 아기 태어나기까지

# D-123일

## 오늘 아기는

눈은 여전히 감겨 있지만 밝고 어두운 것을 구별할 수 있다. 이제 아기는 점점 규칙적으로 자고 일어난다. 아기가 활발히 움직이는 시간대와 조용히 쉬는 시간대가 나뉜다.

## 오늘 엄마는

평소 운동량이 부족했다면 가볍게 하루 5분이라도 걷기 시작해 차츰 시간과 거리를 늘려가도록 한다. 운동을 꾸준히 해 왔다면 하루 최소한 30분 정도 걷는 것이 좋다. 운동할 때는 최대 1시간을 넘기지는 않도록 한다. 20분씩 세 번쯤 나누어 운동하면 좋다.

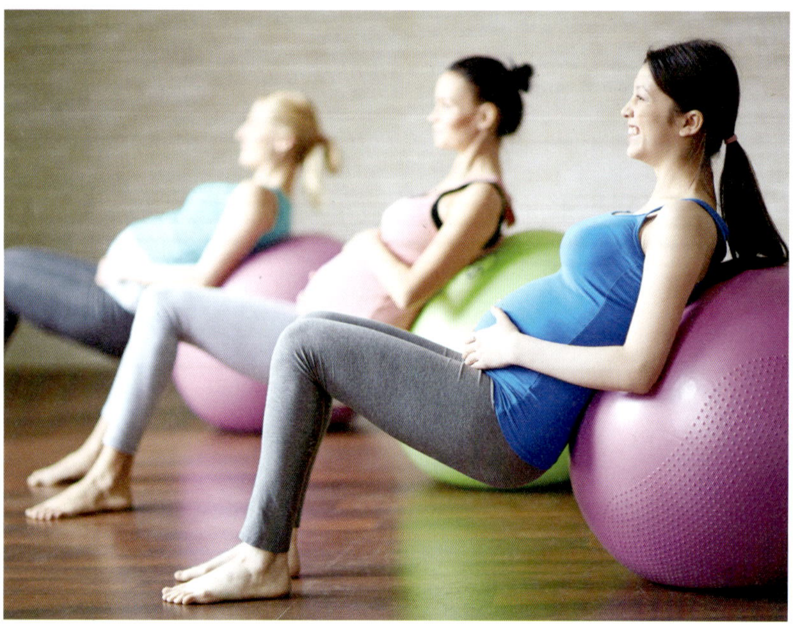

### 임신 중 MRI 촬영을 한다고요?

MRI 검사는 임신 중에도 태아에게 방사선 노출이 없어 비교적 안전한 검사로 알려져 있다. 실제로 임신 기간에 MRI를 받아도 태아에 유해한 영향을 일으킨다는 근거는 없으며, 필요하다면 임신부에게 시행할 수 있다. 다만 꼭 필요한 경우에만 시행하는 것이 원칙이고 되도록이면 태아의 장기가 만들어지는 임신 초기에는 피하는 것이 좋다.

임신 중 MRI 검사는 주로 초음파로 진단이 어려운 경우에 활용된다. 예를 들어 임신부가 급성 복통을 호소할 때 초음파로 원인을 찾지 못하면 MRI를 통해 맹장염, 장폐색, 난소 꼬임 등 복부 내 급성 질환을 진단할 수 있다. 또한 초음파 검사에서 태아의 중추신경계 이상이 의심되거나, 태반이 자궁에 깊게 붙어 있는 태반 유착 정도를 확인해야 할 때도 MRI 검사를 한다.

MRI는 기본적으로 안전하지만 조영제는 태반을 통과해 태아에 도달할 수 있고 장기적인 안전성이 충분히 입증되지 않았다. 일부 연구에서는 임신 1기에 가돌리늄 조영제를 사용한 MRI 검사가 사산, 신생아 사망, 일부 결합 조직 질환 발생 위험을 높일 수 있다는 결과도 있다. 따라서 임신 중 MRI 검사가 꼭 필요하다면 조영제 없이 시행하는 것이 원칙이다. 조영제 사용이 불가피할 때는 임신부와 의료진이 위험과 이득을 충분히 따져 신중하게 결정하고 안전하게 진행한다.

우리 아기 태어나기까지

엄마 배 속에서
22주 4일

# D-122일

## 오늘 아기는

치아 싹이 잘 만들어지고 있다. 이 치아 싹은 계속 자라서 아기의 치아가 될 것이다. 아기가 태어난 뒤 6개월 무렵이면 잇몸 위로 하얀 치아가 쏙 돋아난다.

## 오늘 엄마는

배나 가슴, 다리가 몹시 가렵다가 물집이 생겨 습진이 되기도 한다. 가려움증이 심하면 주치의와 상의해 적절한 처방을 받는다. 평소 깨끗하게 자주 샤워하고 자극 없는 면 소재 옷을 입을 것. 기름진 음식은 피하며 비타민과 무기질이 풍부한 과일이나 해조류를 잘 챙겨 먹는다.

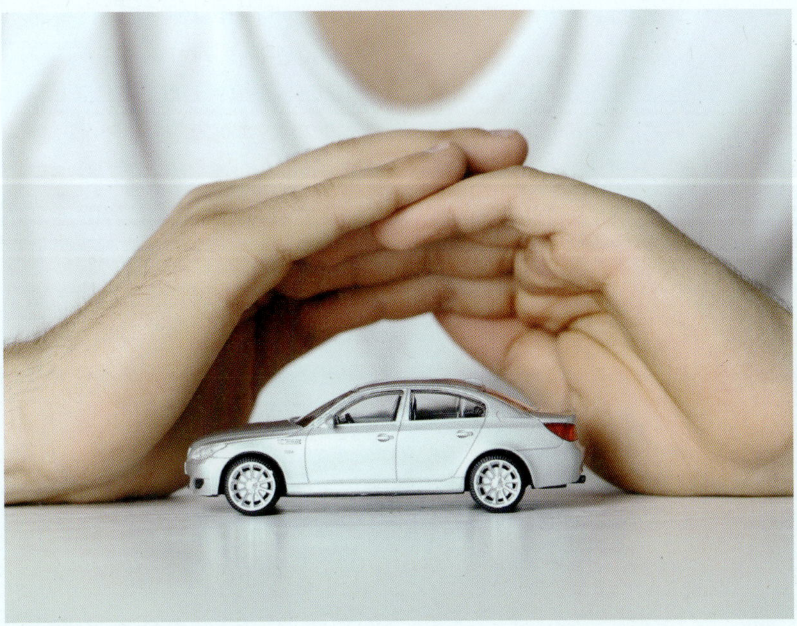

### 임신부 안전 운전 수칙

배가 많이 나온 요즘, 운전대를 잡으려면 잠시 고민이 앞선다. 호르몬의 작용으로 쉽게 피곤하고 체형의 변화로 운동신경이 둔해진 상태. 돌발 상황에 대처하는 능력이 아무래도 임신 전보단 떨어진다. 꼭 해야 할 상황이라면 부담을 느끼지 않는 선에서 조심조심 운전한다.

장거리 운전은 금물. 밀폐된 공간에서 오랜 시간 운전하면 어지러움을 느낄 수 있으니 환기를 수시로 한다. 한 자세로 오래 있어서 배가 땅기거나 다리가 저릴 수 있으니 적어도 2시간에 한 번쯤은 쉬면서 몸을 푼다. 급브레이크를 밟지 않도록 지나치게 속도를 내지 말고 차간 거리를 충분히 확보한다. 차선 변경을 할 때는 미리 방향 지시등을 켜고 무리하지 않는다. 주차는 타고 내릴 때 좁아서 곤란함을 겪지 않도록 공간이 넉넉한 곳에 하는 게 좋겠다.

만일 접촉 사고가 났다면 별문제 없는 듯해도 그냥 넘어가서는 안 된다. 꼭 병원에 가서 진찰을 받고, 일주일 정도는 상태를 지켜봐야 한다.

차량 뒤에 운전자가 임신부임을 밝히는 스티커를 붙이는 것도 좋은 방법이다.

엄마 배 속에서
22주 5일

우리 아기 태어나기까지

# D-121일

## 오늘 아기는

손발을 활발히 움직이는 아기. 얼굴에 손을 자주 갖다 대고, 가끔은 몸을 긁는 모습일 때도 있다. 양수에 둥실 뜬 상태로 엉덩이와 발을 위로 치켜 들고 물구나무 자세를 하기도 한다.

## 오늘 엄마는

배가 불러 오면서 몸은 둔해지고, 마음은 왠지 짜증스럽고 불안하기도 하다. 임신 중 겪는 감정 기복은 호르몬의 변화가 주원인이다. 그런데 점점 힘들어지는 몸 상태 때문에 받는 스트레스가 한몫을 더한다. 아기를 위해 편안한 마음을 갖도록 애써야 할 때다. 임신부는 임신 기간을 행복하게 즐기는 게 좋다.

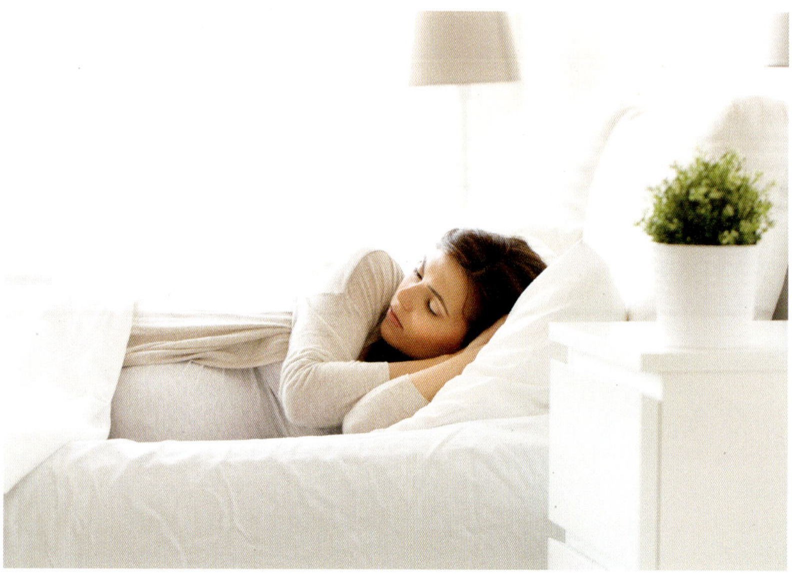

### 옆으로 누워 자는 게 편안해요

아무래도 한쪽으로만 누워 있다 보면 눌리는 느낌이 더 많이 든다. 임신 중 누워 있을 때는 자세를 가끔씩이라도 바꿔 주는 것이 혈액 순환에 좋다.
사실 이렇게 누워도 저렇게 누워도 임신 전보다는 조금씩 불편할 수밖에 없다. 앞으로 배가 나올수록 불편함은 점점 커질 것이다.
가뜩이나 잠을 깊게 못 자는 요즘, 조금이라도 더 안정적으로 자려면 옆으로 눕는 것을 추천한다. 지금까지는 바로 자는 게 편하다고 생각했더라도 갈수록 점점 더 불편해지는 게 사실이다.
옆으로 누울 때는 특히 왼쪽으로 눕는 게 아기와 엄마에게 편안할 것이다. 만약 왼쪽이 많이 불편하다면 오른쪽으로 누워서 자도록 한다. 어느 쪽이든 옆으로 누워 자는 것이 반듯이 누워 자는 것보다는 나을 것이다. 반듯이 누워 자면 말초로 내려갔던 혈액이 엄마의 심장으로 되돌아오는 흐름을 자궁이 눌러 방해하기 때문이다.

엄마 배 속에서
22주 6일

우리 아기 태어나기까지

# D-120일

## 오늘 아기는

움직임이 차츰 과격해지는 듯한 아기. 어떤 때는 태권도라도 하는 것처럼 힘차게 발차기를 한다. 물론 아기가 아무리 있는 힘껏 발차기를 했다고 해도 아직 엄마 배가 아플 정도는 아니다.

## 오늘 엄마는

싱싱한 과일과 채소를 먹는 것은 몸에 필요한 영양소를 안전하게 섭취하는 한 방법이다. 특히 과일이나 채소에 들어 있는 베타카로틴은 독성이 없을 뿐 아니라 몸속에서 필요한 만큼 비타민A로 바뀐다.

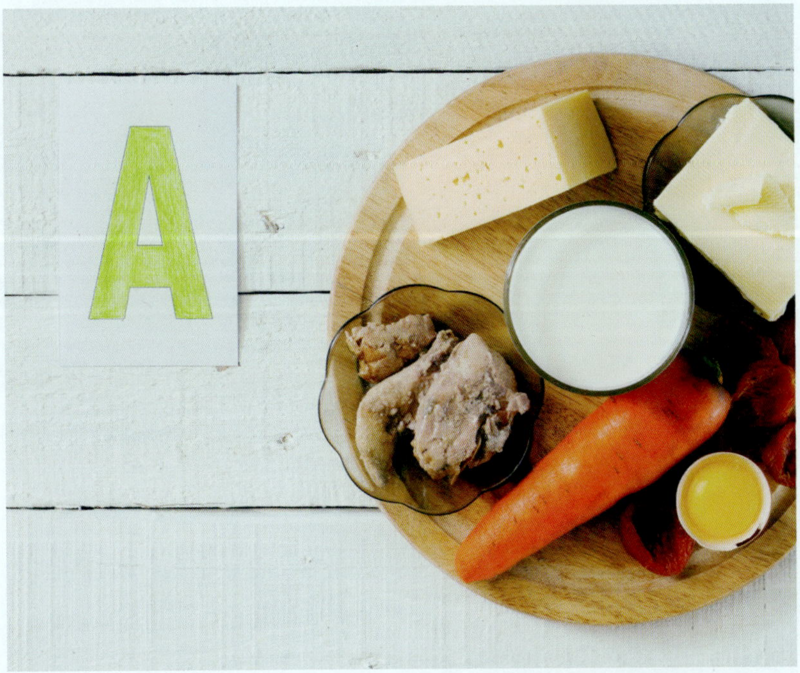


### 비타민A, 많이 먹으면 몸에 쌓인다?

비타민A는 아기가 생기고 자라는 데 필수인 영양소다. 특히 아기의 성장이 급속도로 이뤄지는 이즈음부터 많이 필요하다. 비타민A가 모자라면 빈혈과 조산 위험이 커지고 면역력이 떨어져 여러 질병에 쉽게 노출된다. 출산 뒤에도 모유를 통해 아기에게 전달돼서 아기의 면역력과 질병 예방을 돕는 역할을 한다.

우리나라 식품의약품안전처에서는 비타민A를 하루 5,000IU 이상 복용하지 말라고 권고한다. 미국의학협회에서는 임신부를 비롯한 성인이 부작용 없이 섭취할 수 있는 비타민A의 양을 10,000IU로 제한하고 있다. 지나치게 많이 섭취하면 태아 기형 같은 부작용을 일으킨다고 알려졌기 때문이다. 비타민A는 지용성 비타민으로 많이 먹어도 소변으로 쉽게 배출되는 수용성 비타민과는 달리 체내에 쌓이게 돼 문제다.

그러나 임신부가 먹는 비타민제 대부분은 걱정할 정도의 함량이 아니다. 또 비타민A를 하루 10,000IU 이상 복용했다고 해서 꼭 기형이 발생하는 것도 아니고, 먹는 양이 전부 다 몸에 흡수되는 것도 아니다. 너무 걱정할 것까지는 없다는 이야기다.

# 임신 23주

아기 몸이 기능적으로 체계를 갖추고 있어요.
최상의 환경이 되도록 엄마도 관리합니다.

아기의 신체 시스템은 날이 갈수록 더 정밀하게, 더 효율적으로 발전하고 있다. 여러 가지 생존을 위한 기본적인 행동을 연습 중이기도 하다. 엄마와 떨어져서도 독립적으로 살아갈 수 있도록, 아기는 지금 준비가 한창이다.

## 이번 주 아기는

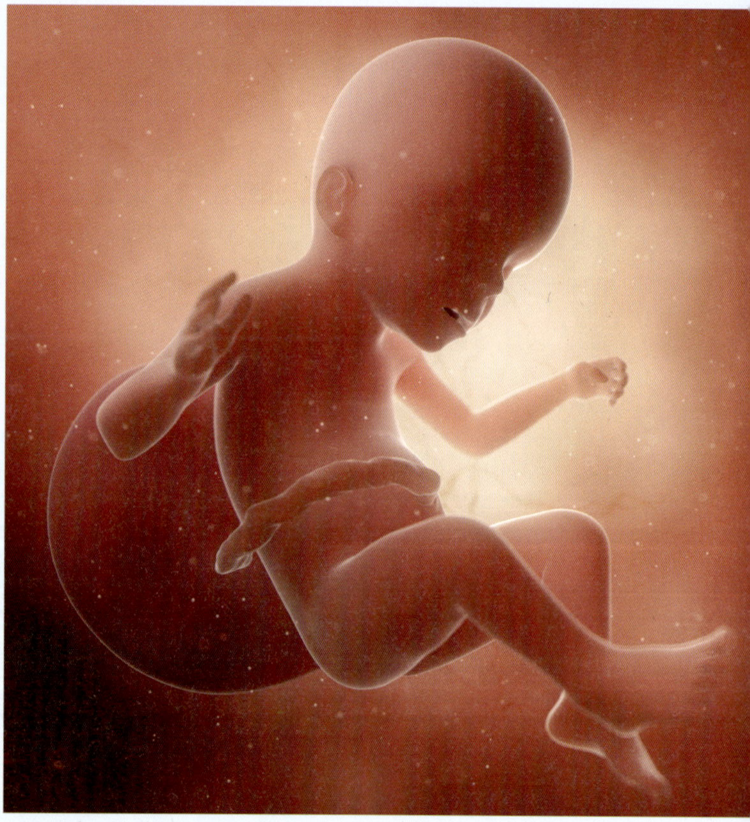

머리부터 발꿈치까지 30센티미터, 몸무게 600그램을 기록하는 아기. 아빠가 두 손을 오므려 나란히 붙이면 비슷한 정도의 크기다. 아기의 세상은 아직 축구공보다 작은 캡슐 안이지만 따뜻한 공기와 영양분을 잘 전해 받고 있다.

혈관이 만들어지는 중인 폐는 아직 제 역할을 할 만큼 발달하지 않았지만, 입을 벌려 양수를 마셨다가 뱉고 다시 마셨다가 뱉으면서 숨 쉬는 법을 연습 중이다. 입 가까이에 있는 탯줄이나 손가락을 향해 얼굴을 돌리는 반사 반응으로 아기는 나중에 엄마 젖을 찾아 먹는다. 태어나 생존하는 데 필요한 행동을 열심히 준비 중이다.

## 이번 주 엄마는

빈혈을 조심해야 하는 이즈음. 체중이 많이 늘고 배가 불러 오면서 자꾸 다리가 저리고 종종 쥐가 난다. 혈액 순환이 잘 안 되고 허리는 더 아파서 똑바로 누워 자기 힘들다. 또 오래 서 있자면 발과 발목이 붓기 시작한다.

몸에 무리를 주는 일을 되도록 줄이고 틈틈이 쉬어야 할 때다. 특히 배가 땅기면 쉬라는 신호라고 여기고 편안히 쉬는 게 좋겠다.

자궁은 배꼽 위로 손가락 두 마디만큼 더 올라와 있다. 배와 가슴 피부가 늘어나고 호르몬의 영향까지 받아서 가려움증이 생긴다. 호르몬은 잇몸에도 영향을 줘서 잘 붓고 피가 나기도 한다.

엄마 배 속에서
23주 0일

우리 아기 태어나기까지

# D-119일

## 오늘 아기는

몸이 많이 자라면서 공간을 많이 차지하게 된 아기. 자궁 안이 조금은 비좁아진 느낌이다. 양수 안에서 지내다 보니 얼굴은 약간 부어 있는 상태. 아직 콧대가 완전히 서지는 않아서 코 모양이 납작하게 퍼진 편이다.

## 오늘 엄마는

출산 경험이 있는 주변 친구의 이야기를 들어 본다. 엄마와 아빠가 함께 분만 예비 교실에 등록해 수업을 듣는 것도 좋다. 막연히 겁먹기보다는 미리 알아 두는 편이 오히려 출산에 대한 두려움을 극복하는 데 도움 될 것이다.

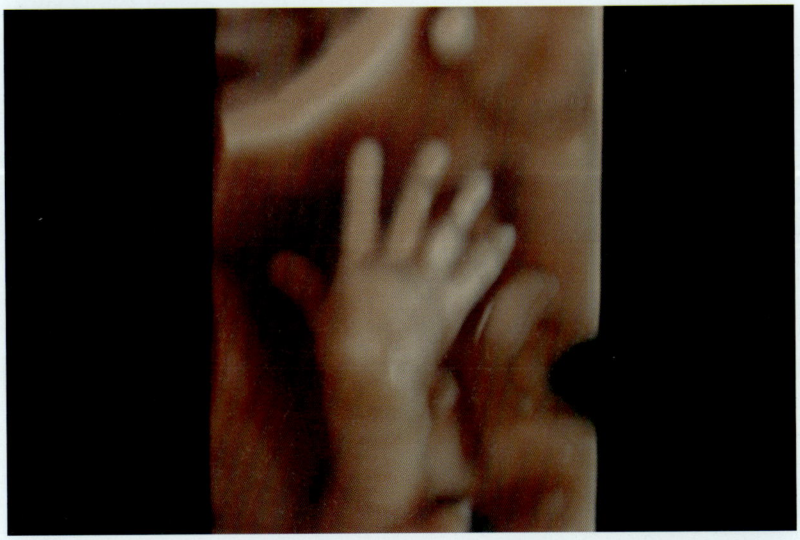

임신 23주 태아의 손 입체 초음파,
그러나 이 시기 태아 손은 대개 주먹을 쥐고 있다

### 안 골던 코를 골아요

기도가 좁거나 턱이 작고 목젖이 길면 코를 골기 쉽다. 또 뚱뚱하거나 혀가 두꺼워도 코를 잘 고는 편이다.

그런데 전혀 코를 골지 않던 사람이 임신 중기에 들어서서 갑자기 코를 골기도 한다. 임신의 영향으로 목에 살이 찌는 것이 코를 골게 하는 원인이다. 또 배 속 아기가 횡격막을 압박하면서 숨쉬기가 힘들어 코를 골게 되기도 한다.

이런 때는 자는 중 숨을 쉬지 않는 상태인 수면 무호흡증이 동시에 일어나기도 하는데, 숨을 멈춘 채로 1분이 넘게 되면 아기에게도 위험할 수 있으니 주의해야 한다. 가벼운 코골이 증상이나 수면 무호흡증이라도 자는 동안 산소 공급이 원활하지 않은 것은 문제 상황이다. 만성 피로와 졸음 같은 증상으로 엄마의 일상생활에 지장을 줄 수 있기 때문이다.

되도록 바로 누워 자지 말고 옆으로 누워 자는 게 좋다. 무엇보다도 체중 조절에 신경 쓰는 것이 최선의 예방법이겠다.

엄마 배 속에서
23주 1일

우리 아기 태어나기까지

# D-118일

## 오늘 아기는

아기가 있는 자궁 속은 지금 엄마의 체온과 비슷한 온도다. 엄마의 몸이 자연적으로 온도를 조절해서 일정하게 유지하기 때문에 아기는 바깥 온도가 어떻든 추위에 떨거나 감기에 걸리는 일 없이 잘 지낼 수 있다.

## 오늘 엄마는

이즈음 자궁경부 길이가 기준치 이상이면 조산 위험이 낮다고 보고, 짧으면 고위험군이라고 본다. 배 뭉침과 아랫배 통증이 매시간 여러 번씩 나타날 정도로 잦으면 이상 신호다. 자궁경부 길이가 짧아지진 않았는지 병원에서 확인하는 게 안전하다. 그러나 출산 경험이 있다면 첫째 임신 때와는 달리 배도 빨리 불러오고 밑이 빠지는 듯한 느낌이 들기도 한다. 이는 한 번 불었던 풍선이 쉽게 부풀 듯 이미 썼던 골반 근육과 복근이 두 번째 임신에서 쉽게 부푸는 듯한 것으로 조산과는 연관이 없다.

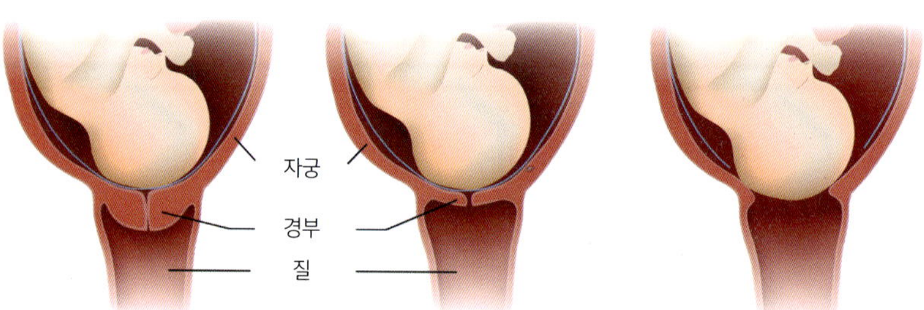


출산 시 자궁경부가 확장되는 모습

### 조산을 감지하는 자궁경부 길이

자궁경부는 자궁 아래쪽에 질과 연결된 부분을 말한다. 자궁의 입구라고 생각하면 된다. 원통같이 생겼고, 입구는 철사가 겨우 통과할 정도로 가느다랗다.
임신 중 자궁경부는 자궁 속 태아가 밖으로 빠지지 않도록 단단해지고 길어지며 입구가 닫혀 있다. 부드러운 점액으로 외부로부터 세균이 들어오는 것을 막아 태아를 보호하는 역할을 한다.
출산이 다가오면 자궁경부의 길이는 점점 짧아지고 부드러워져서 분만을 준비한다. 만약 만삭 전인데 자궁경부가 약해져서 지탱하는 힘 없이 열려 버리면 조산으로 이어질 위험이 크다.
자궁경부가 열리기 전에는 경부 길이가 짧아지는 징후를 보인다. 그래서 초음파로 자궁경부의 길이를 재서 기준치가 안 되면 조산할 위험이 있다고 예측할 수 있다. 자궁경부 길이가 짧아진다는 것은 사실 길었던 경부가 줄어든다기보다 버티고 있던 자궁경부가 약해졌다는 것을 의미한다. 다시 말해 아기가 아래로 밀려 여유 길이가 짧아진다는 뜻이다.
대개 이 시기 자궁경부 길이는 보통 3센티미터 이상이고 2.5센티미터 이상이면 정상이다.

엄마 배 속에서
23주 2일

우리 아기 태어나기까지

# D-117일

## 오늘 아기는

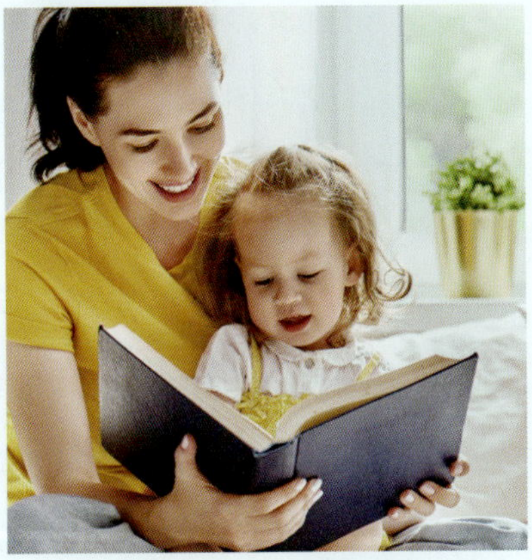

흥미롭게도 몇몇 연구에서 엄마 배 속에 있을 때 책 읽는 소리를 자주 들은 아기가 더 기운차게 젖을 빨았다는 결과를 찾아볼 수 있다. 이참에 아기에게 재미있는 동화책을 한 번 더 읽어 주면 좋겠다.

## 오늘 엄마는

소화가 잘 안 되면서 더부룩하고 속이 쓰리다. 장에 가스가 차는 느낌일 때도 있다. 임신 호르몬의 영향으로 근육이 이완되면서 생기는 현상이다. 소화하기 쉬운 음식 위주로 잘 챙겨 먹어야 한다.

### 아기의 울음은 아기의 언어

젖먹이 아기가 울기 시작하면 초보 엄마는 어쩔 줄 모르고 우왕좌왕하기 마련이다. 그런데 아기가 우는 것을 잘 들어 보면 그때그때 다양한 소리를 낸다. 어쩌면 아기는 유일한 의사소통 수단인 울음소리로 엄마에게 무언가를 이야기하고 있는지도 모른다. 이 울음소리를 해석할 수만 있다면 아기 돌보기가 한결 수월할 것이다.

프린실라 던스턴이라는 호주 여성이 아이의 울음소리를 구분하면서부터 시작한 던스턴 베이비 랭귀지에 따르면 '네'라고 들리는 울음소리는 배고픔을 뜻한다. '오'하면서 우는 소리는 피곤하거나 졸릴 때 내는 소리다. 트림하고 싶을 때는 '에, 에'하는 울음소리를 짧고 반복적으로 낸다. 가스가 차서 배가 아플 때는 '에아-', 너무 덥거나 너무 춥거나 기저귀가 젖었을 때는 '헤' 하고 운다. 이 다섯 가지 울음소리 해독법은 생후 3개월까지는 잘 맞지만 그 이후에는 조건 반사적 행동이 줄어들면서 조금씩 달라진다고 한다.

비슷한 원리로 아기 울음소리의 패턴을 분석해 아기가 왜 우는지 알려주는 기기나 어플도 쓸 수 있다.

무엇보다 중요한 것은 아기의 울음소리에 귀 기울이는 것이다. 그러다 보면 아기가 바라는 바를 어느 정도 알아차릴 수 있게 될 것이다.

우리 아기 태어나기까지

엄마 배 속에서 23주 3일

# D-116일

## 오늘 아기는

아기의 호흡은 외부 환경에 민감한 반응을 보인다. 예를 들어 시끄러운 소리가 들려 오면 잠시 호흡을 멈추기도 한다. 그러니 아기를 위해서라면 불편할 정도의 소음이 있는 곳은 가지 않도록 한다.

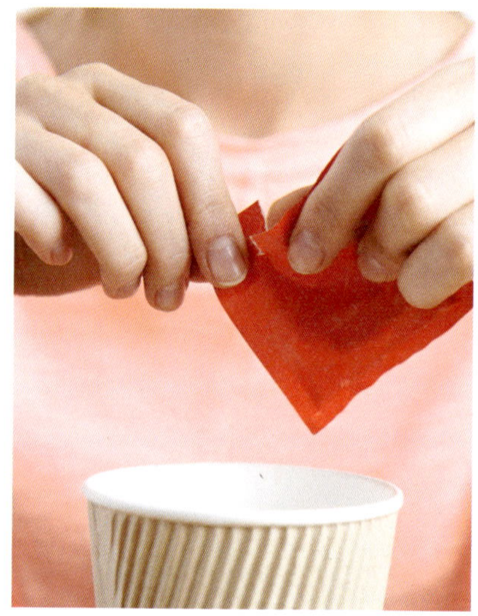

## 오늘 엄마는

운동 중 질 출혈이나 호흡 곤란, 근무기력증, 현기증이 있으면 즉시 운동을 중단하고 전문가와 상담해야 한다. 두통이나 가슴 통증, 자궁 수축이 생겨도 마찬가지다. 아기의 움직임이 사라지거나 물 같은 분비물이 새 나올 때도 운동을 계속하면 안 된다. 반드시 주치의와 상의 후에 이상 소견이 없는 경우에만 운동할 수 있다.

### 아찔한 단맛, 인공 감미료

단맛이 나게 하는 조미료인 감미료를 크게 나눠 보자면 칼로리가 있는 영양적 감미료와 칼로리 없는 비영양적 감미료가 있다. 설탕, 꿀, 포도당, 과당, 소르비톨, 자일리톨 같은 감미료는 영양적 감미료다. 인공 감미료라고 해서 무조건 칼로리가 없는 건 아니고, 일부 인공 감미료는 약간의 비타민과 미네랄을 포함하고 있기도 하다.

몸무게가 정상인 임신부는 영양적 감미료를 섭취해도 별로 문제 될 게 없다. 단 임신성 당뇨병이나 인슐린 저항성이 있는 임신부라면 주의가 필요하다. 비영양적 감미료는 칼로리도 없고 적은 양으로 단맛을 내기 때문에 저칼로리 식품에 많이 쓰이는데, 아직 임신 중 섭취에 관한 연구가 부족한 실정. 다만 아세설팜칼륨, 아스파탐, 수크랄로스는 임신 중인 여성에게도 안전하다고 미국 식품의약국에서 발표한 바 있다. 한편으로 스테비아는 안정성 관련 정보가 충분하지 않다고 판단돼 승인이 다시 배제되기도 했다.

문제는 사카린이나 시클라메이트 같은 인공 감미료다. 사카린은 아직 유해성 논란이 진행 중이므로 임신 중에는 피하는 게 좋다. 시클라메이트는 발암 물질이자 남성 불임을 유발한다고 해서 우리나라나 미국에서는 사용이 금지된 감미료다.

흔히 쓰이는 인공 감미료 대부분은 과다하게 섭취하지 않으면 별다른 문제가 없다고 알려졌다. 하지만 안전성 논란이 계속되는 것도 사실이다. 임신 중에 인공 감미료를 쓴다면 먼저 주치의와 상의하는 것이 좋다.

엄마 배 속에서
23주 4일

우리 아기 태어나기까지

# D-115일

## 오늘 아기는

아기가 움직일 때 같이 반응해 주면 아기는 더 많이 움직이거나 움직이던 것을 잠시 멈추기도 한다. 아기가 발로 찬 곳을 가볍게 톡 두드리며 아기를 불러 본다. 이런 태동 놀이를 계속 반복하다 보면 아기는 엄마가 두드린 곳을 통, 차면서 응답해 줄 것이다.

## 오늘 엄마는

남들은 다 괜찮다는데 혼자 유난스레 더워하는 엄마. 임신 유지 호르몬의 변화로 임신부에게는 얼마든지 있을 수 있는 일이다. 피부가 달아오르고 땀이 많아지는 만큼 자극이 적은 순면 옷을 입는 것이 좋겠다.

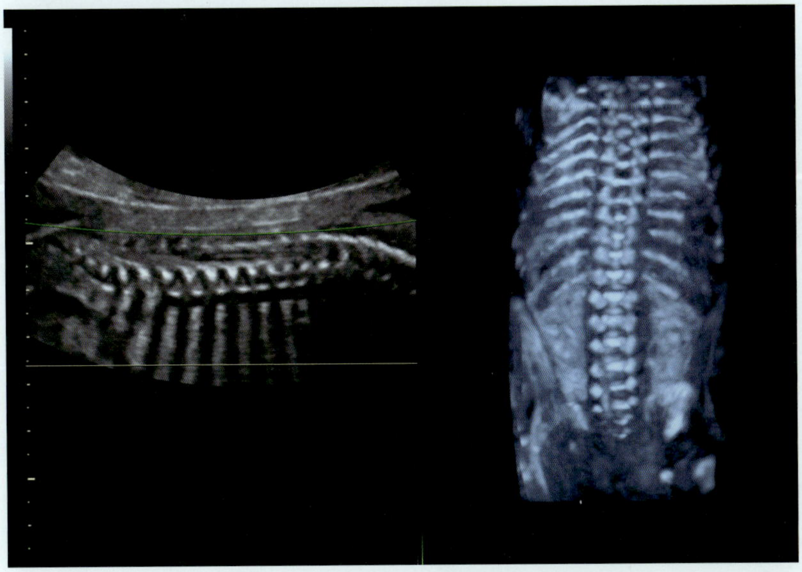

임신 23주 태아의 척추 입체 초음파

### 화끈화끈 열감

얼굴이 확 달아오르면서 더운 느낌이 들기도 한다. 이 역시 임신 중 생기는 자연스러운 현상이다. 호르몬 변화로 혈관에 혈액량이 많아지면서 혈액 순환이 활발하고 체온이 올라간 상태. 얼굴이나 목, 가슴이 발그레 달아올랐다가 조금 후에 가라앉는다. 몸이 뜨거운 듯하고 손발도 따뜻하다 못해 후끈하게 느껴진다. 땀도 더 많이 흘리게 된다.

임신 초에 비해 이렇게 더운 느낌이 확 올라오는 일은 점점 더 잦아진다. 아기를 낳고도 열감은 사라지지 않기도 한다. 모유 수유를 한다면 이런 증상을 더 오래 느낄 확률이 높다.

열감이 심할 때는 수시로 샤워하면서 상쾌하게 기분을 식히는 것이 도움이 된다. 땀 흡수 및 통풍이 잘되는 소재의 달라붙지 않는, 여유 있는 옷을 입도록 한다. 더울 때는 벗어 두고 쌀쌀하면 다시 걸쳐 입을 수 있게 얇은 옷을 여러 겹 입는 것이 좋다.

엄마 배 속에서
23주 5일

우리 아기 태어나기까지

# D-114일

## 오늘 아기는

지방이 아직 많이 만들어지지 않은 채로 뼈와 근육이 쑥쑥 자라고 있는 아기. 그 바람에 조금 말라 보이는 편이다. 지금은 가슴뼈가 몰라보리만큼 정교해지는 중이다.

## 오늘 엄마는

심폐 기능을 좋게 하고 적절한 체중 유지에 도움을 주는 걷기는 혈액의 흐름을 원활하게 해서 아기에게 영양분과 산소를 잘 공급할 수 있게 한다. 엄마의 뇌세포를 활성화해서 기분 전환에도 도움이 된다.

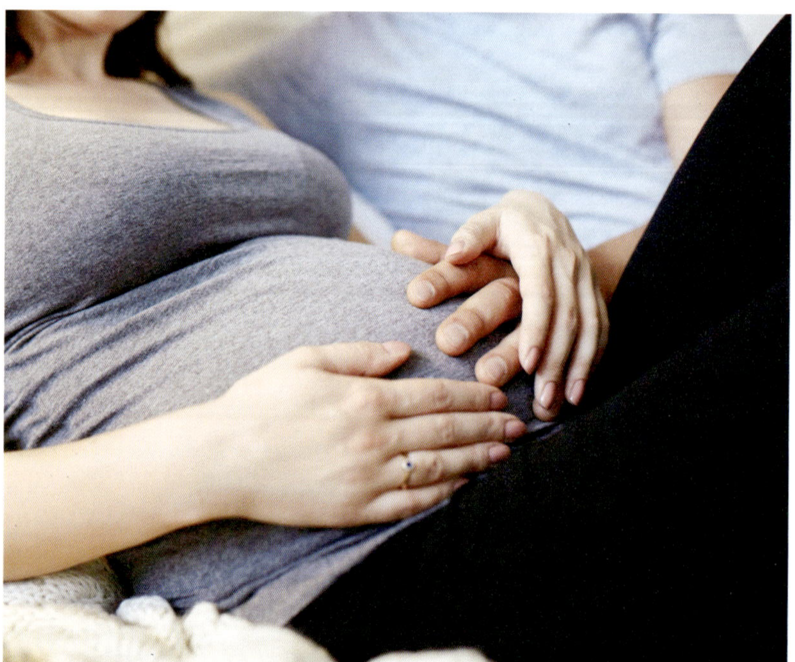

### 아빠, 태담을 나눠요

아기는 무럭무럭 자라고 있다. 엄마는 태동을 느낀다. 아기의 오감이 껑충 발달하는 이즈음이야말로 태담 태교를 할 때. 특히 아빠도 아기의 움직임을 느끼며 아기의 존재를 실감할 수 있는 지금, 태담도 적극적으로 함께해 볼 만하다.

태담 태교라고 해서 어렵거나 쑥스럽게 생각할 필요는 전혀 없다. 아기의 태명을 다정하게 부르면서 자연스럽게 이야기를 나눈다. 아침에 일어나 인사를 하고, 퇴근 후 돌아와 하루 동안 있었던 일을 들려주는 것도 얼마든지 태교다. 동화책을 읽어 준다든지, 시를 읊어 준다든지, 아기를 기다리는 마음, 사랑하는 마음을 자꾸 말해 준다든지 하는 것이 모두 태교다.

아기는 아빠의 톤이 낮은 목소리를 좋아한다. 그리고 아빠의 목소리를 기억한다. 아빠가 매일 아기와 대화하는 만큼 아기는 아빠와 함께 있다고 느낀다.

태담할 시간이 도저히 안 난다면 아빠의 목소리를 녹음해서 들려주는 방법도 좋다. 아기는 자주 듣는 아빠의 목소리를 낯선 사람의 목소리와는 다르게 익숙해하고, 편안해할 것이다.

엄마 배 속에서
23주 6일

우리 아기 태어나기까지

# D-113일

## 오늘 아기는

아주 가는 모세 혈관들이 피부 아래 생겨난다. 이 모세 혈관으로 혈액이 흐르면서 피부에 변화가 찾아온다. 그동안 비쳐 보이도록 투명하고 하얗기만 하던 아기의 피부. 이제 점점 발그레하게 혈색이 돌 것이다.

## 오늘 엄마는

100명 중 다섯 명 안팎의 임신부가 혈당이 정상 범위를 넘어서는 임신성 당뇨병을 겪는다. 당뇨병 가족력이 있거나 이전 임신 때 문제가 있었다면 임신성 당뇨병이 생길 확률은 더 높다. 고령 임신이거나 과체중인 임신부도 좀 더 주의해야 한다.

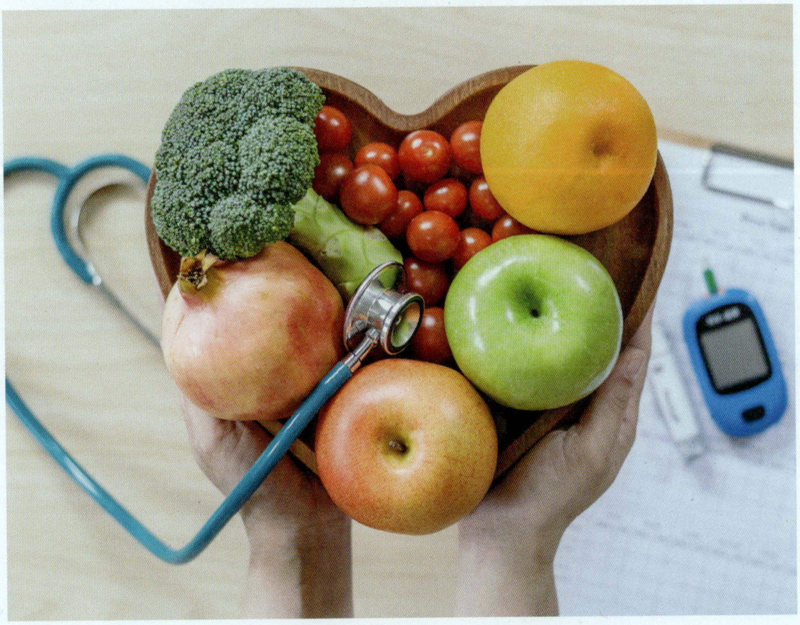

### 임신성 당뇨병의 검진

앞으로 한 달 사이 임신성 당뇨병의 위험 요소가 있는지 선별 검사를 한다. 그리고 선별 검사의 결과에 따라 2차 확진 검사를 받는다.

검사를 앞두고 불안한 마음에 갑자기 운동을 몰아서 한다든가, 식사량을 줄인다든가, 심지어 굶는다든가 하는 행동은 바람직하지 않다. 어디까지나 평소 그대로의 내 몸 상태를 점검한다고 생각하는 편이 좋다.

임신성 당뇨병 선별 검사는 따로 금식할 필요 없이 당일 아침 식사를 해도 괜찮다. 50그램 당 부하 검사용 포도당 용액을 마시고 1시간 뒤 채혈해서 혈당 농도를 측정한다. 결과는 15분 정도면 확인할 수 있는데, 여기서 혈당이 기준치보다 높게 나오면 확진 검사를 받는다.

선별 검사에서 양성이 나오는 경우는 100명 중 25명 정도다. 그 스물다섯 중에서도 임신성 당뇨병은 다섯 명쯤이라고 보면 된다. 그러니까 선별 검사 결과가 양성이라도 미리 걱정할 필요는 없다.

# 임신 24주

임신성 당뇨 검사를 해요.
초음파 사진이 잘 나오는 때입니다.

어느덧 임신한 지 만 6개월이 됐다. 반 이상 온 셈이다. 아기가 태어나기까지, 남은 시간은 생각보다 금세 지나가 버린다. 이제 구체적으로 계획을 세워야겠다. 손위 아이가 있다면 출산 때 누구에게 부탁할까. 출산 휴가는 언제쯤이 좋을까. 아기와 지낼 공간은 어디에 어떻게 꾸며 볼까.

## 이번 주 아기는

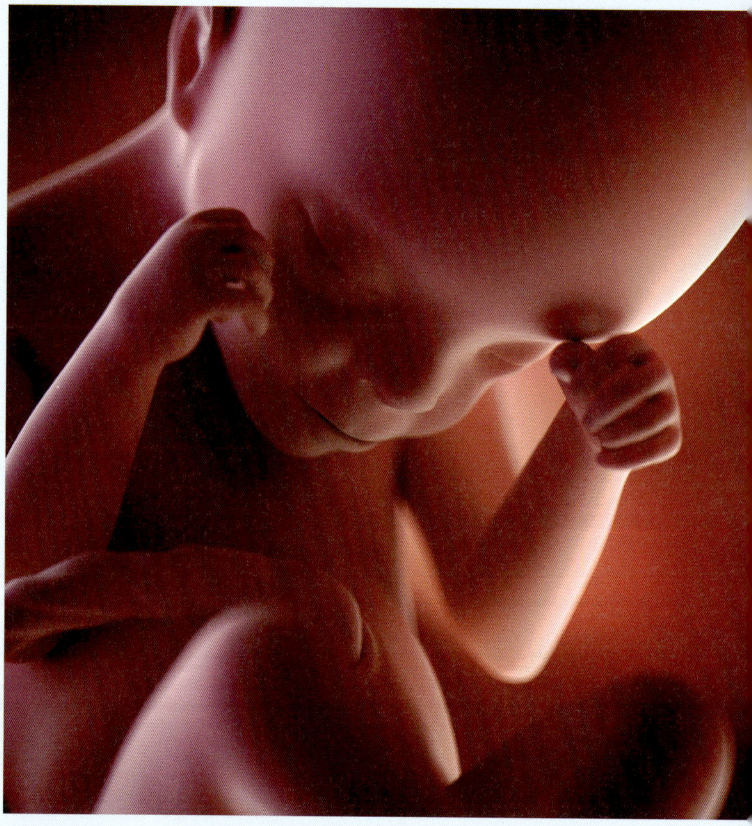

아기의 귓속 기관들은 신경 신호를 뇌에 보낸다. 청각이 거의 완성되는 시기이기도 하다. 소리 자극에 의한 태교에 신경 쓸 때이다. 아기는 점점 더 많은 소리에 반응한다. 큰 소리가 들리면 놀라서 불쑥 움직이기도 한다.

양수의 온도나 피부에 닿는 감촉을 느낄 수 있을 만큼 피부 감각도 많이 발달했다. 피하지방층이 얇은 피부는 아직 주름져 있다. 몸이 길쭉해지다 보니 키는 쑥 커 보인다. 몸무게는 이제 농구공보다 무거워졌다.

이번 주부터는 아기가 태어나더라도 자발적으로 호흡을 시작할 수 있다. 조산이라도 무조건 24주는 넘겨야 생존을 기대할 수 있다는 이야기이기도 하다. 납작하게 열리지 않던 폐포를 태아의 첫 호흡으로 열게 하는 계면활성물질(surfactant)을 분비할 수 있는 주이기 때문에 24주는 태아에게 중요한 의미를 갖는다.

## 이번 주 엄마는

지금 자궁은 축구공만 한 크기다. 고혈압이나 당뇨병, 조산 등의 위험이 커지므로 정기 검진은 빠지지 않도록 하고, 증상을 조기에 발견할 수 있도록 해야 한다.

조산은 아기에게도 엄마에게도 위험한 상황을 불러올 수 있으니 주의가 필요하다. 특히 조산 경험이 있거나 임신중독증, 자궁경관무력증인 경우 더욱 조심해야겠다.

여러 가지로 몸은 힘들어졌지만, 초음파 사진 속 아기를 보고 또 보게 된다. 부쩍 늘어난 아기의 움직임을 느끼면서 행복을 만끽할 한 주다.

엄마 배 속에서
24주 0일

우리 아기 태어나기까지

# D-112일

## 오늘 아기는

지금 아기는 엄마와 떨어져서 홀로 생존할 수 있을지도 모른다. 실제로 이맘때쯤 태어난 아기가 무사히 신생아 집중 치료실에서 퇴원한 사례도 생각보다 꽤 있다. 그러나 지금은 조산이 위험한 시기라서 조심해야 한다.

## 오늘 엄마는

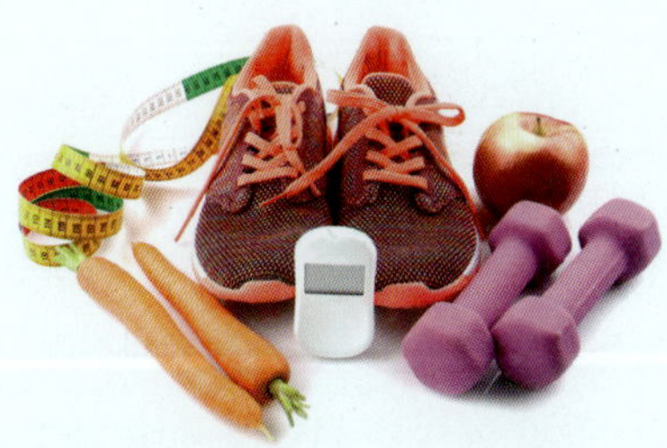

엄마의 자궁 안에는 아직 아기가 움직일 공간이 넉넉히 남아 있다. 아기의 움직임을 자주 느끼고 있지만 이것은 전체 움직임의 일부일 뿐이다. 엄마는 아기가 발차기를 한다거나 자궁에 부딪히는 정도의 움직임이 아니면 알아채지 못할 때가 대부분이다.

### 임신 중기에 찾아오는 불청객, 임신성 당뇨병

임신성 당뇨병은 흔하게 볼 수 있는 임신 합병증 중 하나다. 우리나라는 임신부 5퍼센트 정도가 임신성 당뇨로 진단된다. 임신부 연령이 높아지면서 더 증가하는 추세다. 태반에서 분비되는 호르몬의 영향으로 임신 중 일시적으로 혈당이 올라가는 상황. 아기가 태어나 태반이 엄마 몸에서 떨어지면 임신성 당뇨는 대부분 없어지지만, 임신 중에는 아기와 엄마의 건강에 해가 될 수 있으니 신경 써야 한다.

임신성 당뇨 관리의 기본은 식습관 조절이다. 영양상 균형 잡힌 식사를 정해진 양만큼 규칙적으로 한다. 식사는 천천히, 하루 세끼와 두 번의 간식을 먹는 게 좋다. 고탄수화물이나 동물성 지방, 콜레스테롤을 피하고 지나치게 달거나 짠 음식은 좋지 않다. 식전 식후 자가 혈당 체크로 어떤 음식을 먹을 때 혈당이 올라가는지, 또 어떤 운동이 도움이 되는지 스스로 체크하는 것이 필요하다.

운동은 혈당을 관리하는 중요한 방법이다. 무리하지 않는 선에서 매일매일 꾸준히 하는 운동이 임신성 당뇨에는 물론 임신 전반에 걸쳐 바람직한 영향을 준다. 되도록 혈당이 높아지는 식후 1시간 내에 운동하면 효과가 좋다.

혈당이 올라가서 인슐린 주사를 맞게 될까 봐, 먹고 싶은 음식을 못 먹게 될까 봐 임신성 당뇨에 대해 공포 수준으로 걱정하는 임신부도 많다. 그러나 간단히 생각해서 알맞게 식사하고 운동하면 된다. 임신성 당뇨병은 무엇보다 주치의와 상의해서 관리법을 정하고 지키는 게 중요하다. 걱정과 불안, 스트레스는 해가 될 뿐이다. 적절한 치료와 자기 관리로 얼마든지 건강하게 분만할 수 있다. 마음을 편안히 갖고 전문가의 조언에 귀 기울이며 잘 따라가면 된다.

엄마 배 속에서
24주 1일

우리 아기 태어나기까지

# D-111일

## 오늘 아기는

손톱은 물론 발톱까지 제법 자랐다. 작디작은 손가락에 손톱까지 모양을 갖춰 가는 모습이 이루 말할 수 없이 귀엽고 신비롭다. 손을 꼭 쥘 수도 있게 됐는데 쥐는 힘이 보기보다 센 편. 손가락의 움직임도 활발해서 여기저기 만져 보기도 하며 탐색 중이다.

## 오늘 엄마는

자궁이 배꼽 위까지 올라오고 배와 가슴이 많이 커졌다. 그만큼 피부가 늘어나면서 가려움증도 심해진다. 호르몬의 영향까지 받아 심하면 잠을 잘 못 잘 정도로 가렵다. 피부가 건조해지지 않도록 수분을 충분히 보충하고 보습제를 넉넉히 발라야 한다. 가려움이 심하면 피부과 진료로 임신부에게 알맞은 처방을 받는다. 대개 약산성 보습 로션과 스테로이드 함량이 가장 적은 크림을 처방받게 된다.

### 초음파 보기 딱 좋은 지금

초음파 전문가에게 아기가 가장 선명하게 잘 보이는 때는 언제인지 물어보면 주저 없이 지금이라고 대답할 것이다. 일단 양수가 넉넉하고 태아의 움직임이 활발하며 신체 각 기관이 잘 발달해서 초음파 검사에 최적의 조건을 갖췄다. 머리 둘레, 배 둘레, 허벅지뼈 길이는 기본이고 심장, 폐, 신장, 위, 간, 방광 등 내부 장기도 제일 잘 보이는 시기다. 특히 뇌 발달이 꽤 이뤄져서 대뇌, 소뇌, 뇌실의 구조뿐 아니라 뇌 교량, 뇌 주름 등도 평가할 수 있다. 태아의 심장도 평가하기에 아주 좋은 시기이다. 성기도 어느 정도 완성돼 성별을 확실히 구분할 수 있는 때이기도 하다.

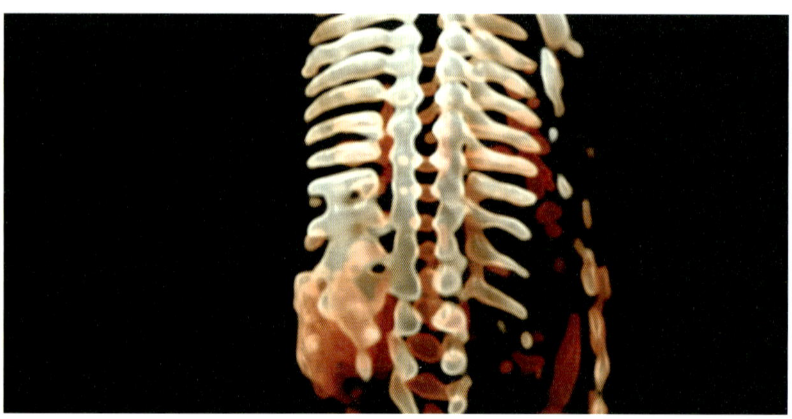

임신 24주 태아의 척추 입체 초음파

엄마 배 속에서
24주 2일

우리 아기 태어나기까지

# D-110일

## 오늘 아기는

아기의 뇌세포는 쑥쑥 자라 하루하루가 다르다. 조금씩 맛을 구별할 수도 있게 돼서 엄마가 먹은 음식에 따라 양수 맛이 달라지는 것을 느낀다. 아기는 엄마 배 속에서 생각보다 훨씬 다양한 경험을 하는 중이다.

## 오늘 엄마는

자궁경부 길이가 짧아져서 치료를 받는 임신부는 운동을 제한하도록 한다. 무리하게 움직이다 보면 자궁경부에 자극을 줄 수 있으니 조심해야 한다. 움직임 자체를 줄이고 될 수 있는 대로 누워서 절대 안정을 취하는 게 좋다.

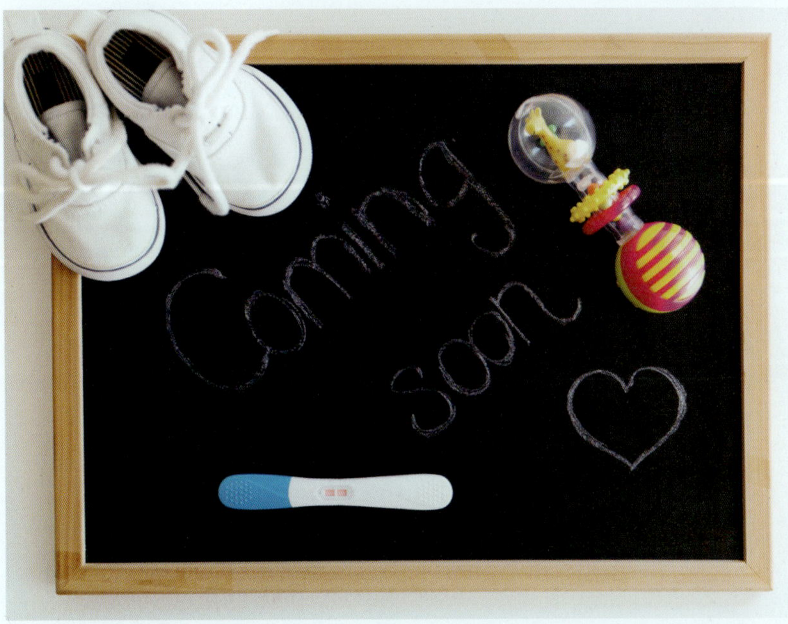


### 조산을 예방하는 생활 습관

조산을 완벽하게 예방하는 방법은 아직 알려진 바 없다. 하지만 임신부가 무리했을 때는 조산할 위험이 있으니 조심해야 한다.

- 스트레스가 쌓이지 않도록 한다.
- 충분히 쉬고, 충분히 잠잔다.
- 배가 땅기면 얼른 누워서 쉰다.
- 심한 운동은 피한다. 자칫하면 자궁 수축이 일어날 수도 있다.
- 가벼운 운동은 체력을 기르고 기분도 좋아지니 꾸준히 한다.
- 끼니를 거르지 않고 영양 많은 음식을 골고루 먹는다.
- 너무 짜게 먹지 않는다.
- 배가 눌리는 일, 무거운 물건을 드는 일은 하지 않는다.
- 감염되지 않도록 늘 위생에 신경 쓴다.
- 부부관계 시 조심하도록 한다.
- 정기 검진을 잘 받고, 이상 증세가 있으면 바로 병원에 간다.

엄마 배 속에서
24주 3일

우리 아기 태어나기까지

# D-109일

## 오늘 아기는

아기는 엄마 안에서 여러 가지 소리를 듣고 있다. 아직 소리를 다 구분하지는 못하겠지만 아마도 엄마의 목소리를 듣고 있을 것이다. 엄마의 심장 뛰는 소리와 장에서 나는 소리, 태반과 양수가 스치면서 들리는 소리 등 우리가 상상하지 못하는 소리를 들으며 편안함을 느끼고 있을 것이다.

## 오늘 엄마는

임신 초기에 낮아졌던 혈압이 서서히 임신 전 상태와 비슷해진다. 가끔 놀라지도 않았는데 두근대거나 맥박이 불규칙하게 뛸 때가 있다. 이는 엄마의 피의 양이 늘어나면서 생기는 현상이다. 그러나 적혈구보다 혈장이 더 빠르게 증가해 일시적인 빈혈이 일어날 수 있다. 임신 중 한때 나타나는 현상 중 하나니 너무 걱정할 필요는 없다. 철분제와 단백질 보충에 더욱 신경 쓴다.

### 바깥세상 소리를 듣고 있는 아기

아기는 청각이 완성돼 가면서 앞으로는 밖에서 들려오는 소리도 점점 잘 들을 수 있다. 엄마 배 속에서부터 바깥세상 소리를 듣고 익숙해져서 갓 태어나서도 일상의 소음에 크게 놀라진 않는다.
엄마의 심장 소리와 목소리, 장 움직이는 소리, 양수 흐르는 소리, 태반에서 생기는 소리는 물론 아빠의 목소리, 사람들 말소리, 자동차 소리, 자연의 소리, 영화나 음악 소리를 듣고, 반응한다. 온갖 소리를 들으며 감정이 커가고 언어 능력이 자라난다. 세상에 나와 성장하는 데 필요한 기초 단계를 아기는 엄마 배 속에서부터, 소리를 들으며 다지고 있다.

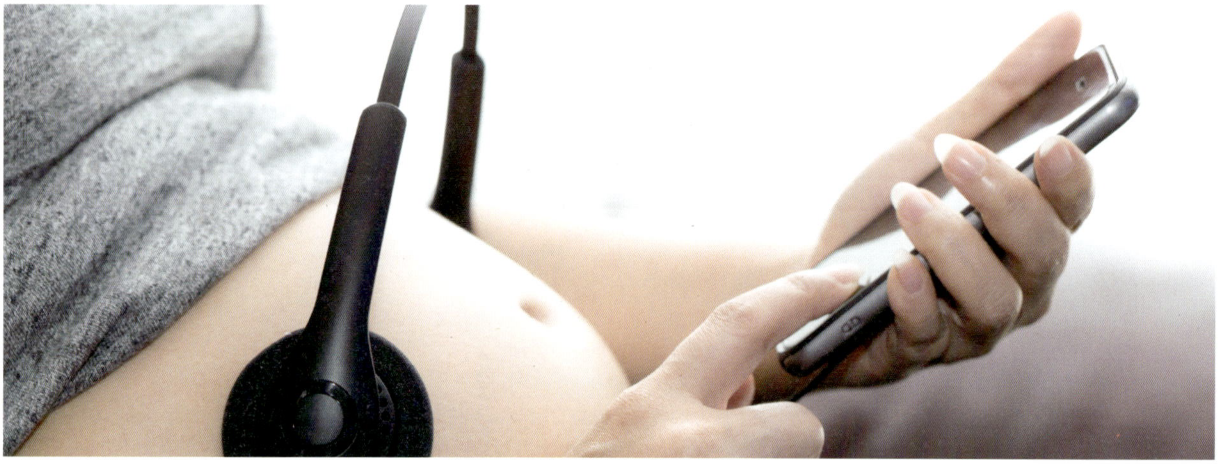

우리 아기 태어나기까지

엄마 배 속에서
24주 4일

# D-108일

## 오늘 아기는

아직 주위를 잘 볼 수 없지만, 아기는 눈을 떴다가 감았다가 비비기도 한다. 이렇게 익히는 눈 깜빡임 같은 반사 행동이 나중에 밝은 빛이나 외부 자극으로부터 눈을 보호한다. 살아가는 데 꼭 필요한 이런저런 반사 작용을 계속 연습 중이다.

## 오늘 엄마는

요가나 필라테스 같은 운동을 할 때는 배를 지나치게 수축하거나 관절을 과하게 늘리는 동작을 피해야 한다. 임신을 하면 관절을 느슨하게 만드는 릴랙신이라는 호르몬이 나오기 때문이다. 또 호흡을 참지 않도록 한다. 되도록 임신부를 위한 맞춤 프로그램에 참여하는 게 좋겠다.

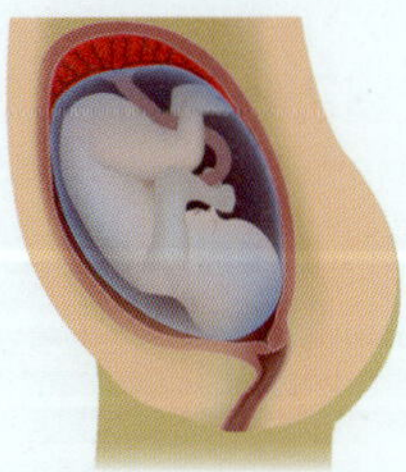
정상 태반

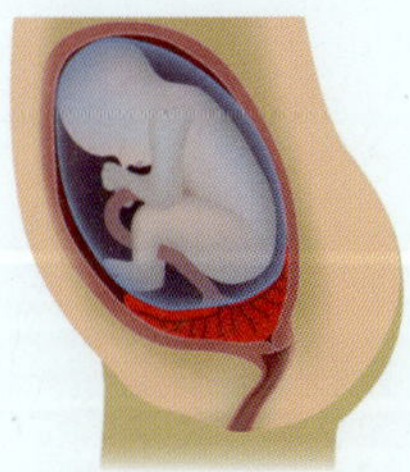
완전 전치태반

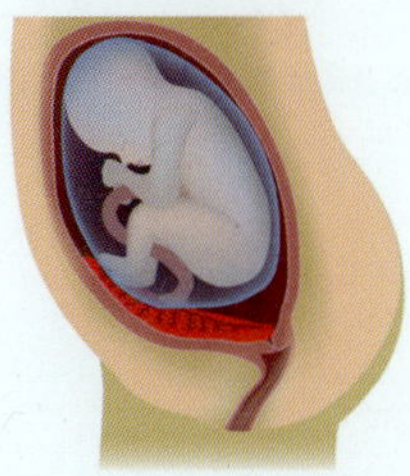
부분 전치태반

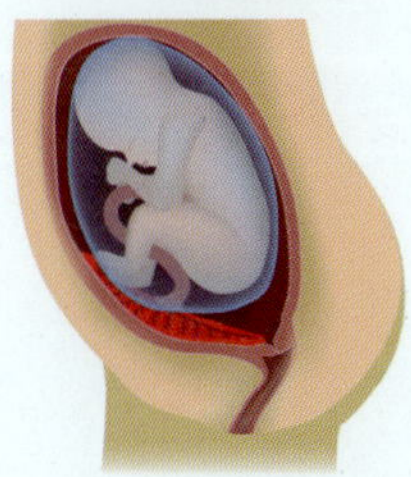
가장자리 전치태반

### 출혈에 주의하세요, 전치태반

전치태반은 이렇게 자궁 아래쪽에 있는 태반이 자궁 입구를 가리거나 막는 상태다. 임신 초기에서 중기까지는 자궁 입구에 있던 태반이 만삭이 다가오면서 정상으로 확인되는 경우도 흔하다. 점점 자궁이 늘어나면서 길어져 태반이 자리 잡은 위치가 자궁 입구로부터 멀어지기 때문이다.

전치태반 증상이 있는 임신부의 절반 정도는 임신 말기에 첫 출혈을 보인다. 하지만 증상 없이도 초음파 검사로 먼저 전치태반을 파악할 수 있다. 출혈이 계속되면 조산 위험이 있는데, 대부분 아기의 상태와 출혈량에 따라 시기를 잡고 제왕절개수술을 한다.

전치태반을 예방하는 방법은 아직 마땅히 알려진 바 없다. 다만 엄마의 나이가 많을수록 발생률이 높은 편. 임신 이력이 많을 때도 더 잘 살펴야 한다. 또 임신 전 흡연자였을 때 전치태반의 위험성이 두 배 넘게 나타난다고 알려졌다.

일단 전치태반의 소견이 있으면 검진 때마다 태반 위치를 신경 써서 관찰한다. 과격한 움직임을 피하고 무리하지 않아야 하며 부부관계도 자제하는 게 좋다. 되도록 응급 상황을 대처할 수 있는 큰 병원을 선택해서 안전한 출산을 하도록 해야 한다.

엄마 배 속에서
24주 5일

우리 아기 태어나기까지

# D-107일

## 오늘 아기는

입술이 민감해져서 손이 입 가까이 있으면 손가락을 빠는 반사를 보이기도 한다. 자신의 근육을 사용해 숨 쉬는 흉내를 내기 시작하며 바깥세상에서의 호흡을 준비하고 있다. 폐는 아기의 모든 기관 가운데 마지막으로 기능을 완전히 갖추게 될 것이다.

## 오늘 엄마는

배 속 기관이 점점 더 세게 눌리면서 속이 쓰린 증상, 더부룩한 증상이 더 잦아진다. 소화 장애에 시달리지 않도록 조금씩 나눠 먹는 것도 좋은 방법이다. 때때로 손발이 저리기도 하는데 자세를 바꿔 주면 좀 나아지기도 한다.

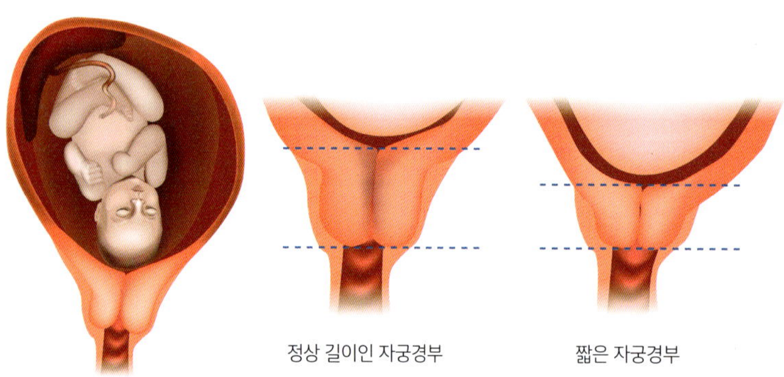


임신부 자궁경부 길이 측정

### 자궁경부 길이 측정

일반적인 경우 임신부의 자궁경부 길이를 정기적으로 재지는 않는다. 그러나 이전 임신 때 조산을 했거나 경부 세포 변형이 있어 원추 절제술을 받거나 쌍둥이 임신 등 고위험 임신부라면 좀 더 일찍부터 경부 길이에 관심을 갖고 집중할 필요가 있다.

24주 경부 길이는 25밀리미터를 기준으로 이보다 짧으면 잘 지켜 봐야 한다. 자궁 수축이 있지는 않은지 짧은 간격으로 경부 길이를 추적 조사할 필요가 있다.

혹시 경부 길이가 짧아지면서 Y자나 U자 형태를 보이거나 자궁경부를 통해 양막이 보이는 경우도 있다. 이런 때는 자궁경부를 묶어 주는 자궁경부 봉축술(맥도널드 또는 쉬로드카 수술)을 할 수 있다. 그러나 주 수가 너무 진행되면 수술이 오히려 자극이 되어 수술을 못 할 수도 있다.

엄마 배 속에서
24주 6일

우리 아기 태어나기까지

# D-106일

## 오늘 아기는

코의 윤곽이 또렷해지고, 콧구멍이 열리기 시작한다. 양쪽 콧구멍으로 숨을 들이쉬고 내쉬면서 양수를 규칙적으로 들이마시고 내뱉는다. 아기는 지금 열심히 숨 쉬는 연습을 하는 중이다.

## 오늘 엄마는

아기의 심장 박동 소리가 커지면서 엄마 배에 청진기를 대면 심장 소리가 잘 들린다. 온갖 소리에 귀 기울이고 있을 아기를 생각하며 듣기 좋은 자연의 소리나 음악을 많이 들려준다. 아기에게 말도 많이 걸어 보면 좋다.

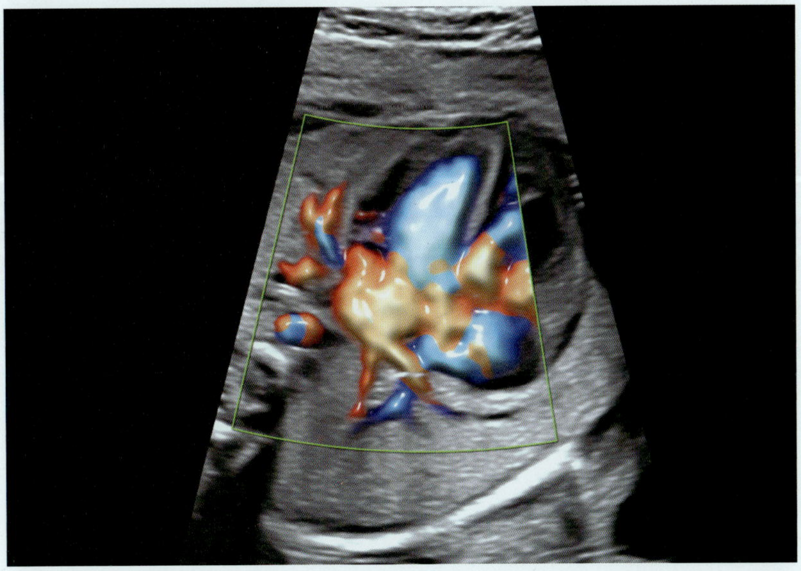

임신 24주 태아의 심장을 본 혈류 초음파

### 아기가 좋아하는 음악 태교

임신 중기에 들어서면서부터 듣기 시작한 태아는 지금쯤이면 거의 모든 소리를 듣는다. 이전까지는 음악을 듣는 태교가 엄마의 정서적 안정을 가져다주는 면이 컸다면 이제는 아기에게 직접 음악을 들려줄 수 있다.

보통 태교 음악이라고 하면 모차르트나 슈베르트, 비발디 등의 클래식 음악을 떠올린다. 하지만 꼭 클래식 음악에 한정해야 하는 건 아니다. 심하게 시끄러운 음악이 아닌 이상 엄마가 좋아하는 음악이 곧 아기에게도 좋은 태교 음악이다.

아기는 엄마의 심장 소리와 비슷한 박자에 아빠 목소리와 비슷한 80데시벨 정도의 저음을 좋아한다. 이런 조건에 맞는 편안하고 듣기 좋은 음악을 매일 들려준다. 음악을 들려주며 태담을 하거나 엄마, 아빠가 직접 노래를 불러 줘도 좋다. 이 음악 태교가 아기의 지능 발달을 돕고 심리적으로 안정감을 줄 것이다.

# 임신 25주

이제 배가 많이 무거워질 거예요.

앞으로 출산이나 육아에 대해 주변 사람들에게 끝없이 조언을 받게 될 것이다. 도움 되는 고마운 이야기도 많지만 현명한 엄마로서 거를 것은 거를 줄 알아야 한다. 넘쳐 나는 정보에 혼란스러워할 것도, 과장된 이야기에 겁낼 필요도 없다.

## 이번 주 아기는

아기의 뇌는 하루가 다르게 성장하는 중이다. 감각이 깨어나 이제 아기는 단맛, 쓴맛을 구별할 수도 있다. 바깥에서 들려오는 소리에 귀를 기울이기도 한다. 하품을 하면서 몸을 쭉 늘일 때도 있다.

머리에서 엉덩이까지의 길이가 20센티미터 정도로 컸다. 머리에서 발끝까지 키를 재보면 36센티미터 정도. 건강하게 잘 자라고 있는 만큼 태동은 본격적으로 잦아지고 세질 것이다. 어쩌면 발차기로 엄마를 깜짝 놀라게 할지도 모른다.

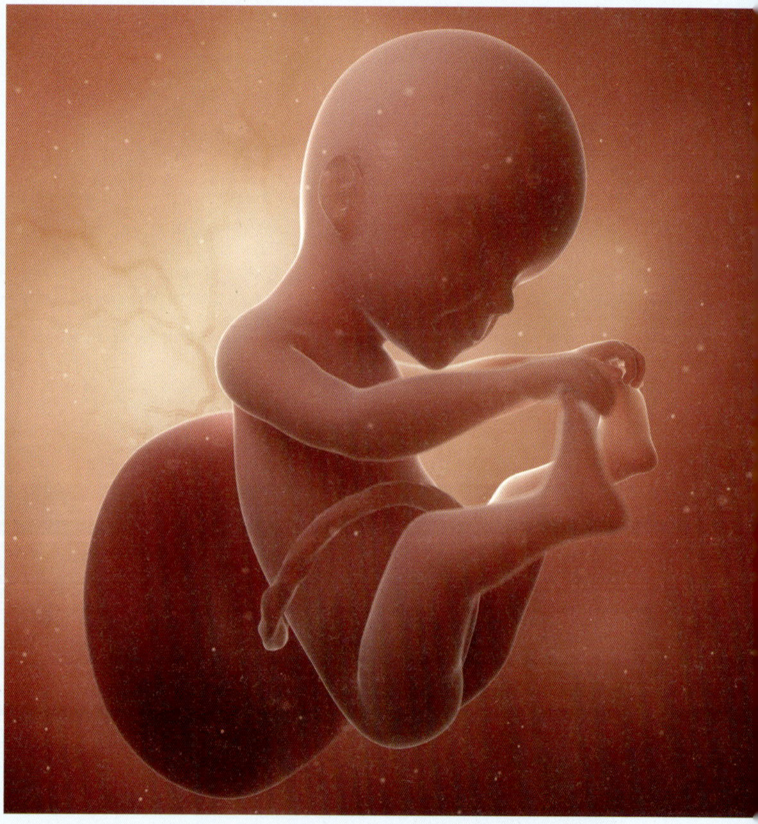

## 이번 주 엄마는

엄마의 자궁은 매주 대략 1센티미터씩 커진다. 임신부 몸무게는 매주 0.5킬로그램씩 불어난다. 양수도 이전보다 빠른 속도로, 매주 50밀리리터 정도 늘어나고 있다.

앞으로도 계속 식습관을 되돌아보면서 운동을 꾸준히 하고 몸무게를 관리해야 한다. 매번 강조하는 만큼 아기의 건강을 위해 임신 기간 내내 엄마가 점검해야 할 기본 중의 기본 사항이다.

엄마 배 속에서
25주 0일

우리 아기 태어나기까지

# D-105일

## 오늘 아기는

아기를 둘러싸 보호하고 있는 양수는 끊임없이 새 양수로 바뀐다. 양수는 주로 아기의 소변과 아기가 호흡하면서 뿜어내는 체액으로 만들어진다. 반대로 양수를 마시기도 하고 태반을 통해 흡수하기도 하면서 양수의 양을 조절한다.

## 오늘 엄마는

임신 사실을 주변에서 거의 다 알게 된 지금. 누군가는 임신 소식을 그저 반겨 주지만은 않을지도 모른다. 임신은 틀림없이 축복받아야 할 일이지만, 맡은 일에 대해서는 끝까지 책임감을 잃어서는 안 되겠다.

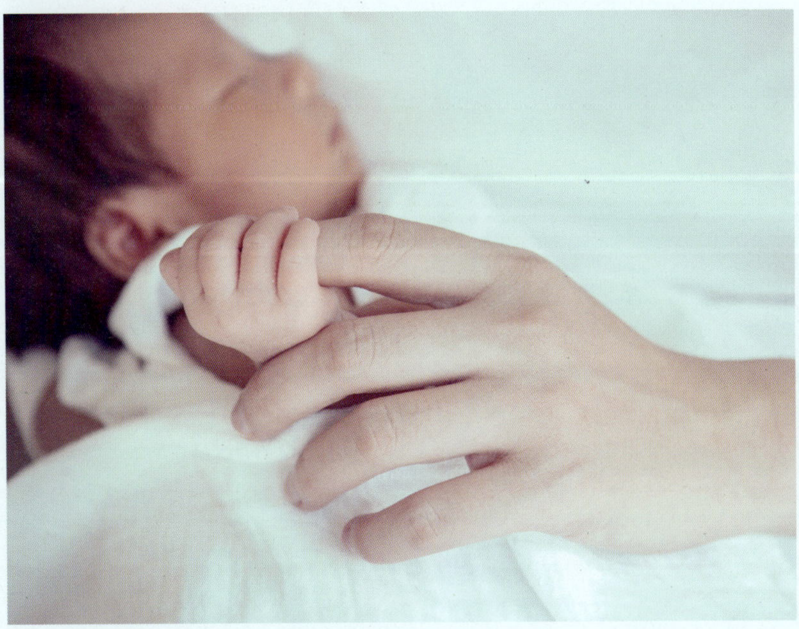

### 산후조리 계획하기

몸이 회복하기까지 충분히 쉬는 게 좋은 산후조리 기간. 출산에 맞춰 산후조리원에 예약하려면 미리 알아봐야 한다.

산후조리원은 다양한 프로그램으로 산모의 회복과 적응을 돕는다. 산후 요가, 마사지, 피부 관리 등 산모를 위한 전문적인 산후 프로그램이 마련돼 있다. 또 모유 수유를 돕는 간호사, 신생아를 돌보는 간호사 등 산모와 신생아 관리를 위한 전문 인력이 상주해 다양한 서비스를 제공한다. 다른 산모와 친분을 쌓고 정보를 공유하며 지낼 수 있다는 것도 산후조리원만의 장점이다.

그러나 정해진 대로 단체 생활을 해야 한다는 점이나 가족이 함께 생활할 수 없다는 점, 아기들이 모여 지내기 때문에 감염에 노출될 수도 있다는 점, 다른 방법 대비 비용이 많이 드는 점은 단점으로 꼽을 수 있다. 산후조리원이 안 맞는다고 결론을 내렸다면 익숙하고 편안한 공간인 우리 집에서 일대일로 관리받을 수 있는 산후 도우미 서비스를 이용하거나 친정엄마의 도움을 받는 방법 등을 고려해 본다.

엄마 배 속에서
25주 1일

우리 아기 태어나기까지

# D-104일

## 오늘 아기는

가끔은 주먹을 꾹 쥐는 아기의 손, 탯줄을 꽉 움켜잡기도 한다. 이 주 수에는 태아의 뇌와 근육이 발달하면서 대부분의 태아는 손을 쥐고 있다. 목과 가슴, 등에는 태어난 뒤 열과 에너지를 만드는 데 쓰일 갈색 지방이 쌓이고 있다. 아직은 아기 스스로 체온을 조절할 수 없는 상태. 지금 아기의 체온을 엄마와 비슷하게 조절하는 것은 태반이다.

## 오늘 엄마는

제대혈을 보관할 것인지 생각해 본다. 사설 제대혈 은행은 일정 비용을 내고 제대혈을 보관했다 쓴다. 또 공공 은행에 기증하고 필요할 때 기증된 제대혈 중 맞는 것을 찾아 쓰는 방법이 있다.

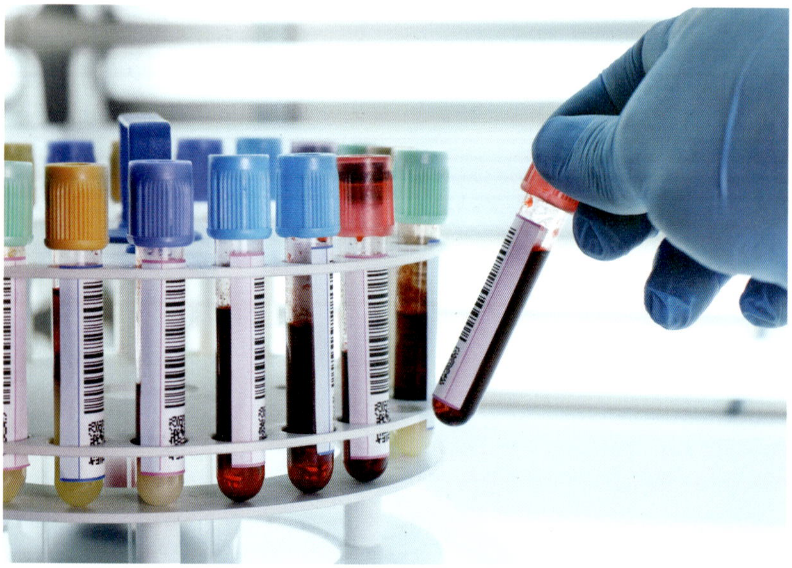

### 제대혈 보관

아기가 태어날 때 탯줄에 남아 있는 아기의 혈액을 제대혈이라고 한다. 이 제대혈에는 조혈모세포와 간엽 줄기세포가 들어 있다. 혈액 성분인 백혈구, 적혈구나 혈소판을 만들어 내는 조혈모세포는 백혈병이나 재생 불량성 빈혈 같은 혈액 질환을 치료하는 데 쓰인다. 또 뼈나 연골, 근육, 신경을 만들어 내는 간엽 줄기세포는 각종 암과 유전 및 대사 질환을 치료하는 데 유용하다.

보통 치명적인 질병에 대비하기 위해 제대혈을 냉동 보관했다가 긴급할 때 해동해 쓴다. 특히 어린이 백혈병을 치료할 때 제대혈의 조혈모세포는 골수에 들어 있는 조혈모세포보다 미성숙한 원시 세포로 이식하면 거부 반응이 상대적으로 적다는 장점이 있다.

다만 제대혈 양 자체가 많지 않아 여러 번 나눠 사용할 수 없다. 첫아기의 제대혈을 보관했다면 동생의 제대혈도 같이 보관하면 양을 확보하는 데 도움이 된다.

아직은 제대혈을 이용한 치료에 제한이 많은 편이다. 쓰임새와 치료 방법에 관해서는 지금도 한창 연구 중인 상태. 앞으로는 더 성공적인 활용을 기대해 볼 수 있다.

엄마 배 속에서
25주 2일

우리 아기 태어나기까지

# D-103일

## 오늘 아기는

엄마가 화가 나 소리를 지르거나 우는 것을 아기는 다 듣고 있다. 어쩌면 엄마와 아빠가 싸우는 소리에 놀란 아기가 한동안 숨죽이며 꼼짝 않고 가만히 있을지도 모른다.

## 오늘 엄마는

평소와는 다르게 예민하게 곤두선 임신부는 쉽게 짜증 낼 수도 있다. 사소한 일로 부딪히고 다툼으로 이어지기도 한다. 다투고 난 뒤에는 마음이 상해 우울감에 사로잡히는 엄마. 이런 감정의 악순환을 막으려면 엄마도 아빠도 함께 노력해야 한다.

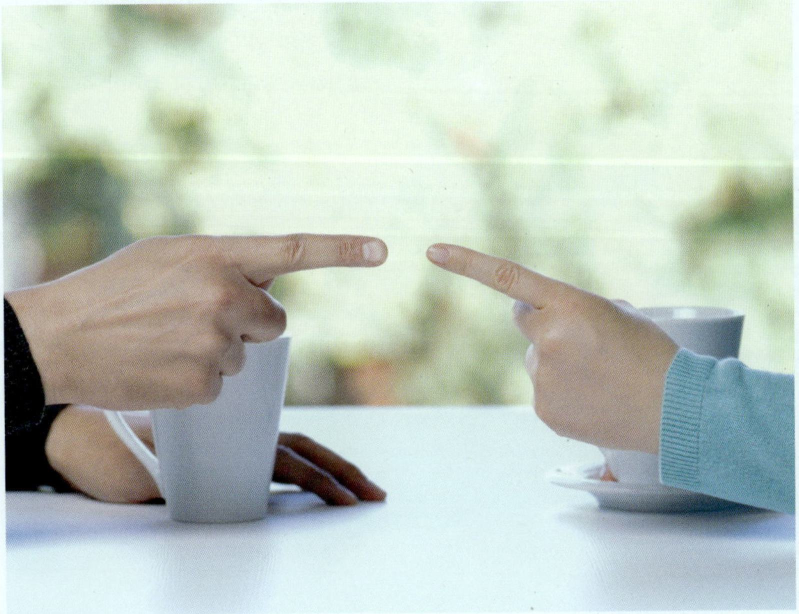

### 부부 싸움, 아기에게 좋지 않아요

아기가 배 속에 있는 가운데 부부 싸움이야말로 태교에 해가 된다고 이야기할 만하다. 엄마의 스트레스가 극도에 달하는 때. 스트레스는 혈관을 수축시켜 아기에게로 가는 혈액량을 줄어들게 한다. 심한 스트레스가 면역계에 이상을 일으킬 수도 있다.

실제로 아기의 뇌를 단층 촬영한 실험 결과 임신 중 남편으로부터 학대를 받거나 부부 싸움을 자주 한 부모에게서 태어난 아기는 뇌가 제대로 발달하지 못했다는 결론이 나왔다. 기본적으로 부부 싸움이 아기의 청각과 정서에 안 좋은 영향을 미치리라 생각하면 된다. 임신 중이 아니더라도 부부 싸움은 하지 않는 게 좋겠지만, 특히 임신 중에는 피하는 게 상책이다.

혹시라도 다투게 됐다면 오래 끌지 말고 화해하고, 배 속 아기에게도 미안하다고 이야기해 본다. 그 어느 때보다 사랑과 배려가 필요한 지금. 아기를 위해서라면 편안하고 화목한 가정을 만들어 가야 한다.

엄마 배 속에서
25주 3일

우리 아기 태어나기까지

# D-102일

## 오늘 아기는

폐 속에서 폐포가 발달하기 시작한다. 폐포는 폐 기관지 맨 끝에 포도송이처럼 붙어 있는 공기주머니로, 허파꽈리라고도 부른다. 이 폐포가 지금부터 아기가 태어나서 여덟 살 정도 될 때까지 계속 늘어날 것이다. 태어나 첫 울음을 울 때 폐포는 활짝 펴진다. 우리가 풍선을 불 때 첫 숨에 풍선을 부풀리기 힘들 듯 아기도 힘들게 첫울음으로 폐포를 부풀린다.

## 오늘 엄마는

발과 발목이 붓는 것 역시 흔히 겪는 일이다. 다리가 붓고 피곤할 때는 족욕을 해 본다. 족욕은 신진대사와 혈액 순환을 돕는다. 편안히 앉아서 40도를 넘지 않는 따끈한 물에 발목 아래를 10분 정도 담근다. 물에 담근 채로 발가락을 가볍게 움직여 보는 것도 좋다.

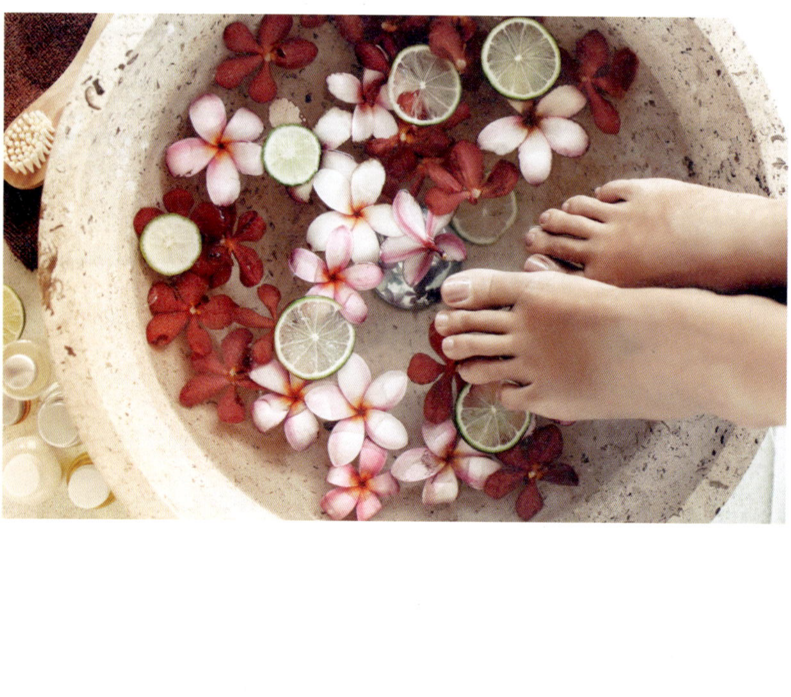

### 병원에 가야 하는 임신중독증 의심 증상

별 이유 없이 두통이 심할 때, 눈이 잘 안 보이거나 뿌옇게 보이거나 물체가 두 개로 보일 때는 임신중독증일 수 있으니 병원에 가야 한다. 임신중독증은 눈에 띄는 증상 없이 진행되기 쉬워서 반드시 신경 쓴다. 명치끝이 아프거나 혈압이 140/90 이상일 때, 단백뇨가 나올 때, 소변량이 갑자기 줄어들었을 때, 얼굴이나 손 같은 곳이 심하게 부어서 계속 가라앉지 않을 때도 마찬가지다.
몸무게가 한 주 사이 갑자기 3킬로그램 넘게 늘어도 임신중독증을 의심해 봐야 한다. 특히 고령 임신이거나 당뇨병이 있는 경우, 쌍둥이를 임신한 경우는 더 조심하는 게 좋다.

엄마 배 속에서
25주 4일

우리 아기 태어나기까지

# D-101일

## 오늘 아기는

잇몸 속 유치 뒤에 영구치 싹이 올라오기 시작한다. 아기의 몸을 지탱하는 척추는 33개의 고리와 150개의 관절, 1,000개의 인대로 이뤄지는데 모두 이번 달에 만들어질 것이다.

## 오늘 엄마는

생고기나 어패류, 날달걀 같은 것을 만졌을 때는 꼭 손을 깨끗이 씻는다. 반려동물 화장실 뒤처리를 했을 때나 화초를 가꾸고 돌봤을 때도 마찬가지다. 아기의 건강을 위해서 엄마는 지금도, 앞으로도 늘 위생에 신경 써야 한다.

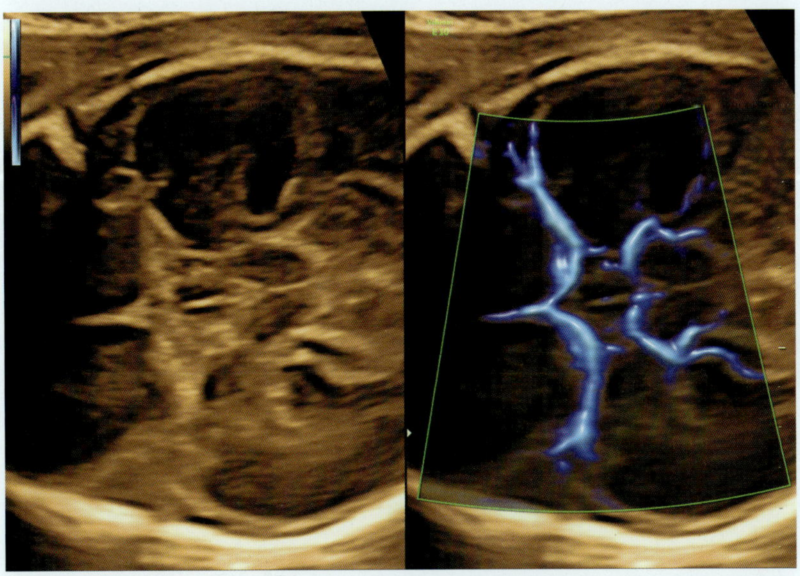

임신 25주 태아의 머리와 뇌혈관 초음파

### 엄마 배 속에서 하품하는 아기

벌써 몇 주째 하품을 하고 있는 아기. 지금은 처음보다 한결 하품이 잦아졌다. 왜 그런지 정확히 밝혀지진 않았지만 아기는 엄마 배 속에서도 하품을 한다. 하품하면서 몸을 쭉 늘이거나 눈을 비빌 때도 있다. 마치 아기가 피곤해하는 듯 보인다.

연구에 따르면 빈혈이 있는 아기가 빈혈 없는 아기보다 하품을 더 자주 한다고 한다. 하품이 아기 폐 안의 혈류나 액체의 양을 조절하도록 돕는다는 가설도 있다. 또 단순히 반사 행동일 뿐이라는 가설도 있다. 하여튼 사람뿐 아니라 포유류는 다 엄마 배 속에서부터 하품을 한다.

4차원 초음파 때 아기가 하품하는 모습을 생생하게 포착할 수도 있다.

엄마 배 속에서
25주 5일

우리 아기 태어나기까지

# D-100일

## 오늘 아기는

태동 횟수는 딱 정해진 게 아니지만 2~3시간 사이 열 번 넘게 느꼈다면 아기가 잘 놀고 있다고 생각하면 된다. 움직임이 너무 적으면 일단 주치의와 상의해야 한다. 특히 지금은 아기가 활발하게 움직일 때인 만큼 태동이 하루 세 번도 안 된다면 검진을 받는다. .

## 오늘 엄마는

이제 우리 아기가 태어나기까지 딱 100일이 남았다. 몸이 더 무거워지기 전에 해야 할 일에 대해 체크리스트를 만들어 점검한다.

**태동 기록**

임신부 자신이 자궁 내 태아의 건강에 관심을 가지고 확인하기 위해서 태동을 기록한다. 일기를 쓰는 것처럼 매일 태동 기록표에 태아의 움직임을 기록하면 된다.
태동 기록은 먼저 날짜와 임신 주 수를 써넣고 10회의 태동을 관찰 후 소요 시간을 적는 방법으로 한다. 한가한 시간을 정해서 최소 매일 1회 기록한다. 태동을 잘 관찰하기 위해 가장 편안한 자세를 취한 후 손바닥을 부드럽게 임신부의 배꼽 위에 얹고, 음악을 들으면서 태동의 횟수를 센다. 임신부가 태동을 기록하기 시작하는 시간을 적고, 열 번의 태동을 세다가 열 번째 태동을 느낀 시간을 기록해 총 소요 시간을 적는다.
예를 들어 만일 저녁 8시에 태동 기록을 시작했고 10회째 느꼈을 때가 8시 40분이라면 소요 시간을 40분이라고 기록한다. 바빠서 열 번을 세지 못한 날에는 기타에 간단한 메모(OK)를 하고 넘어간다.
일기 쓰듯이 출산할 때까지 꾸준히 기록하도록 한다.

| 날짜 | 임신 주 수 | 시작 시간 | 끝나는 시간 | 10회 태동까지의 소요 시간(분) | 기타 |
|---|---|---|---|---|---|
| 10/11 | 28+1 | 8시 | 8시 40분 | 40분 | |
| 10/12 | 28+2 | 7시 | 8시 | 60분 | |
| ⋮ | | | | | |
| | | | | | |

### 엄마 전 잘 있어요, 태동 체크하기

태동은 엄마가 아기의 건강 상태를 집에서도 손쉽게 가늠할 수 있는 좋은 지표가 된다. 건강한 아기라면 24주부터 태동을 활발히 느낀다. 그렇지만 엄밀히 말해서 태동을 가지고 태아의 건강을 평가하는 주 수는 보통 26주 이후이다.
28주 이후에는 'Rule of 10'이라고 해서 자궁 내 발육 제한이거나 양수과소증, 태동 감소 등의 문제 있는 경우 2시간 동안 태동을 10회 느끼는지 체크해 오도록 한다. 또는 태동 검사로 객관적인 평가를 해서 아기가 엄마 배 속에서 건강하게 잘 있는지 확인할 수도 있다.

우리 아기 태어나기까지

엄마 배 속에서
25주 6일

# D-99일

## 오늘 아기는

아기의 폐에서는 폐포를 펴 주는 계면활성제를 만들어 낸다. 이 계면활성제는 두 달은 더 있어야 많이 만들어질 것이다. 아기가 이 물질을 충분히 만들어 내기 전에 태어나면 호흡 곤란 증후군이 생길 가능성이 크다. 이런 때는 계면활성제를 투여해 치료하게 된다.

## 오늘 엄마는

대중교통을 이용할 때는 너무 붐비는 시간은 피하는 게 좋다. 출근 시간에 대중교통을 타야 한다면 시간을 조금 당기거나 늦춰 보는 것도 한 방법이다. 버스를 탈 때는 흔들림이 덜한 앞쪽에 앉는다. 지하철에는 기댈 수 있는 문 쪽 끝자리가 핑크색 임신부 배려석으로 지정돼 있다. 사람이 많은 곳, 특히 지하철은 산소가 부족해 혈압이 내려가면서 어지럼증으로 갑자기 쓰러질 수 있으니 조심해야 한다.

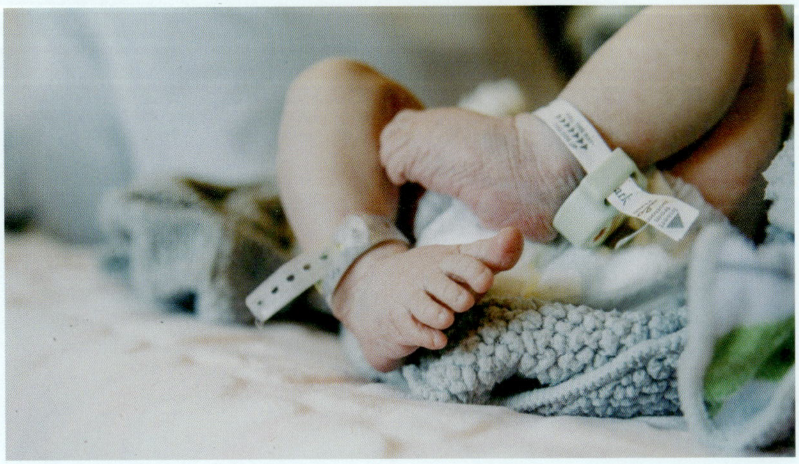

### 산후조리원 체크리스트

- 산후조리원은 기본적으로 산후 체조, 요가, 가슴 마사지, 전신 마사지, 피부 관리 같은 산모의 회복을 돕는 프로그램이 있어야 한다. 원하는 프로그램이나 서비스가 제공되는지, 비용이 추가되는지 미리 알아본다.
- 전문 영양사가 있고 균형 잡힌 식단을 제공하는지 확인한다.
- 아기와 엄마의 상태를 점검하고 응급 상황에 대처하기 위해서는 병원과의 연계도 중요하다.
- 단체 생활을 하는 만큼 위생이 철저한 곳인지 확인해야 한다. 특히 아기 여럿이 한데서 지내니 감염에 취약할 수 있다.
- 화재나 지진 같은 상황에 대비하는 응급 체계와 소화기, 스프링클러, 비상구 등의 안전시설을 확인한다.
- 아기와 엄마의 건강을 위해 외부인의 입실을 제한하거나 면회 시간과 장소에 제약을 두는지 확인한다.
- 침대, 냉장고, 가습기, 컴퓨터 등 기본 시설이 잘 갖춰져 있는지, 젖병 소독기, 유축기, 좌욕기, 마사지기 등 부대 시설이 부족하지는 않은지 살펴본다.
- 아기가 아프거나 서비스 불만으로 중간에 나가게 될 때, 화재나 2차 감염 같은 좋지 않은 사고가 있을 때 환불 및 보상 규정이 어떻게 적용되는지 확인한다.

# 임신 26주

아기의 움직임이 단잠을 깨울지도 몰라요.
아기는 아주 잘 지내고 있나 봅니다.

아기가 자라면서 엄마 배 속 공간이 좀 줄어들었다. 아기가 몸을 펴거나 돌리며 엄마 배를 쿡쿡 찌르기라도 할 때면 제법 아프게 느껴진다. 하지만 이런 아픔쯤이야 충분히 감수할 만큼 놀랍고 감격스러운 장면을 목격하게 된다. 배가 볼록 볼록 튀어나왔다 들어갔다, 아기의 움직임이 눈에 보이기 시작한다.

## 이번 주 아기는

머리가 몸 절반을 차지하던 이등신 시절은 이미 지난 옛이야기. 지금은 머리와 몸통, 다리가 대략 몸 전체의 3분의 1씩을 차지한다.

아기가 자라 자궁 안 공간을 많이 차지하게 되면서 아기를 둘러싼 양수 양이 늘어 가는 정도는 조금 정체된 듯하다. 탯줄은 아기가 자라는 동안 함께 길어져서 지금은 아기 키와 비슷한 길이다.

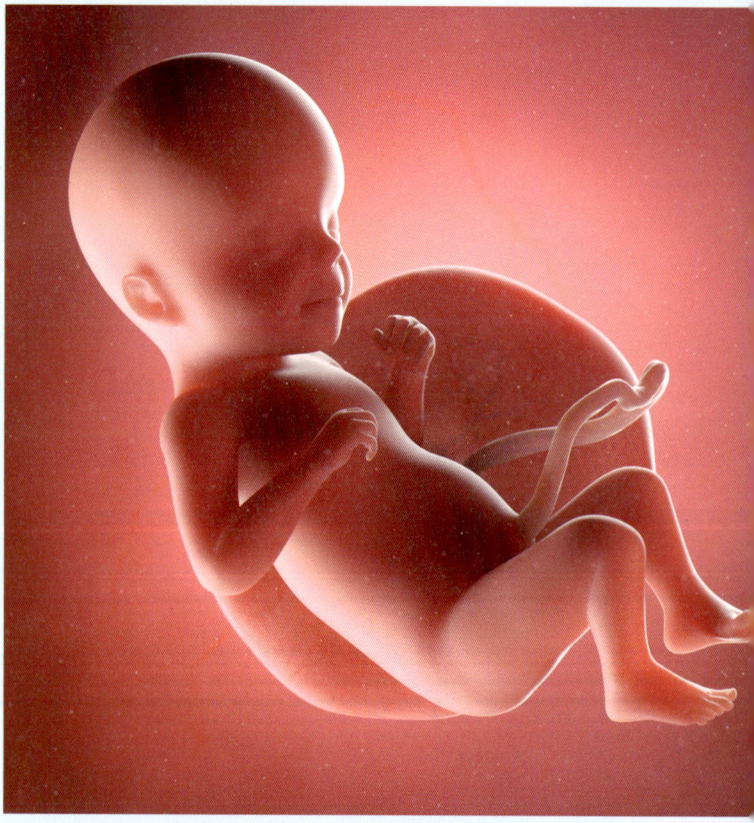

## 이번 주 엄마는

가만히 누워서 배를 주시하다 보면 아기의 움직임을 확인할 수 있다. 배가 튀어나왔다 들어갔다 하는 것이 눈에 보인다.

아기의 움직임이 활발해질수록 한밤중에 잠을 깨는 일이 생기기도 한다. 세게 발길질을 해서 엄마의 갈비뼈를 걷어찰지도 모른다. 마냥 편하지는 않겠지만 아기가 잘 자라고 있다는 반가운 신호로 받아들이면 좋다.

엄마 배 속에서
26주 0일

우리 아기 태어나기까지

# D-98일

## 오늘 아기는

짧게는 20분, 길게는 1시간 넘게 잠자고 있는 아기. 건강한 아기가 1시간 동안 전혀 움직이지 않는다면 아마 잠을 자고 있을 것이다. 이 시간에는 태아의 심장 박동 그래프도 변화가 적고 조용하다. 어떨 때는 밖에서 들려오는 시끄러운 소리에 잠을 깨기도 한다.

## 오늘 엄마는

몸을 숙이는 게 쉽지 않을 정도로 배가 부른 지금. 힘든 집안일은 남편에게 맡기거나 다른 사람의 도움을 받는 것이 좋겠다. 걸레질이나 화장실 청소처럼 쪼그려 앉아야 하는 일, 배에 부담이 가는 일은 될 수 있는 대로 피한다.

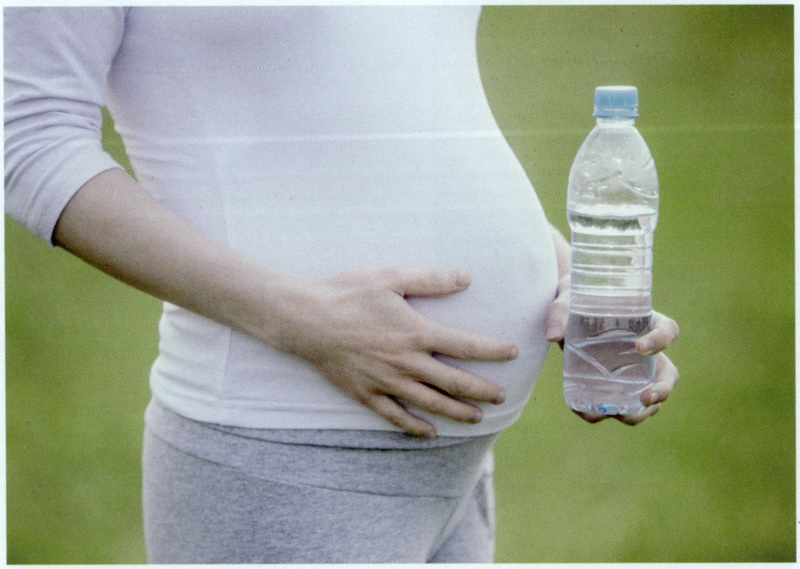

### 물을 충분히 마셔요

아기를 가진 엄마는 혈액량이 급격하게 증가한다. 그런데 수분은 혈액을 구성하는 성분 중에서도 가장 많은 양을 차지하는 주성분이다. 그래서 수분 섭취가 중요할 수밖에 없다.

혈액이 맑지 않고 탁하면 혈액 순환이 잘 안 된다. 뇌를 비롯한 각종 장기에 산소가 원활히 공급되지 않는다. 그러므로 임신 중에 물을 충분히 마시는 것은 철분제를 챙겨 먹는 것 이상으로 중요한 일이다. 또 방광에 염증이 생기는 것을 예방하고 변비나 치질에도 도움이 된다. 수분 섭취에 가장 좋은 것은 깨끗한 물이다. 매일 1.5리터는 마시는 게 좋다. 카페인이 들어 있는 커피, 녹차, 홍차 같은 음료는 이뇨 작용을 해서 오히려 체내 수분을 내보내게 된다.

엄마 배 속에서
26주 1일

우리 아기 태어나기까지

# D-97일

## 오늘 아기는

시신경이 많이 발달한 상태. 아기가 빛에 따라 머리를 움직이는 모습을 볼 수 있다. 이제는 눈썹과 속눈썹, 손톱처럼 작고 세밀한 부분 역시 완전히 모양을 갖췄다.

## 오늘 엄마는

배가 꽤 나오다 보니 바닥이나 발아래 계단이 잘 안 보일 수도 있다. 자칫 잘못하면 무언가에 걸리거나 발을 헛디뎌 넘어지는 불상사가 생길 수도 있다. 특히 계단을 오르내릴 때는 난간을 잡고 한 발 한 발 천천히, 조심스럽게 발을 딛는 게 좋겠다.

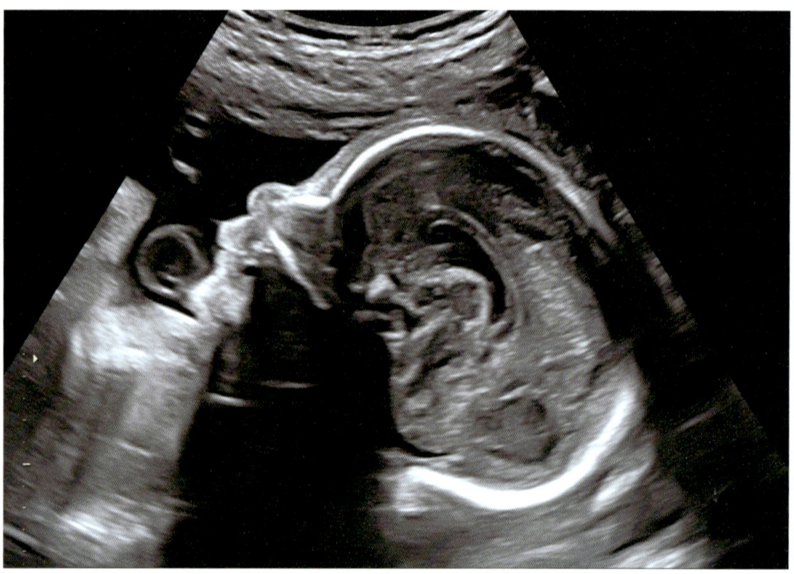

임신 26주 태아의 옆모습 초음파

### 운동 삼아 계단 오르기, 괜찮을까요

쉽게 할 수 있으면서도 체중 조절에 효과적이라고 알려진 계단 오르기 운동. 실제로 계단을 오르는 것만으로 무산소와 유산소 운동 효과를 모두 얻을 수 있다. 평지를 걷는 것보다 칼로리 소모량이 크기도 하다. 그래서 불어난 몸무게 때문에 고민하다 계단 오르기를 꾸준히 해도 좋은지 묻는 임신부도 많다. 또 예정일이 다가오는데 아기 소식이 없으면 출산을 앞당기는 비결로 계단 오르기를 공공연히 꼽기도 한다.

결론부터 말하자면 임신부에게 계단 운동은 권하지 않는다. 임신 중에는 특히 관절에 무리를 줄 수 있다. 체중이 늘어난 만큼 관절에는 더 부하가 걸린다. 또 릴랙신이라는 호르몬이 온몸의 인대와 관절을 느슨하게 만든 상태이기도 하다. 관절이 상하기 쉬운 상태라는 이야기다. 게다가 배가 나오면서 균형을 잃고 넘어질 위험도 크다.

계단을 오르는 것보다는 걷기 운동을 권한다. 걷는 것도 평지나 경사가 완만한 곳이 좋다.

우리 아기 태어나기까지

엄마 배 속에서
26주 2일

# D-96일

## 오늘 아기는

이제 아기는 점점 저마다의 몸집과 신체 비율로 자란다. 따라서 24주 넘어 임신 중기 초음파 검사로 임신 몇 주인지, 출산 예정일은 언제인지 추정하는 것이 정확도가 떨어지게 된다.

## 오늘 엄마는

임신 중에는 빈혈을 예방하기 위해 철분제를 따로 챙겨 먹으라고 강조한다. 그래서 엄마는 철분제를 꼬박꼬박 먹고 있는 상태. 하지만 철분제를 챙겨 먹으면서도 단백질 섭취를 충분히 함께하지 않으면 빈혈 증상이 나타나게 된다.

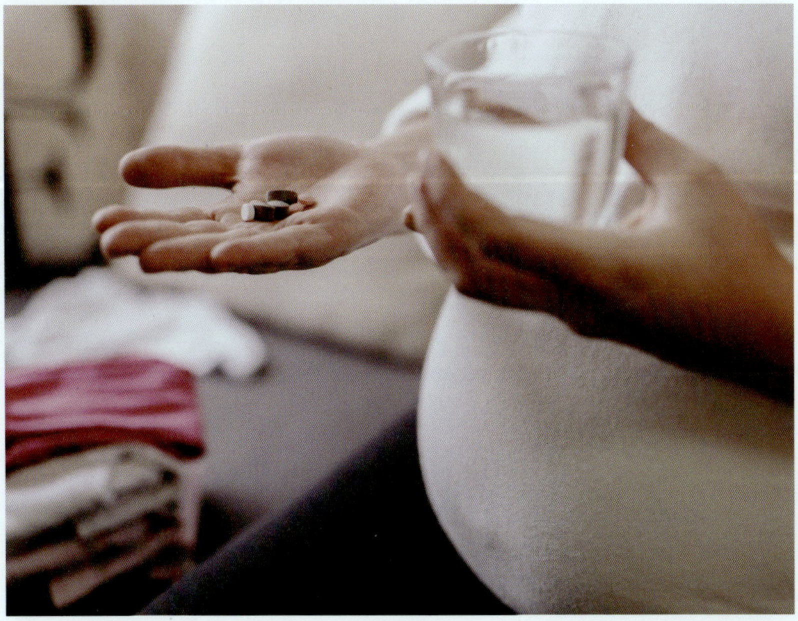

### 태아 폐 성숙 주사

조산을 방지하기 위한 폐 성숙 주사는 고용량의 스테로이드 주사제이다. 대개 24주부터 태아가 스스로 호흡할 수 있다고 기대하기 때문에 이 시기에 조산 가능성이 있으면 태아 폐 성숙 주사를 맞으며 출산을 준비한다.

폐 성숙 주사는 출산 48시간 전부터 하루 한 번씩 고용량 스테로이드 제제를 근육 주사로 두 번 맞는다. 주사제는 베타메타손이나 덱사메타손이라는 약제를 주로 쓴다.

태아 폐 성숙 주사를 쓸 때는 임신부가 폐에 부담을 느낄 수도 있다. 가슴이 답답하거나 숨이 차는 증세를 보일 수 있으니 주의해서 지켜봐야 한다.

엄마 배 속에서
26주 3일

우리 아기 태어나기까지

# D-95일

## 오늘 아기는

양수가 풍부하고 자궁에 여유 공간이 많을수록 아기는 좀 더 활발하게 움직일 수 있다. 양수가 적으면 태동이 약하게 느껴지는 경우가 많다. 물론 태동이 잘 안 느껴지는 듯해도 실제로 아기가 전혀 움직이지 않는 것은 아니다.

## 오늘 엄마는

엄마 배가 퍼지지 않고 봉긋 올라와 있으면 딸, 처져 있으면 아들이라는 속설이 있지만 사실이 아니다. 배가 아들이면 크고 딸이면 작다는 것도 사실이 아니다. 배 모양과 크기는 배와 자궁 근육의 탄력성이나 아기의 위치, 양수의 양 등에 따라 달라진다.

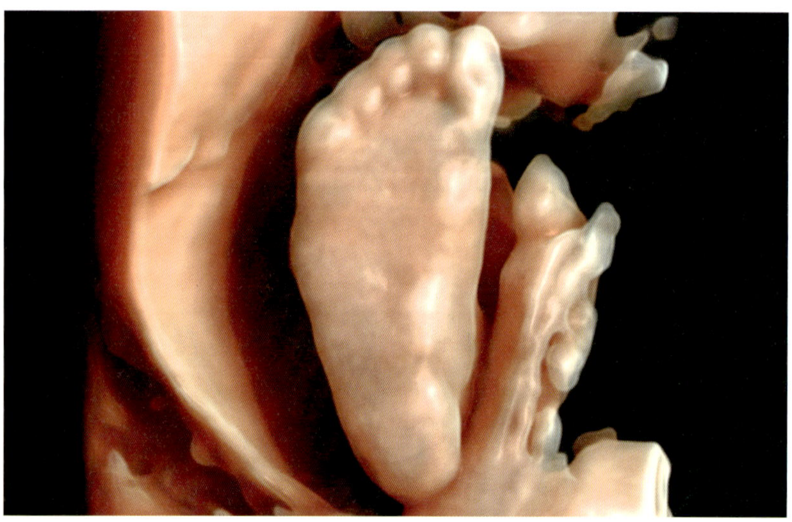

임신 26주 태아의 발 입체 초음파

### 아기 모습이 궁금하다면, 입체 초음파 검사

3차원 입체 초음파는 일반적인 평면 이미지 여러 장을 묶어서 3차원 효과를 낸 것이다. 4차원 입체 초음파는 3차원 이미지를 빠르게 연속으로 보여 줘서 움직임을 거의 실시간으로 확인할 수 있다.
그림자나 가상의 빛, 피부 표현 기술을 적용한 입체 초음파 검사는 아기를 직접 눈으로 보는 듯한 이미지를 만들어 낸다. 이 시기에 입체 초음파 검사를 하면 아기 얼굴에 조금 살이 붙어 엄마를 닮았는지 아빠를 닮았는지 어느 정도 구별할 수 있다. 엄마와 아빠, 가족들은 이런 아기의 사진을 얻고 아기를 더 친근하게 느끼게 된다.
입체 초음파 검사로 아기의 발육 상태나 양수의 양, 얼굴과 팔다리의 정상 여부를 확인할 수도 있다. 그러나 정확하게 태아의 이상 유무를 판단할 수 있는 것은 아니다. 2D 초음파와 3D, 4D 초음파가 각각의 적절한 역할로 태아를 검사하는 것이다.

엄마 배 속에서
26주 4일

우리 아기 태어나기까지

# D-94일

## 오늘 아기는

시각과 청각 정보를 담당하는 감각 신경 세포의 활동이 활발하게 일어나고 있다. 지금 아기의 뇌파는 태어나기 바로 전 상태와 별다를 것 없는 상태다.

## 오늘 엄마는

아기 신체의 거의 모든 부분이 다 만들어진 지금. 감정에도 변화가 생기게 된다. 이제 아기는 엄마의 감정을 함께 느낄 수 있다. 엄마는 기억해야 한다. 엄마가 즐거우면 아기도 따라 기분이 좋고, 엄마가 우울하면 아기도 울적해질 것이다.

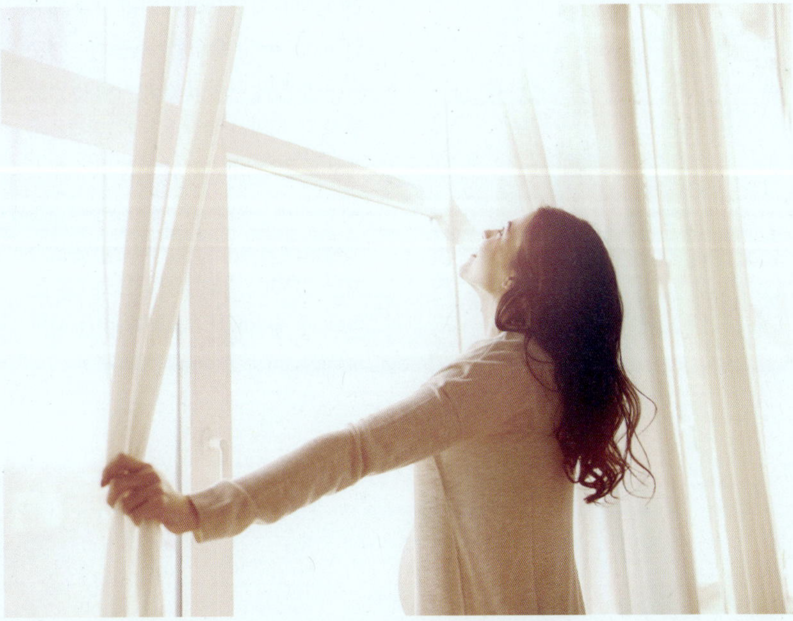

### 엄마, 함께 웃어요

지금쯤이면 아기는 엄마의 감정에도 반응을 보인다. 엄마가 좋은 기분으로 지내면 아기에게도 긍정적인 영향을 끼친다. 반면 계속 강조할 만큼 스트레스는 아기의 발달에 좋지 않다.

특히 웃음은 스트레스를 줄여 주고 엔도르핀 호르몬을 분비하게 해서 건강에 좋다. 아기에게도 산소 공급을 원활하게 만들어 뇌 발달을 돕는다. 엄마의 웃음이 아기의 기억력과 집중력을 높인다고 생각하면 되겠다.

엄마가 행복해야 아기도 행복하다는 사실을 늘 기억하며 많이 웃으면서 아기와 교감해 본다. 아기를 떠올리면서, 배를 쓰다듬으면서 소리 내 웃어 보는 것도 좋겠다.

엄마가 즐겁게 웃고 있는 이 순간. 배 속 아기도 엄마를 따라 행복하게 웃고 있을 것이다.

엄마 배 속에서
26주 5일

우리 아기 태어나기까지

# D-93일

## 오늘 아기는

하루하루 점점 체력이 좋아지고 있는 아기. 발차기하는 힘도 훨씬 세진다. 아기마다 다르겠지만 보통 저녁 7~10시 사이에 제일 활발하게 움직인다. 아기도 엄마가 밥을 먹으면 그 영양분을 받아 먹고 움직인다. 대개 저녁 식사 후면 태동을 느낄 여유도 있고 아기도 실제 잘 움직이기 때문에 태동을 느끼기에 가장 좋은 시간이다.

## 오늘 엄마는

아기가 자라면서 커진 자궁은 갈비뼈를 밀면서 위로 올라온다. 올라온 자궁의 압박에 못 이겨 맨 아래 갈비뼈가 바깥쪽으로 휜다. 그렇다 보니 갈비뼈에도 통증이 생긴다. 자궁 근육이 늘어나 아랫배가 따끔거리면서 아프기도 하다.

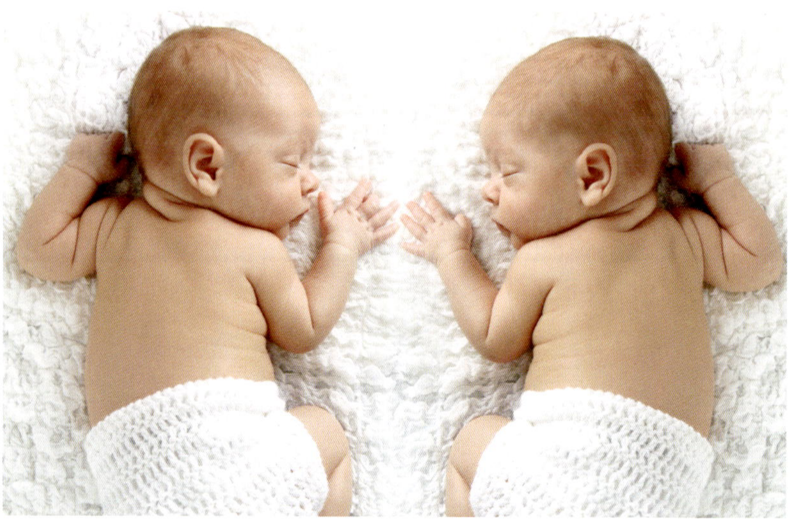

### 일란성 쌍둥이는 얼마나 똑같은 걸까

일란성 쌍둥이는 하나의 수정란이 갈라져 자라나서 태어난다. 다시 말해 자연 상태이긴 하지만 복제된 생명체처럼 기본적으로 같은 DNA를 갖고 있다. 그렇다면 일란성 쌍둥이는 모든 부분이 똑같은 것일까.

실제로 일란성 쌍둥이는 엄마도 둘을 구분하기 힘들 정도로 거의 비슷하다. 눈동자 색이나 피부색, 머리카락도 같아 보이고 혈액형도 똑같다.

하지만 쌍둥이가 접하는 환경은 엄마 배 속에서부터도 완전히 같다고 할 수 없다. 엄마 자궁 안에서 자리 잡고 지냈던 위치라든가 영양을 공급받은 정도라든가, 기타 여러 조건의 차이가 영향을 준다. 따라서 키나 몸무게, 머리둘레에서 조금이나마 다른 수치를 나타낼 수 있다.

두 태아가 각각 자라기 시작하며 만들어지는 지문이나 홍채도 약간의 차이를 보인다. 또 환경에서 비롯된 차이로 성격까지도 달라질 수 있다.

엄마 배 속에서
26주 6일

우리 아기 태어나기까지

# D-92일

## 오늘 아기는

폐포 주위에는 산소를 빨아들이고 이산화탄소를 내보낼 혈관이 생겨나고 있다. 그러나 폐는 지금 체액으로 가득 찬 상태이기 때문에 공기로 숨을 쉬는 것은 아니다. 아기는 태어난 뒤 이 폐혈관들을 통해 산소를 마시고 몸에 피를 공급할 것이다.

## 오늘 엄마는

출산 전후 휴가에 대해 미리 계획을 세운다. 출산 전후 휴가는 임신 및 출산으로 소모된 체력을 회복하도록 출산 전후에 주어지는 휴가를 말한다. 출산한 여성 근로자가 휴식을 보장받도록 급여도 지원하고 있다.

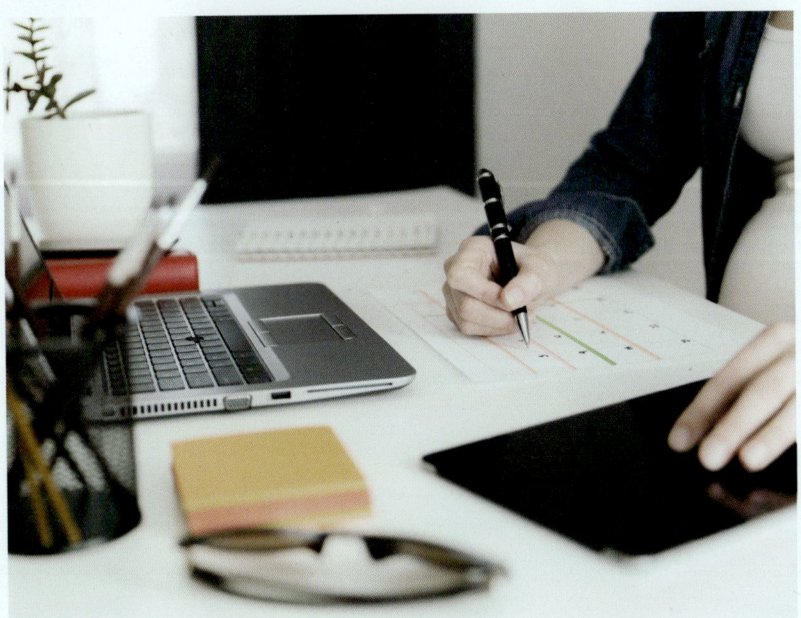

### 출산 전후 휴가

근로 계약서를 작성하고 고용된 여성 근로자는 출산 전과 후를 합쳐 최소 90일, 다태아는 120일, 미숙아 출산 시에는 100일까지 휴가를 쓸 수 있다. 단, 휴가 전체 일수 중 출산 후에 연속해서 최소 45일, 다태아는 60일 이상 반드시 사용해야 한다. 휴가 기간 중 우선 지원 대상 기업 근로자는 휴가 전체 기간 동안의 급여 전액을, 대기업은 40일까지 정부 지원을 받는다. 출산 전후 휴가 급여 상한액은 월 210만 원이다.
배우자 출산 휴가도 20일로 늘어난다. 출산일로부터 120일 이내에 자유롭게 쓸 수 있고 최대 3회까지 나눠 사용 가능하다. 대기업 근로자는 사업자가, 우선 지원 대상 기업 근로자는 고용보험이 통상 임금 기준으로 급여를 지원한다.
출산 휴가 후에는 별도의 절차 없이 바로 육아 휴직으로 이어갈 수 있다. 부모 각각 1년 6개월, 부부 합산 최대 3년까지 육아 휴직이 가능하다. 육아 휴직과 출산 휴가는 행정 절차가 간소화돼 통합 신청이 가능하다. 다태아 산모는 더 긴 출산 휴가와 추가 진료비 지원을 받는다. 임신 20주 이후 다태아 임신 유지 증빙 서류를 국민건강보험공단에 제출해야 추가 지원을 받을 수 있다.

# 임신 27주

임신과 육아는 사람들과 어울릴 기회를
자꾸 줄어들게 하지요.
친구들과 자주 연락해 보세요.

아기는 어느 정도 규칙적으로 자고 규칙적으로 놀며 지낸다. 지난 몇 주 동안도 숨쉬기 운동을 하고 있었지만 이제는 제법 일정하게 호흡을 한다. 하품을 하고 삼키는 행동을 하고 이런저런 표정도 짓는다. 하루에도 몇 차례씩 자세를 바꾸며 엄마 배 속에서 차지할 수 있는 공간을 충분히 활용하고 있다.

## 이번 주 아기는

아기의 몸무게는 이제 거의 1킬로그램이다. 머리카락이 길어지고 눈썹과 속눈썹도 풍성하게 자란다.

시각과 청각은 한층 더 발달한다. 이제 눈을 떠 앞을 보고 귀로 가는 신경망이 완전해져 소리에도 일정하게 반응한다. 때로는 웃는 표정을 짓기도 하고, 얼굴을 찡그리기도 한다. 혀를 쏙 내미는 모습도 볼 수 있다.

지금 아기의 폐는 규칙적으로 움직인다. 이 움직임 덕분에 폐의 발육 속도가 빨라지고 있다.

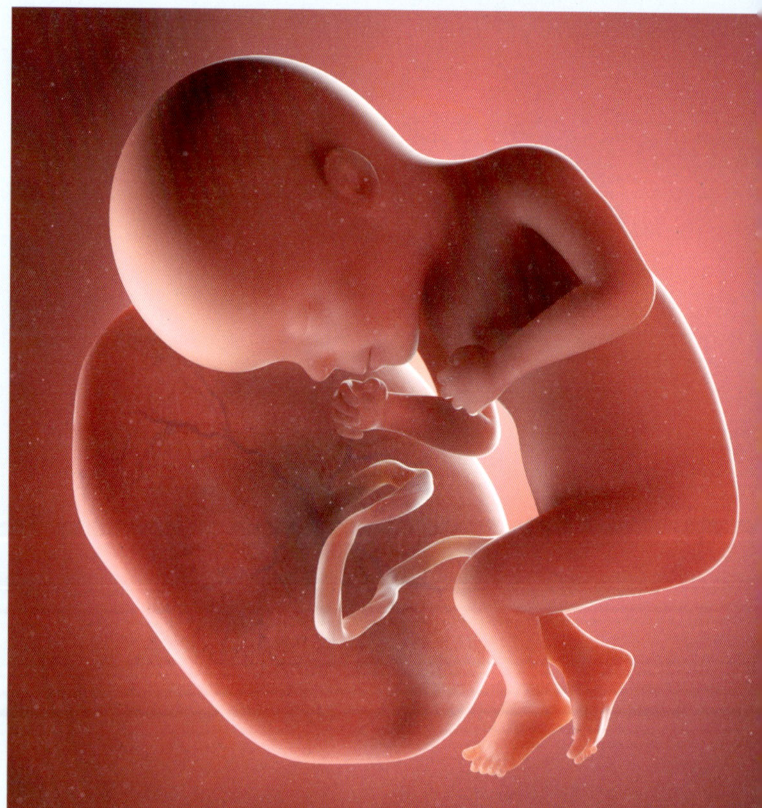

## 이번 주 엄마는

어느새 임신 2기의 마지막 주. 엄마의 자궁은 배꼽 위로 집게손가락만큼 올라가 있다.

출산의 시간이 다가오면서 호르몬 체계가 바뀌어 골반 부위 관절에도 통증이 생긴다. 몸이 여러모로 꽤나 불편한 게 사실이다. 하지만 아기가 배 속에서 이만큼 큰 걸 생각하면, 이쯤이야 별것 아닐 수도 있다.

아기를 만날 날이 점점 다가오고 있다. 엄마는 기대감과 불안감을 번갈아 가며 느낀다.

엄마 배 속에서
27주 0일

우리 아기 태어나기까지

# D-91일

## 오늘 아기는

눈꺼풀이 완성되고 눈동자가 만들어진 지금, 아기는 드디어 눈을 떠 앞을 보거나 초점을 맞춘다. 강한 빛을 보게 되면 눈을 깜빡거리거나 몸을 돌리기도 한다. 투명해 보이는 눈동자는 아직 다 짙어지지 않은 상태. 태어나고서도 시간이 더 지나야 본연의 눈동자 색깔을 띠게 될 것이다.

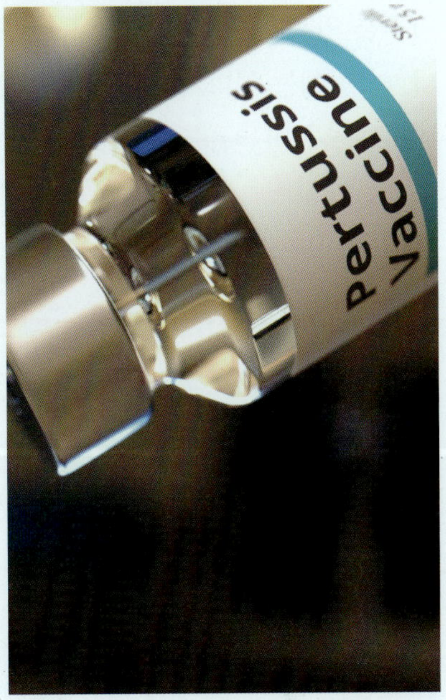


## 오늘 엄마는

상한 음식을 먹으면 세균과 바이러스 때문에 아플 수도 있다. 아주 적은 양의 음식이어도 엄마와 아기의 건강에 해가 될지 모른다. 그러니 음식 맛이 조금이라도 이상하다면 바로 뱉어 버리는 게 좋다. 특히 임신을 하면 면역이 떨어져서 다 같이 먹더라도 임신부만 식중독에 걸리거나 설사를 하는 경우가 종종 있다. 외식을 안 할 수는 없지만 되도록 재료와 조리 상태를 봐 가면서 조심해야 한다.

### 백일해 예방접종

백일해는 백일해균에 감염돼 생기는 급성 호흡기 질환이다. 면역력이 약한 아기가 백일해에 걸리면 폐렴, 경련, 뇌 손상 등 중증 합병증 위험이 크고 심하면 사망에 이를 수도 있다. 그런데 태어나자마자 바로 백일해 예방접종을 받을 수는 없고 생후 2개월부터 접종을 시작한다. 그래서 아기가 첫 예방접종을 받기 전까지는 임신 중 엄마가 맞은 백일해 예방접종을 통해 전달된 항체가 아기를 보호해 주는 것이 중요하다

임신부는 임신 27주에서 36주 사이에 백일해 예방접종을 맞는 것이 권장된다. 이 시기에 접종하면 산모가 만든 항체가 태반을 통해 태아에게 전달돼 아기가 태어난 뒤 생후 2~3개월까지 백일해에 대한 보호 효과가 생긴다. 실제로 이 시기 임신부의 접종으로 영아기 백일해 발병률 및 입원률, 사망률이 현저히 줄었다는 연구 결과도 있다.

만약 임신 중 접종을 놓쳤다면 출산 직후라도 맞는 것이 좋다. 신생아 백일해 감염을 막으려면 임신부의 접종이 가장 중요하지만 1세 미만 아기의 주요 감염원은 가족이기 때문에 아빠를 비롯한 가까이에서 아기를 돌보는 가족들도 함께 백일해 예방접종을 권장한다. 그리고 임신부는 임신할 때마다 백일해 예방접종을 다시 맞아야 한다. 백일해 항체는 시간이 지나면 줄어들고 새로 태어날 아기에게는 새로운 항체가 필요하기 때문이다.

임신 중 백일해 예방접종은 산모와 아기 모두에게 안전하다. 가까운 보건소나 의료 기관에서 접종할 수 있으며 임신·출산 바우처로 비용 지원도 받을 수 있다.

엄마 배 속에서
27주 1일

우리 아기 태어나기까지

# D-90일

## 오늘 아기는

아기는 이제 위아래로 신나게 움직이며 놀면서 발차기를 세게 하곤 한다. 어떨 때는 엄마가 아파서 흠칫 놀랄 만큼 심하게 움직인다. 아마 활기차게 움직이는 만큼 건강히 잘 지내고 있을 것이다.

## 오늘 엄마는

말도 안 되는 꿈으로 잠을 설칠 때도 있다. 쫓기거나 잃어버리거나 떨어지는 꿈을 꾸기도 한다. 무서운 꿈을 꾸면서 가위에 눌리는 일도 있다. 아마 임신에 대한 불안과 두려움이 꿈으로 표현됐을 것이다. 너무 걱정하지 말고 마음을 편안히 갖는 게 좋다.

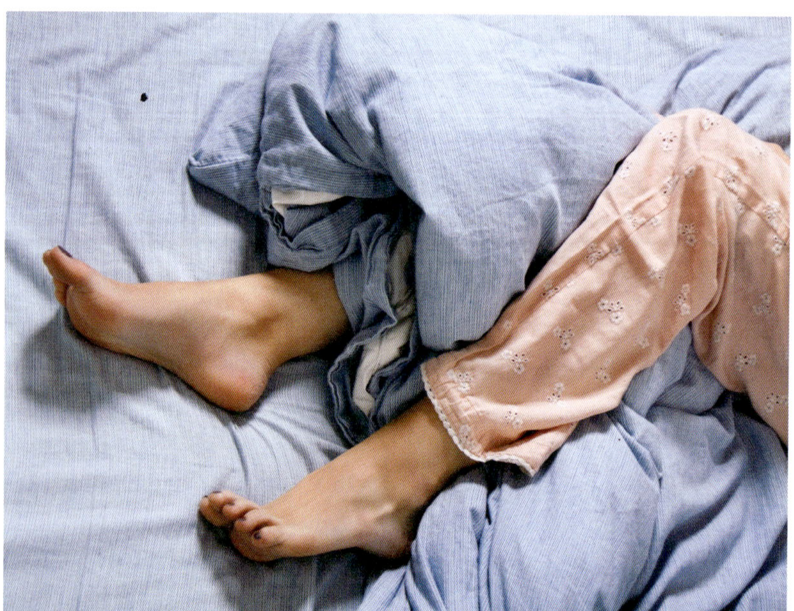

### 임신부의 하지 불안 증후군

하지 불안 증후군은 휴식을 취하거나 잠을 잘 때 다리에 불편한 감각 증상이 심하게 나타나 다리를 움직이게 되는 질환이다. 다리를 움직이고 싶다는 충동에 시달리며 다리를 움직이지 않고 있으면 증상이 더 심해지므로 잠을 자기가 매우 힘들어진다. 다리가 저리고 따끔하거나 뜨거운 느낌이 든다. 다리를 움직이면 정상으로 돌아온다. 대략 100명 중 다섯 명이 하지 불안 증상을 겪는다.

아직 정확한 원인은 밝혀지지 않았지만 성호르몬인 에스트라디올 수치가 하지 불안 증후군에 영향을 미친다는 연구 결과가 발표된 바 있다. 이 에스트라디올 수치가 제일 높아지는 임신 마지막 석 달 동안 하지 불안 증후군의 발생률이 높아진다. 그리고 대개 출산 후에는 증상이 사라진다. 한편으로는 빈혈이 원인이라는 보고도 있다.

하지 불안 증후군 증상을 최소화하기 위해서는 철분 공급에 신경 쓰고 카페인을 피한다. 증상이 나타났을 때는 차가운 물에 발을 담가 보는 것도 도움이 된다.

엄마 배 속에서
27주 2일

우리 아기 태어나기까지

# D-89일

## 오늘 아기는

갑자기 큰 소리가 들리면 아기는 눈을 깜빡이기거나 몸을 움츠리기도 한다. 소음에 깜짝 놀라기도 하는 것이다. 지금 아기의 귀는 액체로 차 있지만, 소리는 잘 전달되고 있다.

## 오늘 엄마는

혈압이 약간 높아지기도 하는데 크게 걱정할 일은 아니다. 그런데 혈압이 높아지면서 갑자기 몸무게가 늘거나 사물이 희미하게 보이고 손과 발이 붓는 증상을 함께 보인다면 주의가 필요하다. 바로 병원에 가서 진찰을 받아 보도록 한다.

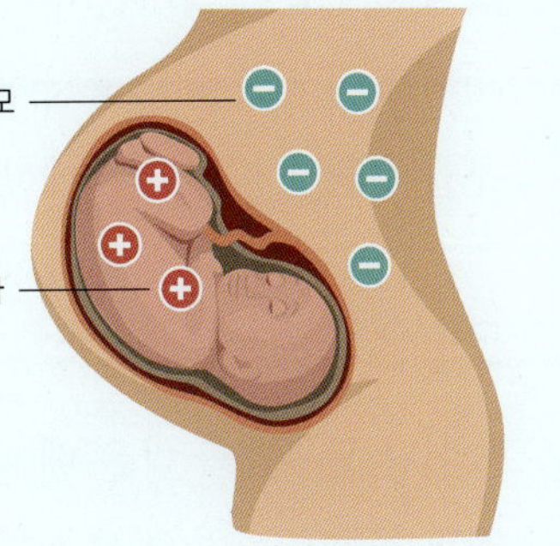

태아 및 신생아의 용혈성 질환

### Rh-형 임신부라면

혈액형은 적혈구에 있는 항원의 종류에 따라 구분하는데 크게 ABO 그룹과 CDE(Rhesus) 그룹으로 나뉜다. 가진 항원에 따라서 A, B, AB형이면서 Rh+ 형, 항원이 없으면 O형이거나 Rh-형이 된다.
문제는 Rh- 형인 산모가 Rh+ 형 태아를 임신한 경우다. Rh- 혈액이 Rh+ 항원을 만나 감작, 즉 외부에서 들어온 항원으로 신체 면역계가 민감해진 상태가 되면 Rh+ 항원을 해로운 물질로 인식한다. Rh+ 항원에 대한 면역 항체가 엄마 몸에 만들어지는 것이다. 항체가 만들어진 상태로 둘째 아이를 가지면 이 항체가 태반을 통과해 태아의 혈액으로 들어가 적혈구를 파괴한다. 결국 태아에게는 심한 빈혈과 전신 부종이 나타난다.
간단한 혈액 검사와 항체 검사로 Rh-형과 Rh+형 혈액에 대한 감작 여부를 알 수 있다. Rh-형 임신부에게 아직 감작이 일어나지 않았다면 예방을 위해 항체 생성을 막는 Rh 면역 글로불린 주사를 맞는다. 혈액 검사에서 이미 감작됐다 나오면 전문의와 상의해 태아 빈혈을 검사한다. 요즘은 도플러 초음파를 이용해 태아 중뇌 동맥의 혈류 속도로 빈혈 여부를 판단한다.
Rh-형 혈액형은 우리나라에서 드문 편이다. 출산 시 수혈이 필요할 때 혈액을 구하기 어려울 수도 있다. 이런 때를 대비해 임신 말 본인의 혈액을 미리 채혈해서 보관하는 자가 수혈 방법도 있다.

엄마 배 속에서
27주 3일

우리 아기 태어나기까지

# D-88일

## 오늘 아기는

아기 몸의 2~3퍼센트는 지방으로 구성돼 있다. 지방층과 딱딱하게 각질화한 세포층이 생기면서 아기의 피부는 점점 튼튼해진다. 각질화한 피부의 바깥쪽 세포층은 중간에 있는 지방층, 그리고 맨 아래에 있는 피부 세포들과 함께 아기 피부에 방수막을 만든다.

## 오늘 엄마는

늘어난 몸무게와 나온 배 때문에 허리와 골반에 무리가 가는 이즈음. 관절과 근육도 느슨해진 상태다. 웬만하면 무거운 물건을 드는 일은 하지 않는 게 좋다. 물건을 들어야 할 때는 허리를 굽히기보다는 다리를 굽혀서 들어 올리도록 한다.

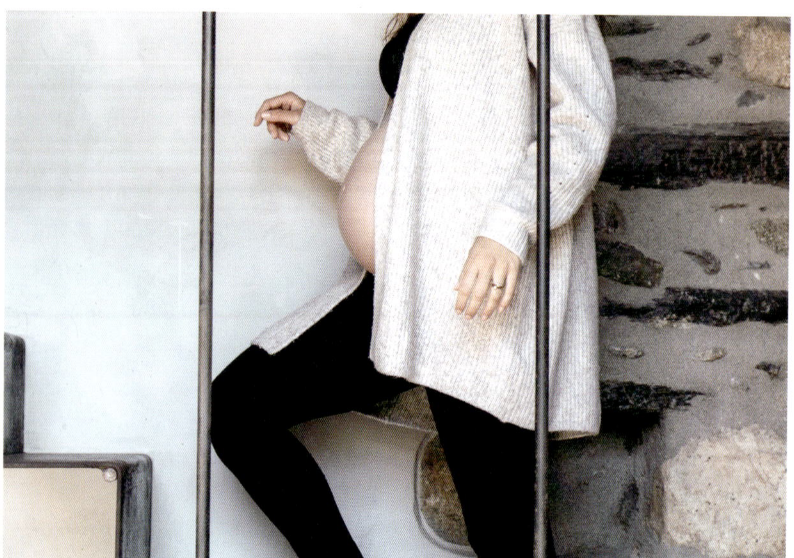

### 골반 관절통

걷거나 계단을 오를 때 골반 관절이 아프기도 하다. 잠자리에서 뒤척이거나 재채기를 할 때 통증이 생기기도 한다. 골반 관절의 앞쪽 또는 뒤쪽이 조금씩 어긋나거나 뻣뻣해져 나타나는 증상이다. 이 골반 관절통을 임신부 네 명 중 한 명이 겪는다. 통증의 강도는 사람마다 제각각이어서 조금 불편한 정도인 사람도 있고 어기적어기적 겨우 걸을 수 있는 사람도 있고 움직이기 힘들 만큼 아픈 사람도 있다.
임신 중 심해졌다가 저절로 좋아지는 경우도 있으니 경과를 지켜본다. 그러나 몸에 부담 가는 행동은 하지 말고 일상생활에 지장이 있는 정도면 주치의와 상의한다. 물속에서 걷기 등이 도움이 될 수 있다.

우리 아기 태어나기까지

엄마 배 속에서
27주 4일

# D-87일

## 오늘 아기는

청각 기능이 완성돼 들려오는 소리에 더 민감하게 반응한다. 뇌세포가 급속히 늘어 기억력이 좋아지는 지금. 음악 말고도 다양한 소리를 들려주는 것이 좋다. 물 흐르는 소리, 새 지저귀는 소리, 바람 소리, 파도 소리, 빗소리 같은 자연의 소리는 정서적으로 안정을 준다.

## 오늘 엄마는

엄마의 몸은 아기를 키우려고 애쓰는 중이다. 앞으로 아기가 태어나면 엄마의 삶은 아기에게로 무게 중심을 옮기게 된다. 지금이라도 자신을 위한 약간의 사치를 누려 볼 만하다. 엄마만의 작은 사치가 스트레스를 풀게 하고 일상에 활력을 불어넣어 줄 것이다.

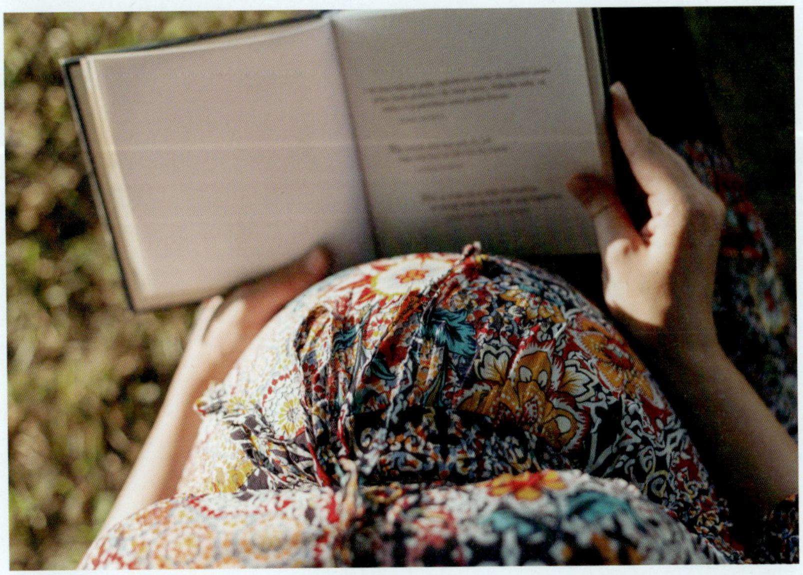

### 흔친 않지만 무서운 병, 임신성 급성 지방간

임신 중 간에 지방질이 많이 생기면서 간 기능이 급격히 떨어져 급성 지방간이 생길 수도 있다. 임신 중 지방간은 간 기능 검사를 해 보면 간 수치가 아주 많이 높아져 있다. 이 임신성 급성 지방간은 주로 임신 말기나 분만 직후에 나타난다. 아주 드물게 걸린다고는 하지만 산모 사망률의 절반을 차지할 정도로 위험한 병이다. 아기에게도 매우 치명적인 영향을 미친다.

임신성 급성 지방간이면 며칠을 메슥거리면서 심하게 토하다가 명치끝에 통증을 느낀다. 혈압이 올라가 머리가 심하게 아파 온다. 간이 있는 오른쪽 배와 가슴 사이를 누르면 통증이 느껴진다. 치료하지 않고 내버려 두면 아주 짧은 사이 심각하게 증세가 나빠진다. 황달이 생기고 의식이 없어지기도 한다. 피를 토하고 상처 난 곳의 피가 멎지 않게 되며 소변이 줄어들다가 나오지 않으면서 질소 화합물을 배출하지 못해 요독증이 생긴다.

임신성 급성 지방간 역시 무엇보다 조기 진단이 중요하다. 급성 지방간으로 진단되면 의식이 없거나 콩팥 기능이 망가지기 전에 출산을 서둘러야 한다. 대부분 아기를 낳은 뒤 좋아진다.

엄마 배 속에서
27주 5일

우리 아기 태어나기까지

# D-86일

## 오늘 아기는

아기의 움직임이 겉으로 보이기도 한다. 아기가 팔다리를 쭉쭉 뻗고 손발로 미는 게 엄마의 배 바깥쪽에 볼록볼록 드러난다. 엄마 아빠는 아기가 지금 어떤 자세로 있을까 어림해 본다. 하루빨리 아기를 만나고 싶게 만드는 더없이 귀여운 장면이다.

## 오늘 엄마는

야식의 유혹을 떨쳐야 한다. 점점 더 소화가 잘 안 되고 속 쓰리기 쉬운 이즈음에는 자꾸 밤늦게 먹어 버릇하면 안 된다. 몸무게 조절에도 절대 좋지 않다. 야식으로 자주 먹는 기름진 음식, 매운 음식 자체를 줄이는 게 좋다.

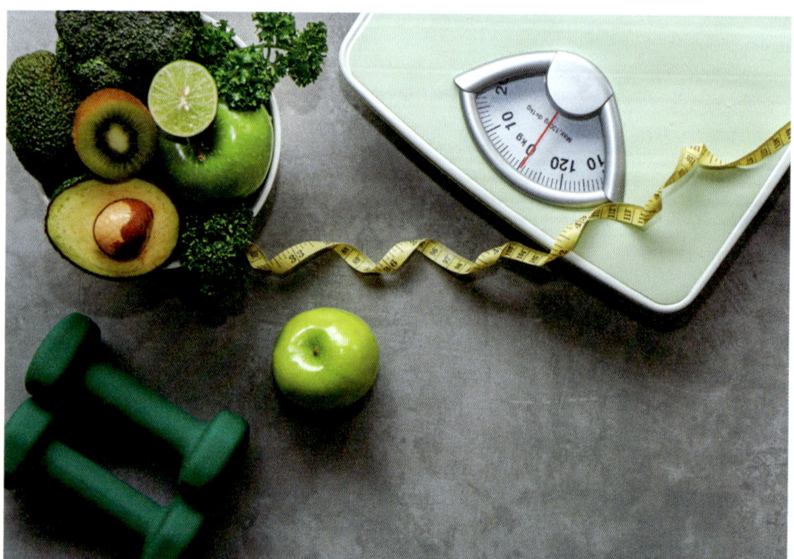

### 잠 못 드는 밤, 불면증

배가 불러오면서 잠자리에서 편안한 자세를 취하기가 어려워 쉽게 잠들지 못하는 엄마. 소변 때문에 화장실에 자주 가야 하기도 하고 배 속 아기가 많이 움직이기도 해서 설핏 잠들었다가 깨기를 여러 번이다. 호르몬 불균형의 영향도 있어서 임신부 네 명 중 세 명이 불면증에 시달린다. 무엇보다도 출산이 다가오면서 무섭고 불안한 감정이 더 잠 못 이루게 한다.

이런 때일수록 밤에 편안히 자기 위해 되도록 낮잠은 줄인다. 평소 운동하는 건 도움이 되지만 늦은 오후 시간에는 심하게 운동하지 않는 게 좋다.

잠자리에 들기 전에는 따뜻한 물로 샤워를 해 본다. 따뜻한 우유를 마시는 것도 도움이 된다. 아로마 향과 부드러운 조명, 편안한 베개와 쿠션으로 잠들기 좋은 환경을 꾸며 보는 것도 좋겠다. 조용하고 어둑어둑한 잠자리에 몸과 마음의 긴장을 푼다고 생각하고 누워 잠을 청해 보도록 한다.

엄마 배 속에서
27주 6일

우리 아기 태어나기까지

# D-85일

## 오늘 아기는

아기와 함께한 지 이제 일곱 달의 시간이 지났다. 아기를 만날 날이 하루하루 다가오고 있다. 그만큼 아기는 혼자 살아갈 수 있는 능력을 거의 다 갖추는 중이다. 아마 빨고 삼키는 것쯤은 자신 있어 할지도 모른다.

## 오늘 엄마는

아빠도 육아 교실 수업을 듣는다. 아기가 태어난 뒤 어떻게 돌봐야 할지 모르겠다고 육아에 손을 놓으면 부부 사이에는 벽이 생긴다. 아기와 유대감을 키우기도 힘들다. 아기를 어떻게 대해야 하는지, 어떤 점을 주의해야 하는지 최소한의 공부는 해 두는 게 좋겠다.

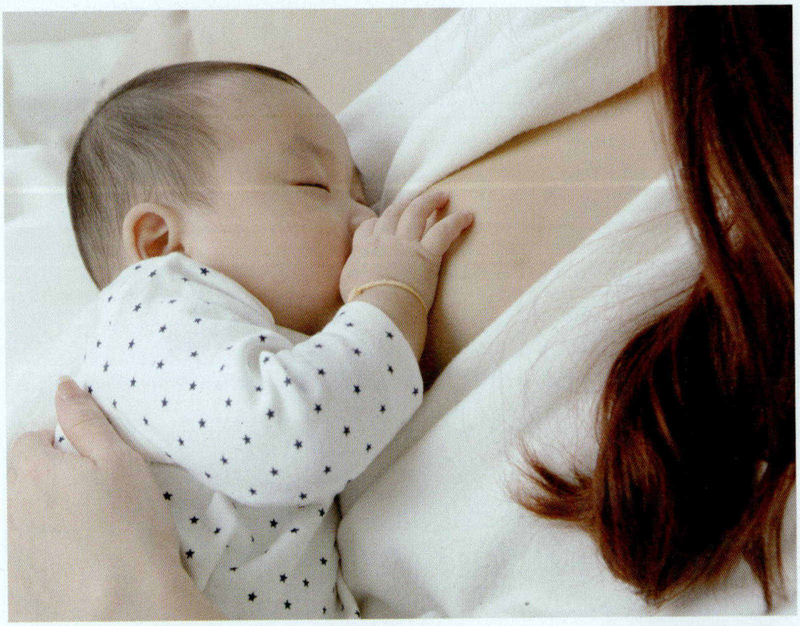

### 미리 공부하는 모유 수유

모유가 여러 면에서 이롭다고 알려지면서 많은 엄마가 아기에게 모유를 먹이고 싶어 한다. 하지만 어떻게 하면 좋을지 미처 생각해 보지도 못하고 실전에 맞닥뜨릴 수도 있다. 엄마가 아기에게 젖을 물린다는 것 자체는 물 흐르듯 자연스러운 일이지만, 처음에는 생각만큼 순탄하지 않다.

모유 수유를 하게 되면 병원이나 산후조리원에서, 친정엄마나 산후 도우미에게 도움을 받는다. 그래도 실제로 처음 해보는 모유 수유는 유두가 아파 힘들기도 하고 아기가 잘 빨지 않는 듯해 걱정이기도 하다. 자세부터 바르게 잡아야 하는데 익숙해질 때까지는 시간이 제법 걸릴 수도 있다.

여유 있는 임신 기간 중 미리 모유 수유 교실에 참석해 본다. 모유 수유에 대한 마음의 부담을 덜고 문제에 대처하는 방법을 배우는 것만으로도 유익한 시간일 것이다.

# 3장

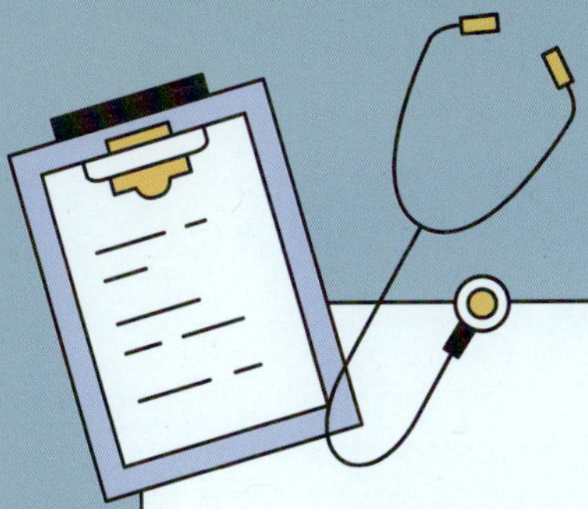

# 임신 말기

임신 말기는 태아가 많이 자라 세상에 나올 준비를 하는 시기다. 엄마는 몸이 무겁고 움직이는 데 불편함을 느낀다. 임신 중 가장 위험한 질환이라고 꼽히는 전자간증(임신중독증)을 비롯, 임신 합병증을 겪을 수도 있다.
보통 정기 검진을 2~3주 간격으로 받으며 36주 이후에는 일주일에 한 번 병원을 방문하도록 한다.

- ✔ 체중이 급격히 늘지 않도록 주의한다. 전자간증 같은 질환을 놓치지 않도록 정기 검진을 빠짐없이 받는다.
- ✔ 마음을 편안히 갖도록 한다. 순산을 위한 체조나 호흡법을 익혀 둔다.

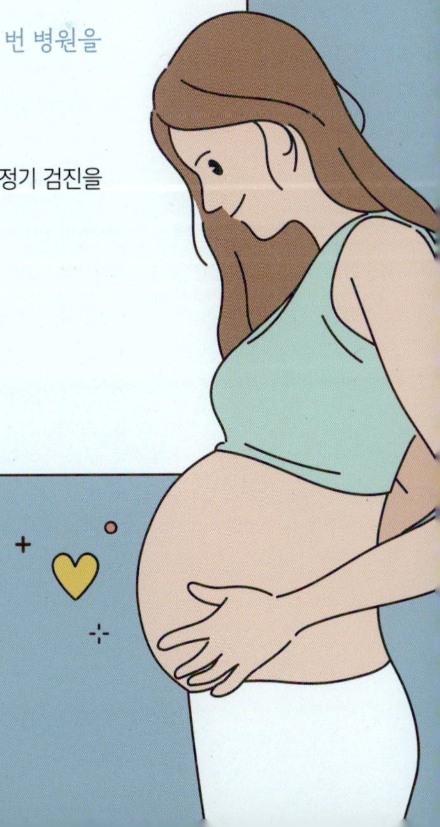

## ∘ 임신 말기의 검사

| 항목 | 내용 |
|---|---|
| 기본 검사 | 혈압, 체중, 소변 검사(단백뇨, 당뇨) |
| 산전 초음파 검사 | 태아의 성장 발육 상태 관찰<br>이상이 발견되면 출산 후 신생아 초음파 검사 시행 |
| 임신부 건강 검사<br>(흉부 엑스레이, 심전도, 혈액 검사) | 36주 경<br>출산에 대비해 임신부의 건강을 확인 |
| 태아 안녕 검사 | 태동 시 태아의 심박동을 검사해 태아의 안녕 상태를 확인 |

## ∘ 궁금해요, 전자간증(임신중독증)



### 1. 전자간증이란 무엇인가요?

임신 중 발생하는 특이 질환으로 자궁과 태반으로의 혈액 공급이 원활치 못해 발생한다. 여러 가지 합병증을 유발하므로 임신 중 가장 주의해야 할 질환이다. 전자간증 검사는 산모의 혈액을 채취하여 진단하고 예측하기 때문에 산모와 태아 모두에게 안전하다. 또한 검사를 통해 산모의 혈압이 높아진 이유가 고혈압 질환인지 전자간증 때문인지 진단할 수 있어 혈압이 높은 산모에게 필요하다.

### 2. 전자간증의 발생률은 어느 정도인가요?

전체 임신의 3퍼센트 이내로 모성 사망의 주요 원인이다. 초산부, 고령 임신, 비만 여성, 임신 전부터 고혈압이 있는 경우, 다태아 임신, 당뇨병, 만성 혈관성 질환, 신장 질환, 포상기태, 전자간증 및 자간증의 가계력이 있는 경우 발생률이 높아진다.

### 3. 진단 기준은 어떻게 되나요?

임신 20주 이후에 140/90mmHg 이상의 고혈압과 소변 검사상 단백뇨가 나오거나, 단백뇨가 없어도 전자간증 관련 증상이 있는 경우를 말한다. 전자간증이 악화돼 임신부의 경련 발작이 동반되는 경우를 '자간증'이라고 한다.

전자간증은 병이 진행하는 동안 특별한 자각 증상이 없다. 그래서 산전 진찰 시 매번 혈압 측정, 몸무게 측정, 단백뇨 검사가 필수다.

#### 4. 미리 예측할 수 있나요?

산모 혈액 속 sFlt-1/PlGF 농도는 전자간증 증상의 정도에 따라 증가하므로 심각한 전자간증일수록 수치가 더 높게 나타납니다. 따라서 현재 전자간증 여부뿐만 아니라 앞으로의 전자간증 발생 여부를 예측할 수 있습니다.

#### 5. 전자간증이 왜 위험한가요?

전자간증은 전신적인 혈관의 수축으로 고혈압이 발생한다. 이 때문에 다음과 같은 증상이 생긴다.

1) 태반 혈류량 감소로 태아 발육 제한, 태반조기박리, 태아 사망
2) 단백뇨와 소변량 감소 등의 신부전증
3) 간 손상에 의한 간 출혈, 간 효소 상승, 우상복부 통증
4) 두통, 뇌부종, 경련 발작
5) 사물이 흐리게 보이거나, 암점, 시야 결손
6) 전신적인 혈관 손상으로 인한 전신 부종

최근에는 정기적인 산전 관리를 통해 조기에 진단, 치료해서 심각한 결과의 빈도는 많이 낮아졌다. 그러나 조기에 발견하고 치료하지 못하면 자간증으로 진행해 경련 발작으로 인한 저산소증으로 임신부와 태아 모두 사망할 수도 있다.

#### 6. 응급실을 방문해야 하나요?

심한 두통, 상복부 통증, 희미해지는 시력 등은 자간증으로 이행하기 직전 나타나는 증상이니 바로 응급실에 와야 한다.

#### 7. 어떻게 치료하나요?

최선의 치료는 적절한 시기에 임신을 종결하는, 즉 분만을 하는 것이다.

#### 8. 분만 후 어떻게 회복되나요?

전자간증으로 인한 경련 발작이 가장 잘 발생하는 시기는 분만 후 24시간 이내이다. 임신부의 경련 예방 치료 및 세밀한 관리를 위해 분만 후 하루 이상 집중 관찰이 필요할 수도 있다. 고혈압과 단백뇨는 대부분 출산 후 3개월 이내에 좋아진다. 필요하면 내과 진료 후 혈압약을 복용할 수 있다.

# 임신 28주

아기가 태어날 때를 대비,
여러 가지 계획을 세워 봅니다.

열 달의 여정 중 남은 건 석 달 정도다. 임신이 가져온 여러 가지 불편함이 심해지면서 엄마가 된다는 건 역시 만만치 않은 일이라는 생각이 든다. 지금까지와 마찬가지로 올바른 식사와 규칙적인 운동, 편안한 휴식이 중요한 한 주.

## 이번 주 아기는

아기의 몸무게는 1.1~1.2킬로그램. 아기 키를 엄마 손으로 가늠해 본다면 아마 두 뼘 정도 되겠다.

머리가 자라는 동안 아기의 뇌도 자랐다. 뇌 조직의 수도 많아지고 뇌 표면에는 어른 뇌처럼 구불구불 주름이 잡힌다.

머리카락도 점점 길어진다. 전체적으로 피하지방이 늘면서 보기 좋게 살이 오르고 있다. 여전히 호흡하는 데 도움이 필요하긴 하지만, 지금 세상 밖으로 나와도 살아남을 확률이 높을 만큼 많이 성장했다.

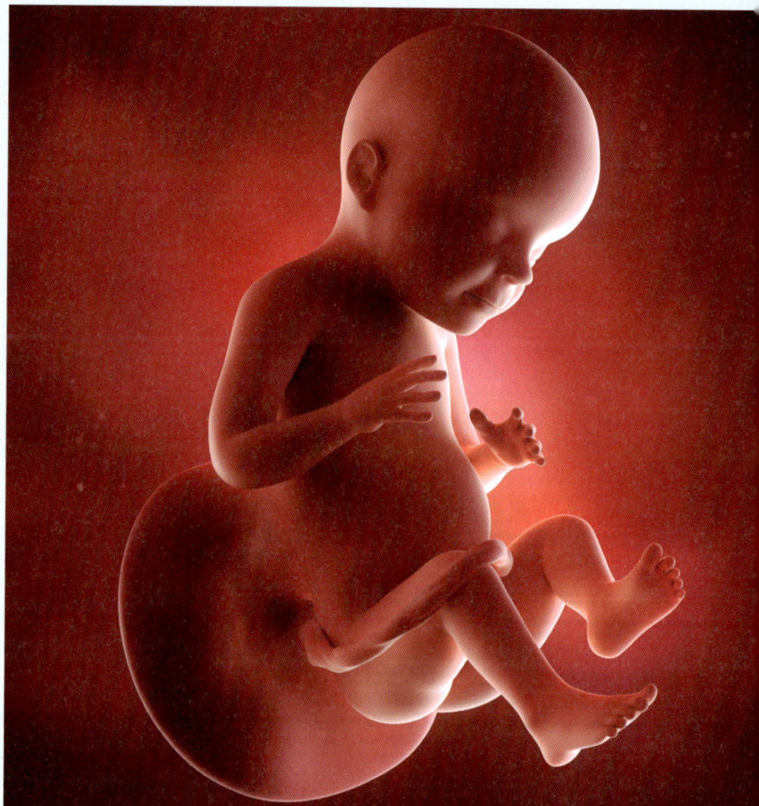

## 이번 주 엄마는

자궁이 배꼽 위로 더욱 올라가 갈비뼈와 횡격막이 눌리는 듯한 느낌을 받는다. 몸도 무겁고 손발이 붓는 와중에 임신 기간이 빨리 지나갔으면 하고 바라기도 한다. 아기를 낳을 때를, 아기가 태어나고 난 뒤를 걱정하며 머릿속이 복잡할 수도 있다.

건강상 큰 문제가 없고 아기도 정상적으로 자라고 있다면 이제는 2주에 한 번씩 정기 검진을 받으러 가게 된다. 정기 검진 때 평소의 이상 증세나 출산에 대해 궁금한 점을 이야기해 보면 걱정을 더는 데 도움이 될 것이다.

엄마 배 속에서
28주 0일

우리 아기 태어나기까지

# D-84일

## 오늘 아기는

출렁거리는 양수 속 아기. 양수의 파동이 아기 몸 전체에 기분 좋은 자극을 준다. 엄마가 걷거나 가벼운 운동을 하면 일정하게 반복되는 양수의 파동에 아기의 피부가 자극을 받는다. 이렇게 피부 감각을 자극하는 것도 결국 뇌 발달을 돕는 효과적인 태교 방법이다.

## 오늘 엄마는

어쩌다가는 누워 있는 엄마 몸이 흔들릴 정도로 태동이 심하게 느껴지기도 한다. 집중해서 일하는 데 방해가 될 때도 있다. 그래도 언젠가는, 배가 이렇게 아기의 움직임으로 들썩이는 느낌이 그리울 것이다.

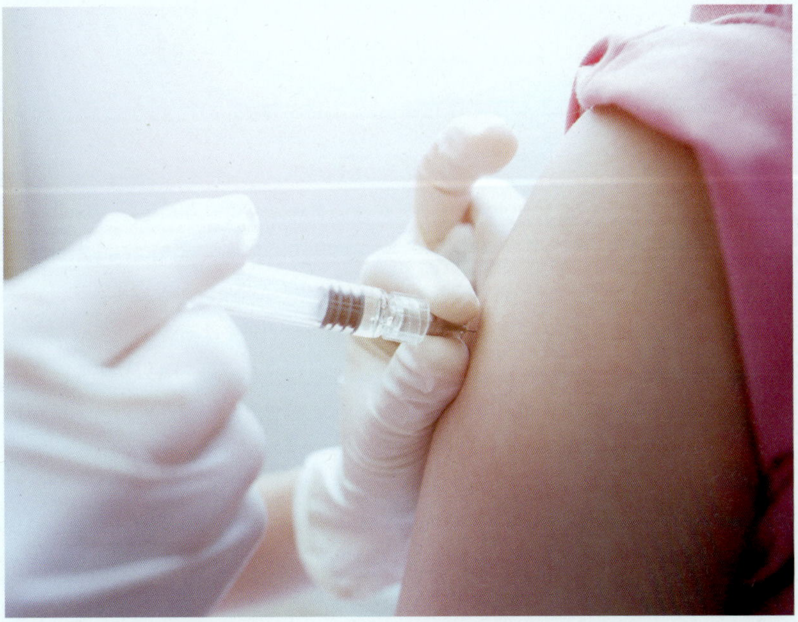

### 예방접종 상황을 점검해요

기본적으로 임신 중 필수로 맞아야 하는 예방접종은 임신부에게도 도움이 되지만 그보다 태아나 신생아가 예방접종을 할 수 있을 때까지 면역에 확실히 도움을 준다. 따라서 임신한 여성은 먼저 백일해 예방을 위한 Tdap 백신을 접종하는 것이 좋다. 아기가 가장 취약할 때인 생애 첫 몇 달 동안 백일기침을 하는 바이러스성 질환인 백일해 예방에 도움이 되기 때문이다.

인플루엔자가 도는 10월~11월에 임신 중이라면 반드시 예방접종을 해야 한다. 임신부는 면역이 떨어져 고위험군이라 인플루엔자 예방접종 필수 대상자이다. 그리고 예방접종을 해야 아기도 엄마 항체를 갖고 태어나 인플루엔자 예방접종 때까지 안전하다.

반면 대표적인 생백신인 MMR 백신은 임신 중 맞으면 안 된다. MMR이 예방하는 풍진은 분명 임신 중에 걸리면 위험하지만, 예방접종 뒤 최소 한 달은 임신을 피해야 한다. 병원균이 약화돼 있다고는 해도 아직 살아 있는 상태인 생백신은 임신부에게 위협이 될 수 있기 때문이다.

엄마 배 속에서
28주 1일

우리 아기 태어나기까지

# D-83일

## 오늘 아기는

아픈 것을 알고 따뜻한 것 차가운 것을 구분하는 아기. 아기의 촉각은 이미 걸음마를 시작한 돌쟁이와 비슷할 정도로 발달해 있다. 압박감을 느끼기도 하고, 피부 자극에 기분 좋아하기도 한다.

## 오늘 엄마는

엄마 몸에서 초유가 만들어지는 중이다. 아기를 낳은 뒤 나흘 정도는 농도가 진하고 노르스름한 빛깔을 띤 초유가 나온다. 초유는 단백과 무기질이 많고, 탄수화물과 지방은 적다. 또 각종 면역 물질과 항체가 들어 있어 초유를 먹은 아기는 일시적으로 엄마의 면역성을 얻는 셈이다. 그러니 아기가 태어나면 초유를 꼭 먹이는 게 좋겠다.

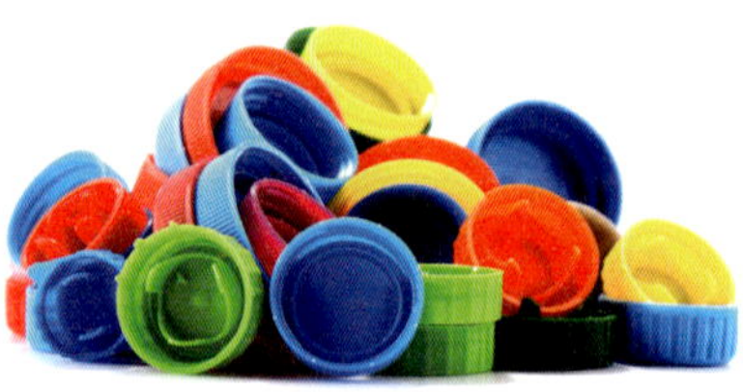

### 뇌 기능에 문제를 일으키는 환경 호르몬

최근 들어 주의력결핍과잉행동장애, 즉 ADHD(Attention Deficit Hyperactivity Disorder) 증상을 보이는 아이들이 부쩍 늘고 있다. ADHD는 뇌 기능의 문제로 나타난다고 알려졌다. 그런데 여러 연구에서 이런 현상을 일으키는 요인으로 환경 호르몬을 꼽는다.

환경 호르몬은 생체 내에서 정상적으로 만들어져 분비되는 물질이 아니다. 산업화로 생성된 물질이면서 흡수되었을 때 내분비계에 이상을 일으키는 화학 물질이다. 이런 환경 호르몬이 몸속에 들어가 마치 진짜 호르몬인 양 작용해서 천연 호르몬의 역할을 방해하고 비정상적으로 만드는 것이다

농약이나 각종 화학 첨가물이 들어 있는 식품을 먹고 플라스틱 용기를 사용하면서 몸속에 쌓인 유해 물질은 뇌를 비롯한 기관에 손상을 준다. 특히 엄마의 자궁 속 아기에게 전달돼 악영향을 끼칠 수도 있다.

실제로 여러 연구에서 엄마 배 속에 있을 때 환경 호르몬에 노출된 아이들을 조사한 결과 뇌 기능이 상대적으로 떨어진다고 나타났다. 뇌 기능 중에서도 환경 호르몬의 영향이 큰 분야는 기억력과 주의력이었다.

앞으로 더 많은 연구가 진행되겠지만, 환경 호르몬이 뇌 발달을 저해하는 것은 기정사실로 보인다. 그러니만큼 경각심을 갖고 주의하도록 한다.

엄마 배 속에서
28주 2일

우리 아기 태어나기까지

# D-82일

## 오늘 아기는

아기가 엄마 배 이쪽 끝을 발로 찼다고 해서 머리가 꼭 반대편인 저쪽 끝에 있는 것은 아니다. 아기는 발을 머리 꼭대기에 가져다 대기도 하고 한쪽 다리만 위로 뻗기도 하면서 지내고 있다. 거꾸로 있던 아기가 수영 선수가 물속에서 멋지게 턴하듯 휙 돌 수도 있다.

## 오늘 엄마는

라마즈 분만이나 소프롤로지 분만 호흡법을 익혀 두면 아기를 낳을 때 진통을 줄이는 효과를 기대할 수 있다. 라마즈 분만이나 소프롤로지 분만 모두 마취제를 쓰지 않고 고통을 최소화하도록 돕는 자율적인 분만법이다. 지금쯤부터는 분만을 위한 교육을 받을 때 남편과 같이 다니기 시작한다.

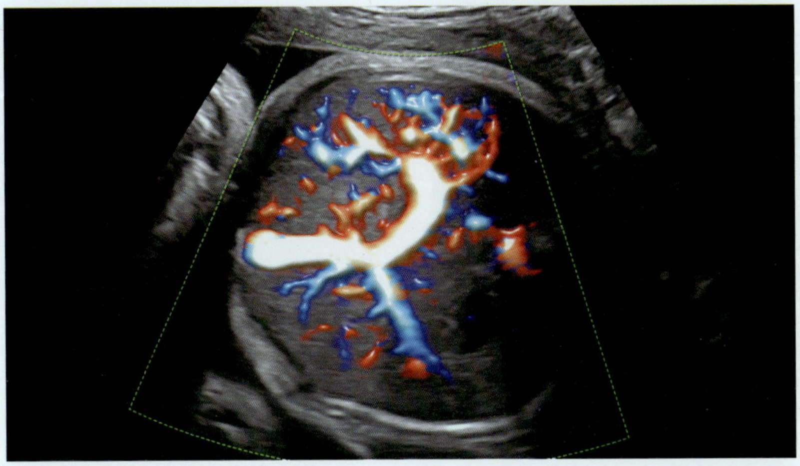

임신 28주 태아의 배 단면과 혈관의 모습

### 마음을 다스리는 분만 훈련, 소프롤로지 분만

소프롤로지란 그리스어 sos(조화·평온·평안·안정), phren(심기·영혼· 정신·의식), 그리고 logos(연구·논의·학술)의 의미를 담은 복합어이다. 소프롤로지 분만은 서양의 근육 이완법과 동양의 명상법을 분만에 적용했다. 연상 훈련, 산전 체조, 복식 호흡으로 출산의 고통을 줄이는 것이다.

연상 훈련은 잠들기 바로 전 상태로 의식을 가라앉혀 분만 시 일어날 일을 떠올린다. 진통이 일어나기 시작할 때, 병원에서의 진통, 분만실에서의 출산, 드디어 만나는 아기의 얼굴 등을 마음 편한 상태에서 떠올려 본다. 이런 과정이 긴장과 스트레스를 완화해 산통을 줄인다.

요가를 응용한 산전 체조는 명상 상태의 의식으로 근육을 마음대로 긴장시키고 이완시키도록 돕는다. 그리고 복식 호흡으로 자궁의 활동을 촉진하고 아기에게 산소를 충분히 공급하도록 한다.

기본적으로 산통을 있는 그대로 받아들이면서 분만을 아기와 함께하는 공동 작업이라고 인식한다. 적극적이고도 긍정적인 분만법이라고 할 수 있겠다.

엄마 배 속에서
28주 3일

우리 아기 태어나기까지

# D-81일

## 오늘 아기는

뇌가 박자를 맞춰 호흡할 수 있도록 명령을 보내게 된다. 능숙하지는 않지만 이제 아기 스스로 호흡하거나 체온을 유지할 수 있다. 이 정도면 완벽하진 않아도 필요한 신체 기관과 기능을 대부분 다 갖췄다.

## 오늘 엄마는

첫 임신 때 조산이었다면 다음번 임신 때에 조산할 위험률은 네 배가 높다. 두 번의 임신 모두 조산이었던 임신부는 세 명 중 한 명꼴로 다시 조산을 겪는다. 조산이 자녀에게 유전된다는 보고가 있기도 하다.

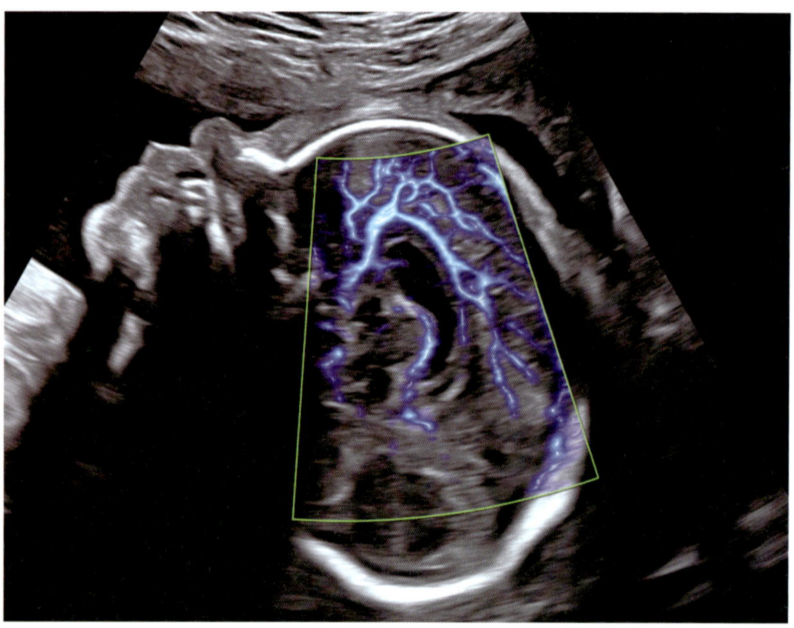

임신 28주 태아의 옆모습과 뇌혈관

### 쉽게 따라 하는 소프롤로지 호흡법

**완전 호흡**

진통 시작 때부터 참을 만할 때까지 하는 복식 호흡법. 1분에 6회~8회 천천히 숨을 쉰다.

- 10초 동안 코로 숨을 들이쉬며 배를 최대한 부풀린다. 다시 10초 동안 입으로 천천히 숨을 내쉬면서 배를 최대한 집어넣는다.

**숨을 세차게 내뿜는 호흡**

진통이 규칙적으로 올 때 진통을 완화하는 호흡법.

- '하~' 하고 2초 입으로 빨리 들이쉰다. 1미터 앞 촛불을 끄듯 '후~' 하고 입으로 천천히, 길게 내쉰다.

**소프롤로지 호흡**

산도가 열려 아기 머리가 보일 때 하는 적극적 호흡법.

- '하~' 하고 2초 입으로 빨리 들이쉰다. 10초 동안 항문 쪽에 힘을 준다.

**만출 호흡**

아기의 머리가 나온 뒤 몸이 나오려 할 때 힘을 주지 않도록 하는 호흡법.

- 입으로 짧게 '하하' 또는 '후후' 하고 숨을 내쉬면서 힘을 뺀다.

엄마 배 속에서
28주 4일

우리 아기 태어나기까지

# D-80일

## 오늘 아기는

아기의 몸은 촘촘하게 난 솜털이 뒤덮고 있다. 이 아주 가늘고 부드러운 솜털은 대부분 태어나기 전 사라진다. 가끔 등에 솜털이 남아 있는 채로 태어나는 아기도 있지만 이런 솜털은 대부분 몇 주 이내에 사라져 보이지 않는다.

## 오늘 엄마는

임신 후기일수록 부상을 막기 위해 더 철저하게 준비 운동을 해야 한다. 운동 전 몸을 풀지 않고 갑자기 무리할 경우 관절이나 인대를 다칠 수도 있다. 어떤 운동을 하든 처음에는 가벼운 스트레칭부터 시작하는 게 좋겠다.

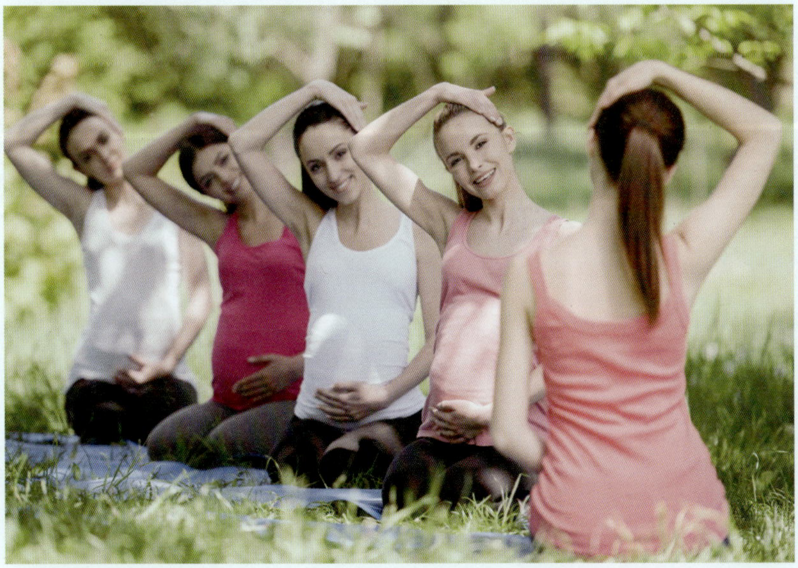

### 라마즈 분만

라마즈 분만은 분만이 더 즐겁고 좋은 추억이 되도록 정신적인 예방 훈련을 하는 것이다. 연상법, 호흡법, 이완법을 이용해 출산의 고통을 줄인다.
소프롤로지 분만법이 엄마와 아기 중심이라면 라마즈 분만법은 엄마와 아빠가 중심이다. 아빠도 분만 과정에 적극적으로 참여해야 효과가 극대화되는 것이 라마즈 분만의 특징이다. 따라서 아빠도 라마즈 분만 교육에 함께 참여해 연습하고 분만 때도 곁을 지켜야 한다.
즐거운 순간을 떠올리며 엔도르핀이 분비되도록 해서 분만의 고통을 줄이는 연상법, 온몸에 긴장을 풀고 힘을 빼는 이완법, 라마즈 분만의 핵심인 호흡법을 미리 잘 익혀 두면 출산 때 도움이 될 것이다.

엄마 배 속에서
28주 5일

우리 아기 태어나기까지

# D-79일

## 오늘 아기는

아기가 어느 정도 제 위치를 잡기 시작하면 머리가 아래쪽으로 가고 발이 위쪽에 자리한다. 이런 자세로 발길질을 하면 엄마의 갈비뼈 쪽을 차게 된다. 엄마에게는 그야말로 뼈아픈, 해맑게도 힘찬 아기의 발길질이다.

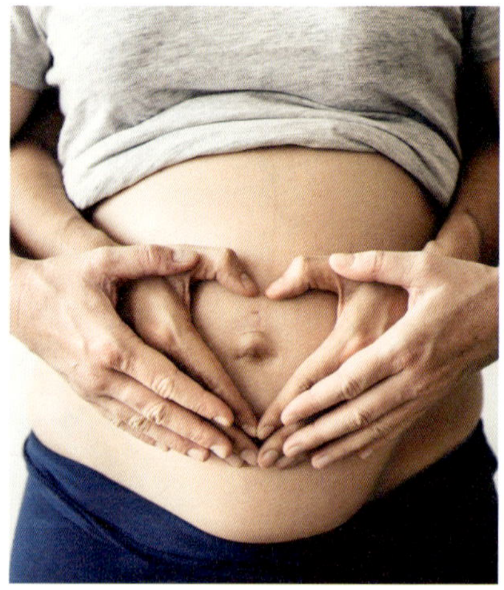

## 오늘 엄마는

이즈음 제일 조심해야 할 것은 임신중독증이다. 임신중독증을 예방하기 위해서 소금 섭취를 줄이고 식습관을 다시 한번 점검한다. 특히 정기 검진 때 혈압을 체크하므로 절대 정기 검진을 거르지 않도록 한다.

### 라마즈 호흡법 따라 하기

**준비기 호흡**

자궁 문이 열리기 시작하는 때 하는 호흡법.

- 진통이 올 때 심호흡을 크게 한 번 하고 시작한다. 코로 들이쉬고 코로 내쉬면서 숨의 길이를 같게, 1분에 12회 정도 완만한 호흡을 한다. 진통이 한번 지나가면 크게 심호흡을 하고 휴식을 취한다.

**극기 호흡**

자궁 문이 3센티 이상 열렸을 때 하는 호흡법.

- 준비기 호흡보다 얕고 빠른 호흡. 진통이 오면 들이쉬고 내쉬는 숨의 길이는 같게 하면서 평소 호흡보다 두 배 정도 빠르게 한다. 예를 들어 호흡수가 1분에 20회였다면 40회로, 호흡 한 번에 1.5초 정도. 진통이 잠잠해지면 다시 호흡을 천천히 한다.

**이행기 호흡**

자궁 문이 8센티 열렸을 때 하는 호흡법.

- 세 번의 호흡을 반복해서 하는데, 두 번은 짧게, 한 번은 조금 길게 '하, 하, 후~' 하고 호흡한다. 자궁 수축으로 배에 저절로 힘이 들어가지만 힘주는 것을 참아야 하므로 호흡이 가장 중요한 시기다.

**만출기 호흡**

자궁 문이 완전히 열렸을 때 하는 호흡법.

- 진통이 올 때 심호흡을 크게 해 숨을 들이마신 뒤 숨을 멈추고 항문 쪽으로 되도록 길게 힘을 준다. 다시 숨을 크게 들이마시고 힘주기를 반복한다.

엄마 배 속에서
28주 6일

우리 아기 태어나기까지

# D-78일

## 오늘 아기는

아기의 뇌가 빠른 속도로 성장하는 지금. 커지는 뇌를 수용할 수 있도록 머리도 자란다. 뇌에는 주름이 잡히기 시작했다. 뇌 주름이 많아지는 만큼 더 많은 뇌세포를 갖게 될 것이다.

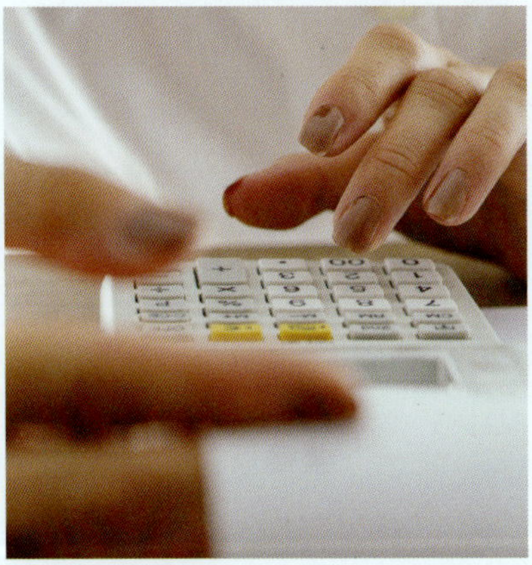

## 오늘 엄마는

아직 한참 먼일이라고 생각할 수도 있겠지만 아기를 낳은 뒤 직장 생활을 어떻게 하면 좋을지 계획을 세워야 한다. 출산 휴가와 육아 휴직을 계획하고 일을 쉬는 동안 생길 가계부의 변화에 대해서도 의논이 필요하다.

### 여행, 그 마지노선

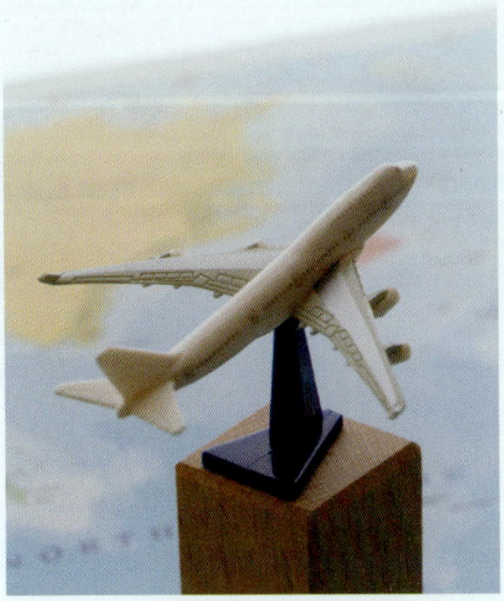

아기가 태어나기 전 여행을 다녀오려면 지금이 마지막 기회일지도 모른다. 실제로 32주 이후는 비행기를 탈 때 진단서가 필요하거나 쌍둥이를 임신한 경우 33주 이후부터는 탑승을 제한하는 경우가 있다. 항공사마다 규정이 조금씩 다르지만 분명 제약이 생긴다. 국내 여행이라도 배가 더 불러 오면 장거리는 점점 힘들어진다. 임신부 본인이 괜찮은 것 같아도 주변 많은 사람에게는 온갖 걱정의 대상이기 쉽다.
아기가 생각보다 빨리 소식을 전해올 수도 있다. 또 아기가 태어나고 나면 한동안은 여행은 생각도 못 하게 될 것이다. 어행을 생각하고 있었지만 아직이라면 더 늦기 전에, 지금 다녀오는 것이 좋겠다.
여행지를 선택할 때는 되도록 충분히 쉬면서 즐길 수 있는 곳으로 정한다. 그리고 무조건 안전이 우선이다. 외교부의 여행 경보 제도와 질병관리본부의 국가별 감염 현황 정보, 기상청의 날씨 정보를 참조해 안전한 여행지인지 확인한다. 이동 시간이 너무 긴 곳은 바람직하지 않다. 무리하게 쇼핑 일정을 잡는 것은 피하도록 한다.

# 임신 29주

아기를 위해 집을 단장해요.
틈틈이 출산 후 필요한 물건도 준비합니다.

정리할 것도 많고 계획할 것도 많아서 바쁠 한 주다. 아기와 함께 지낼 곳을 청소하고 꾸미는 것만 해도 은근히 할 일이 많다. 이것저것 욕심나는 게 많더라도 무리하지 않아야 한다. 아기를 만나는 그날까지, 건강하게 지내야겠다.

## 이번 주 아기는

지금도 세게 발길질을 하는 아기. 그래도 이리저리 돌아다니며 위치를 바꾸던 움직임은 많이 줄었다. 머리를 골반 아래쪽으로 향하며 태어날 때를 대비하는 중이다. 혹시 거꾸로 자리 잡고 있더라도 아직 자세를 바꿀 시간은 충분하니 걱정하지 않아도 된다.

키가 두 뼘만 한 아기의 몸무게는 1.2~1.3킬로그램 정도다.

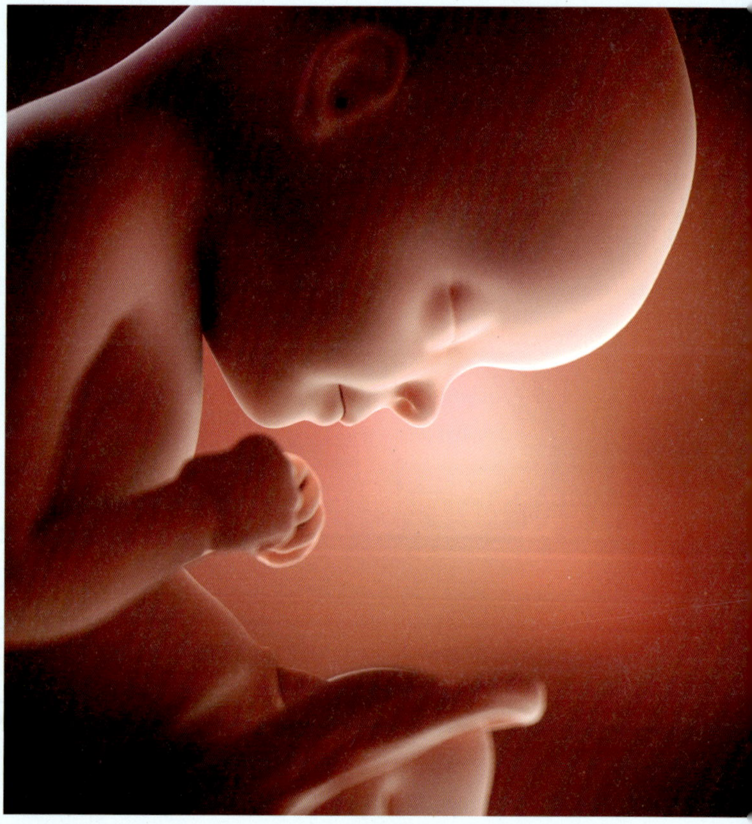

## 이번 주 엄마는

자궁이 많이 커져 배꼽과 명치 중간까지 올라왔다. 위와 심장도 압박을 받아서 가슴이 갑갑하고 숨이 가쁘고 속도 쓰리다. 이제 배가 많이 부른 상태라 가만히 앉아 있는 것마저 힘들기도 하다. 허리가 더 휘게 되면서 허리 통증이 심해진다. 몸이 무겁고 불편하다 보니 짜증이 날 때도 있다.

그래도 다들 이렇게 아기를 낳았고, 이 또한 다 지나갈 일이라고 생각하며 마음을 편히 갖는 게 좋다. 우선 편하게 쉴 수 있는 자신에게 맞는 자세를 찾아보도록 한다.

엄마 배 속에서
29주 0일

우리 아기 태어나기까지

# D-77일

## 오늘 아기는

깜깜한 엄마 배 속에서 눈을 깜빡이고 있는 아기. 시각은 아무래도 다른 감각에 비해 쓸 일이 별로 없는 편이다. 그래서인지 아기의 눈은 형태나 색상을 판별하는 능력이 아직 완전하지 않다. 이런 능력은 태어나고 난 뒤에도 한동안 더 발달해야 한다.

## 오늘 엄마는

단백뇨라고 진단을 받으면 안정을 취하는 것이 우선이다. 피곤하지 않도록 충분히 쉬면 혈액 흐름이 좋아지면서 신장 기능을 회복할 수도 있다. 그리고 절대 짜게 먹지 않도록 한다. 양질의 단백질을 신경 써서 섭취한다.

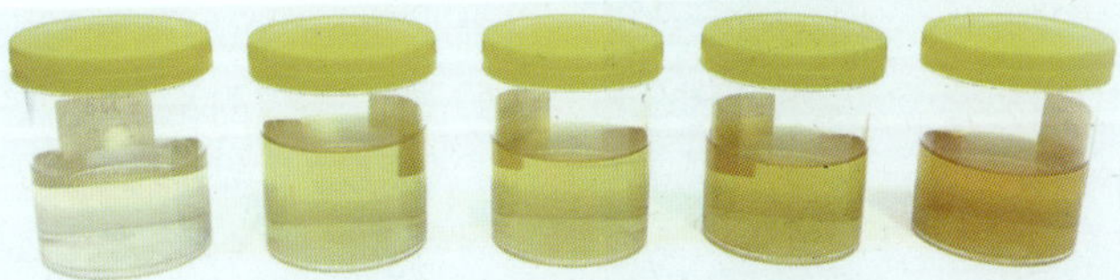

### 단백뇨, 소변이 뿌옇고 거품이 많다면

보통 성인은 하루에 150밀리그램 미만의 단백질이 소변으로 배출된다. 그런데 많은 단백질이 소변으로 빠져나가 몸속 단백질이 정상보다 적어지다 보면 발목 부위를 비롯한 다리와 눈 주위를 비롯한 얼굴이 붓는 증상이 나타난다.

임신 중에는 특별한 이상 없이도 가끔 단백뇨를 보게 된다. 열이 있거나 운동을 심하게 했을 때, 또는 육류를 갑자기 많이 먹었을 때 일시적으로 나타나기도 한다. 누워 있을 때는 괜찮은데 서서 일하거나 돌아다니면 소변에 단백질이 조금 나오는 기립성 단백뇨도 있다. 질환 없이도 백 명 중 다섯 명은 이런 현상이 나타난다.

하지만 신장 기능 장애나 비뇨기 감염, 혈뇨, 그리고 임신중독증을 포함한 고혈압이 단백뇨를 만드는 주원인임을 기억해야 한다. 소변을 볼 때 유난히 거품이 많이 생기고 쉽게 거품이 가라앉지 않으면 소변 검사와 혈압 검사를 받아 보는 게 좋겠다.

정기 검진 때는 매번 혈압과 당뇨, 단백뇨를 체크한다. 다시 한번 강조하지만 정기 검진을 철저히 받는 것이 중요하다.

엄마 배 속에서
29주 1일

우리 아기 태어나기까지

# D-76일

## 오늘 아기는

피하지방이 쌓이면서 아기의 살갗은 점점 더 보들보들 매끄러워 보인다. 지금 만들어지는 지방은 이제까지의 갈색 지방이 아닌, 남은 칼로리를 저장하는 일반적인 백색 지방이다.

## 오늘 엄마는

가끔 자궁이 수축하듯 배가 딱딱하게 뭉치는 것을 느끼게 된다. 이렇게 하루에 몇 번씩 주기적으로 배가 뭉치면 잠시 쉬는 게 바람직하다. 그러나 자궁 수축이 자주 일어나면 조산 위험이 있으므로 병원에 가서 진찰을 받아야 한다.

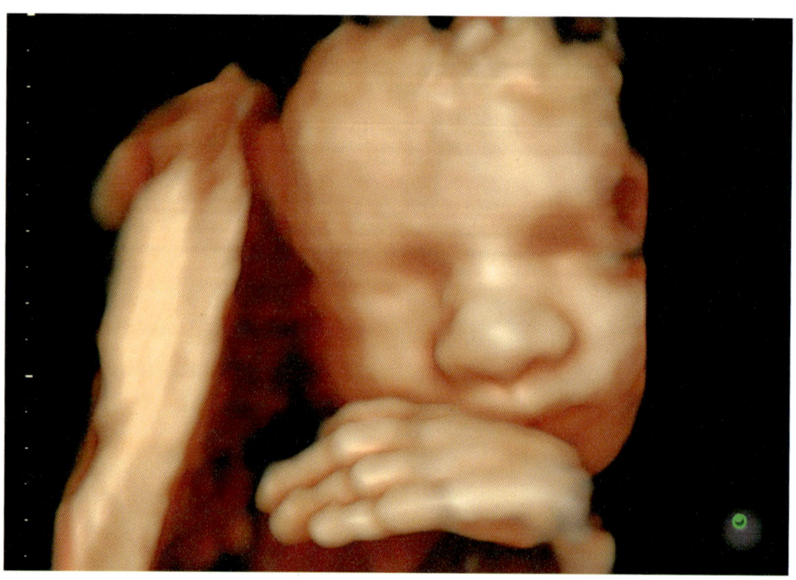

임신 29주 태아의 얼굴과 손 입체 초음파

### 임신 중 급성 신우신염

양쪽 신장에서 나오는 요관에 대장균 같은 세균이 들어가면 소변이 고이는 신우에 균이 번식해서 염증이 생긴다. 대개 요로를 통해 신우에 감염이 된다. 이렇게 급성 신우신염에 걸리면 열이 나고 오한이 들어 감기 몸살과 비슷한 증상을 보인다.

임신 중에는 호르몬의 영향을 받아 요관의 움직임이 정체된다. 그러다 보면 신우신염을 일으킬 수 있는 요인이 높아진다. 또 아기가 크면서 신장을 누르게 된다. 따라서 요관 속 소변을 제대로 배설하지 못하다 보니 급성 신우신염에 걸리기 쉽다.

신우신염은 임신 후기에 흔하게 나타나는 편이지만 가볍게 생각하고 잘 치료하지 않으면 배 속 아기가 자라나는 데 방해가 된다. 신우신염을 일으킨 균이 만든 물질 때문에 자궁 수축이 일어날 수도 있으니 절대 간과해서는 안 된다. 결국 패혈증이나 조산 같은 합병증을 불러일으킬 수도 있다. 증상이 나타나면 우선 입원해서 항생제 치료를 받도록 한다.

엄마 배 속에서
29주 2일

우리 아기 태어나기까지

# D-75일

## 오늘 아기는

아기가 탯줄을 팔다리나 몸통에 감고 있을 수도 있다. 목에 탯줄을 감고 있는 경우도 대여섯 명 중 한 명꼴로 꽤 많은 편이다. 걱정과는 달리 한두 바퀴 감긴 정도로는 혈액 순환에 문제가 생기지 않는다. 대개는 태어나기까지 무사히 지낸다.

## 오늘 엄마는

환절기나 독감이 유행하는 때에는 감기에 걸리지 않도록 조심해야 한다. 사람이 많이 몰리는 장소는 가능한 한 가지 않는 게 좋다. 외출했다 돌아오면 반드시 깨끗이 씻고 양치질도 꼼꼼히 한다. 특히 10월~11월에는 꼭 인플루엔자 예방접종을 한다.

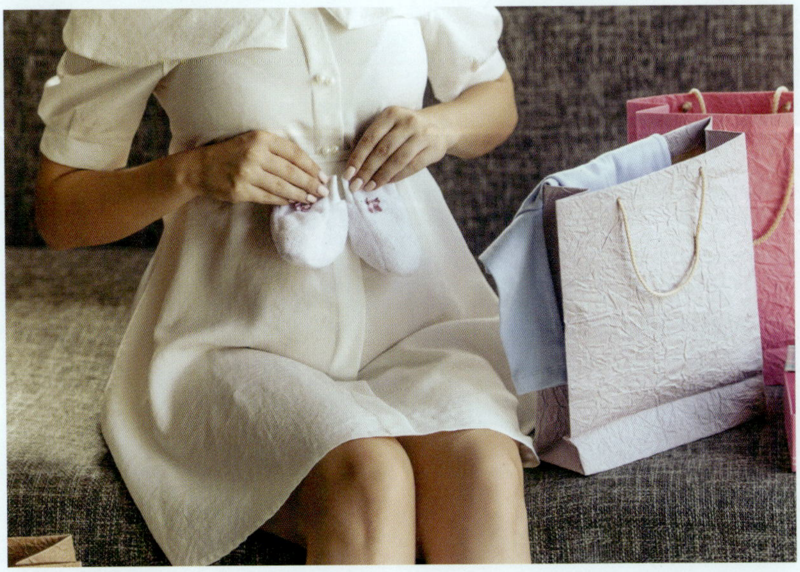

### 아기맞이 쇼핑하기

한동안은 아기와 엄마가 같은 방을 쓰게 되겠지만 아기의 방을 예쁘게 꾸미고 싶은 것도 엄마의 마음일 것이다. 아기 침대를 따로 준비할지 가족 침대로 바꿀지 사용하던 요를 활용할지도 고민거리다. 수유할 때 필요한 물건들도 준비해야 하고, 기저귀 가는 공간도 생각해 본다.
첫아이가 아니라면 이미 많은 물건을 가지고 있을 것이다. 친척이나 친구에게 선물로 받거나 물려받는 물건도 있을 것이다. 그 밖에 물건들은 차근차근 준비해 나가면 된다.
물론 미리 준비하는 게 좋다고 영영 집 밖에 안 나갈 사람처럼 물건을 쌓아 둘 필요는 없다. 아기를 낳은 뒤에도 필요한 건 언제든 그때그때 살 수 있다. 완벽하게 준비하겠다고 부담 가질 필요는 없다는 이야기다.
틈틈이 예쁜 옷과 소품을 고르면서 아기와 함께할 우리 가족의 모습을 떠올려 본다. 아기 물건을 쇼핑하는 이 시간도 엄마 아빠에게는 매우 즐겁고 소중한 한 때다.

엄마 배 속에서
29주 3일

우리 아기 태어나기까지

# D-74일

## 오늘 아기는

아기의 기억이나 근육의 움직임 같은 기능을 통제할 수 있는 특수 영역까지 신경 세포가 퍼지는 중이다. 하지만 아직 아기의 신경계는 한참 더 발달해야 한다.

## 오늘 엄마는

엄마 몸은 서서히 아기 낳을 때를 준비한다. 일단 아기가 잘 미끄러져 나오도록 분비물이 늘어난다. 분비물이 많아지다 보니 접촉성 피부염이나 습진, 가려움증이 생기기 쉽다. 몸을 항상 깨끗하게 하고 속옷을 자주 갈아입어야 한다.

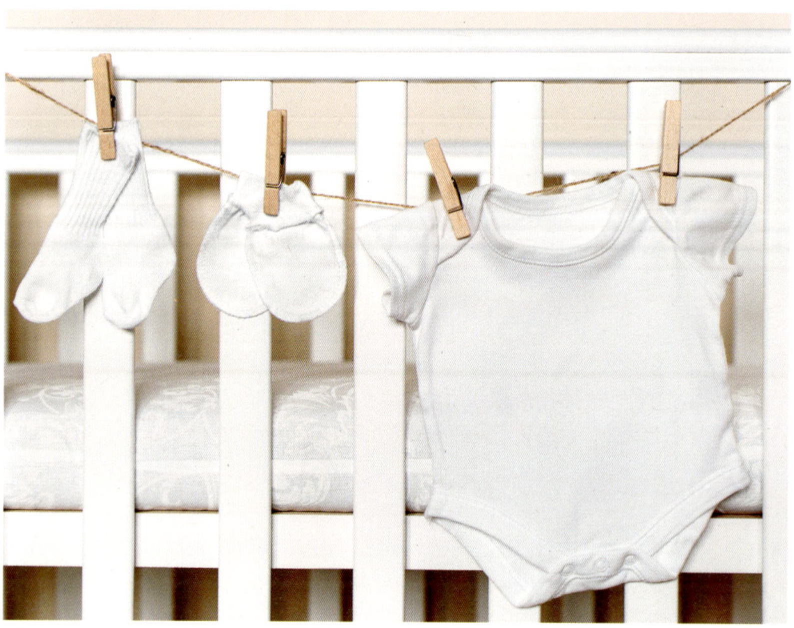

### 아기 의류 쇼핑 리스트

**배냇저고리**

아기가 태어나서 처음 한 달 입는 옷인 배냇저고리. 병원이나 조리원에서 주기도 하니 많이 살 필요는 없다.

**내복**

한 달 정도 지나면 배냇저고리보다는 내복을 주로 입힌다. 넉넉한 사이즈로, 갈아입히기 쉬운 디자인으로 고른다. 선물로 많이 들어오니 많이 사둘 필요는 없다.

**우주복**

외출 때 입도록 한 벌 있으면 좋다. 갈아입힐 때나 기저귀를 갈 때 편한 디자인이 우선이다.

**모자**

외출할 때는 외부 자극을 줄이고 체온을 유지하기 위해 아기에게 모자를 씌운다. 머리를 조이지 않는 부드러운 소재의 모자를 고른다.

**손 싸개, 발 싸개**

손발을 움직이다 손톱이나 발톱에 긁혀 상처 입는 것을 막는다. 두 세트 정도 준비한다.

엄마 배 속에서
29주 4일

우리 아기 태어나기까지

# D-73일

## 오늘 아기는

신경 세포가 제대로 자극을 전달받으려면 지방질, 단백질, 수분으로 구성된 수초가 신경 세포에서 뻗어 나온 긴 돌기를 둘러싸야 한다. 외부 영향을 받지 않도록 신경 세포와 자극이 지나가는 경로를 감싸는 것이다. 이 수초 현상은 아직 진행 중이다. 지금은 통증이나 온도를 느끼지 못하는 상태다.

## 오늘 엄마는

검진 횟수가 늘면서 병원 대기실에서 보내는 시간이 많아질지도 모른다. 시간을 많이 빼앗긴다 생각할 수도 있다. 그러나 정기 검진은 빠지지 않고 꼭 받아야 한다.

### 아기방 꾸미기

보기만 해도 흐뭇한 아기방 꾸미기에 도전해 본다. 아기방을 꾸미는 과정도 하나의 태교가 된다. 엄마의 정성과 센스가 담긴 방에서 아기는 많은 시간을 지낼 것이다.
아기용품은 여기저기 놓지 말고 한곳에 모아 정리한다. 기저귀를 넣어둘 곳, 옷과 장난감을 보관할 수납장을 찾기 쉽게 배치한다. 가구뿐 아니라 액자를 비롯한 아기자기한 소품으로도 색다른 분위기를 낼 수 있다. 안전하고 편안한 느낌이 들도록 엄마, 아빠의 세심함을 최대한 발휘해 보면 좋겠다.

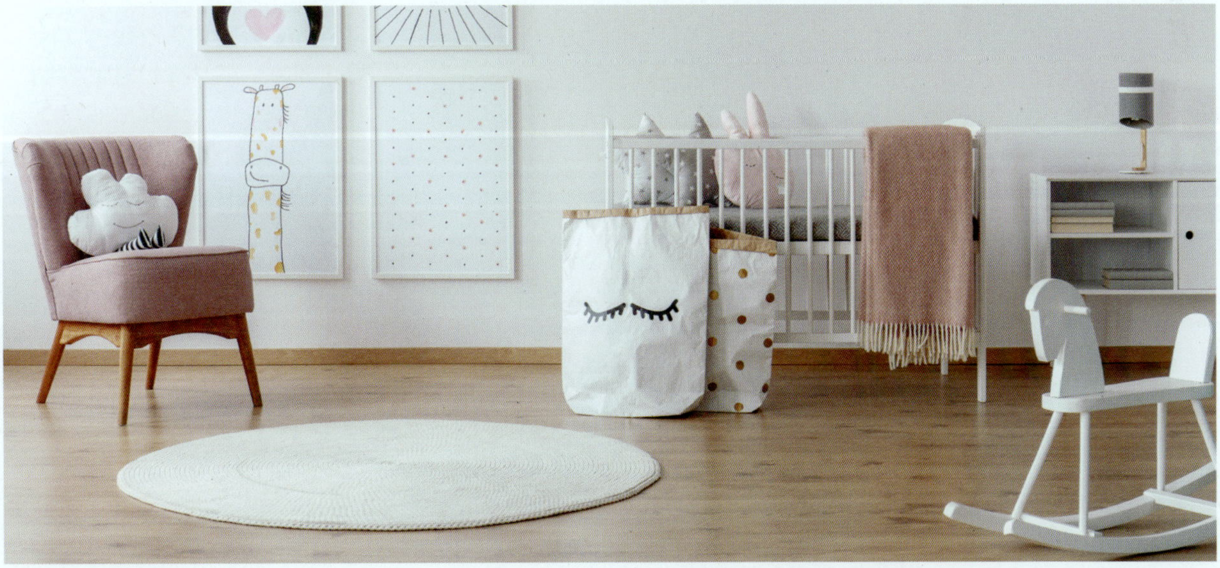

엄마 배 속에서
29주 5일

우리 아기 태어나기까지

# D-72일

## 오늘 아기는

남자 아기의 고환이 신장 근처에서 사타구니를 따라 음낭으로 내려온다. 여자 아기는 음핵이 뚜렷하게 나타난다. 아직 소음순 밖으로 나와 있는 음핵은 태어나기 몇 주 전에 소음순 속으로 들어가게 된다.

## 오늘 엄마는

분비물이 많아진 상태라 양수가 새는 것을 알아채기 힘들 수도 있다. 양수가 새게 되면 힘을 주지 않아도 줄줄 흘러나온다. 걸으면 더 많이 흐르게 된다. 양수가 새면 반드시 병원에 가야 한다. 양수인지 분비물인지 확실치 않더라도 반드시 병원에 가서 검사를 받는 게 좋다.

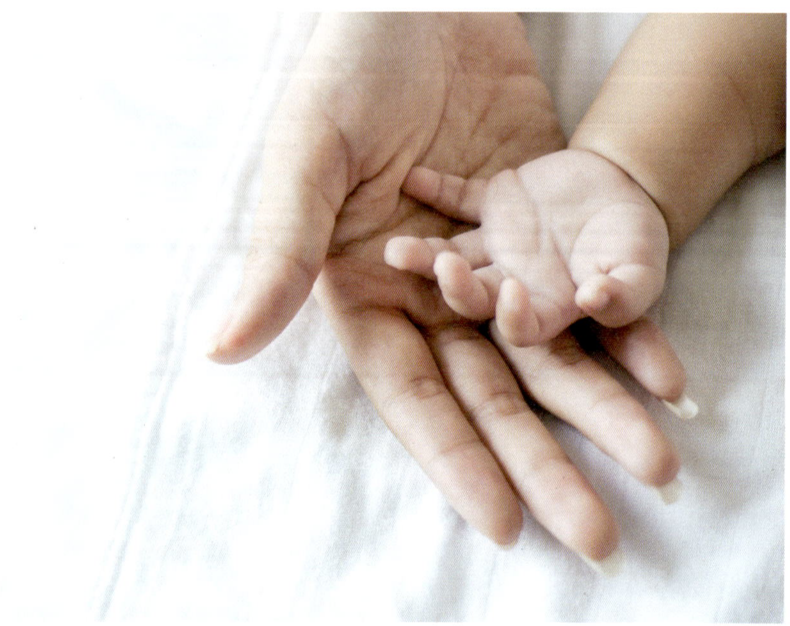

### 양수가 터진 걸까요

출산 예정일을 코앞에 두고 양막이 파열돼 양수가 흐를 때는 따뜻한 물에 흥건히 젖는 정도의 느낌이 나서 쉽게 알아차릴 수 있다. 그러나 그 전에 양수가 조금씩 샐 때는 분비물과 섞여 속옷이나 패드에 묻어나는 정도라 양수가 새는 건지 아닌지 구별이 잘 안 되기도 한다.
대개 여러 차례씩 따뜻한 물이 주르륵 흐르는 느낌이 나면 병원에 가서 확인하는 게 좋다. 병원에 가면 양수가 터졌는지 알아보는 기본적인 검사 방법으로 나이트라진 테스트를 한다. 양수가 알칼리성을 띤다는 점을 이용해서 검사 테이프의 노란색이 보라색으로 변하는 것을 보고 양수가 터진 것으로 간주한다. 그러나 이 검사는 피가 나오는 경우 양수가 새지 않는데도 양성으로 나오기도 하고, 양수가 터졌는데 색이 변하지 않고 음성로 나올 수도 있다.
그밖에 인슐린유사성장인자 결합단백-1(IGFBP-1) 등 질에는 존재하지 않고 양수에 있는 물질을 감지하는 특수 검사 키트로 양막 파수를 진단하기도 한다.

엄마 배 속에서
29주 6일

우리 아기 태어나기까지

# D-71일

## 오늘 아기는

앞으로 엄마 배 속 여유 공간이 좁아지면서 아기의 움직임도 점차 줄어들 것이다. 그래도 하루 넘게 태동을 못 느꼈다면 확인이 필요하다. 매일 아침에 일어나서부터 아기가 움직인 횟수를 헤아려 본다. 2시간 안에 열 번이 넘으면 크게 신경 쓰지 않아도 된다.

## 오늘 엄마는

엄마와는 조금 다른 양상이겠지만 아빠도 새롭게 책임감을 느낀다. 초음파 사진을 보고 태동을 함께 확인하며 아빠가 된다는 사실을 새삼 실감한다. 그렇지만 가끔은 아기만 생각한다며 엄마에게 서운해할 수도 있다.

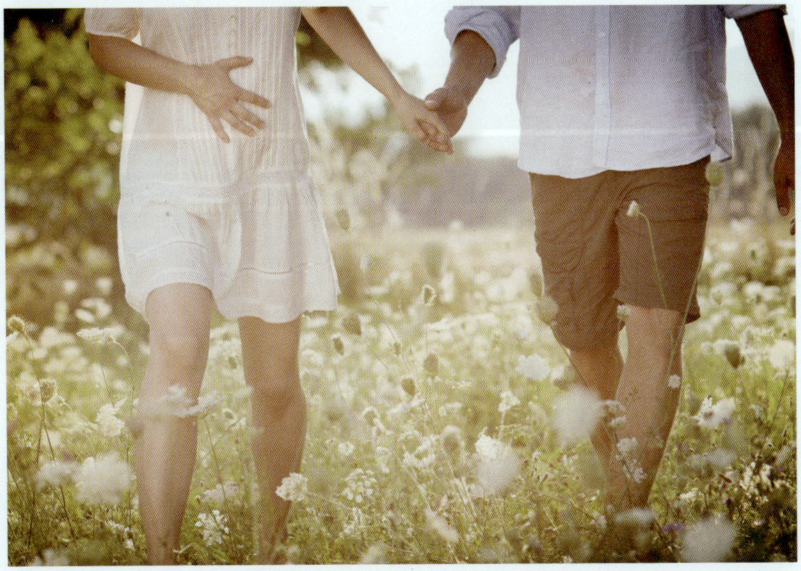

### 배 속 아기와 함께 성장하는 부모

좋은 태교는 아기가 잘 자랄 수 있는 최선의 환경을 만들어 주는 것이다. 배 속 아기에게 좋은 환경을 만들어 주기 위해서는 엄마와 아빠의 노력이 절대적으로 중요하다. 올바른 태교는 부모부터 바른 모습을 갖출 필요가 있다. 스스로의 몸과 마음을 건강하게 돌보는 과정이 태교의 기본인 것이다.
좋은 음식을 먹고 열심히 운동하고 스트레스 받지 않도록 마음을 다스릴 것. 부모가 되기 위한 첫걸음은 이렇게 자기 수양의 길과 같은 방향이다. 태교에 집중하다 보면 엄마가 된다는 것, 아빠가 된다는 것에 대해 생각하며 인간으로서 좀 더 성숙할 계기가 된다.
태교를 할 때부터 앞으로 아이를 어떻게 키울 것인가 계획한다. 그리고 가족이 함께할 삶의 목표를 설계한다. 진정한 부모가 된다는 것은 결국 부모 자신이 성장해 가는 과정이나 마찬가지다.

# 임신 30주

출산 계획표를 작성해 봅니다.
여러 변수가 있으니
플랜 B까지도 생각해요.

이제는 출산을 구체적으로 계획해야 할 때. 아기는 꼭 예정일에 맞춰 나오지 않으니 미리 준비해야 한다. 건강 상태를 잘 확인해 가면서 출산 방법에 대해서도 다시 한번 검토해 본다. 세심한 부분까지 계획을 세워 두는 게 좋다.

## 이번 주 아기는

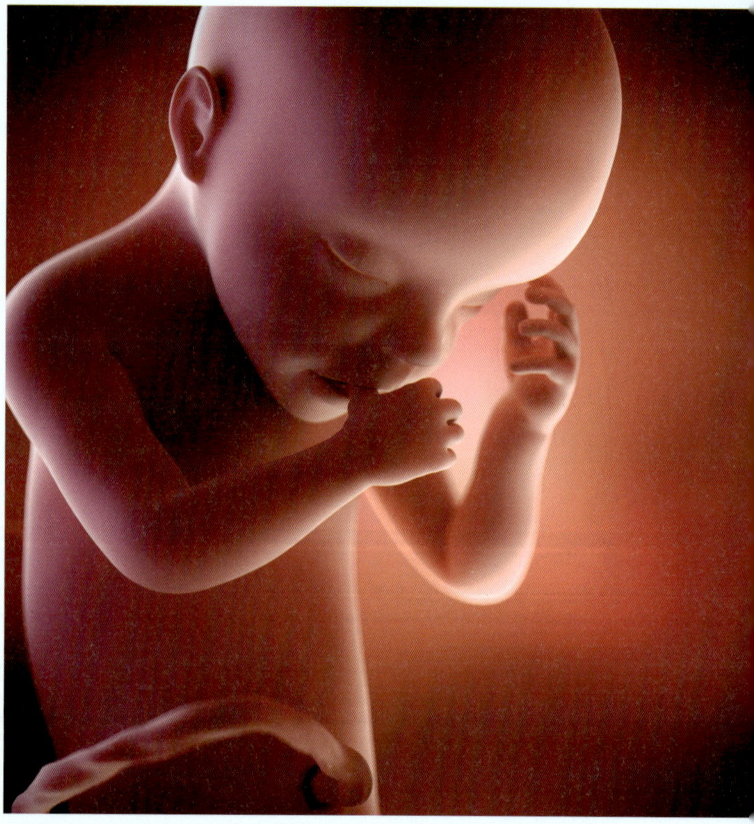

지금 뇌에서는 일생에 걸쳐 다양한 두뇌 활동을 하도록 복잡하고도 세밀한 신경 세포들의 연결이 이뤄지고 있다. 기억력과 학습력도 발달한다. 오감이 고루 발달해서 모든 감각 기관이 정보를 받아들일 수 있다.
피부는 점점 분홍색을 띠고 투명한 느낌이 사라진다. 이제 꽤 비좁고 답답해 보이지만 아직까지 자궁 속에는 아기가 움직일 공간이 남아 있다. 지금 아기의 몸무게는 1.5킬로그램 정도이다.

## 이번 주 엄마는

몸무게가 꽤 많이 불어난 지금. 무리하지 않고 충분히 쉬는 것이 중요한 때다. 그렇다고 너무 움직이지 않아도 곤란하다. 적당한 운동은 체중 조절은 물론 순산을 위한 근육 단련에도 도움이 된다. 근력이나 골반 움직임, 유연성에 좋은 수영을 하루 20분씩 하면 더할 나위 없이 좋다. 임신부 요가, 필라테스도 좋다. 무엇보다도 식사하고 나서 걷기와 같은 유산소 운동을 해 식후 혈당을 떨어뜨리는 것이 가장 좋다.
배가 많이 나오고 몸이 둔해져서 그동안 하던 운동을 계속할 수 없을지도 모른다. 더 쉬운 운동을 하거나 청소, 세탁 같은 집안일이라도 조금씩 나눠서 하다 보면 도움이 된다. 물론 허리를 오래 구부리거나 무거운 것을 들지는 않도록 한다.

엄마 배 속에서
30주 0일

우리 아기 태어나기까지

# D-70일

## 오늘 아기는

점점 통통하게 살이 오르고 있는 아기. 그래도 아직 살이 더 많이 붙어야 한다. 아기의 몸무게는 태어나기 전까지 지금 몸무게의 두 배가 넘도록 늘어날 것이다.

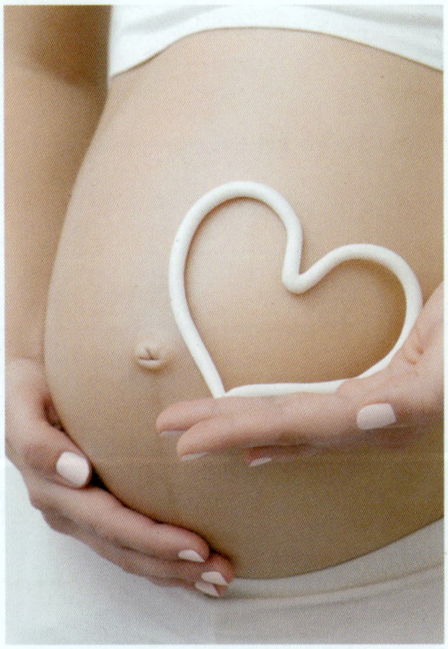

## 오늘 엄마는

이제 비행기 여행은 되도록 자제해야 할 때가 됐다. 좁은 자리에 오래 앉아 있는 것은 아기 낳을 날이 머지않은 엄마에게 꽤 힘든 일이다. 항공사에 따라 탑승 시 동의서나 의사 소견서가 필요하기도 하니 미리 확인하도록 한다. 비행 중에는 기압이 낮아져 혈전의 위험이 있으니 혹시 비행기를 탈 일이 있다면 한두 시간에 한 번은 자리에서 일어나 걷도록 한다.

### 자연분만 vs 제왕절개

자연분만은 합병증이 적다. 아기가 좁은 산도를 빠져나오며 외부 환경에 적응하는 법을 배우고, 피부와 뇌가 자연스럽게 자극을 받아들여 발육에도 긍정적인 영향을 끼친다. 아기가 몸을 감싸 왔던 자궁 속 노폐물과 분비물을 함께 가지고 나오면서 엄마의 회복에도 큰 도움을 준다. 비교적 빠른 회복으로 모유 수유 성공률이 높아 아기의 면역력 향상은 물론 비만 및 알레르기 예방에도 효과적이다.

그래서 많은 임신부가 자연분만을 바란다. 자연분만을 했다고 하면 왠지 잘한 것 같고 제왕절개를 하게 됐다고 실망하기도 한다. 사실 자연분만을 하겠다고 마음먹더라도 때에 따라 의학적인 도움을 받아야 할 수도 있다. 자연분만이 가능하면 자연분만을 하는 게 좋겠지만, 안전을 위해 어쩔 수 없이 제왕절개수술을 해야 할 때가 있다는 이야기다. 당연히 엄마나 아기의 위험까지 감수해 가며 자연분만을 고집할 필요는 없다. 결국 가장 좋은 분만법은 아기와 엄마에게 가는 충격을 최소화하면서 안전하게 아기를 낳는 방법이다. 어떤 상황이든 이해하고 받아들일 마음의 준비를 하면서 아기를 건강하게 낳는 데 집중하면 된다.

(자세한 내용은 360페이지에 수록)

엄마 배 속에서
30주 1일

우리 아기 태어나기까지

# D-69일

## 오늘 아기는

새끼줄처럼 둥글게 꼬인 탯줄에는 젤리 같은 부드러운 물질이 들어차 있다. 이것을 와튼 젤리(Wharton's jelly)라고 부른다. 이 젤리가 탯줄을 쿠션처럼 보호한다. 그래서 탯줄은 아기가 몸을 비틀거나 돌아눕더라도 눌리지 않고 제 역할을 할 수 있다.

## 오늘 엄마는

자궁이 가슴 위로 올라오면서 위를 누르고 있다. 자연히 속이 더부룩하고 식욕도 떨어진다. 이럴 때는 식사를 하루 네 끼 혹은 다섯 끼로 나눠 틈틈이 먹는 것이 좋다. 튀기거나 볶는 것보다는 삶고 찌고 데치는 조리법이 바람직하다.

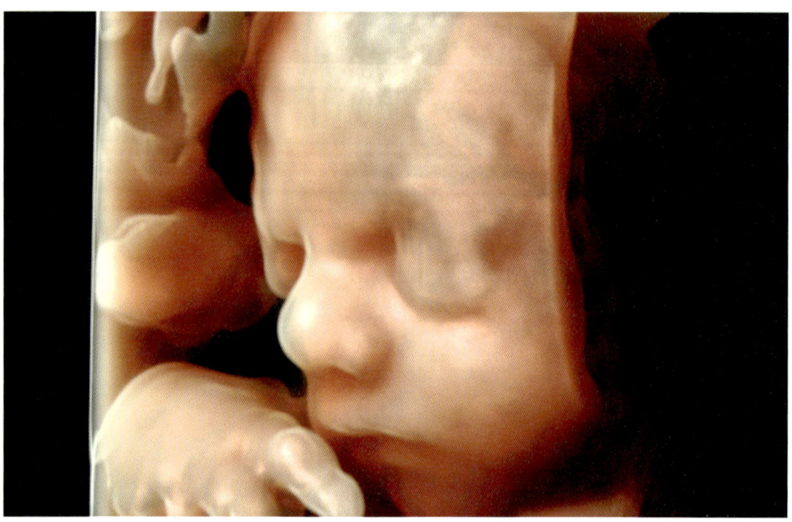

임신 30주 태아의 얼굴

### 자꾸 배가 뭉치고 아파요

이즈음 불규칙한 자궁 수축 때문에 배가 뭉치는 듯한 느낌을 자주 받는다. 출산이 다가올수록 통증도 함께 온다. 자연스러운 현상이니 특별한 이상이 발견되지 않았다면 크게 걱정하지 않아도 된다.

엄마가 마음을 편안하게 갖고 쉬는 것이 아기도 편하게 해주는 것이다. 배에 힘이 들어가도록 무거운 물건을 들거나 오랫동안 서 있는 것은 되도록 피한다. 배가 딴딴해졌다고 마사지하듯 문지르며 풀려고 하는 것은 도움이 되지 않는다. 자극을 주지 말고 가만히 누워서 편안하게 휴식을 취하는 것이 좋다.

자궁 수축이 아니더라도 아기와 자궁이 커지면서 엄마의 골반에 가득 차 압박을 주는 느낌을 받는다. 그래서 치골을 비롯해 여기저기가 아플 수 있다.

안정을 취하고 무리한 행동을 하지 않았는데도 자궁 수축이 1시간에 다섯 번 이상 규칙적으로 지속되면 조기 진통일 가능성이 크니 병원에 가서 체크를 받도록 한다.

우리 아기 태어나기까지

엄마 배 속에서
30주 2일

# D-68일

## 오늘 아기는

코끝이 약간 들려 있지만 콧대는 점차 뚜렷해지고 있다. 얼굴이 좀 더 길어지면서 코끝도 아래쪽으로 조금 내려오게 될 것이다. 아기는 자유롭게 눈을 감았다 떴다 하면서 잘 지내고 있다.

## 오늘 엄마는

웃거나 재채기할 때, 빠르게 걸을 때 자신도 모르게 소변이 새 나오기도 한다. 커진 자궁이 방광을 압박해 생기는 현상으로 임신부에게는 흔한 증세다. 자궁이 커져 방광과 요도 사이를 곧게 만들어 소변이 작은 자극에도 새는 증상이 생긴다. 배가 점점 커지면서 많이 나타났다가 아기를 낳은 후 3개월 뒤쯤 자연히 사라진다. 틈틈이 화장실에 가서 방광을 비우는 게 좋다.

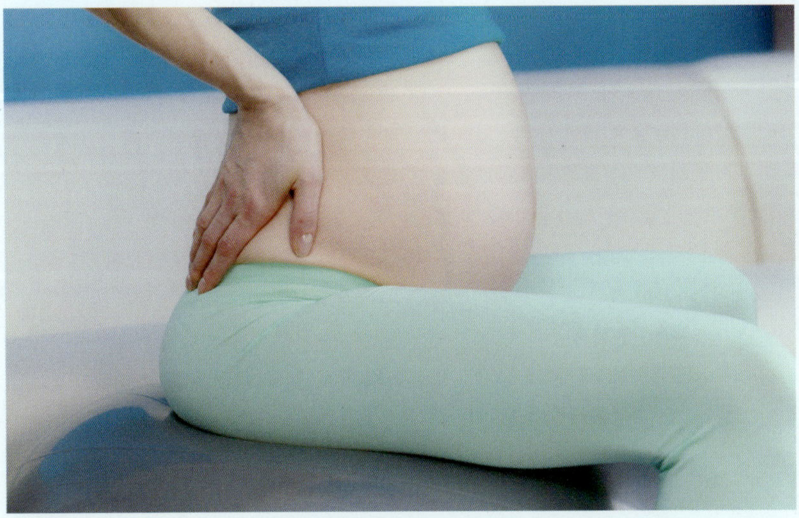

### 케겔 운동

케겔 운동은 질과 항문 주위 근육을 조였다 폈기를 반복하는 골반 근육 강화 운동이다. 임신 중 이 운동을 하면 회음부 쪽 근육을 단련해 자궁을 지지하는 데 도움이 된다. 출산 때 회음부의 손상을 막을 수 있고 요실금이나 치질을 예방하는 효과도 있다. 출산 뒤에도 약해진 골반 근육의 탄력을 찾아 준다.

케겔 운동을 할 때는 질 쪽을 천천히 수축시켰다가 천천히 이완시킨다. 이때 배나 엉덩이, 다리 근육은 쓰지 않는다. 소변 보는 중 끊을 때의 느낌으로 질 주위 근육을 모아 잡듯 힘을 준다. 그리고 다시 서서히 힘을 빼면 된다.

케겔 운동은 언제 어디서든 쉽게 할 수 있다. 집안일을 할 때나 텔레비전을 볼 때도 가능하다. 임신과 관계없이 늘 하면 도움이 된다. 단 배가 뭉치는 듯하면 무리하지 말고 바로 중단해야 한다.

엄마 배 속에서
30주 3일

우리 아기 태어나기까지

# D-67일

## 오늘 아기는

그동안 아기의 몸속 적혈구는 주로 간에서 만들어졌다. 이제 적혈구 생산을 담당하는 조직은 골수다. 골수는 앞으로 평생에 걸쳐 피를 만들어 내는 역할을 담당한다.

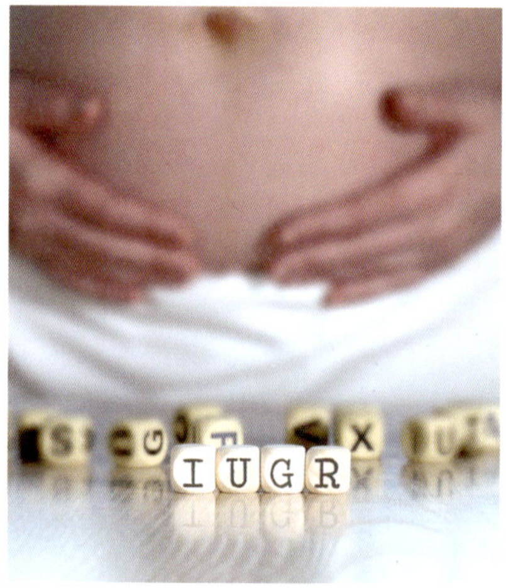


## 오늘 엄마는

안전사고에 늘 유의해야 한다. 욕실처럼 미끄러운 곳에서 넘어졌다면 일단 병원에서 진찰을 받는다. 넘어져서 충격을 받으면 태반 아래 피가 고여 아기에게 안 좋을 수도 있다. 바닥이 미끄럽지 않은 신발을 신고, 빙판길은 조심 또 조심한다. 운전할 때는 방어 운전을 습관화한다.

### 자궁 내 성장 제한 태아

태아가 해당 임신 주 수 체중의 10퍼센트 미만이면 자궁 내 성장 제한 태아라고 한다. 염색체 이상, 태아 감염, 태아 기형 등 태아 측 원인으로 발생할 수도 있고 임신부가 작은 체구이거나 영양 결핍, 만성 질환, 항인지질 항체 증후군 등일 때처럼 임신부 측 원인으로 발생할 수도 있다. 또는 태반 기능 부전, 태반 모양 이상(유곽 태반), 태반 경색 등 태반에 문제가 있어서 발생하기도 한다.

태아가 제 주 수대로 자라는 데 문제가 있으면 먼저 원인을 찾기 위해 검사한다. 양수 검사 또는 태아 제대 천자 검사로 태아의 염색체와 감염 여부를, 임신부 혈액 검사로 항인지질 항체 여부, 빈혈이나 감염 여부를 확인한다. 태반 기능 부전 확인을 위해서는 초음파(도플러) 검사를 한다.

자궁 내 성장 제한 태아인 경우 임신부의 운동을 제한하며 안정을 권한다. 빈혈이 있다면 철분제를 증량하도록 한다. 상태에 따라 일주일에 2회 이상 자주 병원에 가서 태아 성장 확인을 위한 초음파 검사, 태아 건강 확인을 위한 비수축 및 양수량 검사, 태반 기능 부전 확인을 위한 초음파 검사를 한다.

자궁 내 성장 제한 태아는 태반 기능 부전이 심해지거나 양수량이 줄어들면 분만 시기가 예정일 보다 앞당겨질 수 있다. 자연분만이 가능하지만 진통 중 태아 심음에 이상이 있으면 제왕절개 분만을 할 수도 있다.

우리 아기 태어나기까지

엄마 배 속에서
30주 4일

# D-66일

## 오늘 아기는

눈을 뜨고 감는 연습을 하는 아기. 어느 정도 밝고 어두운 것을 구별할 줄 안다. 물론 아직 어른처럼 시력이 발달하지는 못했다. 아마 자기 키만큼만 멀리 있어도 잘 보이지 않을 것이다. 엄마 배 위에 불빛을 비추면 고개를 돌리거나 손을 내밀기도 한다.

## 오늘 엄마는

배가 무거워 자꾸 몸을 뒤로 젖히게 되면서 어깨에도 피로가 쌓인다. 부쩍 무거워진 가슴도 한몫해서 어깨가 결리고 통증이 심해지기도 한다. 체조나 수영 같은 운동으로 혈액 흐름을 좋게 하고 마사지를 해 주면 좋다.

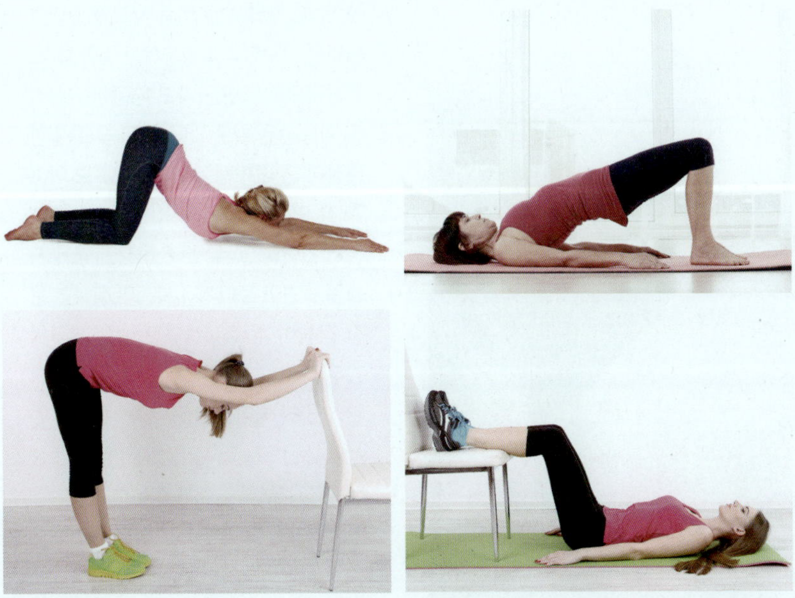

### 아기가 거꾸로 있다면

아기가 거꾸로 있는 상태일 수도 있다. 하지만 아기 머리가 아직 위를 향하고 있어도 바른 자세로 돌아오는 경우가 많다. 우선 옆으로 누워 편안하게 휴식을 취하는 것이 좋다. 평소 자주 옆으로 누우면 아기가 움직일 공간이 더 생긴다. 말하자면 몸을 돌려 제대로 자리 잡을 가능성을 높이는 것이다.

몇 가지 체조 동작도 도움이 될 수 있다. 각 자세를 한 채로 5~10분 정도 있어 본다.

**엎드려 엉덩이를 드는 고양이 자세**
무릎 사이를 벌리고 꿇어앉은 채로 팔을 앞으로 쭉 뻗으며 가슴을 바닥 쪽으로 붙인다. 허리와 엉덩이를 높이 치켜든다.

**허리 높여 눕기**
어깨와 발바닥을 바닥에 붙이고 누워서 허리와 엉덩이 사이를 띄우거나 쿠션을 받친다.

**의자 잡고 엎드리기**
두 발을 어깨너비로 벌리고 서서 허리를 굽힌다. 쭉 뻗은 팔로 의자를 잡는다.

**다리 올려 눕기**
천장을 보고 편안하게 누워 의자 위에 발을 올려놓는다.

엄마 배 속에서
30주 5일

우리 아기 태어나기까지

# D-65일

## 오늘 아기는

탯줄 표면에는 통증을 감지하는 감각 기관이 없다. 그래서 아기가 태어나 탯줄을 잘라도 아기나 엄마 모두 아프다고 느끼지 않는다. 탯줄을 둘러싸고 있는 젤리 같은 물질이 탯줄을 자를 때 피가 나지 않도록 최대한 보호한다.

## 오늘 엄마는

만일 교통사고가 있었다면 외상이 없어도 반드시 병원에서 검사를 받아야 한다. 특히 배가 아프고 뭉치거나 출혈이 있으면 최대한 빨리 응급실로 간다. 큰 사고가 아니었더라도 최소 일주일 동안은 아기가 괜찮은지 잘 살피도록 한다.

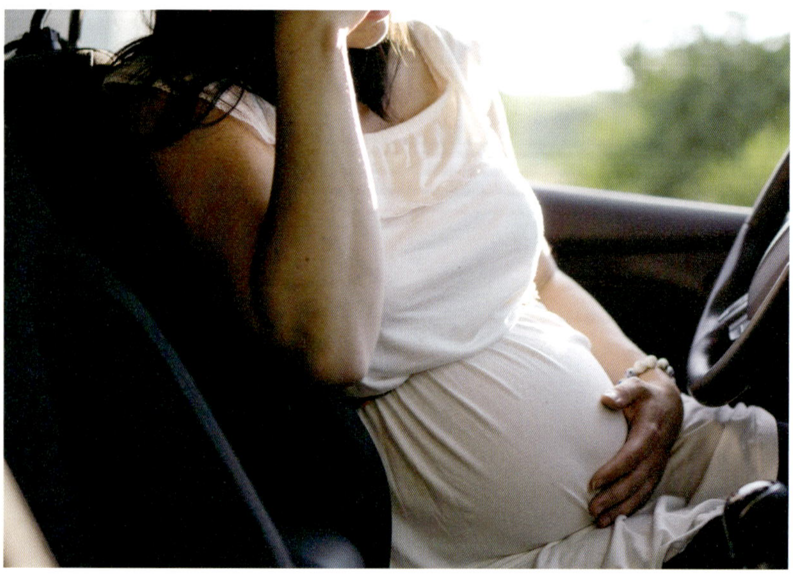

### 안전 운전하세요

엄마 배 속에 아기가 있는 상황인 만큼 임신 중에는 특히 사고가 나지 않도록 조심해야 한다. 그런데 아기를 가졌을 때는 일반적으로 피로감을 쉽게 느끼고 집중력이 떨어지기 마련이다. 그렇다 보니 운전 시 교통사고 위험이 높아질 수 있다. 안전 규칙을 잘 지켜야 한다. 과속하지 않고 꼭 안전벨트를 한다. 차에 임신부 스티커를 붙이는 것도 도움이 된다.

교통사고가 가볍게 나면 처음에는 특별한 증상이 없을지도 모른다. 일정 시간이 지나고 나서야 증상이 나타나는 경우도 있다. 따라서 운전 중 사고가 났다면 일단은 산부인과를 방문하는 것이 좋다. 의학적으로 가벼운 사고 때문에 유산이 될 가능성은 별로 없다. 사고 후 특별한 증상이 없다면 태동 검사만으로도 아기가 잘 있는지, 자궁이 어느 정도 수축했는지 간단히 알 수 있다. 하지만 검사 시 출혈 소견이 보이거나 복통이 심하면 응급 상황이다. 교통사고로 배를 부딪힐 경우 태반에 멍이 들거나 아주 드물지만 태반이 박리될 수도 있다. 초음파 검사와 내진으로 아기의 상태와 태반의 상태, 자궁경부의 상태를 살펴보고 태반조기박리 혹은 조기 진통을 진단한다.

엄마 배 속에서
30주 6일

우리 아기 태어나기까지

# D-64일

## 오늘 아기는

지금은 태명으로 불리는 아기. 세상에 태어난 아기는 어떤 이름으로 불리게 될까. 평생 쓰일지도 모를 아기의 이름을 곧 정해야 한다. 지금부터라도 의논하여 목록을 작성해 볼 필요가 있다.

## 오늘 엄마는

임신과 출산에 관한 정보를 찾다 보면 믿을 만한 정보인지 가늠하기 어려울 때도 있다. 특히 인터넷에 쏟아지는 정보는 옥석을 가려 받아들여야 한다. 너무 많이 쏟아지는 정보에 혼란스럽다면 출처를 확실히 따져 보고 전문가의 의견을 찾아보거나 직접 문의해 본다.

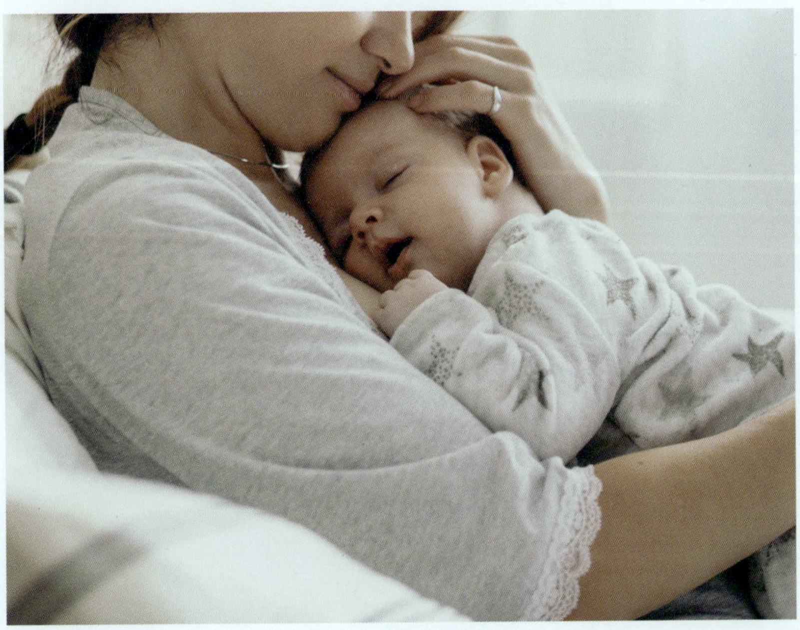

### 숨 쉬는 게 힘들어요

배가 점점 커지면서 호흡 곤란으로 힘들어하는 임신부도 많아진다. 특히 자궁이 매우 빠른 속도로 커져서 배 안에서 많은 공간을 차지하게 되면서부터는 위와 횡격막이 폐 쪽으로 밀려 올라붙으면서 숨쉬기가 불편해지기 쉽다.

이렇게 숨 쉬는 게 힘들 때는 웬만하면 천천히 움직인다. 되도록 숨찰 일을 만들지 않는 게 좋겠다. 앉을 때나 설 때는 곧게 편 바른 자세를 유지하도록 한다.

만약 천식이나 알레르기가 있다면 미리 의료진과 상의할 필요가 있다. 이런 경우 임신 때문에 오는 호흡 곤란이 어떤 영향을 미칠지 정확히 예상할 수 없어 문제가 된다. 증상이 좋아질 수도 있고 나빠질 수도 있다는 이야기다. 그러므로 천식이나 알레르기가 있는 임신부는 미리 약을 챙겨 만일의 상황에 대비해야겠다.

# 임신 31주

조산이 되지 않도록 조심해요.
무엇이든 찬찬히,
여유를 갖도록 합니다.

아기가 세상 밖으로 나올 날이 머지않은 지금. 머릿속으로 그리던 일들이 곧 현실로 이뤄진다. 어쩌면 기대했던 상황과는 다를지도 모를 아기의 탄생. 그래도 준비한 만큼 출산도 육아도 순조롭게, 건강하게 해낼 수 있을 것이다.

## 이번 주 아기는

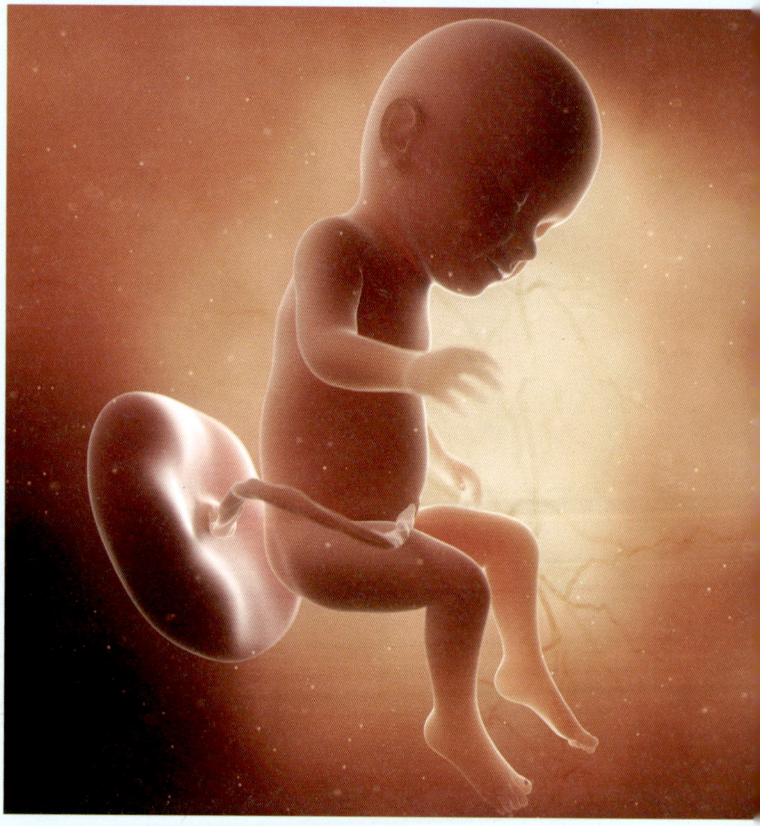

지금까지 아기의 성장은 급속도로 진행됐다. 아기가 태어날 날이 가까워질수록 성장 속도는 차츰 느려진다. 다만 지금 1.7킬로그램을 기록하고 있는 몸무게는 가파르게 늘어난다. 다시 말해 아기가 토실하게 살이 붙는 때다.

아기의 움직임은 정점을 찍었다. 움직일 공간이 좁아지면서 앞으로는 움직임이 점점 느려지고 무뎌진다.

시간 대부분을 자면서 보내고 있는 아기. 어른과 마찬가지로 아기도 꿈꾸는 단계가 포함된 수면 주기를 보인다. 매일 엄마 배 속에서 어떤 꿈을 꾸고 있을지 궁금하다.

## 이번 주 엄마는

음식을 먹다 체한 듯 속이 거북하다. 배가 불편하기만 한 것이 아니라 아프기도 하다. 몸무게 10킬로그램 안팎이 불어난 지금. 허리도 전보다 많이 아파 온다. 확실히 엄마가 되는 게 쉽지만은 않다.

출산 과정이 생각했던 대로 진행되지 않을 수도 있지만 미리 계획을 세워 두면 여러모로 도움이 된다. 침착하게 상황에 대처하며 결정을 내려야 할 때도 당황하지 않게 된다. 산후조리원이나 산후 도우미 예약이 문제 없는지도 다시 한번 확인한다.

엄마 배 속에서
31주 0일

우리 아기 태어나기까지

# D-63일

## 오늘 아기는

감각 기관이 정보를 받아들일 수는 있지만 아직 완벽하게 기능을 발휘하는 단계는 아니다. 예를 들어 엄마 배 속 공기 대신 양수 안에서 숨을 쉬고 있는 아기는 코가 있어도 후각이 제대로 기능을 다 하기 어렵다.

## 오늘 엄마는

몸무게가 빠른 속도로 불어난다. 아기의 몸무게가 급속도로 늘고 있는 이즈음, 아기 몸무게와 함께 엄마 몸무게도 일주일에 0.5킬로그램 정도 늘어난다. 사실 이렇게 늘어난 0.5킬로그램 중 절반쯤은 아기 몫인 셈이다.

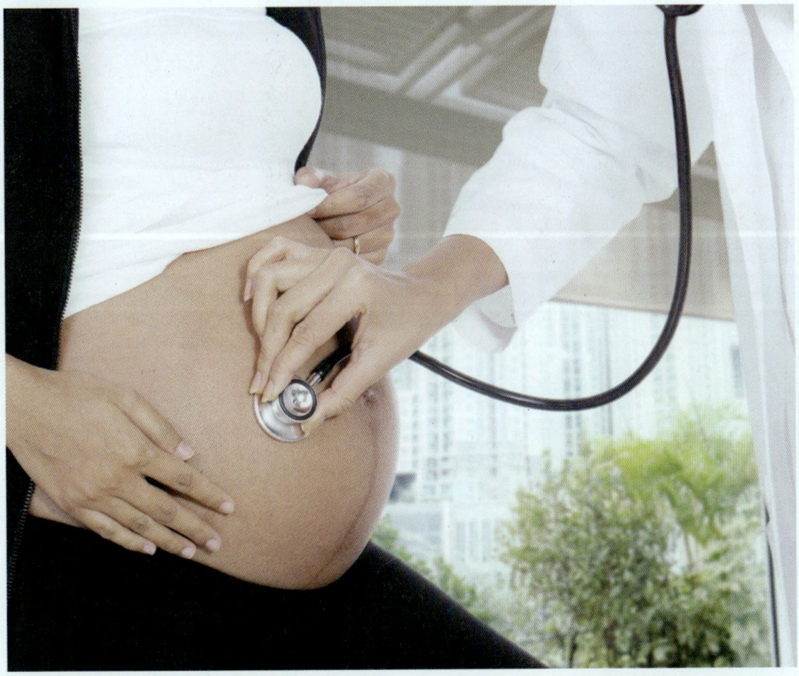

### 진통 예행연습, 가진통

출산일이 가까워지면 자궁 근육이 스스로 수축하고 이완하는 연습을 시작한다. 예정일이 다가올수록 이런 자궁의 수축으로 통증이 생기는 경우가 더 자주 일어난다. 출산 때 오는 진짜 진통에 비해 간격이 불규칙하고 진통 사이의 간격이 길며 자궁문은 열리지 않는 증상을 가진통이라고 부른다. 가진통은 임신 기간 마지막 몇 주 동안 태반으로 혈액을 더 많이 보내는 역할을 하기도 한다.
가진통은 허리와 등에도 통증이 오기는 하지만 주로 아랫배 쪽의 통증이 강하다. 걷거나 움직이면 진통이 사라진다. 진통의 강도가 일정하고 진정제를 사용하면 가라앉기도 한다.
하지만 가진통이 실제 진통으로 발전할 수도 있다. 출혈이 있거나 분비물이 많아지거나 양수가 새 나오는 것 같으면 빨리 병원에 가야 한다.

엄마 배 속에서
31주 1일

우리 아기 태어나기까지

# D-62일

## 오늘 아기는

홍채가 빛의 세기에 따라 반응하면서 동공 반사 반응이 일어나기 시작한다. 빛에 반응을 보이면서 아기는 희미한 불빛 아래서는 눈을 크게 뜨고, 아주 환한 불빛 아래서는 눈을 감을 것이다.

## 오늘 엄마는

방광은 원래 둥근 모양이지만 지금은 커진 자궁에 눌려 찌그러진 모양이 됐다. 소변을 담을 공간도 좁아진 지금. 엄마는 화장실에 자주 갈 수밖에 없다.

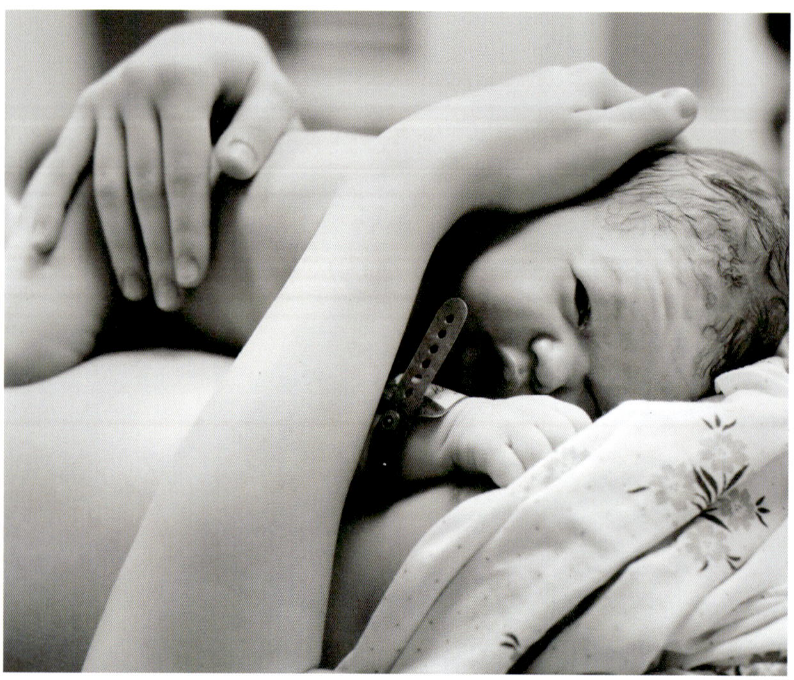

### 내가 바라는 출산 모습은

꼭 그대로 되지 않을지는 몰라도 계획을 세워 두면 출산 시 침착하게 대응할 수 있다. 아기를 낳을 때 이렇게 했으면, 생각하는 출산의 모습을 먼저 정리해 보면 좋다. 병원 분만실 투어 프로그램에 적극적으로 참여해 보면 더 실감이 나면서 구체적인 계획을 잘 세울 수 있다.

- 자연분만을 하고 싶다
- 제왕절개를 하고 싶다
- 소프롤로지 분만을 하고 싶다
- 라마즈 분만을 하고 싶다
- 르봐이예 분만을 하고 싶다
- 수중 분만을 하고 싶다
- 되도록 무통 주사는 맞지 않겠다
- 무통분만을 하고 싶다
- 배우자와 함께 분만실에 들어가고 싶다
- 탯줄은 꼭 남편이 자르면 좋겠다
- 출산 뒤 바로 젖을 물리고 싶다

엄마 배 속에서
31주 2일

우리 아기 태어나기까지

# D-61일

## 오늘 아기는

가끔 다리를 꼬고 있는 아기. 어떤 때는 몸을 동그랗게 만 채로 다리를 머리 위까지 들어 올린다. 몸을 쭉 뻗고 있기에는 좁은 공간이라 팔다리를 구부리고 머리를 가슴 가까이 당겨서 앉아 있다. 유연성이 대단해서 발이 이마까지 오는 때도 많다.

## 오늘 엄마는

심장 박동 수가 늘어나거나 가끔 심장이 뛰는 것을 멈추기도 한다. 또 심장의 두근거림이 강하게 느껴지기도 한다. 자궁이 커지면서 폐를 압박하고 아기에게 혈액을 공급하기 위해 늘어난 혈액량이 심장에 부담을 줘 생기는 현상으로 임신 후기에 흔히 겪는다.

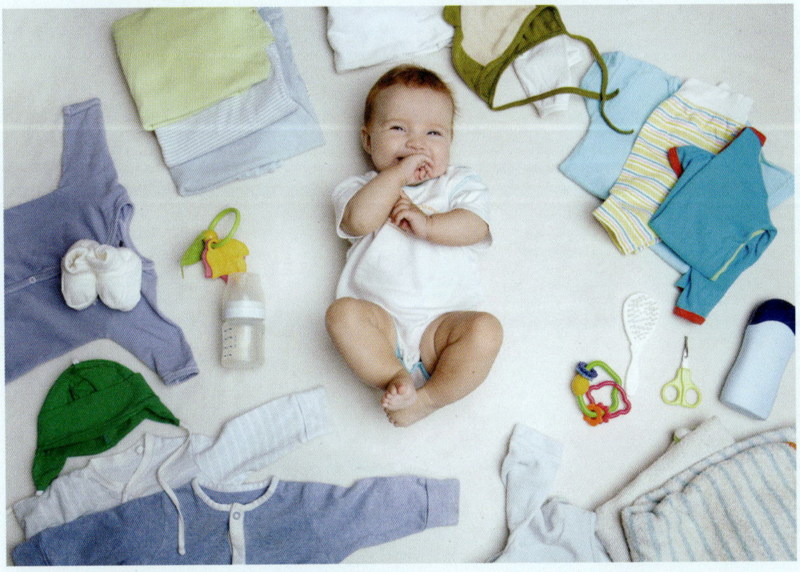

### 아기 목욕시키는 법을 배워요

갓 태어난 아기는 피지 분비물이 많아서 매일 목욕을 시켜 주는 게 좋다. 그런데 아기는 앉아 있지도 못하고 목도 못 가눈다. 아기를 안는 것조차 손에 익지 않은 상황에 당장 목욕을 시키자니 당황스러울 수밖에 없다.

엄마와 아빠가 함께 육아 교실에서 아기 목욕법을 먼저 배워 두면 큰 도움이 된다. 목욕 용품을 준비하면서 아기 목욕시키는 것을 머릿속으로 시뮬레이션해 본다. 목욕 후 온몸을 가볍게 만져 주면 아기의 정서나 신체 발달에 좋으니 마사지하는 법도 미리 연습해 두면 좋겠다.

아기가 태어난 뒤에는 목욕법을 산후조리원에서 배우거나 산후 도우미의 도움을 받아 익히기도 한다. 작고 가녀린 아기를 씻긴다는 게 처음에는 아주 조심스러운 일이지만, 오래지 않아 곧 익숙해질 것이다.

엄마 배 속에서
31주 3일

우리 아기 태어나기까지

# D-60일

## 오늘 아기는

초음파로 배 속 아기의 머리를 잴 때는 머리 양측의 직선 길이를 재기도 하고 머리 전체의 둘레를 재기도 한다. 양두정경이라 하고 양쪽 마루뼈 지름이라고도 하는 머리 양측의 직선 길이는 아기 두개골의 최대 좌우 폭이라고 생각하면 된다. 지금 아기의 머리 양측 직선 길이는 7.8센티미터 정도. 머리둘레는 28~29센티미터 정도 된다. 지난 몇 주 동안 아기의 뇌는 빠르게 성장했다. 겉보기에 커지기도 했을 뿐만 아니라 내부에 주름도 많이 생겼다. 이제부터는 머리 주름을 초음파로 평가할 수 있다.

## 오늘 엄마는

배꼽이 다림질한 듯 평평해지거나 단추처럼 툭 튀어나오기도 한다. 자궁이 급속도로 늘어나면서 생긴 압력 때문에 이런 현상이 생긴다. 임신으로 인해 생기는 자연스러운 현상으로 아기를 낳은 뒤 몇 달 후면 전처럼 돌아간다.

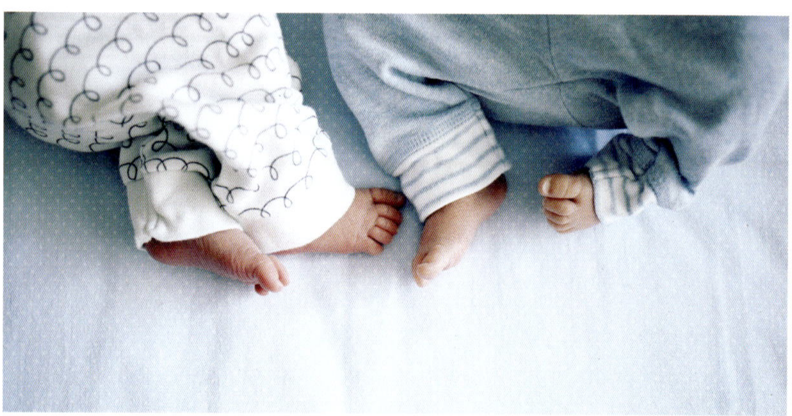

### 쌍둥이 탄생 카운트다운

쌍둥이를 임신한 엄마는 배가 상당히 많이 불러서 곧 아기를 낳을 듯 보인다. 이제 아기들이 몇 주 안에 태어날 것이다. 보통 배 속 아기가 둘 이상일 때는 한 명일 때보다 일찍 태어난다. 아기가 둘이면 37주를 만삭이라 보고, 셋이라면 평균 임신 기간은 34주 정도, 넷이라면 32주 정도다.

출산 예정일이 다가오면서 아기들은 세상 밖으로 나오기 위해 자리를 잡고 자세를 취한다. 대개는 아기 둘이 모두 세로로 자리 잡고 있다. 그중에서도 먼저 태어날 아기가 머리를 아래로 한 경우가 쌍둥이 네 쌍 중 세 쌍을 차지한다. 나중에 태어날 아기는 바로 있을 수도 거꾸로 있을 수도 옆으로 누워 있을 수도 있다.

두 아기가 태반이나 양수 주머니를 공유한다면, 즉 일란성 쌍둥이라면 만삭 전에 유도분만이나 제왕절개를 권한다. 태반의 위치가 안 좋거나 머리를 아래로 하지 않은 경우에도 제왕절개수술로 위험을 줄인다. 두 아기 중 먼저 나오는 아기가 머리를 아래로 향하고 있으면 자연분만을 시도할 수 있다. 만약 두 아기가 모두 머리를 아래로 향하고 있다면 당연히 자연분만을 시도할 수 있고 자연분만에 따른 위험성은 낮아진다.

엄마 배 속에서
31주 4일

우리 아기 태어나기까지

# D-59일

## 오늘 아기는

지금까지 매우 활발했던 아기의 움직임이 조금 줄어든 느낌이다. 엄마 배 속 공간이 좁아지면서 구르기나 재주넘기처럼 크게 움직이는 대신 고개를 돌리는 것처럼 세세하게 움직인다. 걱정할 필요 없는 정상적인 모습이다.

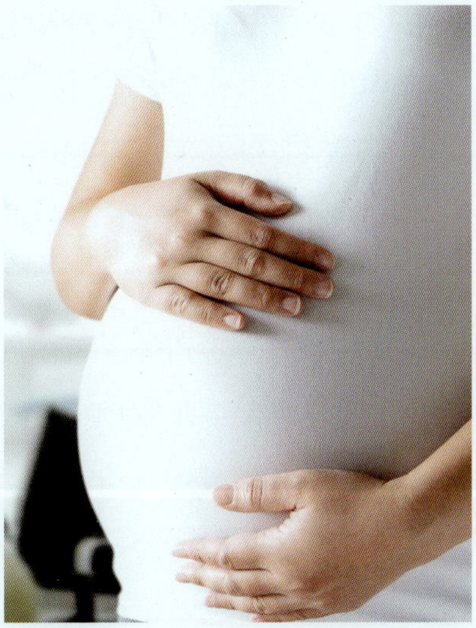

## 오늘 엄마는

자궁 압박으로 숨이 찬 엄마. 커진 자궁이 위와 장을 밀어 올려 계속 체한 것처럼 답답하다. 가끔은 숨쉬기가 벅찬 느낌이다. 자궁을 비롯한 여러 기관에 전보다 훨씬 많은 혈액을 보내야 해서 심장이 더 부지런히 일하고 있다.

### 자연분만에 성공할 수 있을까

몸매를 보고 임신부가 아기를 쉽게 낳을지 힘들게 낳을지는 판단할 수 없다. 엉덩이가 크다고 꼭 아기를 쉽게 낳는 것은 아니다. 아기가 평균보다 더 크거나 골반의 크기와 모양이 아기가 나올 때 통과하기 힘들지도 모르기 때문이다.

예전에는 골반을 엑스레이로 찍거나 내진해서 골반이 자연분만에 충분한지 진찰해 자연분만의 성공을 가늠했다. 그러나 진통을 겪어 보지 않고는 정확히 판단할 수 없다. 대개 자궁경부가 3~4센티미터 이상 열린 상태에서 태아가 내려오는 정도와 태아의 머리 방향이 엄마의 등 쪽을 향해 있는지 배 쪽을 향해 있는지, 목을 많이 숙이고 있는지 들고 있는지 등 아주 미묘한 사항에 따라 달라질 수 있기 때문이다.

그러나 적정 몸무게를 가진 아주 크지 않은 아기는 좁은 산도라도 움직이고 적응할 공간이 있기 때문에 자연분만이 가능하다. 아기가 크면 이런 여유 공간을 확보할 수 없다. 즉 자연분만에 적합하지 않은 자세를 바로잡을 공간이 없으므로 자연분만이 어렵다. 자연분만을 하고 싶어도 결국 진통 끝에 제왕절개를 택할 수밖에 없다. 그래서 자연분만을 원하는 엄마는 아기 체중이 너무 늘지 않도록 임신 초기부터 관리하는 것이 중요하다. (자세한 내용은 360페이지에 수록)

엄마 배 속에서
31주 5일

우리 아기 태어나기까지

# D-58일

## 오늘 아기는

이즈음은 양수가 매우 많은 시기다. 자궁을 네 부분으로 나눠 부분마다 양수 주머니의 수직 깊이가 가장 깊은 곳을 재서 더해 보면 12~20센티미터에 달한다. 아기가 움직이기에는 충분한 공간이다.

## 오늘 엄마는

엄마 몸이 출산을 준비하는 지금 시기에는 강한 자극을 받으면 조산할 위험이 커진다. 부부관계는 아무래도 자궁에 직접적인 자극을 줄 수 있으니 조심해야 한다. 배 뭉침이 잦거나 조산 경험이 있다면 특히 자제하는 게 좋겠다.

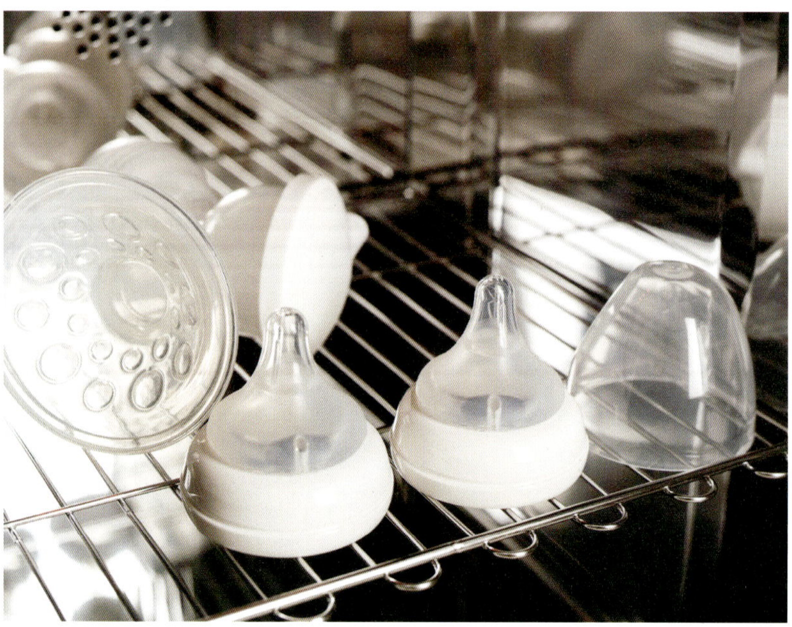

### 수유용품 준비하기

아기에게 분유를 먹일 계획이라면 젖병과 젖꼭지, 젖병 소독기 등을 준비해야 한다. 분유나 젖꼭지는 아기에게 잘 맞지 않으면 바꿔야 할지도 모르니 많이 준비하지는 않는 편이 좋다. 무엇보다 중요한 준비는 수유 교육을 받는 것이다.

**젖병**
유리 재질 젖병은 플라스틱 젖병보다 온도 변화가 적다. 플라스틱 젖병은 환경호르몬으로부터 안전한 제품인지 확인한다. 손으로 잡기 편한지, 눈금이 잘 보이는지, 닦기 쉬운지도 따져 본다.

**젖꼭지**
부드러우면서 탄력 있는 실리콘 제품이 대부분이다. 아기에게 맞는 제품으로 다시 사야 할지 모르니 많이는 사 두지 않는 게 좋다.

**젖병 소독기**
예전에는 열탕이나 증기를 이용한 소독이 대부분이었는데 최근에는 자외선 소독기가 인기를 끌고 있다. 넉넉한 공간에 건조와 자외선 살균 기능을 갖춰서 수유 기간이 지나도 활용도가 높다.

**젖병 솔**
젖병을 닦을 때 쓸 전용 솔도 젖병과 함께 구입한다.

엄마 배 속에서
31주 6일

우리 아기 태어나기까지

# D-57일

## 오늘 아기는

지금 태어난다고 해도 달 수를 꼬박 채우고 태어난 아기 못지않게 잘 살아갈 수 있는 아기. 그러나 32주 전에 태어나는 조산아는 위험성을 안고 있고 특히 감염에 취약하다. 조산은 무조건 막을 수 있는 대로 막아 내면 좋은 임신 중 최대의 합병증이다. 그런데 조산이 불가피하다면 32주라도 채우는 것이 좋다.

## 오늘 엄마는

출혈은 양이 많든 적든 아기가 태어날 시간이 임박했다는 신호일 수 있다. 출산을 알리는 규칙적인 진통이 나타나지 않은 상황이라도 일단 질 출혈이 있으면 병원에 가도록 한다. 한편 224일째인 오늘로 28일씩 여덟 번을 채웠으니 임신 8개월이 마무리된다.

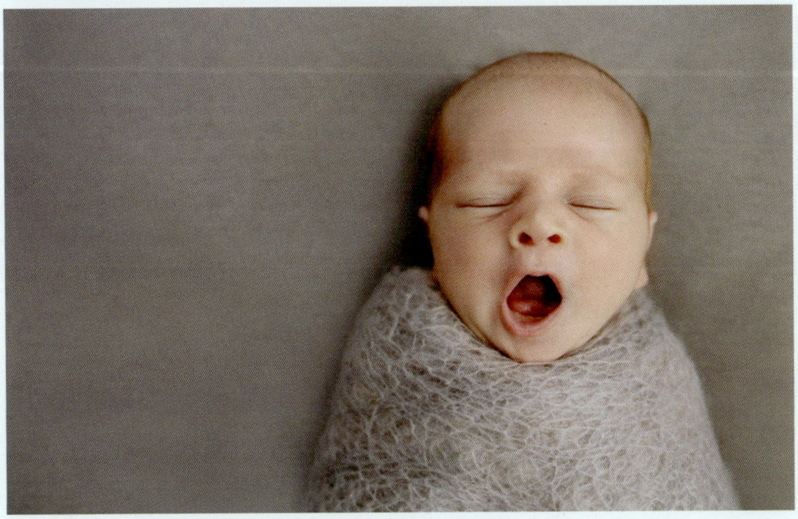

### 엄마 배 속에서 꿈꾸는 아기

잠을 자고 있는 사람의 뇌파를 측정하면 렘(REM)과 논렘(NREM)이라는 수면 형태가 반복해서 나타난다. 렘수면은 뇌 일부가 활동하고 있는 얕은 수면을 말하고, 논렘수면은 깊은 잠을 자고 있는 상태를 말한다. 이 중 사람이 꿈을 꾸는 것은 렘수면 상태일 때다.
지금은 아기의 뇌파도 렘수면 상태와 논렘수면 상태를 번갈아 보인다. 다시 말해 아기도 꿈을 꾼다고 할 수 있겠다.
물론 직접 꿈을 꾸는지 확인하기는 어렵지만, 아기는 어른들이 꿈꿀 때의 모습과 다를 바 없이 얼굴에 표정을 짓기도 하고 손발을 움직이기도 한다. 아마 아기가 엄마 배 속에서 꾸는 꿈은 시각적인 꿈이 아닌, 소리를 듣거나 촉감을 느끼는 꿈일 것이다.
오늘 아기는 어떤 꿈을 꾸고 있을까.

# 임신 32주

임신 9개월 차에 들어섭니다.
몸이 여러모로 많이 힘들어요.

배 속 아기가 태어나면 생활이 어떻게 바뀔지 아직 잘 와닿지 않는다. 아기를 처음 낳는 엄마가 아니더라도 정도의 차이일 뿐, 맞닥뜨려 보기 전까지는 마찬가지다. 아기를 어떤 식으로 돌볼 것인지, 출산 후 몸 관리는 어떻게 할 것인지 실질적인 문제도 생각해 본다.

## 이번 주 아기는

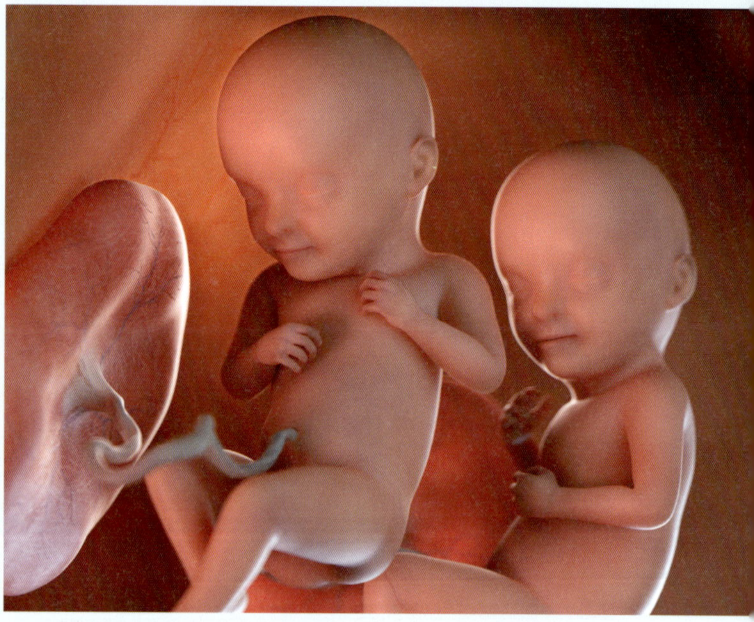

지금 아기의 몸무게는 1.85킬로그램. 일주일에 150그램씩 늘어나는 몸무게는 금세 2킬로그램을 넘길 것이다. 남은 몇 주 사이 지금까지의 몸무게만큼 살이 더 붙는 셈이다. 피부 아래로 차오르는 지방 덕분에 붉은 기는 점점 사라지고 본연의 피부색을 띠는 중이다.

대개는 태어날 준비를 하기 위해 머리는 아래로, 엉덩이는 위로 하고 턱을 가슴에 댄 이상적인 자세를 잡는다. 태어난 뒤 호흡을 도울 계면활성제가 폐포를 덮는다. 이제 예정일보다 일찍 태어나더라도 28주에 비해 위험할 확률은 낮다.

## 이번 주 엄마는

임신 9개월에 접어든 이번 주. 일주일 사이 0.5~1킬로그램까지 늘어나는 몸무게를 보며 예전으로 돌아갈 수 있을까 걱정이 되기도 한다. 몸무게는 아기를 낳은 뒤 꾸준히 운동하고 건강한 식단을 꾸려가다 보면 자연스럽게 전처럼 돌아갈 수 있다. 물론 여러 달에 걸쳐 불어난 몸무게인 만큼 빠지는 데도 시간이 필요하다.

어느 모로 보나 배가 많이 나온 완연한 임신부의 모습. 대중교통 이용시 자리 양보를 받을 수 있도록 보건소에서 주는 임신부 가방고리를 받아 사용한다.

엄마 배 속에서
32주 0일

우리 아기 태어나기까지

# D-56일

## 오늘 아기는

손톱이 완전히 자라 손가락 끝부분까지 닿는다. 아기의 손톱은 여태껏 양수에 불어 있어서 아주 부드러운 상태다. 물론 태어난 뒤에는 지금보다 단단해질 것이다. 아기가 손톱으로 얼굴을 긁어 상처를 내거나 눈을 찌르지 못하도록 손 싸개가 필요하다.

## 오늘 엄마는

아기를 낳을 병원이 산전 검진을 받은 병원과 다르다면 지금부터는 아기 낳을 병원으로 간다. 병원을 옮길 때는 그동안 받았던 산전 검진 기록과 산모 수첩을 잘 챙기도록 한다.

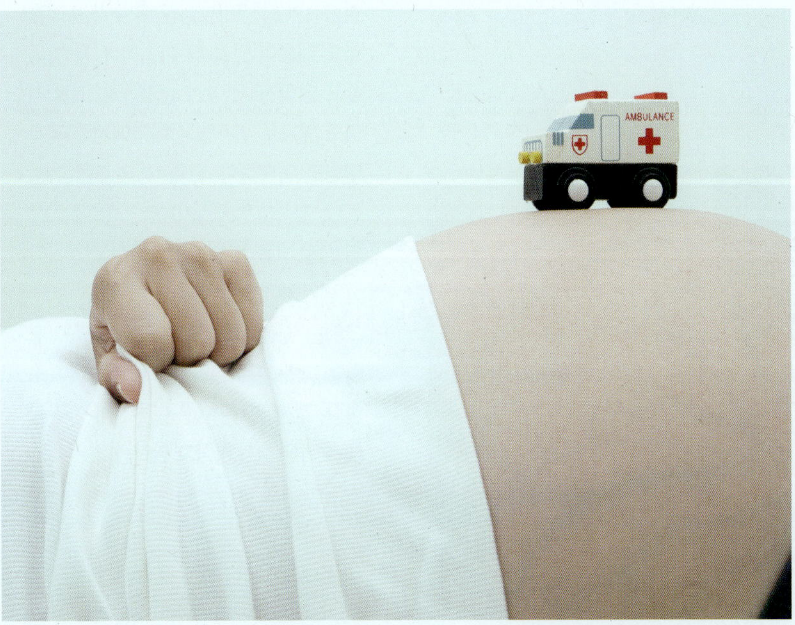


### 양수가 터졌어요

대개 양수가 터지는 것은 진통이 오고 이슬이 비치고 자궁 문이 다 열린 다음 순서다. 이렇게 양수가 터지면 곧 아기가 태어난다. 그런데 진통도 이슬도 없이 양수가 먼저 터지기도 한다.

양수가 터지면 자신도 모르게 따뜻한 물 같은 액체가 속옷을 적시고 다리로 줄줄 흘러내리게 된다. 자궁경관무력증이거나 쌍둥이를 임신했을 때, 아기가 많이 클 때, 양수과다증일 때 압박을 견디지 못하고 양수가 터지기 쉽다. 예정일 무렵에는 임신부 다섯 명 중 한 명이 겪을 정도로 흔한 일이니 너무 당황하지 않아도 된다.

그러나 37주 전 조기 양막 파수가 되면 조산을 해야 하기 때문에 위험하다. 일단 양수가 터지면 씻지 말고 즉시 병원에 간다. 이때는 아무리 짧은 거리라도 걷지 않도록 한다. 이동하는 차 안에서는 옆으로 비스듬히 눕는다. 양수가 많이 흘러나오지 않게 패드나 수건을 대고 다리를 붙인 채 허리 쪽을 약간 높이는 게 좋다.

병원에 가면 양수가 터진 주 수와 검사 소견에 따라 분만을 할지 더 지켜볼지 치료 계획이 다르다. 주치의와 긴밀하게 상의하도록 한다.

엄마 배 속에서
32주 1일

우리 아기 태어나기까지

# D-55일

## 오늘 아기는

아기는 매일 양수를 0.5리터쯤 들이켰다 내보내고 있다. 식도를 따라 위로 들어간 양수는 잠시 위 속에 머무른다. 지금은 위가 40분에 한 번씩 가득 채워지는 상태. 앞으로 2주, 3주 더 지나며 위가 커지면 양수로 위를 채우는 속도는 80분에 한 번 정도가 된다.

## 오늘 엄마는

아기가 배 속에 있을 때는 태반을 통해 엄마의 항체가 아기에게 전달된다. 혈류를 타고 전달된 면역 항체는 호흡기나 소화기 질환, 장기 염증 등에 대항한다. 엄마에게 수두 바이러스나 홍역 바이러스에 대한 항체가 있다면 아기도 같은 면역성을 가진다. 그러나 이렇게 엄마로부터 얻은 항체는 출생 후 6개월가량 있다가 없어지므로 예방접종 스케줄에 맞춰 접종을 해야 한다.

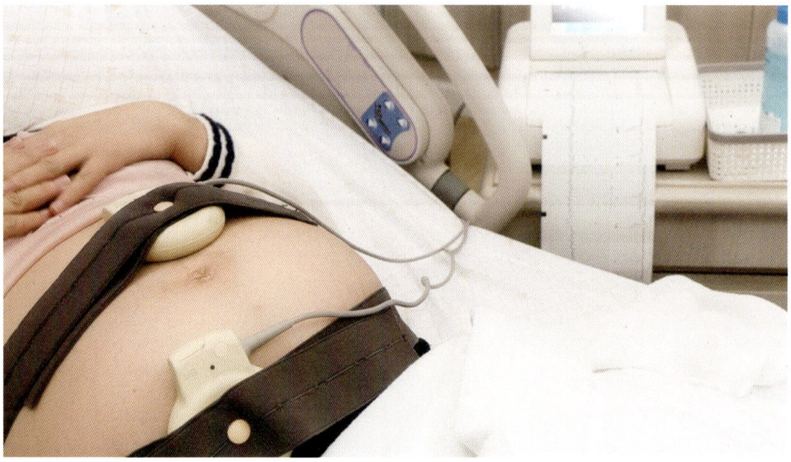

### 태아 심음 검사(태동 검사)

진통이 있기 전 아기가 잘 있는지 확인하는 태아 심음 검사 중 비수축 검사(Non-Stress Test, NST)는 자궁 수축이 없을 때 아기의 심장 박동이 변화하는 양상을 분석하는 것이다. 태아가 배 속에서 잘 있는지 가장 쉽게 알아볼 수 있는 검사다.

엄마 배에 자궁 수축을 감지하는 장치와 아기의 심장 박동을 감시하는 장치를 부착하고 태동이 있을 때마다 엄마가 손에 든 버튼을 누르도록 한다. 이렇게 취합된 정보가 기계를 거쳐 그래프로 그려져 나온다.

정상적인 임신이면 임신 주 수가 늘어갈수록 태동이 있을 때 아기의 심장 박동 수도 많아진다. 이런 결과가 나오면 적어도 앞으로 일주일은 아기에게 문제가 없다고 진단한다. 20분 동안 2번 이상 20초 지속되는 태동이 분당 15회 이상의 심장 박동 상승을 동반하면 건강하다고 평가한다.

고위험 임신일 때, 아기가 잘 움직이지 않을 때는 일주일에 두 번 검사하기도 한다. 정상 결과가 아닌 경우 아기의 상태가 매우 좋지 않다고 판단한다.

엄마 배 속에서
32주 2일

우리 아기 태어나기까지

# D-54일

## 오늘 아기는

이제는 발톱도 꽤 많이 자란 모습이다. 가만히 생각해 보면 아기는 항상 다리 부분보다 팔 부분이 먼저 발달해 왔다. 앞서 손가락 끝까지 자라난 손톱. 이와는 달리 발톱은 앞으로 한 달은 더 있어야 발가락 끝에 닿도록 자랄 것이다.

## 오늘 엄마는

알아봐야 할 것도 많고 사야 할 것도 많지만 너무 오랜 시간을 인터넷에 집중하고 있지는 않은지 생각해 볼 필요가 있다. 오래도록 자리에 앉아 있는 것은 혈액 순환에도 좋지 않고 손목 통증, 허리 통증을 불러오기도 한다.

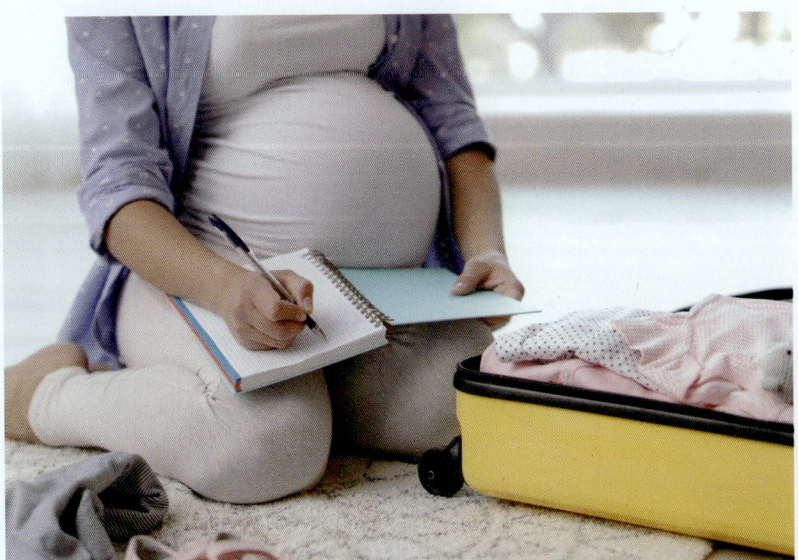

### 산후 도우미 예약하기

집에서 산후조리를 하고 싶다면 산후 도우미의 도움을 받는 것을 고려해 본다. 산후 도우미가 약속된 시간 동안 근무하는 출퇴근형 서비스와 집에 머무르며 도와주는 입주형 서비스 중 택해 예약해 둔다.

산후조리 전문 교육을 받은 산후 도우미는 산모의 식사를 챙겨 주고 산후 체조나 요가, 가슴 마사지, 모유 수유 교육 같은 다양한 면으로 도움을 준다. 또 아기를 일대일로 돌보는 만큼 세심한 보살핌이 가능하다. 목욕시키고 재우는 과정을 엄마와 아빠가 함께 보고 배울 수 있는 것도 장점이다.

소득 기준에 따라 산모와 신생아의 건강관리를 위한 가정 방문 도우미 서비스를 나라에서 지원받을 수도 있다. 보통 산후 도우미 바우처라고 말하는 이 지원 사업은 출산 예정일 40일 전부터 출산하고 30일 이내에 신청 가능하다. 보건소나 복지로(http://www.bokjiro.go.kr) 사이트에서 지원 대상에 해당하는지 확인하고 신청하도록 한다.

우리 아기 태어나기까지

엄마 배 속에서
32주 3일

# D-53일

## 오늘 아기는

아기의 폐가 온전히 제 할 일을 하려면 아직 시간이 필요하지만 쌍둥이라면 단태아보다 폐가 더 많이 성장했을 가능성이 크다. 보통 쌍둥이 아기는 더 일찍 태어나는 만큼 자궁 안에서의 더 빠른 폐성숙으로 어려운 환경을 이겨내려 하고 있다.

## 오늘 엄마는

변비 증상이 심해지는 데다 힘을 주는 것도 부담스러운 상황. 이런 때일수록 물을 충분히 마셔야 한다. 섬유질이 풍부한 음식을 잘 챙겨 먹는 것도 중요하다. 또 걷기를 비롯한 운동도 장운동을 촉진해서 변비를 해소하는 데 도움을 준다. 생활 습관만으로 어려우면 유산균이 도움이 된다. 임신부도 변비약은 먹어도 되니 주치의와 상의해서 약을 먹도록 한다. 관장은 하지 않는 게 좋다.

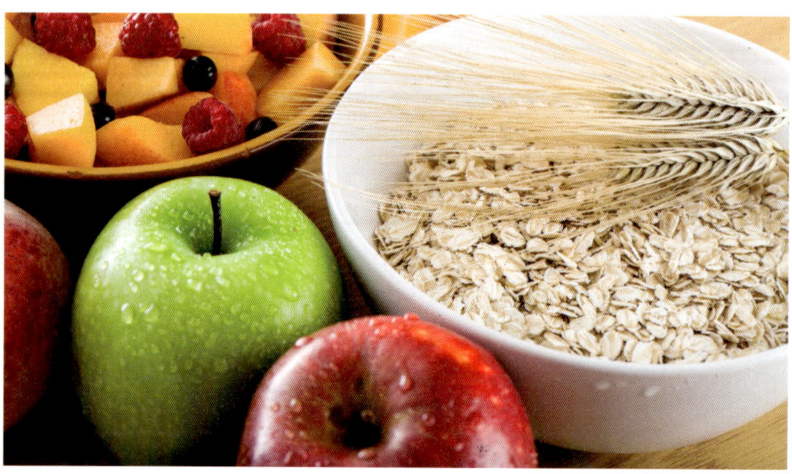

### 변비와 과체중을 막는 식이섬유

채소나 과일 중 소화 흡수가 안 되는 성분인 식이섬유는 장의 규칙적인 운동을 돕는다. 포만감을 훨씬 쉽게, 오랫동안 느끼게 해 과식을 막고 몸무게가 지나치게 늘지 않도록 한다. 특히 수용성 섬유소는 변을 무르게 해서 배변을 돕는다. 그 밖에 혈청 콜레스테롤을 낮추고 식후 혈당량을 감소시키며 직장암이나 심장병을 예방하는 효과도 있다.
변비로 고생하고 체중 조절에 신경 써야 하는 이즈음. 식이섬유가 매우 중요한 역할을 한다. 채소와 과일, 현미나 통곡물을 끼니때마다 충분히 섭취하는 것이 바람직하다.
그렇다고 섬유소를 갑자기 너무 많이 섭취하면 배에 가스가 차는 듯 팽만감이 생기기도 한다. 서서히 섭취량을 늘려 가는 것이 좋다.

엄마 배 속에서
32주 4일

우리 아기 태어나기까지

# D-52일

## 오늘 아기는

아기의 머리에는 숱이 제법 많아진 솜털 같은 머리카락이 보송보송 나 있다. 머리카락은 엄마 아빠로부터 물려받는 특징 가운데서도 도드라지게 눈에 띈다. 머리카락이 어떤 색깔인지, 굵은지 얇은지, 곱슬머리인지 아닌지 등이 유전자의 영향으로 나타난다.

## 오늘 엄마는

임신 호르몬 때문에 허리나 엉덩이, 방광 앞쪽 부위의 관절이 늘어나 있는 상태. 몸을 움직일 때 관절이 어긋나며 뚝뚝 소리가 나기도 하고 아픔을 느끼기도 한다. 관절이 늘어나 있는 만큼 약해져서 척추 주위 인대나 근육을 다치기 쉽다. 특히 오른쪽으로 허리에서부터 엉덩이 고관절 부위, 어떨 때는 갈비뼈 바로 아랫부분까지 아프기도 하다. 분만할 때까지 아픈 게 지속되기보다는 대부분 저절로 좋아지므로 걱정하지 않아도 된다.

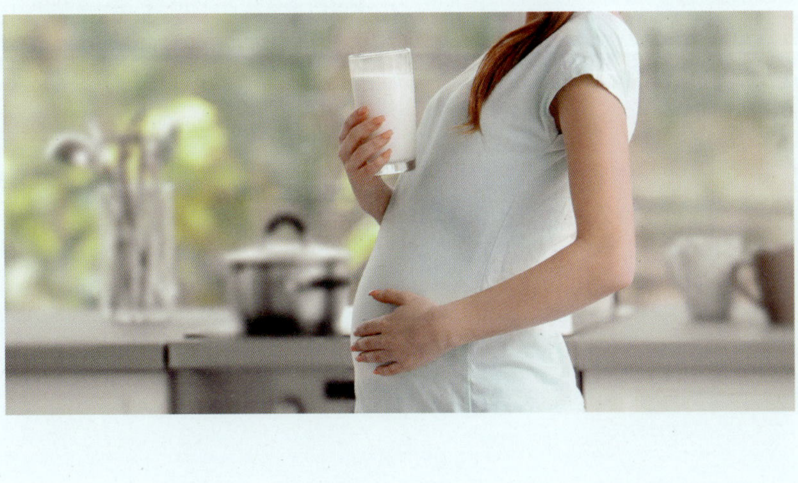

### 임신 후기의 칼슘 섭취

아기의 골격은 여섯 달 전부터 만들어지고 있다. 그러나 본격적으로 엄마 몸의 칼슘이 빠져나와 아기 몸으로 전달되는 것은 임신 후기 들어서다. 엄마가 챙겨 먹든 먹지 않든 칼슘은 엄마에게서 아기에게로 전달된다. 엄마의 식단이 부실해서 칼슘이 모자란다면 엄마의 뼈에 비축된 칼슘이 빠져나가게 된다. 그러다 보면 엄마의 골밀도에 문제가 생긴다.

다행히 임신 중 많이 분비되는 여성 호르몬 에스트로겐은 음식으로 섭취한 칼슘이 뼈에 잘 흡수될 수 있게 돕는 역할을 한다. 유제품이나 두부, 녹황색 채소, 말린 과일, 견과류를 잘 챙겨 먹으면 된다. 다만 채식 위주로 식사하거나 끼니를 잘 못 챙기는 경우에는 칼슘제로 보충해 주는 것이 좋다.

칼슘을 더 잘 흡수하기 위해 비타민D 섭취에도 신경 쓰도록 한다.

엄마 배 속에서
32주 5일

우리 아기 태어나기까지

# D-51일

## 오늘 아기는

웃는 얼굴을 하기도 하고 혀를 내밀기도 하며 갖가지 표정을 짓고 있는 아기. 가끔씩 딸꾹질도 한다. 이제는 아기가 딸꾹질하는 이 규칙적이고 작은 움직임을 엄마가 느끼고 알아차릴 수 있다.

## 오늘 엄마는

커진 자궁이 갈비뼈를 밀면서 통증을 느끼기도 한다. 이럴 때는 숨을 들이마시며 팔을 머리 위로 쭉 뻗어 줬다가 숨을 내쉬며 천천히 팔을 내린다. 이런 동작이 커진 자궁으로 인해 좁아진 몸통 속 공간을 늘려 주면서 통증을 줄이는 데 도움이 될 것이다.

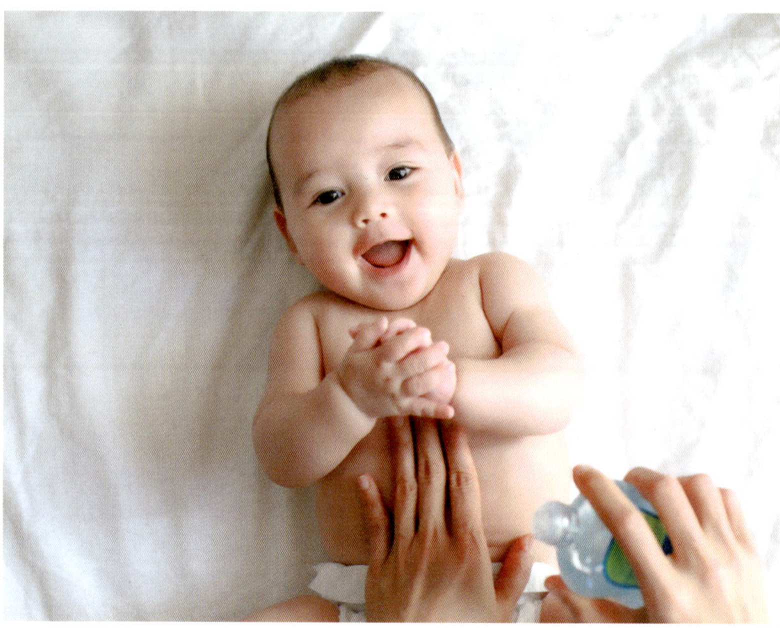

### 임신성 담즙 정체증

이즈음 배 부분에서 느껴지는 가려움증은 정상적인 현상이다. 피부가 늘어나고 건조해지면서 생기는 가려움증은 아기에게 영향을 미치지는 않는다. 그러나 임신 후기에 생긴 심각한 가려움증은 조산을 불러오는 간 질환의 신호일 수 있다. 드물기는 하지만 임신성 담즙 정체증이 가려움증을 일으키는 경우일 수도 있기 때문이다.

임신성 담즙 정체증은 담즙산염이 혈관으로 들어가 피부에, 특히 손과 발에 가려움증을 일으킨다. 몸 여기저기가 심하게 가려운 가운데 손바닥과 발바닥이 몹시 간지러운 느낌이 든다. 발진은 보이지 않으면서 소변 색이 짙어지거나 옅어진다.

담즙산염과 결합해 대변으로 배설되는 약물을 투여하거나 비타민K 보충제를 복용해 증상을 가라앉힌다. 조산 위험이 있어서 상태에 따라 최적의 시기에 유도 분만을 할 수도 있다. 보통 출산 후 문제없이 사라지는 증상이다.

엄마 배 속에서
32주 6일

우리 아기 태어나기까지

# D-50일

## 오늘 아기는

지난 몇 주 사이 아기의 뇌는 빠르게 성장해 왔다. 자세히 보면 주름이 많이 생겼을 뿐만 아니라 외형적으로 크기도 자랐다. 그래서 이번 한 주 동안에 머리둘레가 1센티미터쯤 더 늘어났다.

## 오늘 엄마는

체중 조절이 중요하긴 하지만 지나치게 칼로리를 제한하고 편식을 이어가면 안 된다. 엄마 영양이 부족하면 아기가 잘 자라나기 힘들다. 끼니를 자꾸 건너뛰는 것은 바람직하지 않다. 간식을 줄이고 고열량식을 피하는 정도로 식생활을 조절하도록 한다.

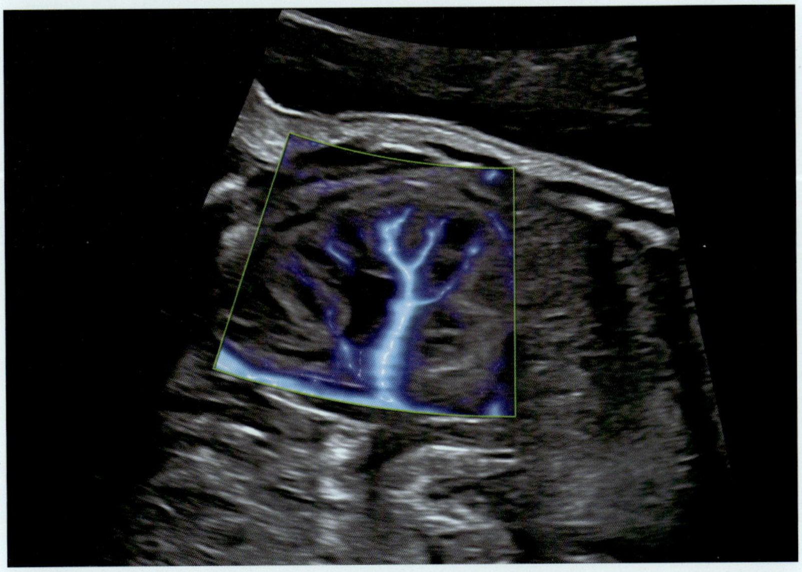

임신 32주 태아의 신장과 신장 혈관 초음파

### 꾸준히 운동하기, 정말 중요해요

몸이 많이 무거워져 힘들지만 여전히 운동을 게을리하면 안 된다. 임신 중 운동을 꾸준히 하는 것이 출산 시 진통을 완화하는 데도 도움이 된다는 연구 결과가 있다. 체력이 좋아지고 배와 허리, 다리, 괄약근 근육이 단련되면 분만 시간을 단축하고 요실금이나 요통 같은 임신 후유증을 줄일 수 있다. 콜레스테롤과 혈압을 낮추고 하지정맥류나 골반 통증, 다리 저림, 변비를 완화하는 효과도 있다. 혈액 순환을 촉진해 소화를 돕고, 태아에게도 충분한 산소를 공급한다.
단 배가 불룩해질수록 발이 안 보이고 균형을 잃어 넘어지기 쉬우므로 주의가 필요하다. 컨디션이 좋은 시간에 힘들지 않은 선에서 꾸준히 운동하도록 한다. 특히 물속에서 걷기, 물장구치기 같은 물속에서의 운동은 느슨해진 관절에 무리를 주지 않아 좋다.

# 임신 33주

출산 준비로 한창 바쁘지요.
출산 준비 교실에서 배운 것을
열심히 복습해요.

아기의 몸은 생존을 위한 기본 기능을 웬만큼은 다 갖췄다. 하지만 세상 밖으로 나오기에는 아직도 이르니 조심해야 한다. 아기가 태어날 그날을 준비하는 데 집중하면 좋을 때다.

## 이번 주 아기는

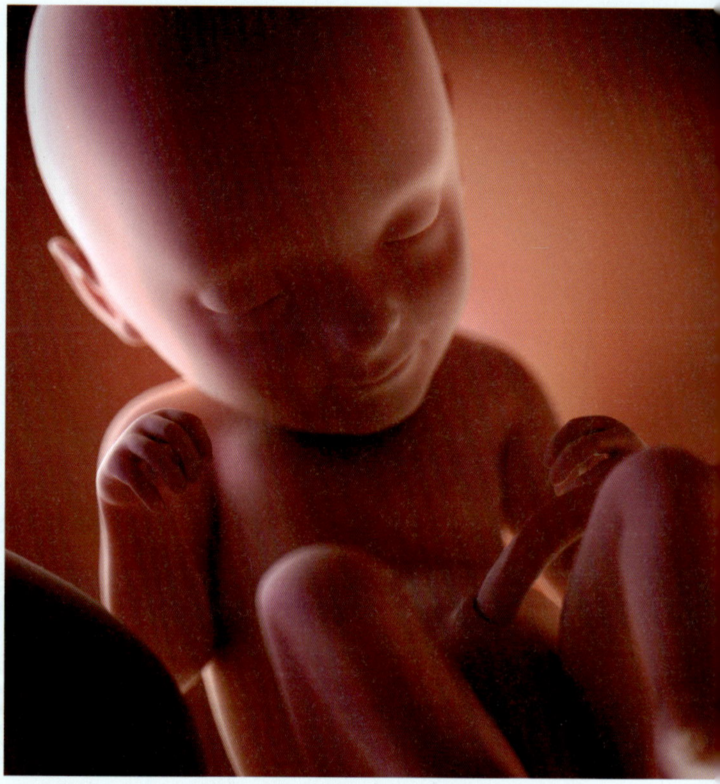

머리를 아래로 향하고 태어날 날을 준비 중인 아기. 이번 주만 해도 키가 엄마 새끼손가락 한 마디만큼은 더 클 것이다. 살이 붙어 몸무게가 2킬로그램을 넘어가면서 조글조글하던 피부도 탱탱해지고 있다.

소화 기관은 음식물을 어느 정도 소화해 낼 능력을 갖추었지만 지금 태어나면 튜브를 이용해서 몸무게에 맞는 영양을 갖춘 인공 식이를 아기 위로 직접 넣어 줘야 한다. 특히 조산아는 영양 불균형이 오기 쉽기 때문에 몸무게를 늘리기 위해 먹는 것에 심혈을 기울인다. 이때도 모유가 우유 같은 인공적 포뮬러보다 좋다. 아직은 음식물을 섭취하거나 호흡을 하기 위해서 어느 정도 외부의 도움을 받아야 한다.

## 이번 주 엄마는

자궁 크기가 원래보다 열다섯 배쯤 불어난 지금. 명치 가까이까지 닿는 자궁이 위를 압박해서 제대로 식사하기 힘들다. 심장도 힘을 받아 심장 박동이 급해지고 숨도 매우 가빠진다. 늘어난 자궁의 무게 때문에 골반과 치골도 아프고 변비와 치질이 더 심해지기도 한다.

불룩한 배가 단단해지면서 배꼽이 튀어나올 것처럼 보인다. 소변 때문에 화장실에 가는 횟수는 더 늘어난다. 불규칙한 자궁 수축이 잦아지기도 한다. 이런 불규칙한 자궁 수축은 간헐적으로 하루에도 수차례씩 있는 것이 정상이므로 안심해도 된다. 그러나 수 분 간격으로 자주 오면 1시간에 몇 번인지 자가 모니터링을 시작하도록 한다. 1시간에 6회 이상이면 병원에 가서 체크한다.

분만 때 긴장을 풀고 통증을 줄여 줄 여러 방법을 몸에 익혀 두면 아기를 수월하게 낳는 데 도움이 될 것이다.

엄마 배 속에서
33주 0일

우리 아기 태어나기까지

# D-49일

## 오늘 아기는

아기는 지금 어떤 자세로 있을까. 엄마 배 속 아기의 자세는 엄마가 어떤 자세로 있느냐에 영향을 받기도 한다. 중력 때문에 엄마가 어떤 쪽으로 누워 있는지, 앉아 있는지 서 있는지에 따라 아기가 몸을 돌리고 등을 어느 방향에 두는지 달라진다.

## 오늘 엄마는

당뇨가 있을 때 엄마와 아기의 건강을 지키는 비결은 혈당을 잘 조절하는 것이다. 혈당 수치를 잘 조절하면 아기에게 문제가 생길 위험이 줄어든다. 지방과 설탕의 섭취를 줄이고 식이 조절과 운동 요법으로 혈당 조절이 안 된다면 필요한 경우 인슐린 주사를 맞기도 한다. 인슐린을 맞는다고 위축될 필요는 없다. 태반이 커지면서 임신부의 혈당이 올라가는 호르몬이 태반에서 나오기 때문에 당연하다.

### 초음파를 다시 한번, 정확히 보는 시기

20주~22주 사이에 정밀 초음파를 보고 나서 또 석 달쯤이 지나갔다. 그동안 아기는 많은 변화를 겪었다.
성장하고 장기가 발달하는 사이 그전에 없던 이상 소견이 새롭게 생기기도 한다. 병변이 작아 보이지 않았다가 뚜렷이 보이는 경우도 있다. 그래서 32주~33주쯤에 초음파 검사로 태아를 한 번 더 봐야 한다.
성장도 어느 정도 평가하기 때문에 자궁 내 발육 지연 등의 이상 소견을 찾아내기 좋다.

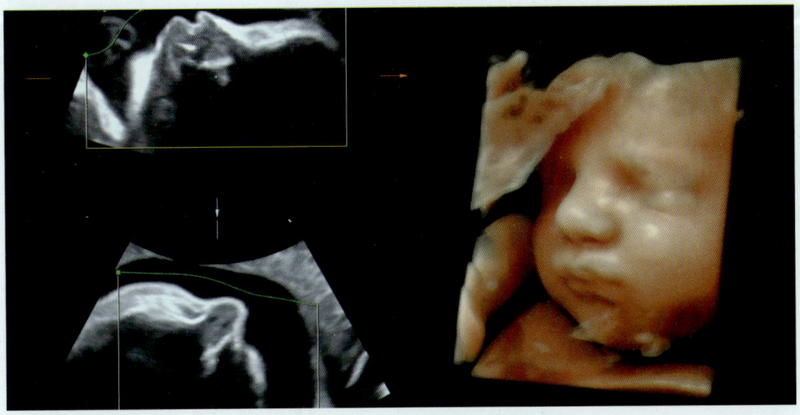

임신 33주 태아의 얼굴 입체 초음파

엄마 배 속에서
33주 1일

우리 아기 태어나기까지

# D-48일

## 오늘 아기는

아기 머리의 두개골은 부드럽고 연하며 대천문, 소천문이라고 불리는 숫구멍이 완전히 닫히지 않았다. 이런 상태는 태어날 때 산도를 쉽게 빠져나올 수 있게 해 준다. 두개골을 제외한 다른 뼈들은 차차 단단해지는 중이다.

## 오늘 엄마는

산부인과에 갈 때는 아빠도 함께하면 좋다. 엄마와 아기의 상태에 대해 더 자세히 알고 만일의 사태에 대비할 수 있게 된다. 아기가 태어날 때를 함께 준비하는 것은 다가오는 출산에 대한 막연한 두려움을 줄여 줄 것이다.

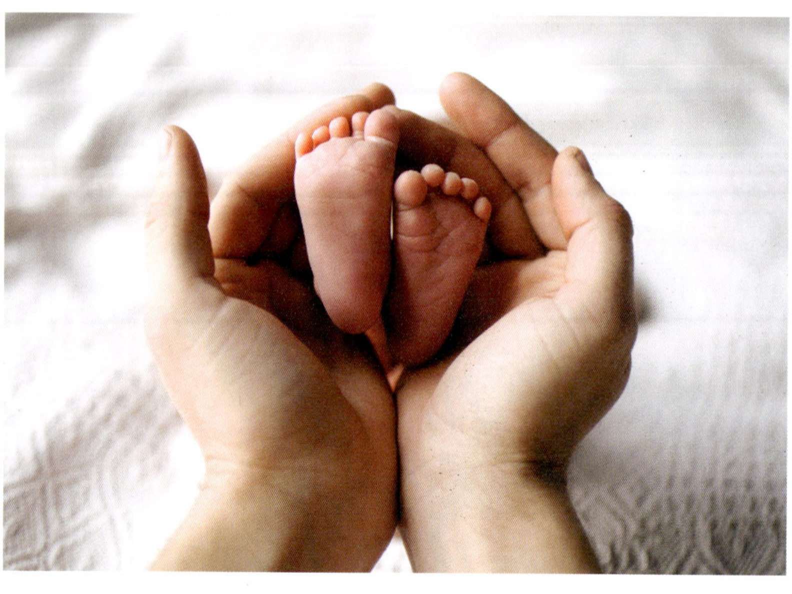

### 육아 휴직에 대해 알아봐요

아기를 키우면서 직장도 다녀야 한다면 육아 휴직에 대해 알아보고 계획을 세운다. 고용보험 피보험 기간이 180일 이상이면 부모 각각 1년 6개월, 부부 합산 최대 3년까지 육아 휴직을 신청하고 육아 휴직 급여를 받을 수 있다. 출산 후 18개월 이내에 시작하면 출산 휴가와 함께 통합 신청할 수 있으며 3회까지는 출산 휴가 직후에 몇 달 쉬고 학교 들어갈 때쯤 쉬는 식으로 나눠서 쓰는 것도 가능하다.

육아 휴직 급여는 시작일 기준으로 육아 휴직 사용 기간에 따라 상한액이 차등 적용된다. 통상 임금의 100%를 기준으로 1~3개월 차에는 월 최대 250만 원, 4~6개월 차에는 월 최대 200만 원, 7개월 이후에는 통상 임금의 80%로 월 최대 160만 원까지 지급된다. 휴직 시작 1개월 후부터 종료 후 1년 이내에 고용24 홈페이지, 모바일 앱, 고용센터 방문을 통해 신청할 수 있다. 육아 휴직 중 근로 시간 단축을 활용하면 월 20만 원의 추가 지원금을 받을 수 있다. 남성 근로자가 육아 휴직을 사용할 경우 첫 3개월 동안 월 10만 원의 인센티브가 추가된다.

사업주는 육아휴직 신청을 받은 날로부터 14일 이내에 허용 여부를 통보해야 하며, 미통보 시 자동 허용된다.

엄마 배 속에서
33주 2일

우리 아기 태어나기까지

# D-47일

## 오늘 아기는

청력이 충분히 발달한 아기에게 자궁 속은 전처럼 평화롭지만은 않을 것이다. 양수와 자궁벽이 고주파 영역의 소리는 대부분 차단하지만 시끄럽고 낯선 소리에 몸을 돌리는 모습을 보인다. 소리 자극에 심장 박동이 빨라지는 것을 보면 소리 때문에 아기의 움직임이 많아져서 심장 박동 수를 올리는 모양이다.

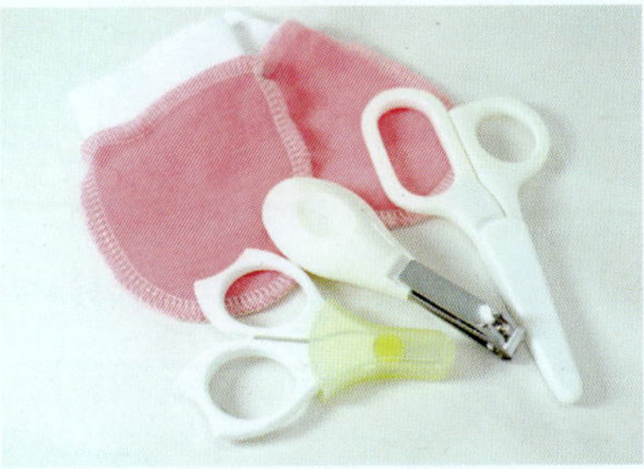

## 오늘 엄마는

몸이 많이 피곤하니만큼 충분히 휴식을 취하려면 일찍 잠자리에 드는 게 좋다. 게다가 늦게까지 잠들지 않다 보면 야식의 유혹에도 넘어가기 쉽다. 배 속 아기의 생활 리듬을 위해서라도 일찍 자고 규칙적으로 생활하는 편이 좋겠다.

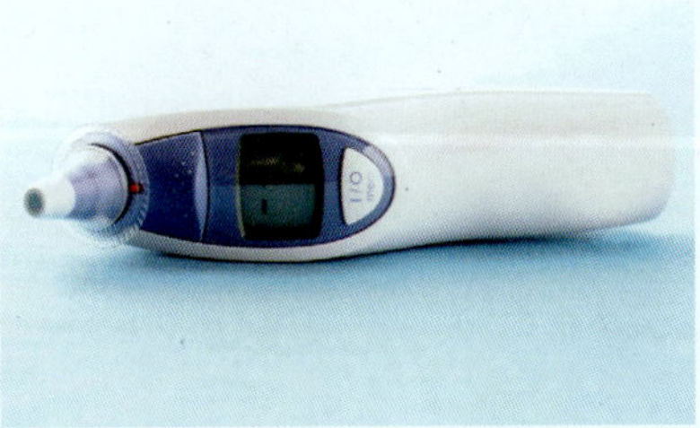

### 아기용품 준비하기

**속싸개**
흡수력 좋은 순면 제품으로 두세 개 준비.

**겉싸개**
예방접종 갈 때처럼 외출할 일이 있으면 쓰니 하나는 있어야 한다.

**이불 베개 세트**
부드럽고 세탁이 쉬운 소재를 고른다. 너무 푹신한 것은 좋지 않다.

**방수 커버**
아기의 대소변으로 요가 더러워지는 것을 막는다. 부드러운 면 소재로 된 것을 고른다.

**거즈 손수건**
아기 침이나 수유하다 흘린 것을 닦는 데 쓴다. 넉넉하게 준비한다.

**손톱 가위**
세균 감염을 피하기 위해 아기 전용 제품을 쓴다. 보통 끝이 둥글고 보호 캡이 있다.

**유아 전용 세제**
아기 빨래는 순한 유아 전용 세제를 쓴다. 세제 외에 세탁비누도 하나쯤 있으면 좋다.

**체온계**
필수 준비물인 체온계는 앞으로도 오래 쓰게 된다. 접촉식은 상대적으로 정확도가 높고, 비접촉식은 사용이 편하며 다용도로 쓸 수 있다.

우리 아기 태어나기까지

엄마 배 속에서 33주 3일

# D-46일

## 오늘 아기는

탯줄 정맥은 엄마에게서 아기에게로 가는 굵은 혈관 한 개이다. 탯줄 동맥은 아기의 순환계를 돌고 다시 나오는 피를 운반하는데 대부분 두 개의 혈관으로 이루어져 있다. 사실 탯줄 정맥도 탯줄 동맥처럼 아기가 처음 생길 때는 두 개였다가 하나는 퇴화해서 한 개만 남는다. 탯줄을 잘랐을 때 동맥은 더욱 빨리 수축한다

## 오늘 엄마는

아기가 태어나 입을 옷을 미리 세탁해 둔다. 속싸개, 겉싸개, 아기 이불, 거즈 손수건, 천 기저귀처럼 아기의 피부에 닿을 모든 섬유 제품은 깨끗이 세탁해서 써야 한다. 세제는 순한 제품으로, 조금씩만 쓴다. 면 제품은 살짝 삶는 것도 좋다.

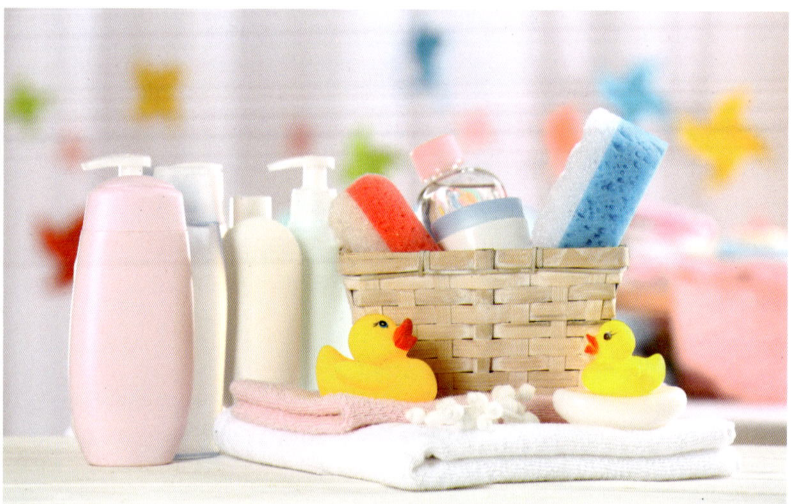

### 아기 목욕용품 준비하기

**욕조**
바닥에 미끄럼방지 처리가 돼 있는지 확인한다. 몸을 가누지 못하는 아기를 위해 등받이를 탈부착할 수 있으면 더 좋다.

**온도계**
아기 목욕물의 온도는 따뜻하게, 38도에서 40도 정도 맞춘다. 온도계가 있으면 편리하다. 욕조에 온도 센서가 부착돼 있기도 하다.

**목욕 수건**
아기 몸을 충분히 감쌀 수 있는 넉넉한 크기의 수건을 준비한다. 속싸개 겸용으로 쓸 수도 있다.

**아기 비누**
거즈 손수건에 비누 거품을 내서 아기 몸을 부드럽게 닦아 준다. 눈에 들어가도 자극이 없는 순한 제품을 쓴다. 몸 씻는 제품으로 머리도 감는다.

**보습제와 오일**
목욕 후에는 꼭 로션이나 크림을 발라 준다. 마사지해 줄 때 쓸 오일도 준비한다.

**면봉**
배꼽 청소에 조금씩 사용하게 된다. 다칠 염려 없는 안전한 재질로 준비한다.

우리 아기 태어나기까지

# D-45일

엄마 배 속에서
33주 4일

## 오늘 아기는

이즈음 아기는 대개 머리를 아래로 향하고 있다. 머리가 다른 부위 대비 무거워 중력의 작용으로 자연스럽게 아래로 내려온다. 또 자궁 모양 때문에 머리를 아래로 하는 자세가 편하기도 하다. 이번이 첫 번째 임신이라면 앞으로 아기의 자세가 바뀔 가능성은 낮은 편이다.

## 오늘 엄마는

전염성이 큰 수두 바이러스에 임신부가 노출돼 걸리면 증상이 심하게 나타나고 아기도 감염될 확률이 50퍼센트에 달한다. 다행히 엄마가 면역이 생겨 있을 가능성이 커서 수두에 걸리는 일 자체가 흔하지는 않다. 수두 환자와 접촉이 있어 걱정된다면 혈액 검사로 감염 여부를 확인할 수 있다. 임신 시 면역이 없다고 알고 있는데 수두에 접촉했다면 수두 면역 글로블린을 48시간 내에 맞아야 한다.

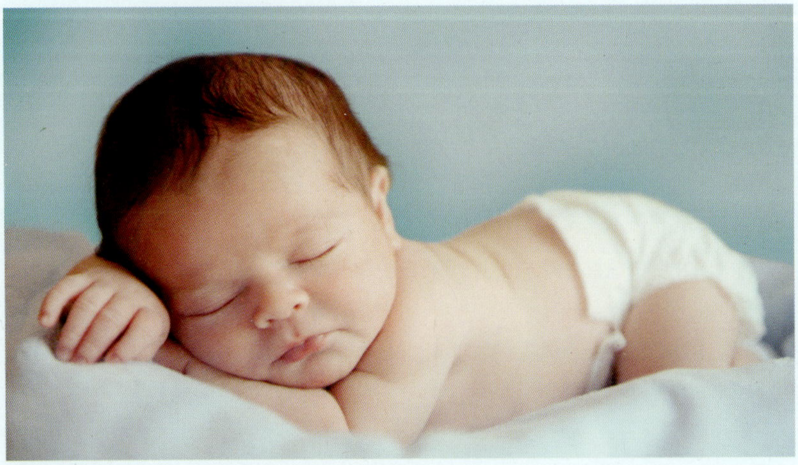

### 엄마용품 준비하기

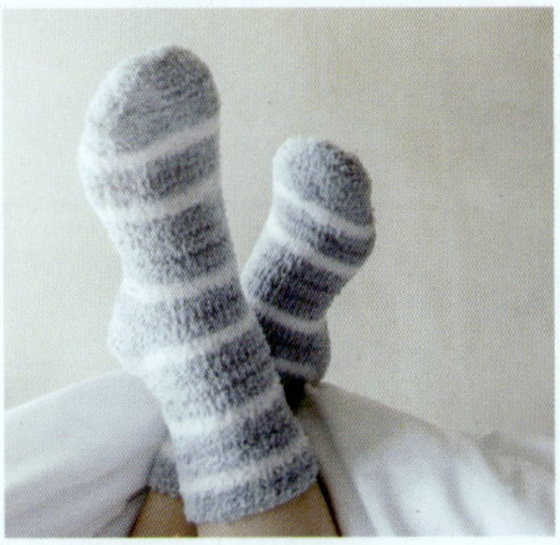

**수면 양말**
부은 발도 조이지 않는 넉넉한 사이즈의 양말이 좋다.

**산모 방석**
아기를 낳을 때 생긴 회음부의 상처나 임신 기간 중 생긴 치질 때문에 산모 방석이 필요하다. 가운데가 도넛 모양으로 뚫려 있어 통증을 피해 편하게 앉을 수 있다.

**산모용 패드**
아기를 낳은 뒤 분비물이 많이 나오기 때문에 산모용 패드를 쓴다. 병원이나 조리원에 비치돼 있다면 오로가 줄어든 때 산모용 패드보다 편하게 쓸 수 있는 오버나이트 생리대 정도만 준비해도 된다.

**손목 보호대**
손목이 시큰시큰한 출산 후, 관절 보호를 위해 손목 보호대를 챙긴다.

엄마 배 속에서
33주 5일

우리 아기 태어나기까지

# D-44일

## 오늘 아기는

이제 초음파 화면으로 전체적인 아기의 모습을 확인하긴 어렵다. 그래도 아기의 크기와 심장의 움직임을 확인하기 위해 초음파 검사를 해야 한다. 좁아진 자궁 안에서 얼굴이 눌려 실물보다 훨씬 못하게 나온 입체 초음파 사진을 얻을지도 모른다.

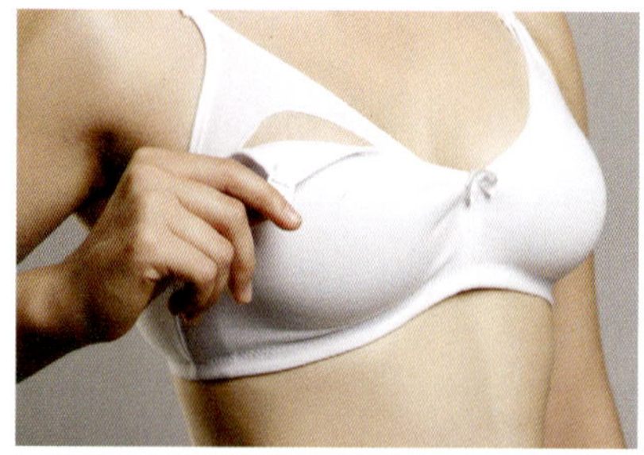

## 오늘 엄마는

장거리 여행은 될 수 있는 대로 피하도록 한다. 차로 이동할 때는 몸이 피곤하도록 오래 타지는 않는 게 좋다. 기차나 비행기 여행은 조산의 경우 대처하기 힘들지도 모른다. 앞으로는 언제든 병원에 갈 일이 생길 수도 있다고 생각해야 한다. 항공사에 따라 비행기 탑승 일정 기간 전 진단서를 요구하기도 하니 미리 알아본다.

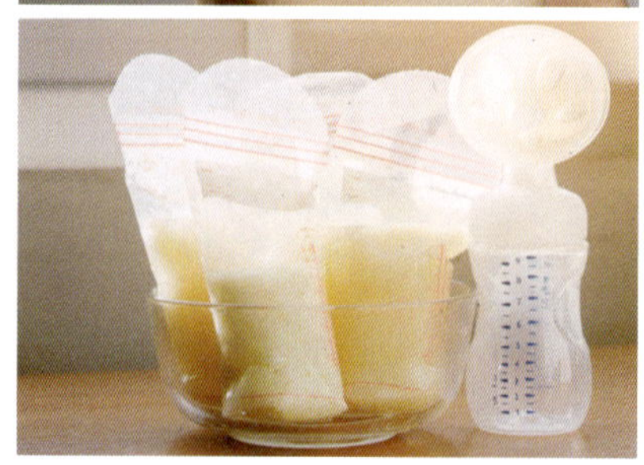

### 모유 수유용품 준비하기

**수유 쿠션**
모유든 분유든 수유를 하려면 아기를 20분은 안고 있어야 한다. 수유 쿠션을 받치면 허리와 손목에 무리가 덜 간다. 수유 쿠션 대신 베개를 쓰기도 한다.

**수유 브라**
하루에도 몇 번씩 수유해야 하기 때문에 랩 형식이나 고리형식, 단추형식 등으로 열었다 닫았다 하기 편하게 돼 있다.

**수유 패드**
모유가 흘러 속옷에 묻지 않도록 흡수하는 수유 패드도 필요하다.

**유두 보호 크림**
유두에 상처가 났을 때 쓸 크림은 아기 기저귀 발진에도 쓸 수 있는 제품을 고르면 더 유용하다. 출산 전부터 유두에 꾸준히 발라 마사지해 주며 관리하는 것도 좋겠다.

**유축기**
수유 후 젖이 남아 있을 때나 미리 짜 두어야 할 때 유용하게 쓰인다. 수동식과 전동식이 있다. 모유 상황을 보고 준비해도 된다.

**모유 저장 팩**
멸균 소독이 돼 있는 비닐 팩으로 짜 놓은 모유를 저장할 때 쓴다. 모유 상황을 보고 준비한다.

엄마 배 속에서
33주 6일

우리 아기 태어나기까지

# D-43일

## 오늘 아기는

지금 아기가 있는 엄마 배 속은 양수로 꽉 차 있다. 하지만 아기가 양수 위에 둥둥 떠 있을 만큼 여유 있는 공간은 없는 상태. 그래서 아기는 자궁벽에 몸을 기대고 있다.

## 오늘 엄마는

이제 엄마 몸은 분만을 준비하기 위해 혈액량이 많아진다. 앞으로 혈액량은 4리터에서 5.5리터 정도 더 늘어날 것이다. 자연히 엄마는 몸무게가 불어나게 된다. 아마 1~2킬로그램 정도는 금세 늘 것이다. 혈액량이 늘어난 만큼 심장에 부담이 가서 쉽게 숨이 찬다. 그래도 걷는 정도만으로 숨이 차다면 의사와 상의하는 게 좋다.

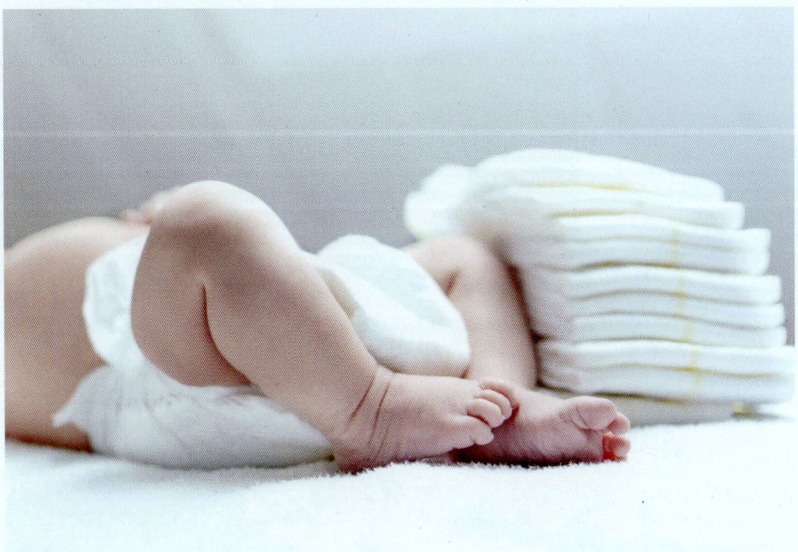

### 기저귀 준비하기

아기가 갓 태어나서는 기저귀를 하루에 열 번, 스무 번까지도 갈아 줘야 한다. 그러니 처음에는 저렴한 일회용 기저귀 중 일자형 제품을 쓰다가 본격적으로 사용할 기저귀를 고른다.

사실 아기에게 맞는 기저귀일지는 써봐야 안다. 게다가 아기는 쑥쑥 큰다. 한꺼번에 많이 사 둘 필요가 없다.

만약 천 기저귀를 쓰기로 했다면 단순한 디자인의 순면 제품으로 20장 정도 준비한다. 천 기저귀를 쓰면 피부 발진을 예방할 수 있고 경제적이기도 하다.

소창 기저귀나 사각 기저귀, 원통형 기저귀는 흡수력이 좋고 빨리 말라 두루두루 활용하기 좋다. 혹시 일회용 기저귀를 쓰게 되더라도 목욕 수건으로, 접어서 베개 대신으로 다양하게 사용할 수 있다. 또 땅콩 기저귀는 따로 접을 필요 없이 그대로 쓰면 돼서 편리하다는 장점이 있다.

천 기저귀를 세탁할 때는 애벌빨래를 했다가 세탁기에 넣으면 된다. 한 번 삶아서 세탁기에 돌리거나 세탁 후 맹물에 삶아 주는 방법도 있다. 아기 전용 세탁기를 쓰거나 수거 및 배달을 해 주는 전문 업체에 따로 맡기기도 한다.

# 임신 34주

서 있기도 힘들고 걸음걸이는 뒤뚱뒤뚱.
그래도 몸을 적당히 움직이도록 합니다.

아기를 낳는다는 것은 두려운 일이다. 하지만 빨리 아기를 만나고 싶은 것도 사실이다. 세상 밖으로 나올 준비를 하느라 몹시 바쁜 아기에게, 건강한 모습으로 만나자고 이야기해 본다. 아기가 엄마 배 속에서 지내는 열 달은 분명 기다릴 만한 가치가 있는 소중한 시간이다.

## 이번 주 아기는

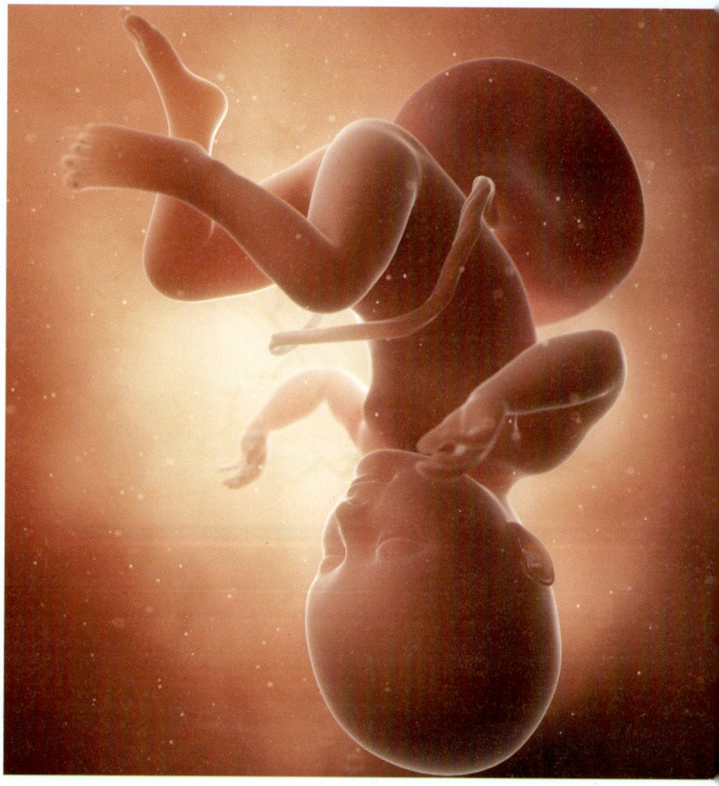

키가 많이 자란 아기. 데스크톱 컴퓨터 키보드 너비와 비슷한 정도의 키다. 아직 발길질을 할 수 있기는 하지만 움직일 수 있는 공간이 줄어든 만큼 마음껏 뻥 걷어차기가 힘들어졌다. 대신 몸을 자궁벽에 대고 이리저리 문지르기도 한다. 입으로는 빠는 동작을 연습하고 눈으로는 초점 맞추는 연습을 하는 중이다.

양수 속에서 살고 있는 아기의 폐에는 지금 양수가 차 있다. 아기 폐 속 양수는 태어나 첫 숨을 내쉴 때 밖으로 나올 것이다.

## 이번 주 엄마는

보통 임신으로 찐 살은 완전히 빠지지 않는다고 이야기한다. 그러나 어느 정도 산후조리가 끝난 뒤 운동과 식이 조절을 병행하면 얼마든지 다 뺄 수 있다. 거울 속의 모습이 낯설더라도 크게 걱정할 일은 아니라는 뜻이다. 사실 아기를 돌보면서 생활이 바뀌고 활동량이 줄기 때문에 불어난 몸무게가 쉽게 줄지 않는 것일 뿐, 언제든 다시 원래 몸무게로 돌아갈 수 있다.

이제 직장에서의 출산 휴가가 머지않았다. 출산 준비와 함께 업무 인수인계에도 신경을 써야 해서 한창 바쁠 한 주다.

엄마 배 속에서
34주 0일

우리 아기 태어나기까지

# D-42일

## 오늘 아기는

이제 태반은 더 이상 자라지 않는다. 두께는 오히려 살짝 줄어든다. 그래도 태반 조직은 아직 발달을 멈추지 않는다. 여전히 아기의 생존과 성장에 필요한 물질을 공급하는 맡은 바 임무를 충실히 수행하고 있다.

## 오늘 엄마는

개인차가 크기는 하지만 지금쯤 양수의 양이 최고치에 도달해서 1리터쯤 된다. 앞으로 양수는 양이 점점 줄어들기 시작한다. 그러다 출산 예정일이 지나고 나서는 양수가 200밀리리터, 100밀리리터까지 줄어들 수도 있다.

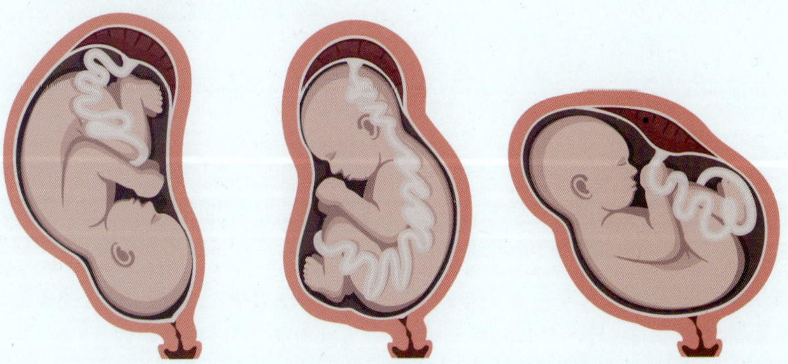


자궁 속 태아의 자세

### 거꾸로 있는 아기, 역아

몇 주 전까지만 해도 양수 속에서 자유롭게 움직이던 아기. 태어날 때가 가까워지면 머리를 아래로 한 자세인 두위를 취한다. 그런데 지금껏 머리가 위로 향한 둔위인 아기도 있다.

이렇게 역아인 경우 태어날 때 머리, 어깨, 손발, 탯줄 순서로 나오지 못하고 발이나 엉덩이가 먼저, 머리가 나중에 나온다. 이때 머리가 산도를 지나면서 머리와 골반 사이에 탯줄이 끼면 일시적으로 산소 공급이 중단돼 질식할 수 있다. 또 분만 도중 아기의 머리가 산도에 끼게 되면 신경 손상 같은 심각한 후유증을 겪을 수도 있다.

원인은 확실하게 알려지지 않았지만 다태 임신일 때나 양수과다증, 전치태반 같은 문제가 있을 때 역아가 나타나기 쉽다. 또 자궁근종이 있을 때 생길 수 있다. 가끔 탯줄이 몸에 감겨 있어서 역아로 남아 머리가 아래로 내려오지 못하는 경우도 있다. 자궁이 하트 모양이거나 자궁 내 격막이 있는 경우에도 역아가 생길 수 있다.

엄마 배 속에서
34주 1일

우리 아기 태어나기까지

# D-41일

## 오늘 아기는

눈을 깜빡이면서 초점 맞추는 법을 익히는 중인 아기. 엄마 배 속으로 스며들어 온 빛의 세기에 따라 동공이 커졌다 줄어들었다 한다. 검은색과 흰색, 그리고 다른 여러 가지 색깔을 구별하는 신경 세포도 발달하는 중이다.

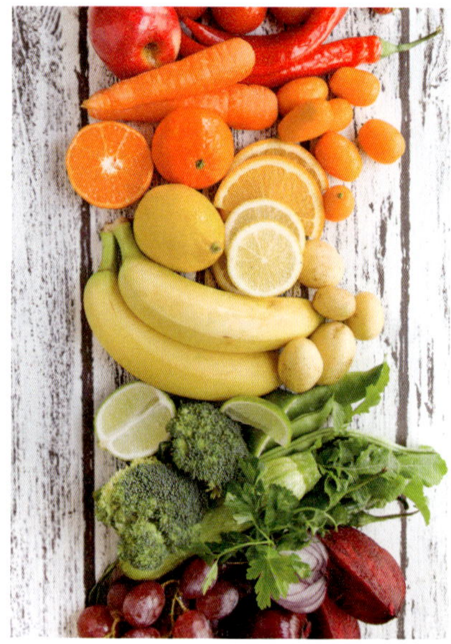

## 오늘 엄마는

별로 배가 고프지 않더라도 배 속 아기를 위해 끼니를 거르지 않도록 한다. 소화가 잘 안 되면 식사를 조금씩 자주 나눠서 하는 게 도움이 된다. 하루 다섯 끼니로 나눠 보통 밥공기보다 더 작은 그릇에 양을 맞춰 먹는 것이 위에 부담이 적다. 아기에게 먹인다고 생각하고 골고루 먹도록 한다. 과일은 조금씩 먹고 컬러 푸드도 다양하게 챙겨 먹는다.

### 태반조기박리

정상적인 출산이라면 아기가 태어나고 나서 태반이 떨어져 나온다. 그런데 임신 중 또는 출산 시 아기가 나오기 전에 태반이 먼저 자궁벽으로부터 떨어지기도 한다. 이런 것을 태반조기박리라고 하는데, 대체로 임신 후기에 출혈이나 강한 복통과 함께 나타난다. 태반조기박리의 원인은 아직 정확히 밝혀지지 않았으나 태반의 미성숙한 발달과 관련이 있을 것으로 여겨진다.

엄마가 배에 심한 충격을 받으면 태반이 일찍 떨어질 수 있으니 조심해야 한다. 임신중독증 증세가 있으면 태반조기박리가 일어날 확률이 높아진다. 임신부의 출혈과 강한 복통, 배 뭉침 증세는 태반조기박리를 의심해 병원에 가야 하는 증세다. 그러나 출혈이 질 밖으로 내려오지 않고 배만 단단해지며 강한 복통만 나타나는 태반조기박리도 있다.

아주 미약한 태반조기박리는 우선 입원을 하고 안정을 취한다. 하지만 출혈이 계속되거나 더 악화돼 아기에게 산소를 충분히 공급하지 못한다고 판단되면 조산이라도 바로 응급 제왕절개수술을 한다. 임신중독증이 있는 경우, 갑작스러운 복통이나 출혈이 있으면 태반조기박리를 의심해야 한다.

태반조기박리는 태아에게 매우 위험하기도 하지만 임신부에게 범발성 혈액 응고 장애라는 합병증을 일으킬 수도 있다. 혈액이 응고되지 않아서 출혈이 계속되다가 결국 자궁적출술까지 해야 하는 경우도 있다.

엄마 배 속에서
34주 2일

우리 아기 태어나기까지

# D-40일

## 오늘 아기는

지금 아기에게 필요한 영양소는 주로 포도당 형태로 공급되는 탄수화물이다. 그밖에 필요한 영양소 대부분은 단백질이다. 그리고 몸집을 키우기 위한 지방과 미네랄, 비타민, 칼슘도 엄마 몸에서 잘 전달받고 있다.

## 오늘 엄마는

진통이 시작되지도 않았는데 양수가 터졌다면 심각한 상황이다. 무엇보다도 세균에 감염될 수 있어 위험하니 최대한 빨리 조치해야 한다. 아직 예정일이 많이 남았다고 해도 당장 병원에 가야 한다.

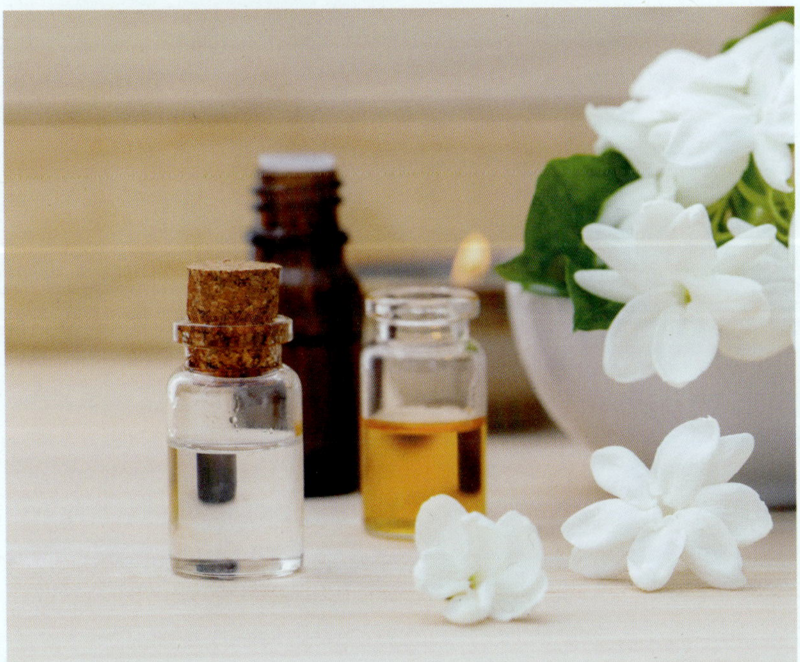

### 분만실에서의 아로마테라피

아로마테라피(Aromatherapy)는 식물에서 추출한 에센셜 오일을 이용해 그 향과 약효로 인체의 밸런스를 유지하는 자연 치유 요법이다. 향로를 사용해 향을 퍼지게 하거나 오일을 섞어 마사지를 해서 육체적, 정신적으로 진정 및 긴장 완화 효과를 얻는다.
오랜 옛날부터 임신한 엄마와 배 속 아기를 편안하게 하는 데도 아로마테라피가 활용되고 있다. 특히 아기를 낳을 때는 통증과 불편감을 줄이고 자궁 수축력을 강화해 분만이 더 원활하도록 돕는다고 전해진다. 분만 시간이 짧아지도록 도움을 줄 수도 있다.
분만 때 주로 사용하는 에센셜 오일은 라벤더, 재스민, 만다린, 세이지, 페퍼민트, 로즈, 카밀러, 레몬, 제라늄, 네롤리 등이다.

엄마 배 속에서
34주 3일

우리 아기 태어나기까지

# D-39일

## 오늘 아기는

태반을 통해 엄마로부터 전해 받는 철분. 태어나기 전 석 달 동안에는 6분의 5 정도의 철분이 아기 간에 쌓인다. 이렇게 비축된 철분은 엄마 젖이나 분유로 철분 공급이 잘 안 될 때 비상으로 쓰게 된다. 그래서 한동안은 먹지 않고도 생존할 수 있다.

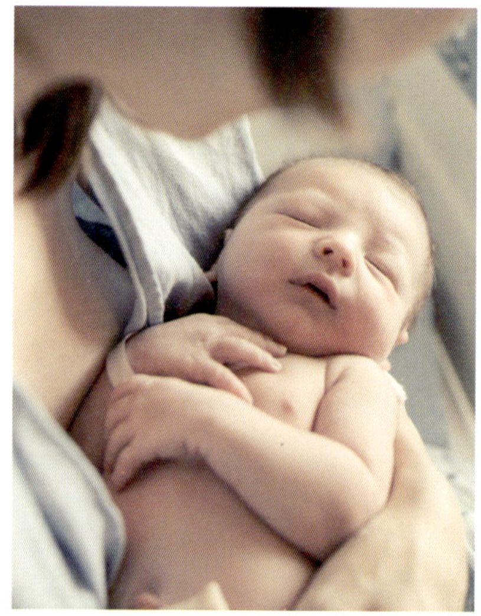

## 오늘 엄마는

발이 많이 붓기도 한다. 그럴 땐 양쪽 발을 찬 수건으로 감싸고 누워서 발을 높은 곳에 걸쳐 놓는다. 그리고 발에 선풍기를 쐬면서 차갑게 가라앉히면 도움이 된다. 부은 곳을 꾹 눌렀을 때 쑥 들어가 안 나오는 정도라면 병원에 가서 혈압 체크, 단백뇨 체크를 해 봐야 한다.

### 모자 동실이란

모자 동실은 건강한 산모와 아기가 출생 후 한방에서 지내는 것을 말한다. 아기가 태어난 뒤 엄마와 아기가 함께 지내면서 서로 애착 관계를 만들어 가는 가장 자연스러운 방법이다.

배 속에 있을 때는 애지중지하다가 막상 아기가 태어나면 신생아실에 맡겨 버리는 것은 바람직하지 않다. 아기는 혼자 허공에 발을 차면서 낯선 소리와 냄새뿐인 여기가 대체 어디냐며 울음을 터뜨릴지도 모른다. 엄마의 심장 소리와 목소리, 시냇물 흐르는 듯한 장에서 나는 소리, 태반 양수가 내는 소리. 그동안 들어 왔던 소리가 하나도 없는 낯선 신생아실. 그에 비하면 엄마와 함께하는 모자 동실은 아기 관점에서 최고의 환경일 것이다.

모유 수유를 시작하는 입장에서 모자 동실인 경우 더 수월하게 첫발을 내딛는다. 필수 영양소와 감염에 대한 면역체가 담뿍 든 초유를 충분히 먹일 수 있다. 배고프다는 아기의 신호에 바로 반응해서 모유를 줄 수 있고 아기가 원할 때마다 자주 먹일 수 있기 때문이다. 사실 모유가 잘 나오게 하려면 마사지를 받는 것보다도 수시로, 열심히 수유하는 게 제일 효과적이다.

모자 동실을 하면 출산 후 병원에서 지내는 동안에도 아기 돌보는 방법을 자연스럽게 배우며 아기의 특성을 빨리 알고 익힐 수 있다. 울음으로 표현되는 아기의 욕구를 만족시켜 주는 과정에서 엄마는 아기에 대한 애정이 더 커진다. 무엇보다도 엄마와 아기 사이의 유대감과 아기의 정서적 안정감을 높인다는 큰 장점이 있다.

모자 동실을 원한다면 출산 병원을 선택할 때 가능한지 미리 확인해야 한다.

엄마 배 속에서
34주 4일

# D-38일

## 오늘 아기는

아기는 숨을 쉬는 동시에 입으로 빠는 복잡한 행동을 연습한다. 젖 빠는 방법을 스스로 터득하는 것이다. 갓 태어난 아기는 혀나 입술, 볼에 무언가가 닿으면 자동으로 입을 움직여 빨려고 하는데, 두세 달 지나면 이런 반사 행동은 의식적인 행동으로 바뀌게 된다.

## 오늘 엄마는

분만이 걱정되기도 하고 무거운 몸을 지탱하느라 힘든 이즈음에는 불면증이 오기 쉽다. 숨쉬기가 답답해서 잠을 이루지 못하기도 한다. 무엇보다 긴장감과 불안감을 떨치는 게 우선이다. 마음을 편안히 갖고 왼쪽 옆으로, 그래도 불편하면 오른쪽 옆으로 누워 잠을 청해 보도록 한다.

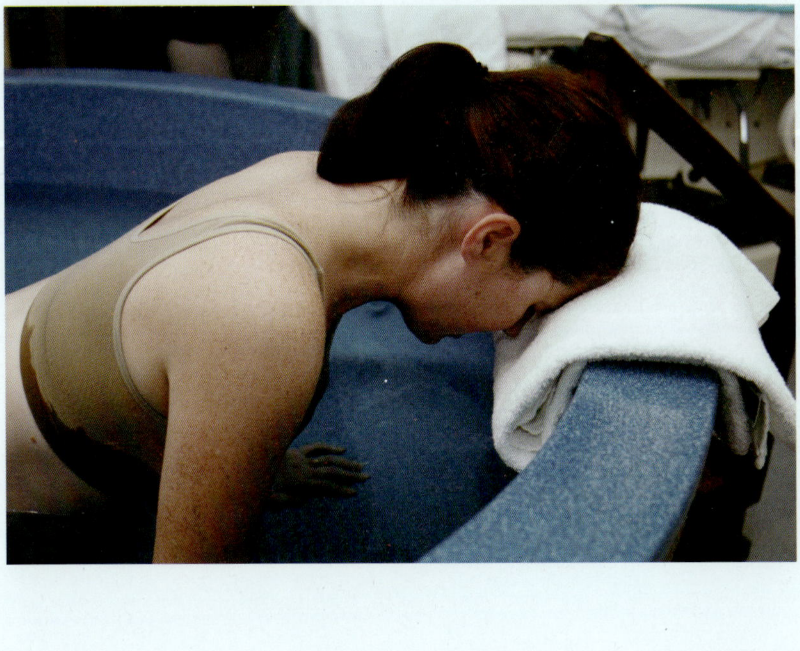

### 수중 분만

수중 분만은 물속에서 아기를 낳는 자연 분만 방법이다. 엄마는 따뜻한 물속에서 몸의 긴장이 풀려 편안해지고 진통을 덜 느낀다. 열 달 동안 양수 속에서 자란 아기 역시 편안함을 느끼고 스트레스를 덜 받는다.

수중 분만은 자궁문이 5~6센티 정도 열렸을 때 시작한다. 물속에서 쪼그려 앉는 자세로 힘을 주고, 아기가 태어나면 바로 품에 안는다.

물속에서는 물의 부력 때문에 쪼그려 앉는 자세를 쉽게 취할 수 있다. 이 자세는 골반이 잘 벌어져 힘주기가 수월해진다. 또 질벽에 약간의 손상만 입을 뿐 회음부에는 별 상처 없이 분만할 수 있기도 하다. 아기가 태어나자마자 엄마 품에 안겨 젖을 물 수도 있다. 이렇게 하면 아기는 엄마 품에서 심리적으로 빠르게 안정을 찾는다.

수중 분만 시 물의 온도는 너무 뜨겁지 않게 하는 것이 중요하다. 물의 온도가 높으면 태반으로 가는 혈관이 이완돼 아기에게 가는 혈류 속도가 느려지기 때문이다. 감염 위험이 있기 때문에 반드시 샤워를 한 뒤 물에 들어가고, 물이 더러워지면 깨끗한 물로 교체한다. 아기의 심장 박동과 엄마의 자궁 수축 정도를 측정하는 분만 감시 장치를 설치하기 어렵다는 단점도 있다.

엄마 배 속에서
34주 5일

우리 아기 태어나기까지

# D-37일

## 오늘 아기는

우리나라에서 태어나는 아기 열 명 중 한 명 이상은 몽고반점이 있다. 멍든 것과 비슷한 퍼런 반점이 허리 아래쪽, 엉덩이에 주로 나타난다. 태어나 두 해 정도까지는 진하게 보이다가 그 뒤로는 차츰 희미해진다. 열두 살쯤에는 거의 사라진다.

## 오늘 엄마는

맞벌이 부부는 아기가 태어난 후 집안일과 육아를 어떻게 분담할 것인지 생각해 봐야 한다. 육아는 생각보다 품이 많이 드는 일이다. 아이가 없던 때에 비하면 상황은 많이 달라진다. 또 아이가 하나일 때와 둘일 때도 큰 차이가 있다.

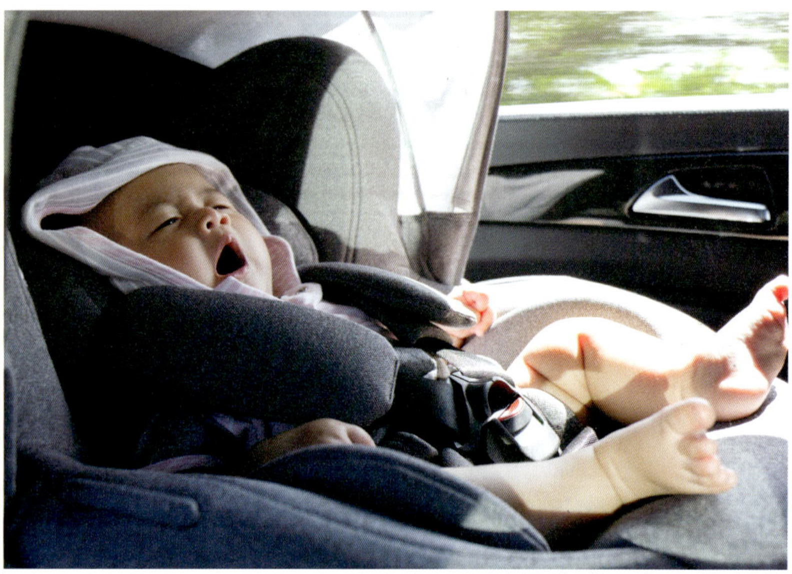

### 안전을 위한 준비, 신생아 카시트

아기는 작은 사고에도 큰 충격을 받을 수 있다. 아기를 차에 태울 때는 아무리 짧은 거리를 가더라도 반드시 카시트를 써야 한다. 만 6세 미만 영유아가 카시트를 쓰지 않으면 과태료 대상이기도 하다.

태어난 지 얼마 안 돼서도 산부인과나 조리원에서 퇴원할 때, BCG 접종하러 병원 갈 때부터 카시트가 필요하다. 뒷좌석에 아기가 뒷유리창을 향하도록 카시트를 장착하고, 아기를 카시트에 눕혀서 데리고 가야 한다. 카시트를 장착한 경우 1~2세 영아의 교통사고 사망률이 71퍼센트까지 낮아지는 것으로 알려지면서 일부 국가에서는 카시트 없이는 신생아가 퇴원할 수 없도록 하고 있다.

신생아부터 만 1세 정도가 사용하는 바구니형 카시트는 잠든 상태에서 들고 이동할 수 있고 요람으로도 사용할 수 있다. 특정 유모차와 호환돼 그대로 유모차에 장착할 수도 있다.

아기의 성장 발달에 따라 돌 되기 전 바꿔 줘야 하는 바구니형 카시트에 비해 신생아부터 유아까지 쓸 수 있는 컨버터블 카시트는 경제적인 부담이 덜하다. 신생아 때는 이너시트를 장착해 사용한다.

엄마 배 속에서
34주 6일

우리 아기 태어나기까지

# D-36일

## 오늘 아기는

이제 팔다리에도 제법 살이 붙었다. 불과 두세 달 전 아기는 몸에 쌓아 두는 지방의 양이 겨우 2퍼센트였다. 지금은 12~15퍼센트 정도로 꽤 많이 늘어났다.

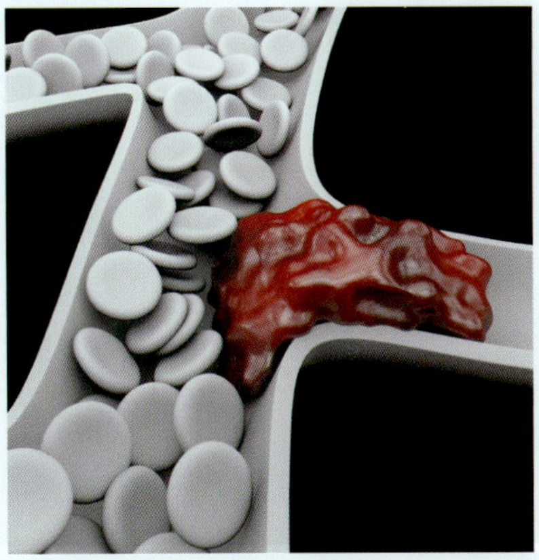
혈전 색전증은 혈관이 막히면서 생긴다

## 오늘 엄마는

출산 준비 교실에서 배웠던 호흡법과 이완법은 집에서도 충분히 연습해야 한다. 막상 아기를 낳을 때는 진통을 하느라 아무 생각도 안 떠오를지 모른다. 진통 중에도 기억할 만큼 완전히 몸에 익어야 출산 당일 효과적으로 활용할 수 있을 것이다.

### 임신부 심부 정맥 혈전증 및 폐 색전증 예방

혈전 색전증은 피가 응고해 생기는 혈전으로 혈관이 막히면서 나타난다. 호흡 곤란, 가슴 통증, 잦은 맥박, 객혈 같은 증상을 보인다. 예측과 진단도 어려운 질환이다. 심부 정맥의 혈전 때문에 심장으로의 혈액 순환이 원활하지 않다가 혈전이 이동해서 폐혈관을 막기도 한다. 상태가 매우 심각하면 갑작스럽게 사망에 이를 수도 있다.

임신 중, 분만 중 또는 분만 후 모두 위험성이 커지며 1,000명당 1명 빈도로 발생한다고 알려졌다. 35세 이상일 때, 체질량 지수 30 이상일 때, 응급 제왕절개술을 비롯한 제왕절개술을 했던 임신부일 때, 출산 경험이 있거나 정맥류나 전자간증, 산후 출혈을 겪은 임신부일 때 혈전 색전증이 생길 위험이 높아진다고 보고 있다. 그밖에 다태 임신, 심한 입덧, 임신성 당뇨, 빈혈, 선천적 또는 후천적인 혈전 성향증, 심질환, 흡연, 루푸스 등을 위험 인자로 꼽는다.

혈관 안에 혈전이 생겨 정체되는 것을 예방하려면 수술 후 회복기에도 조금씩, 걷기부터 시작해서 운동을 하는 것이 좋다. 임신 중이나 수술 후 압박 스타킹을 신는 것도 도움을 줄 수 있다. 고위험군이라면 수술 후에 예방 및 치료를 위해 전문의의 판단에 따라 항응고제 또는 공기압 슬리브를 처방받기도 한다.

# 임신 35주

아기를 낳을 때 병원에
가지고 갈 짐을 꾸려 봅니다.
긴장을 풀고 쉬면서 한 주를 보냅니다.

이제 여러 갈림길을 맞닥뜨렸을 때 어떤 결정을 내릴지 머릿속에 계획이 서 있어야 한다. 빨리 진통이 닥쳐올 수도 있고, 누군가에게 도움을 받아야 할 수도 있다. 어떤 상황이든 문제없이 대처할 수 있는지 두루두루 점검해 본다.

## 이번 주 아기는

몸무게 2.4~2.5킬로그램. 자궁 속에는 남아 있는 공간이 거의 없다. 아기는 팔다리를 몸 가까이 붙인 채로 몸을 둥글게 말고 누운 상태다. 좁은 공간이지만 편안하게 잘 지내고 있다.

만약 아기가 일찍 태어나 신생아 집중 치료실에 있다면 모유를 짜서 먹이는 것도 좋다. 아기는 모유로부터 천연 면역 성분을 전달받는다. 아직 소화 기관이 덜 발달한 아기로서는 모유가 소화하기도 훨씬 더 쉽다.

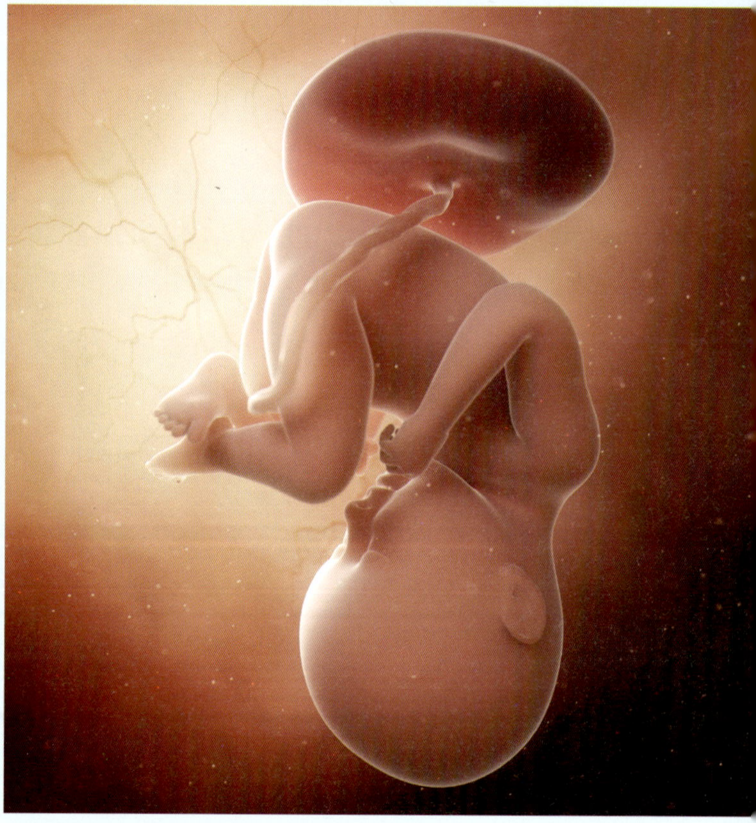

## 이번 주 엄마는

아랫배가 땅기면서 아기가 점점 아래로 내려오는 것을 느낀다. 아기가 골반 쪽으로 내려가는 만큼 폐는 덜 눌려서 한결 숨쉬기가 편안해질 것이다. 그러나 밑이 빠질 듯 아프다고 표현할 만한, 또 다른 종류의 불편함이 시작된다. 쥐가 나는 일도 잦다.

만일 아기를 보육 시설에 맡길 예정이거나 육아 도우미의 도움을 받을 계획이라면 미리 알아보고 예약해 둘 필요가 있다. 인기가 많은 곳은 대기 명단에 올려둬야 할지도 모른다.

엄마 배 속에서
35주 0일

우리 아기 태어나기까지

# D-35일

## 오늘 아기는

분당 110~160번 정도로 상당히 빠르게 뛰는 아기의 심장. 태어난 뒤에도 아기의 심장 박동은 이 수준을 유지한다. 엄마처럼 심장이 분당 70번 정도 뛰기까지는 아직 몇 년의 시간이 더 걸린다.

## 오늘 엄마는

사람마다, 상황마다 차이는 있지만 대개 자연분만을 하면 분만 후 2박 3일을, 제왕절개수술 후에는 5박 6일을 병원에서 지낸다. 물론 상태에 따라 입원일은 늘어나거나 줄어들 수 있다. 병원에서 지낼 동안 필요한 물품은 미리 가방에 챙겨 놓는다.

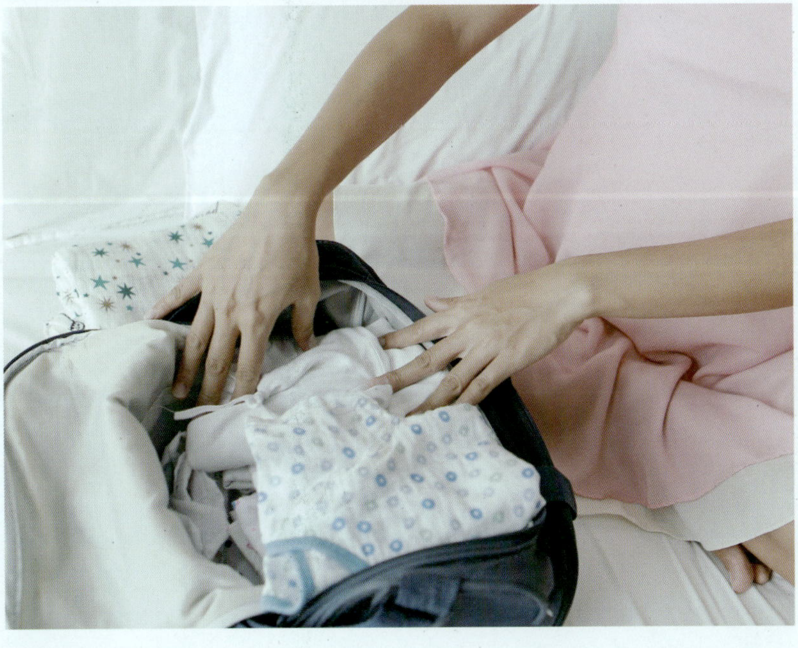

### 출산 가방 준비하기

아기가 태어날 날이 점점 가까워지고 있다. 예기치 못한 상황이 있을 수 있으니 언제라도 병원에 갈 수 있도록 준비해 둬야 한다. 적어도 지금쯤은 아기를 낳을 때 가져갈 짐을 꾸려 놓는 것이 좋다. 우선 어떤 물건을 챙길지 목록을 쭉 적어 본다. 병원이나 산후조리원에서 주는 품목이 무엇인지 미리 확인해 두면 도움이 된다. 편안한 기분을 위해 평소 사용하던 물건이 필요할 수도 있다.

아기를 낳은 뒤 병원에 있을 때 필요한 물건과 산후조리원에서 지낼 때 필요한 물건으로 짐을 나눠 두 개의 가방을 준비하는 것도 좋은 방법이다. 병원에 갈 때는 간편한 가방 하나만 가져가고, 산후조리원에 갈 때는 가족에게 가져다 달라고 부탁하면 되겠다.

일단 병원에 있을 때 필요한 물건과 신생아용품을 챙겨 가방에 담은 뒤 가족 모두가 잘 아는 곳에 두도록 한다.

엄마 배 속에서
35주 1일

우리 아기 태어나기까지

# D-34일

## 오늘 아기는

그동안 탯줄을 통해 엄마로부터 영양분을 공급받고 배설해 왔던 아기. 위나 장이 제 기능을 다 하기에는 아직 연습이 필요하다. 위와 장은 태어나서도 서너 해가 지나야 완전히 제 할 일을 할 정도로 성숙해진다.

## 오늘 엄마는

자궁과 복부의 단단한 근육이 아기가 머리를 아래로 한 자세를 유지하도록 돕는다. 팔다리로 엄마 배를 쿡 찌르거나 갈비뼈를 발로 차는 아기의 움직임이 느껴진다. 출산 경험이 있다면 복부 근육이 상대적으로 약해서 아기가 계속 자세를 바꿀 수도 있다.

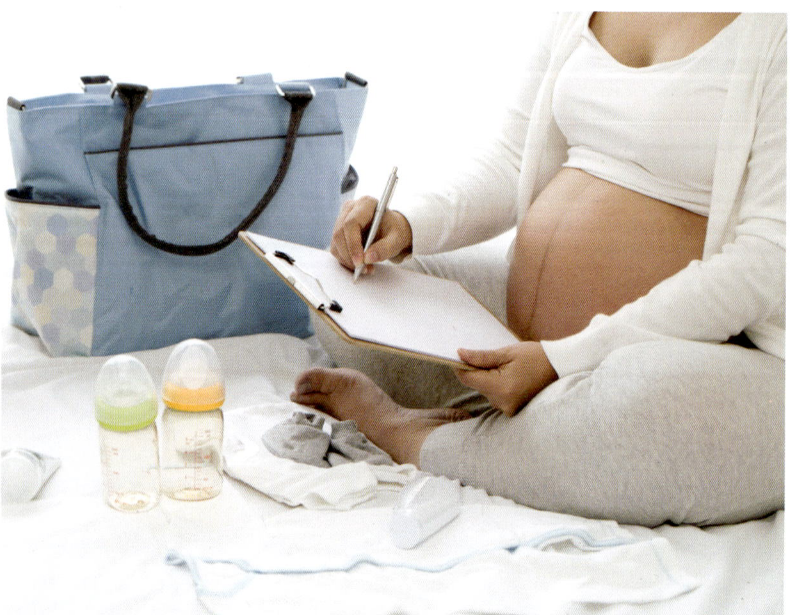

### 병원에 갈 때, 출산 가방 체크리스트

- 산모 수첩과 신분증
- 수건 및 세면도구
- 씻기 힘들 때를 대비한 물티슈나 손수건, 드라이 샴푸
- 기초 화장품
- 배를 충분히 덮는 면 팬티 여러 장
- 산모용 패드는 병원에 있는지 확인하고 준비
- 몸을 따뜻하게 해 줄 내의와 양말
- 수유용 브래지어와 수유 패드
- 편하게 걸칠 카디건과 퇴원할 때 입을 외출복
- 안경이나 머리끈, 머리띠는 필요에 따라
- 물병과 빨대
- 아기 분유, 젖병, 기저귀는 병원에 알아보고 준비
- 퇴원할 때 아기가 입을 배냇저고리, 모자, 손 싸개
- 퇴원할 때 아기를 감쌀 속싸개, 겉싸개

엄마 배 속에서
35주 2일

우리 아기 태어나기까지

# D-33일

## 오늘 아기는

아기의 잇몸에는 마치 이가 날 것처럼 골이 지고 있다. 물론 진짜로 이가 나는 것은 태어나고서도 좀 더 지난 때다. 이가 빼죽이 나기 시작하려면 아직 일곱 달은 더 있어야 한다.

## 오늘 엄마는

만약 엄마가 간염 보균자라면 출산 뒤 바로 아기에게 면역 글로불린이나 백신을 접종해 간염을 예방할 수 있다. 이때 모유 수유는 금기 사항이 아니다. 임신부가 급성 항원(e항원)을 보유하고 있으면 간염이 태반을 통해 엄마로부터 아기에게 배 속에서 감염될 수 있다. 이런 것을 수직 감염이라고 한다. 이 경우에도 모유 수유는 금기 사항이 아니다. 단순 보균자일 때(e항원이 없고 s항원만 있을 때)는 수직 감염의 빈도는 매우 낮다.

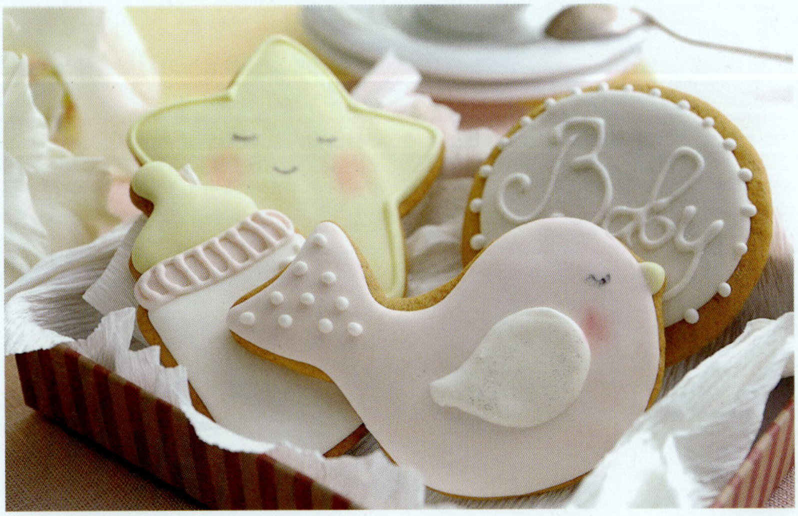


**산후조리원 갈 때, 출산 가방 체크리스트**

- 수건 여러 장 및 세면도구
- 기초 화장품
- 배를 충분히 덮는 면 팬티 여러 장, 복대
- 산모용 패드나 오버나이트 생리대
- 몸을 따뜻하게 해 줄 내의와 넉넉한 사이즈의 수면 양말
- 수유용 브래지어와 수유 패드
- 편하게 걸칠 카디건과 갈아입을 옷
- 안경이나 머리끈, 머리띠
- 손목 보호대와 산모 방석
- 물병과 빨대
- 아기 분유, 젖병, 기저귀는 조리원에 알아보고 준비
- 아기가 입을 배냇저고리
- 속싸개, 겉싸개
- 편하게 신을 슬리퍼
- 읽을 책이나 들을 음악
- 개인용 가습기
- 보호자 침구 세트는 조리원 상황에 따라 준비

엄마 배 속에서
35주 3일

우리 아기 태어나기까지

# D-32일

## 오늘 아기는

피하지방은 체온을 유지하고 에너지를 내는 역할을 한다. 이즈음에 아기는 태어날 때 쓸 에너지를 최대한 몸에 쌓아 두려고 하고 있다. 아기가 자라는 속도는 느려진다.

## 오늘 엄마는

아기를 돌보다 보면 기저귀 갈 때나 흘린 것을 닦을 때 흔히 물티슈를 쓰게 된다. 물티슈는 유해 성분이 없는 제품으로 고른다. 안전성 면에서 미덥지 않다고 생각되면 물로 닦거나 거즈 손수건을 활용한다. 건티슈를 준비해 필요할 때마다 물을 부어 쓰는 방법도 있다.

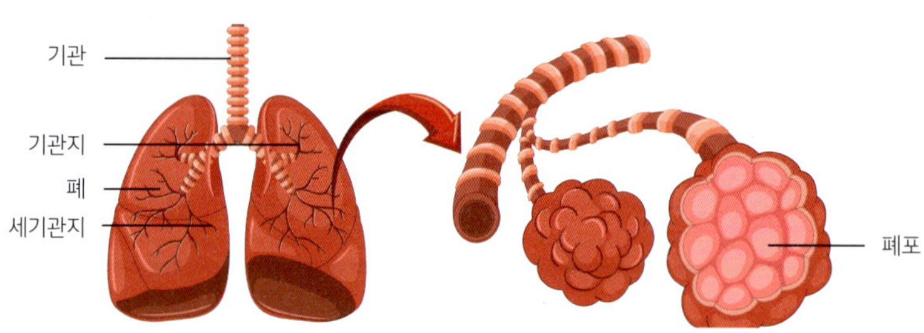


폐와 폐포

### 아기의 폐는 지금

폐가 나무라면 나무의 기둥은 기관에 해당하고, 이 기관은 기관지를 따라 나뭇가지처럼 여러 갈래로 갈라진다. 기관지는 다시 나뭇가지가 잔가지를 치듯 여러 갈래로 나뉘고 이 끝부분에는 나뭇잎 같은 연약한 조직이 만들어진다. 이 나뭇잎에 해당하는 게 허파꽈리, 즉 폐포다.
폐포는 산소와 이산화탄소가 교환되는 곳이다. 석 달 전부터 발달하기 시작한 폐포는 임신 기간 내내 계속해서 많아진다. 이 안에는 계면 활성제라고 부르는 물질을 만들어 내는 세포가 있다. 이 계면 활성제는 처음 아기가 울 때 폐포가 펴지게 하고 그 후 폐포가 쪼그라들지 않게 막는 역할을 한다. 우리가 처음에 풍선을 불기가 어려운 것과 마찬가지로 처음 폐포를 펴기가 어렵다. 그래서 계면 활성제가 필요한 것이다.
지금 이 계면 활성제를 만들어 내는 세포가 활동하고 있다. 폐의 기능이 완전히 발달했다고는 할 수 없지만, 중요한 사건이 일어난 전환기임은 분명하다.

엄마 배 속에서
35주 4일

우리 아기 태어나기까지

# D-31일

## 오늘 아기는

아기는 태어나서도 한동안은 삼원색인 빨강, 파랑, 노랑 정도만 구별할 수 있다. 또 얼마간은 초점을 맞추기 어려워서 눈동자가 몰려 보이기도 한다. 갓 태어나 처음 맞는 세상은 아기 눈에 어떻게 보일까.

## 오늘 엄마는

임신 중에는 호르몬의 영향으로 머리카락의 성장기가 늘면서 두꺼워진다. 아기를 낳고 한 달쯤 지나고부터는 머리카락이 갑자기 너무 많이 빠져서 당황할 수도 있다. 이런 현상은 앞으로 6개월 이상의 시간이 흐른 뒤 다시 괜찮아질 것이다.

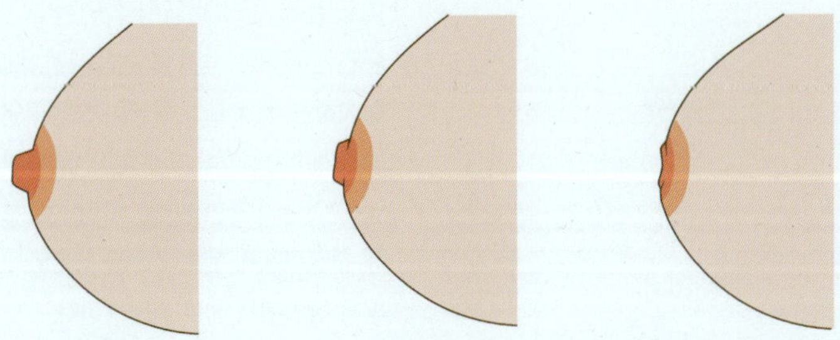

정상 유두 편평 유두 함몰 유두

### 모유 수유를 위한 가슴 관리

출산일이 다가올수록 엄마의 가슴은 자연히 모유 수유를 준비한다. 이런 시기라도 따로 공을 들인다기보다는 샤워할 때 물로 깨끗이 닦는 정도면 가슴 관리는 충분하다. 늘어난 피부가 갈라지지 않도록 보습에 신경 쓴다.

간혹 유두가 가슴 안쪽으로 들어가 있거나 편평한 유두이면 아기가 젖을 빨기 어려울 수 있다. 그래서 미리 유두 주변 피부를 눌러 밖으로 밀어내는 식으로 마사지해 교정을 시도하기도 한다. 함몰 유두 교정기나 유두 보호기를 이용하는 경우도 있다. 아직 이런 유두 교정 방법의 효과에 대해서는 의견이 분분한 상황. 정도가 심하면 수술만이 확실한 치료법이다. 그러나 진성 함몰 유두는 매우 드물기 때문에 모유 수유를 하고 싶은데 유두가 편평하면 지금부터 관리를 시작한다.

교정을 위해 유두를 자극하다 보면 자궁수축이 생길 수도 있으니 조심해야 한다. 배가 뭉치는 느낌이 들면 바로 중단한다. 유산 경험이 있거나 조산 징후가 있다면 되도록 손을 대지 않는 게 좋다.

아기에게 젖을 자주 물리다 보면 자연스럽게 유두 모양이 교정되기도 한다. 아기도 엄마 젖에 익숙해질 것이다. 벌써부터 심각하게 걱정할 필요는 없다.

엄마 배 속에서
35주 5일

우리 아기 태어나기까지

# D-30일

## 오늘 아기는

주 수를 다 채워서 쌍둥이로 태어난 아기의 평균 몸무게는 2.5킬로그램이다. 혼자 태어난 아기의 평균 몸무게인 3.3킬로그램과 비교되는 수치다. 세쌍둥이로 태어난 아기의 평균 몸무게는 1.8킬로그램, 네쌍둥이 평균 몸무게는 1.4킬로그램이다.

## 오늘 엄마는

점액 섞인 소량의 출혈이나 색이 옅고 양도 적으며 금방 멈춘 출혈은 크게 걱정하지 않아도 된다. 그러나 하루 넘게 출혈이 계속되면 바로 병원에 가야 한다. 통증을 동반한 출혈은 전치태반이 원인일 수 있다. 또 심한 통증과 함께 검은 피가 보이면 태반조기박리일 수 있다.

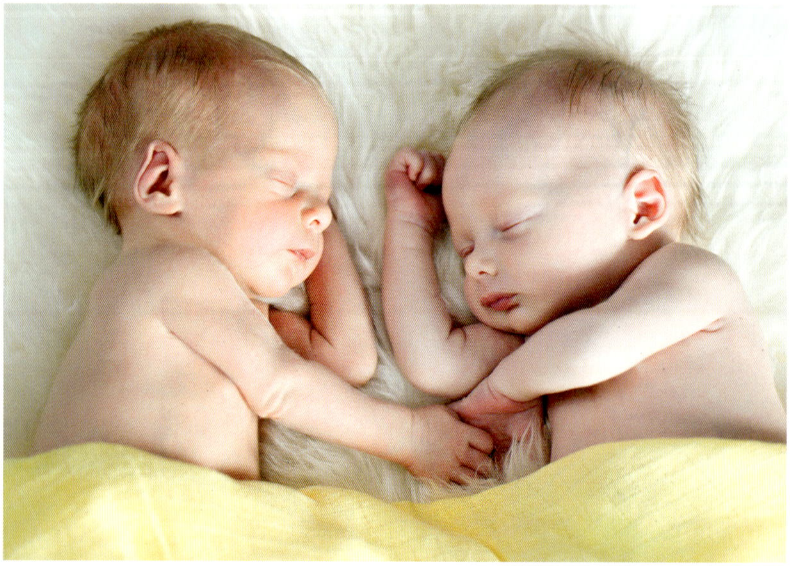

### 헤르페스와 임신

통계로 보면 임신부 20~25퍼센트가 헤르페스에 감염돼 있지만 감염된 임신부가 낳은 신생아가 헤르페스에 걸릴 확률은 0.1퍼센트 정도. 이렇게 감염될 확률이 낮은 까닭은 이미 임신부에게 만들어진 항체가 태아에게 전달되기 때문이다. 그러나 임신 중에 헤르페스에 감염되면 항체가 만들어져 태아에게 전해지기가 시간상 힘들어진다. 즉 출생 시 아기가 헤르페스에 감염될 확률이 커질 수 있다는 것이다.

그래서 산전 검사로 헤르페스 감염 여부를 확인했더라도 분만 때 헤르페스 증상이 있는지 반드시 다시 확인한다. 만약 분만 진통이 시작된 후 외음부에 물집을 형성하는 헤르페스 증상이 보인다면 제왕절개수술을 하는 게 좋다. 외음부 물집이 있는데 자연분만을 하면 산도를 통해 신생아에게 헤르페스가 감염된다. 이 경우 아기에게 매우 치명적이다.

엄마 배 속에서
35주 6일

우리 아기 태어나기까지

# D-29일

## 오늘 아기는

아기가 자궁 안에 꽉 찰 정도로 크거나 세상 밖으로 나오기 위해 엄마의 골반 속으로 내려가면 움직임이 줄어든다. 그러니 임신 후기에 태동이 많이 줄었다면 이제 출산이 머지않았음을 알리는 징후라고 생각하면 된다.

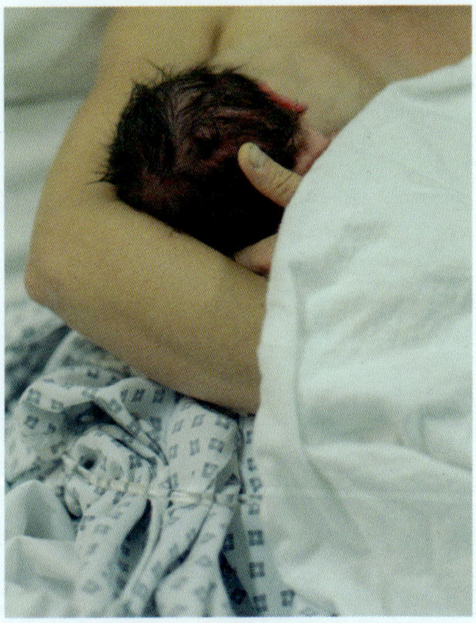

## 오늘 엄마는

이즈음 하는 혈액 검사는 빈혈이 있는지, 간 기능에 이상이 있는지, 혈액 응고 지수는 정상인지 등을 확인한다. 아기를 낳을 때 생기는 출혈에 대비해 빈혈이 있다면 철분제를 두 배로 늘리거나 철분 주사를 맞는다. 단백질 섭취가 부족하지는 않은지 식생활 점검이 필요한 때다.

### 아기를 존중하는 분만법, 르봐이예 분만

프랑스에서 고안된 르봐이예 분만은 아기에게 초점을 맞춘 분만법이다. 갑자기 밝은 조명 아래 시끄러운 소리를 들으며 당장 폐로 숨을 쉬어야 하고, 엄마와 떨어져 신생아실로 옮겨지는 과정이 아기에게 얼마나 충격적인가를 인식하는 데서 출발했다. 아기가 스트레스 받지 않도록 분만실 환경을 최대한 엄마 배 속과 비슷하게 만든다. 아기를 배려하고 존중하는 원칙에 따라 자연분만을 진행한다.

- 어두운 자궁 속에서 지내던 아기에게 시각적으로 안정감을 주도록 조명을 최소화한다.
- 양수에 걸러진 소리를 들으며 자란 아기에게 청각적으로 안정감을 주도록 목소리를 낮추고 엄마도 큰 소리를 내지 않도록 한다.
- 갑자기 세상으로 나온 아기가 불안감을 느끼지 않도록 태어나자마자 엄마 품에 안고 젖을 물리거나 체온을 느끼게 한다.
- 탯줄로 산소를 공급받던 아기가 폐 호흡에 적응하도록 탯줄은 5분 기다렸다 천천히 자른다.
- 아기가 긴장감을 풀고 중력에 적응할 수 있도록 따뜻한 양수와 비슷한 온도의 물을 담은 욕조에서 놀게 한다.

# 임신 36주

드디어 막달이에요.
일주일에 한 번씩 병원에 갑니다.

임신 10개월에 접어들면서 아기가 태어날 때 어찌해야 할지 주치의와 이야기하게 된다. 궁금한 것이 있으면 서슴지 않고 질문하고, 개인적으로 열심히 공부도 해 본다. 출산에 대한 지식을 미리 쌓아 놓으면 불안감을 줄이는 데 도움이 될 것이다. 조금 늦은 감이 있지만 출산법 강의를 들어보지 않았다면 지금이라도 교육을 받는다.

## 이번 주 아기는

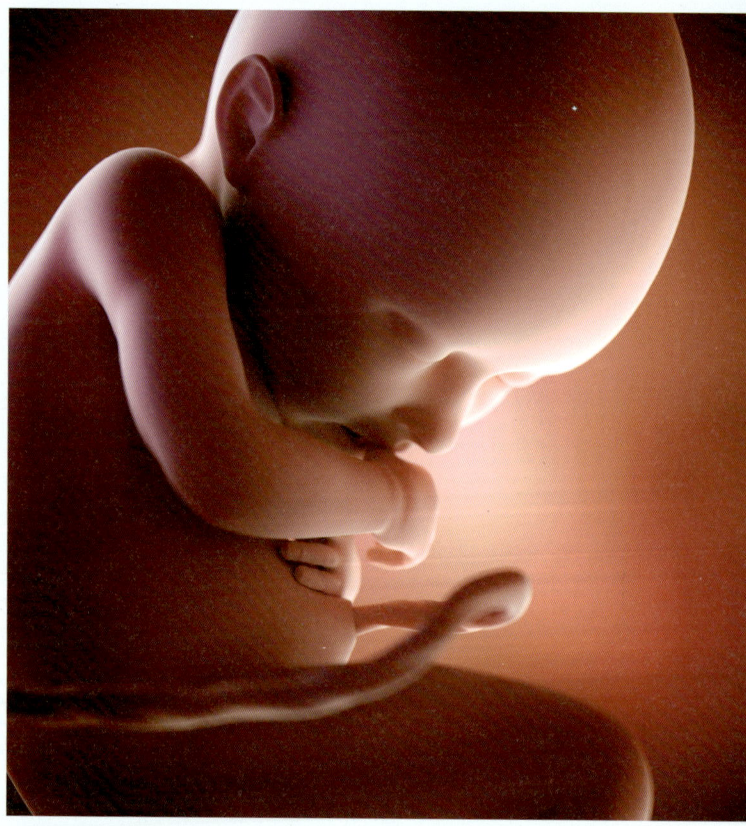

이제부터 한 달 동안 아기의 배내털은 거의 빠져서 팔다리나 몸의 주름 사이사이에만 약간씩 보이게 된다. 보들보들하고 연한 피부를 감싼 태지는 아기가 산도를 빠져나오기 쉽도록 남아 있을 것이다.

지금 아기는 익숙한 소리가 들리는 쪽으로 고개를 돌리는 연습을 하고 있다. 물론 아기에게 가장 익숙한 소리는 지금도 앞으로 한참 동안도 엄마 목소리일 것이다.

아기 몸무게는 2.6~2.7킬로그램쯤 됐다. 아기가 예정일보다 앞서 이번 주에 태어나더라도 이제는 위험한 조산이 아니다.

## 이번 주 엄마는

배가 커질 만큼 커졌다. 커진 자궁이 횡격막을 밀어 올리고 있는 상황. 심장이 조금씩 왼쪽 위로 올라가게 된다. 갈비뼈를 열리게 해서 가슴둘레도 손가락 길이만큼 더 늘어난다.

조만간 아기가 골반 아래쪽으로 내려올 것이다. 배가 아래로 처지기 시작하면서 배 모양이 달라 보이기도 한다.

위가 덜 눌리게 되면서 식욕이 다시 돌더라도 기름기 많은 고지방식, 고칼로리식은 피한다. 하루 염분 수치는 8그램 이하로 줄인다. 음식을 짜게 먹으면 체내 수분이 늘어나 부종이 심해지고 신장에 부담을 줘 혈압을 높인다. 탄수화물을 많이 먹기보다는 질 좋은 단백질과 채소 위주로 식단을 짠다.

엄마 배 속에서
36주 0일

우리 아기 태어나기까지

# D-28일

## 오늘 아기는

아기의 몸 전체를 뒤덮던 미세한 배내털이 떨어지기 시작한다. 양수 속을 떠다니는 배내털을 아기는 양수와 함께 삼킨다.

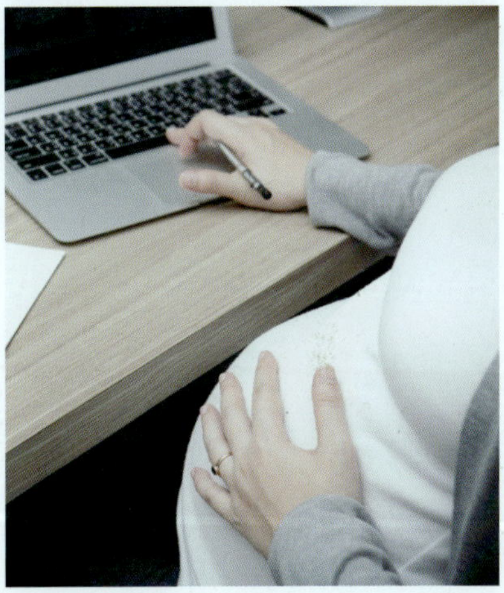

## 오늘 엄마는

정식으로 출산 휴가에 들어가고 본격적인 출산 준비를 한다. 출퇴근에서 벗어나 피곤함을 덜기는 했지만 회사에서의 위치가 불안해지지는 않을까 복잡한 기분이 들기도 한다. 어찌 됐든 지금은 쉬는 게 좋은 때. 마음을 편히 갖고 아기를 어떻게 해야 건강히 잘 낳을 수 있을지에 집중하면서 복직 때를 기약해야겠다.

### 그룹 B 스트렙토코쿠스균 검사

그룹 B 스트렙토코쿠스(B군 연쇄상구균)는 여성 20~25퍼센트의 질 및 직장에 존재한다. 임신부가 감염되면 조기 진통, 조기 양막 파수, 융모 양막염, 산욕기 패혈증, 산후 모성 골수염, 유선염 등을 일으킨다. 신생아에게는 조기 또는 만기에 나타나는 감염증이 생긴다. 감염된 임신부로부터 직접 감염된 태아는 출생 후 심각한 신생아 패혈증을 일으킬 수 있다. 신생아 1,000명당 3.5명에게서 조기 발현 합병증인 신생아 패혈증을 일으킨다고 알려졌다.

그룹 B 스트렙토코쿠스 감염 여부를 확인하려면 질 하부, 회음부, 항문 주변에서 살균된 면봉을 이용하여 검체를 채취한다. 외래에서 간단히 시행할 수 있는 검사다.

37주 이전의 조기 분만일 때, 양막 파수 후 18시간 이상 지났을 때, 38도 이상의 발열이나 그룹 B 스트렙토코쿠스 세균뇨가 있었을 때, 그리고 그룹 B 스트렙토코쿠스 합병증이 있는 신생아를 분만한 적이 있을 때 수직 감염 위험 요소를 가진 임신부라고 본다. 임신 35~37주 사이 그룹 B 스트렙토코쿠스 배양 검사를 시행해 균이 자란 임신부에게 예방적 항생제를 투여하면 신생아의 그룹 B 스트렙토코쿠스 감염을 줄이는 데 큰 도움이 된다. 국내 산전 검사 필수 항목은 아니라 모든 임신부에게 시행하지는 않는다.

엄마 배 속에서
36주 1일

우리 아기 태어나기까지

# D-27일

## 오늘 아기는

얼굴 모든 부분이 다 자란 아기. 그래서 지금 아기의 표정은 다채롭고도 풍부하다. 이제 아기의 얼굴과 아기가 짓는 표정을 직접 보게 될 날이 그야말로 머지않았다.

## 오늘 엄마는

임신 기간을 건강하게 지내기 위해서는 몸무게를 관리하는 것이 매우 중요하다. 그런데 임신 36주 이후에만 해도 4킬로, 5킬로씩 살이 찌는 경우를 드물지 않게 볼 수 있다. 수시로 몸무게를 확인하면서 음식 조절에 신경 쓰도록 한다.

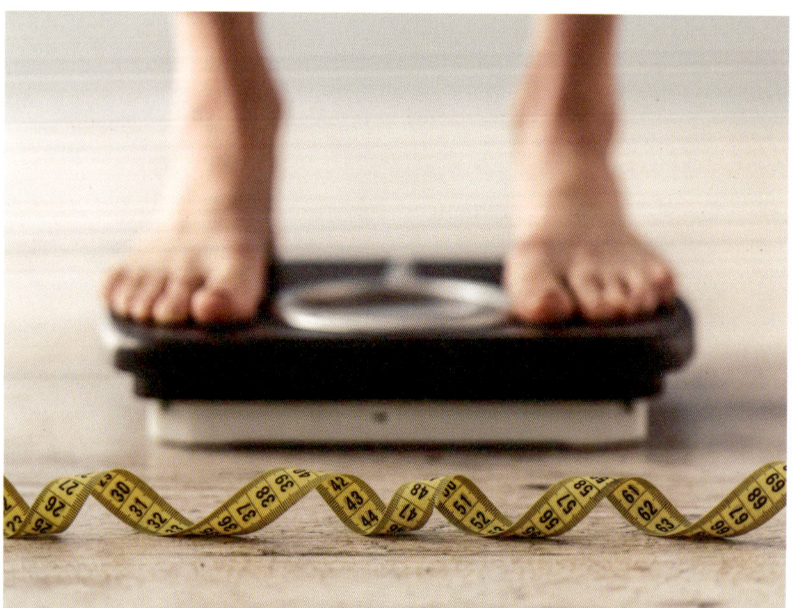

### 임신 마지막 달 체중 관리

혈액량이 평소보다 많아진 지금, 심장 박동이 빨라지고 심장이 한 번 뛸 때 내보내는 혈액량도 증가한다. 이런 상황에서 몸무게가 급격히 늘면 몸에 부담이 갈 수밖에 없다.
체지방이 몸 안에 쌓이면 아이가 태어날 때 지날 산도 주변에도 지방이 쌓여서 산도가 좁아진다. 진통이 시작돼도 아기가 좀처럼 내려오지 못해 난산할 확률이 높다. 또 내장에도 지방이 끼어 자궁 수축력이 약해지고 분만 시간이 길어진다. 자연분만이 어려워지는 것이다.
실제로 몸무게가 15킬로그램 넘게 불어난 임신부는 과체중아, 거대아를 출산할 확률이 2배 이상이었다. 제왕절개 위험률은 보통의 임신부보다 1.3배 높았다. 자연분만을 하더라도 과다 출혈이 생기거나 자궁 수축이 잘 안 되는 증상이 나타나 회복이 늦을 수 있다. 만성 고혈압과 우울증 같은 합병증이 생기기도 한다. 막달에도 체중 관리는 필수다.

우리 아기 태어나기까지

엄마 배 속에서
36주 2일

# D-26일

## 오늘 아기는

아기 몸을 덮고 있는 태지는 회백색의 아주 얇은 층으로 이루어졌다. 처음 태지가 하던 역할은 아기의 피부에서 빠져나가는 수분량을 줄이는 것이었다면 지금은 피부와 양수가 직접 닿지 못하게 막는 역할을 하고 있다.

## 오늘 엄마는

이제는 일주일에 한 번씩 정기 검진을 받으면서 내진으로 자궁경부의 상태, 아기가 내려온 정도, 골반의 모양을 확인한다. 혹시 생각지 못한 이상이 발견될 수도 있으니 그동안 별다른 문제가 없었더라도 정기 검진은 꼭 빠뜨리지 않는 게 좋다.

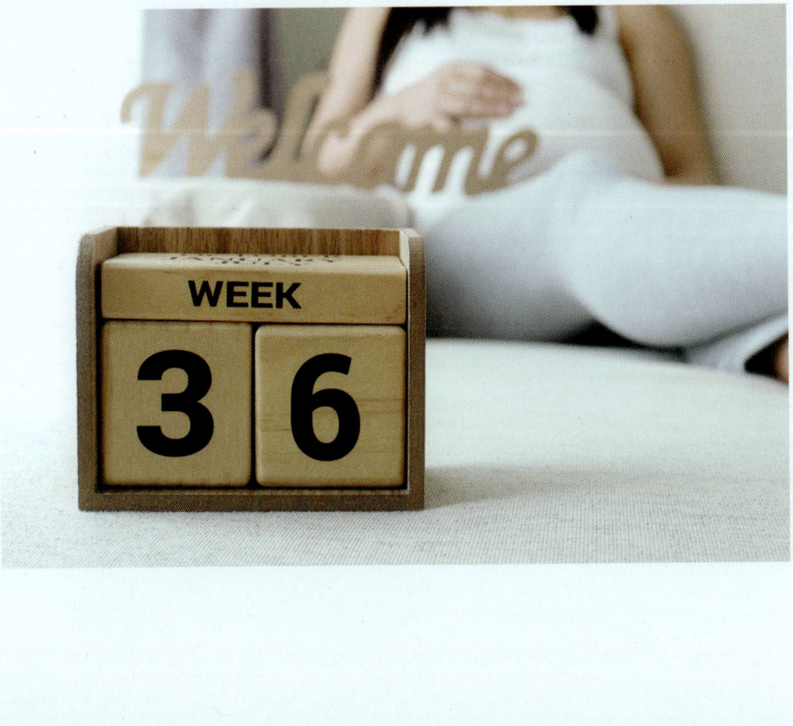


### 아빠의 출산 휴가

엄마가 출산을 맞이할 때 아빠는 불안과 두려움을 덜어 주도록 옆에서 함께 있어 주는 게 좋다. 부부가 임신과 출산, 육아 과정을 함께하는 것은 당연한 일이다. 제도적으로도 부부가 함께 일과 육아를 병행해 나갈 수 있도록 점차 개선되고 있다.

배우자 출산 휴가는 배우자가 출산했을 때 모든 남성 근로자가 사용할 수 있는 휴가 제도이다. 출산한 여성 근로자와 태아의 건강을 보호하면서 남성의 육아 참여를 장려하기 위해 만들어졌다.

배우자 출산 휴가는 출산일로부터 10일. 휴일까지 포함하면 2주간의 휴가가 가능하다. 급여가 지급되는 유급 휴가다.

배우자 출산일부터 90일 이내에 신청해야 출산 휴가를 사용할 수 있다. 한 차례 분할 사용도 가능해서 출산 뒤 사흘 휴가를 쓰고 나머지 일주일은 나중에 쓸 수도 있다.

엄마 배 속에서
36주 3일

우리 아기 태어나기까지

# D-25일

## 오늘 아기는

아기는 스스로 항체를 만들지 못해 외부 세균으로부터 자신을 보호하지 못한다. 항체가 없으면 질병에 잘 걸릴 뿐 아니라 생명이 위험할 수도 있다. 그러나 엄마가 태반을 통해 항체를 전달해 줘서 신생아도 독감이나 백일해, 풍진에 걸리지 않는다. 태어난 뒤에는 모유를 통해 항체를 받아 면역력이 생긴다.

## 오늘 엄마는

외출할 때는 항상 산모 수첩을 가지고 다니도록 한다. 가능한 한 혼자서 외출하는 상황은 줄이는 게 좋겠다. 비상 시를 대비해 가까운 사람들의 연락처와 병원 연락처를 꼭 챙겨 놓는다. 장거리 운전은 피하고 정해진 시간마다 휴식을 취한다.

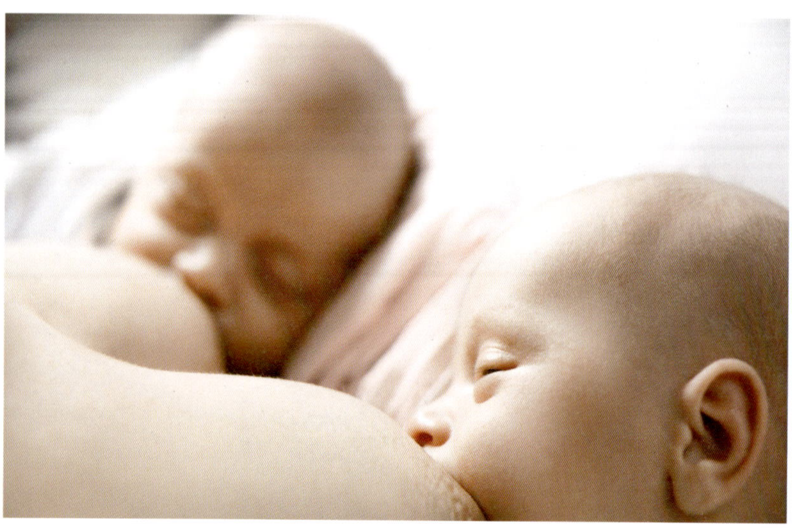

### 쌍둥이에게도 모유 수유를 할 수 있을까

갓 태어난 쌍둥이는 발달이 완성되지 않은 상태이거나 저체중인 경우가 많아 모유 수유에 어려움을 겪을지도 모른다. 그러나 쌍둥이에게 모유를 먹이는 일이 불가능한 것은 아니다.
쌍둥이를 낳은 엄마는 누워서 몸조리할 시간이 더 많이 필요한 편이다. 또 아기와 며칠 떨어져 지내야 하기 쉽다. 그런데 모유 수유에 성공하려면 출산 직후 되도록 빨리 모유 수유를 시작하는 것이 좋다. 당장 젖을 물릴 수 없는 상황이라면 유축기 사용법을 미리 배워서 짜낸 젖을 먹이는 방법으로 젖을 완전히 비우는 것이 중요하다.
모유는 수요 공급 법칙에 충실하다고 생각하면 된다. 아기가 먹는 만큼 엄마 몸은 모유를 만들어 낸다. 엄마가 잘 챙겨 먹으면서 열심히 젖을 물리면 얼마든지 쌍둥이에게도 모유 수유를 할 수 있다.

우리 아기 태어나기까지

엄마 배 속에서
36주 4일

# D-24일

## 오늘 아기는

태어날 준비를 거의 다 마쳤지만 남은 몇 주 동안에도 아기는 끊임없이 자란다. 하루에 28그램 이상 지방이 쌓이고 몸무게가 늘어난다. 뇌 속에서는 자극의 전달 속도를 더 빠르게 하는 신경 수초화가 시작돼 태어난 뒤까지도 계속될 것이다.

## 오늘 엄마는

배가 앞으로 튀어나와 무게 중심이 바뀌어서 누웠다가 일어나는 게 꽤 힘들어진다. 몸을 옆으로 돌린 다음 아래쪽에 있는 다리의 무릎을 구부린 채 손으로 바닥을 짚고 일어나도록 한다. 배와 허리 근육에 무리가 가지 않도록 천천히 일어나는 게 좋다.

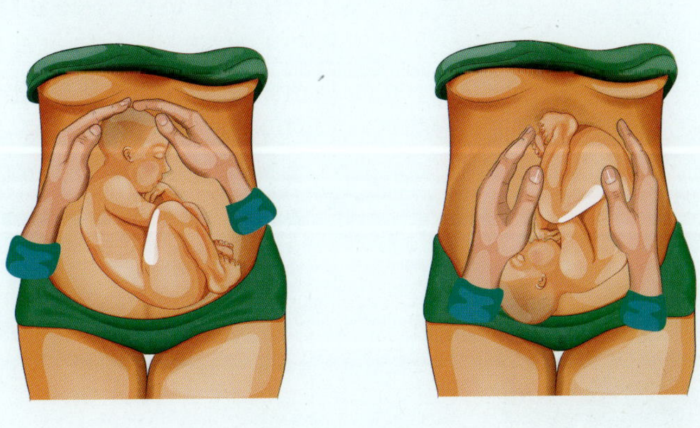

임신부 역아회전술

### 거꾸로 있는 아기의 자세를 바꾸는 역아회전술

역아회전술은 아기의 머리가 위로 향해 있는 역아 상태를 가벼운 배 마사지로 교정하는 시술이다. 출산을 앞둔 아기가 머리를 위로 향하고 있으면 자연분만 중 신경 손상 같은 심각한 후유증을 불러올 수 있어서 대부분 제왕절개수술을 한다. 역아회전술은 이런 경우 아기의 자세를 정상 위치로 바꿔 자연분만을 할 수 있도록 돕는다.

초음파로 배 속 아기의 위치와 상태를 정밀하게 관찰하면서 머리가 아래로 향할 수 있도록 마사지한다. 몸에 손상을 가하지 않는 치료로 아기의 상태를 계속 모니터하며 시행하기 때문에 부담이 적은 편이다.

출산 경험, 양수의 양 등 조건에 따라 성공 확률은 달라지지만 최근에는 양수 주입, 경막외마취 같은 새로운 기술을 더해 초산은 50~60퍼센트, 경산은 80~90퍼센트의 성공률을 보이고 있다. 37주부터 시행할 수 있으므로 36주까지 역아로 남아 있다면 주치의와 역아회전술에 대해 상담해서 결정을 내려야 한다.

엄마 배 속에서
36주 5일

우리 아기 태어나기까지

# D-23일

## 오늘 아기는

이스라엘에서 발표된 연구 논문에 따르면 자연분만과 제왕절개로 태어난 아기의 지능 지수를 17세 후 조사했더니 자연분만 쪽 지능 지수가 2점 높았다고 한다. 갓 태어난 아기의 제2의 뇌와 같은 피부가 산도를 통과하며 자극을 받는 것이 그 이유 중 하나로 알려졌다.

## 오늘 엄마는

임신 중기부터 출산 직전까지, 아기를 위해 산소가 더 필요하다. 엄마는 숨 쉴 때 폐에 15~20퍼센트의 산소를 더 비축하게 된다. 혈액량이 늘어난 가운데 지금 자궁 쪽에는 몸 전체의 6분의 1에 해당하는 혈액이 몰려 있다.

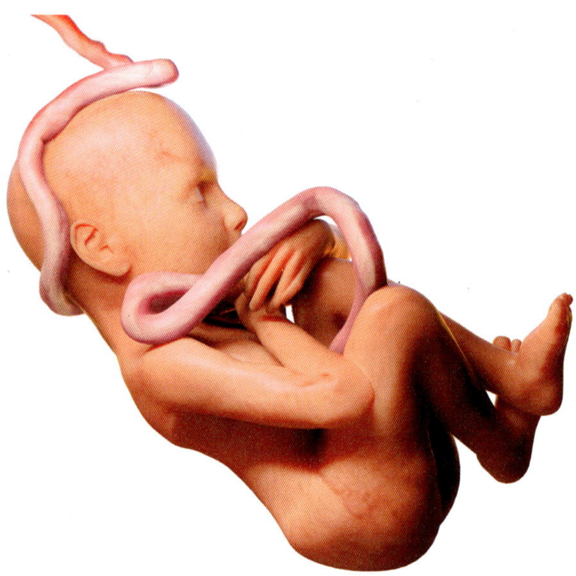

### 아기가 탯줄을 감고 있다면

아기가 탯줄을 몸에 감고 있는 경우도 있다. 탯줄을 목에 감고 있거나 드물게는 몸통과 손발에 감고 있기도 하다. 보통 아기가 양수 속에서 몸을 활발히 움직이다가 탯줄이 몸에 감기게 되는데, 탯줄이 지나치게 짧거나 길면 감기기는 더 쉬워진다고 하겠다.
탯줄을 감고 있더라도 대개는 태어날 때 문제가 일어나지 않는다. 그러나 탯줄이 끼어서 눌리면 심음이 떨어질 수도 있고, 심한 경우 저산소 상태가 돼서 위험에 빠질 수도 있다. 세 번 이상 감긴 상태이면 문제가 생길 확률이 좀 더 높다.
탯줄을 감고 있다고 꼭 제왕절개를 하는 것은 아니다. 진행 상황에 따라 아기가 위험하다고 판단되면 겸자 분만이나 흡인 분만으로 아기가 빨리 나올 수 있도록 한다. 그러나 태아 심음이 떨어지는 경우에는 제왕절개수술을 하는 편이 안전한 때도 있다.

엄마 배 속에서
36주 6일

우리 아기 태어나기까지

# D-22일

## 오늘 아기는

지금 아기의 체온은 엄마보다 1.8도 정도 더 높다. 아기가 일찍 태어나 신체 기능이 완벽하지 않을 때 지내는 인큐베이터는 외부로부터의 자극을 막고 엄마 자궁과 비슷한 환경을 제공하는데, 이런 환경을 만드는 데 가장 중요한 조건은 바로 적절한 온도 유지다.

## 오늘 엄마는

아기가 팔다리를 움직일 때마다 엄마의 배 위에 그 모습이 나타난다. 머리나 엉덩이처럼 둥근 부분은 상대적으로 눈에 보이게 잘 드러나지 않는다. 엄마는 아기가 어떤 자세로 있는지 가늠해 본다. 소리에 깜짝 놀란 아기가 몸을 움직이는 것을 알아차리기도 한다.

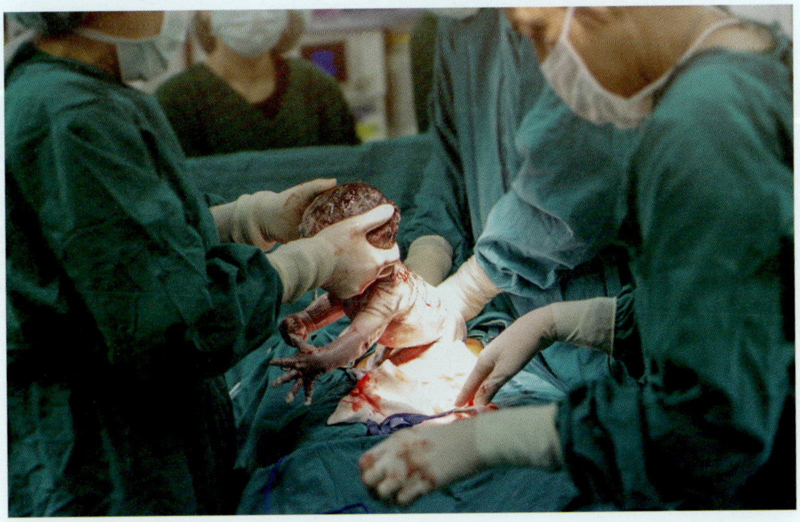

제왕절개 수술로 출산하는 모습

### 태변 흡인 증후군

엄마 배 속 아기의 장에서 만들어지는 짙은 녹색의 무균 물질 태변은 보통 아기가 태어난 뒤 배출된다. 그런데 혈액 내 산소 부족 같은 스트레스에 대한 반응으로 항문 근육이 이완돼 태변을 양수 속에 배설하는 경우도 있다. 이때 숨을 쉬다가 태변에 오염된 양수를 빨아들이게 되면 폐로 들어간 태변은 폐에서 독성 물질로 작용해 청색증이 나타나거나 호흡이 어려워진다. 기흉이나 폐렴, 폐동맥 고혈압증, 기도 폐쇄 같은 합병증이 나타나기도 한다.

태변 흡인 증후군은 경과에 따라서 입원 기간 및 치료 방법이 다르다. 태어나기 전 아기 상태가 나쁘다고 판단되는 경우 제왕절개수술로 아기가 가사 상태에 빠지지 않도록 할 수 있고 출생 직후에는 기도에 튜브를 넣어 호흡을 유지하면서 폐로 넘어간 태변을 제거해야 한다.

만삭을 지나면 흔히 발생하는 편이니 태변이 양수로 배출된 경우 주의해서 관찰하도록 한다. 그러나 태아가 자궁 안에서 태변을 배설했다고 꼭 제왕절개를 해야 하는 것은 아니다. 진통 중에 태변을 볼 수도 있기 때문에 태아 심음 모니터링을 하면서 태아의 상태에 따라 판단해야 한다. 태어난 후 신생아의 호흡 상태가 좋지 않으면 즉시 치료한다.

# 임신 37주

이제부터는 조산이 아닙니다.
아기가 골반 쪽으로 내려오면서 배가 처져요.
숨쉬기는 한결 편안해집니다.

머지않아 아기가 태어난다. 이것은 이전까지의 일상과는 전혀 다른 생활이 시작된다는 뜻이다. 가족 한 사람 한 사람의 역할을 미리 생각해 두면 아기와 함께하는 생활에 더 빨리 적응할 수 있을 것이다.

## 이번 주 아기는

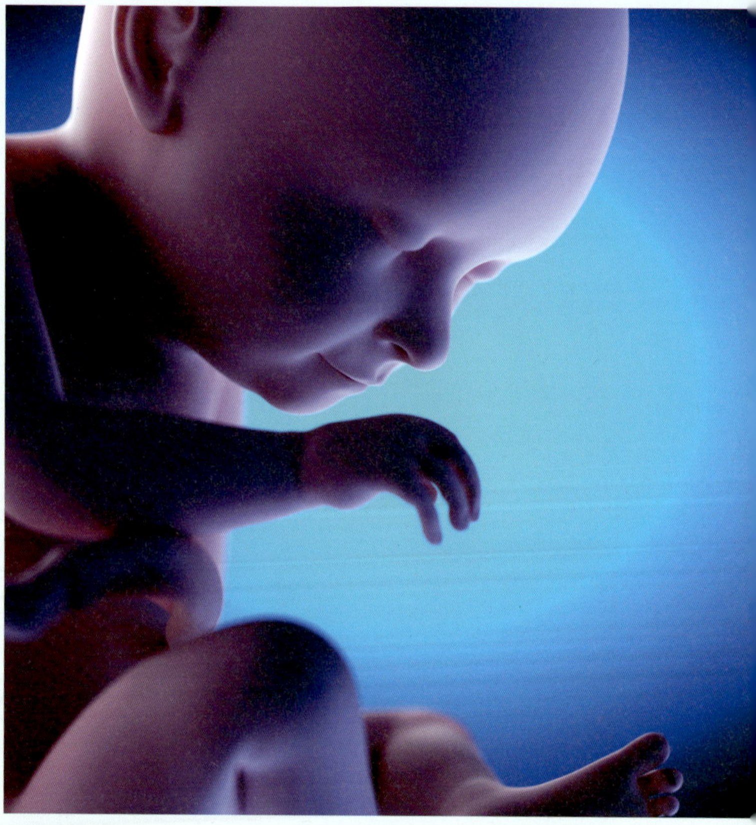

키는 50센티미터 정도, 몸무게는 평균 2.9~3.0킬로그램쯤 되는 이번 주. 지금부터 아기의 몸은 지방을 만들어내는 일에 집중할 것이다. 피부는 좀 더 두꺼워지고 튼튼해진다. 팔다리의 긴 뼈를 비롯한 아기의 골격이 단단해진다.

이제 아기의 머리가 골반 속으로 내려오기 시작한다. 아기는 태어날 준비를 거의 끝내고 발육 과정을 마무리하는 중이다.

지금부터 태어나는 아기는 조산이라고 하지 않는다. 의학적으로 37주부터는 만삭아라고 해서 완전히 자발적으로 호흡을 할 수 있고 각 기관 세포도 태어나기에 완성되었다는 것을 의미한다.

## 이번 주 엄마는

아기를 수월하게 낳으려면 몸이 무거워도 계속 운동하는 게 좋다. 무리는 하지 않으면서, 운동 중 옆 사람과 말할 수 있고 숨이 차지 않을 정도라면 충분하다. 가볍게 걷는 것만으로도 평상시의 두세 배에 달하는 산소를 폐에 공급하며 아기에게 좋은 영향을 준다. 무엇보다도 지금 하는 운동은 순산을 위한 건강 유지에 도움이 된다. 또한 진통 중 가장 많이 쓰는 골반 근육과 다리 근육 강화에도 도움을 준다.

다시 미용실에 갈 수 있을 때까지는 시간이 좀 걸릴지도 모른다. 아기를 돌보면서도 관리하기 쉬운 스타일로 머리를 다듬어 두는 게 좋다.

엄마 배 속에서
37주 0일

우리 아기 태어나기까지

# D-21일

## 오늘 아기는

자궁에 꽉 찰 만큼 자란 아기. 아무래도 몸을 쭉 펴고 지낼 만한 여유 있는 공간은 아니라서 등을 둥글게 구부리고 손발은 앞으로 모은 자세를 하고 있다. 골반 안쪽으로 향하고 있는 아기의 머리는 엄마의 골반 뼈가 에워싸서 잘 보호하고 있다.

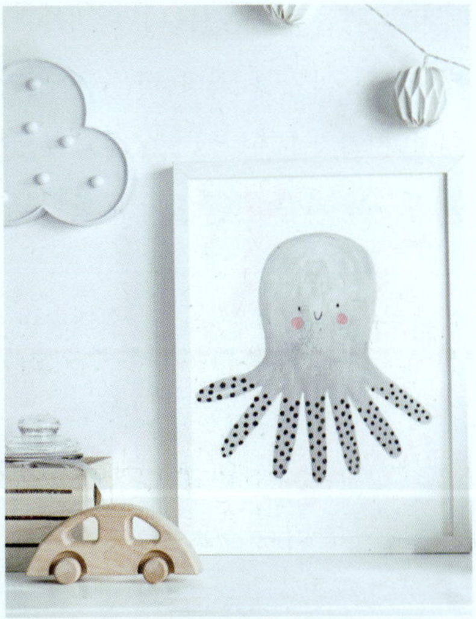

## 오늘 엄마는

출산이 머지않았다. 예정일이 가까워 올수록 점점 질 분비물이 많아지고 자궁경부 점액이 섞여 있기도 하다. 이즈음에는 자궁경부가 매우 충혈되고 예민해진 상태다. 작은 자극에도 쉽게 출혈을 일으킬 수 있으니 조심해야 한다.

### 출산 후 엄마 몸은 어떻게 변할까

아기를 낳은 뒤 1킬로그램 정도이던 자궁은 6주 정도가 지나면 60그램에서 70그램 정도로 작아진다. 아기가 태어나고도 이틀, 사흘까지는 아기집이 아랫배에서 단단하게 만져진다. 열흘쯤 지나면 자궁이 줄어들어 골반 안으로 들어가면서 만질 수 없게 된다. 그로부터 6주 뒤에는 임신 전의 자궁만 한 크기로 돌아간다.

이렇게 자궁이 점차 수축하면서 자궁 안에 고여 있던 혈액, 점액, 떨어져 나온 세포 같은 불순물이 질을 통해 배출된다. 이 시큼한 냄새가 나기도 하는 분비물을 오로라고 하는데 보통 3주~5주 정도에 걸쳐 나온다. 시간이 지날수록 양은 차츰 적어지고 빛깔도 붉은 오로에서 하얀 오로로 변하며 엷어진다.

아기를 낳고 늘어진 자궁경부는 산후 4주 정도면 임신 전 상태로 돌아온다. 질의 회복이 늦어지면 괄약근과 질을 모아 주는 케겔 운동을 수시로 하는 게 좋다.

크게 부풀었던 배가 작아지면서 흐물흐물 느슨한 느낌이다. 주름이 생겨 거무스름해 보이기도 한다. 다시 팽팽해지려면 시간이 많이 필요하다. 특히 배는 운동을 해야 원래대로 돌아갈 수 있다.

임신선은 서서히 옅어질 것이다. 머리카락이 갑자기 많이 빠져서 당황스러울 수도 있다.

우리 아기 태어나기까지

엄마 배 속에서
37주 1일

# D-20일

## 오늘 아기는

아기의 뺨을 살짝 건드리면 그쪽으로 고개를 돌려 입을 벌린다. 이 반사 행동으로 아기는 엄마 젖을 잘 찾게 될 것이다. 또 기회가 생길 때마다 손이나 엄지손가락, 다른 손가락들을 빨고 있다. 물론 공간이 비좁아진 만큼 전에 가끔 했던 발가락 빨기는 이제 쉽지가 않다.

## 오늘 엄마는

커진 자궁이 횡격막을 압박하면 산소가 모자란 것처럼 숨이 가쁘다. 숨 가쁜 증세를 조금이나마 가라앉히려면 앉거나 설 때 자세를 바로 해서 횡격막이 눌리지 않도록 한다. 잘 때는 머리와 어깨에 베개를 잘 받쳐 준다. 아기가 골반 쪽으로 내려가면 증세는 한결 나아진다.

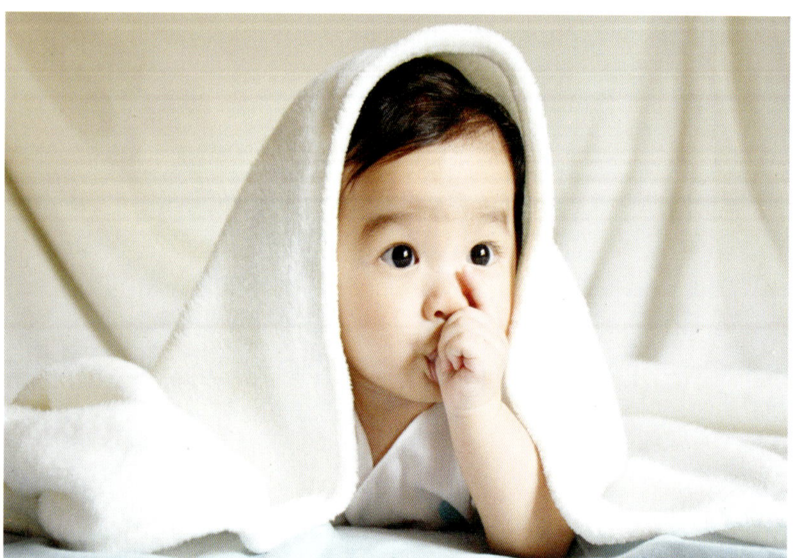

### 태반의 수명, 280일

접시처럼 넓적해 보이는 태반은 여전히 아기에게 산소와 양분을 전해 주고 있다. 아기가 태어날 때까지 계속해서 아기를 위한 맡은 바 임무를 수행하고 있다.

이제 태반은 수명을 다해가기 시작한다. 아기가 엄마 배 속에 있는 기간인 280일. 한편으로 이 280일은 태반의 평균 수명을 뜻한다. 태반이 수명을 다하는 그 시점이 바로 아기가 엄마 배 속에서 나와야 하는 때인 것이다.

만삭이 되는 시기 태반의 무게는 평균 600그램이다. 폭신하고 밋밋하고 말랑거리는 느낌의 태반이 아기가 태어날 시기가 되면 더 잔잎 모양으로 갈라지며 까슬까슬하고 거친 부분이 생긴다. 석회화가 진행되는 것이다. 태반이 노화돼 나타나는 자연스러운 현상이다.

태반 석회화의 진행은 초음파로 추정이 가능하다. 임신 마지막 달 석회화가 있다고 아기 건강에 영향을 미친다는 보고는 없다. 다만 태반의 석회화가 많이 진행되면서 양수가 현저히 줄어든 경우는 분만을 고려할 수 있다.

엄마 배 속에서
37주 2일

우리 아기 태어나기까지

# D-19일

## 오늘 아기는

이목구비가 굉장히 또렷또렷해진 아기. 지금부터 아기의 몸은 몸집을 키우고 체중을 늘리는 데 집중한다. 태어난 뒤 에너지를 공급하고 체온을 조절하기 위해 필요한 지방을 쌓아 두는 중이다.

## 오늘 엄마는

특별히 주의해야 할 경우가 아닌 이상 진통 초기에는 되도록 집에서 추이를 살피다 병원에 가는 게 좋다. 초산일 때는 진통이 서서히 진행돼서 병원에 갔다 다시 집으로 돌아올 수도 있다. 초산은 5~10분, 경산은 10~15분 간격의 규칙적으로 강한 진통이 시작될 때까지는 기다리도록 한다. 단, 진통이 아니더라도 출혈이 보이면 병원에 가야 한다.

### 가족과 함께하는 출산, 가족 분만

대개 자연분만을 한다면 진통은 분만 대기실에서, 분만은 분만실에서, 회복은 회복실에서 진행하는 것이 일반적이다. 반면 가족 분만은 진통, 분만, 회복 전 과정을 가족 분만실이라는 한 공간에서 한다. 전 과정이 특수 설계된 침대에서 가능하기 때문에 진통 중간에 병실을 옮기는 불편함이 없고, 안정감을 느낄 수 있다.

가족 분만은 분만 과정에 엄마와 아빠, 가족이 함께하면서 두려움이 줄어든다는 장점이 있다. 그리고 아빠도 모든 과정을 지켜보며 출산의 경이로움을 느끼게 된다. 다만 내진이나 관장, 제모 같은 과정까지 노출되는 게 불편할 수도 있다. 또 분만 과정을 충격적으로 받아들이는 사람도 있다. 그러니 가족 분만은 충분히 이야기해 보고 가족의 의견을 모아 결정하는 것이 좋다.

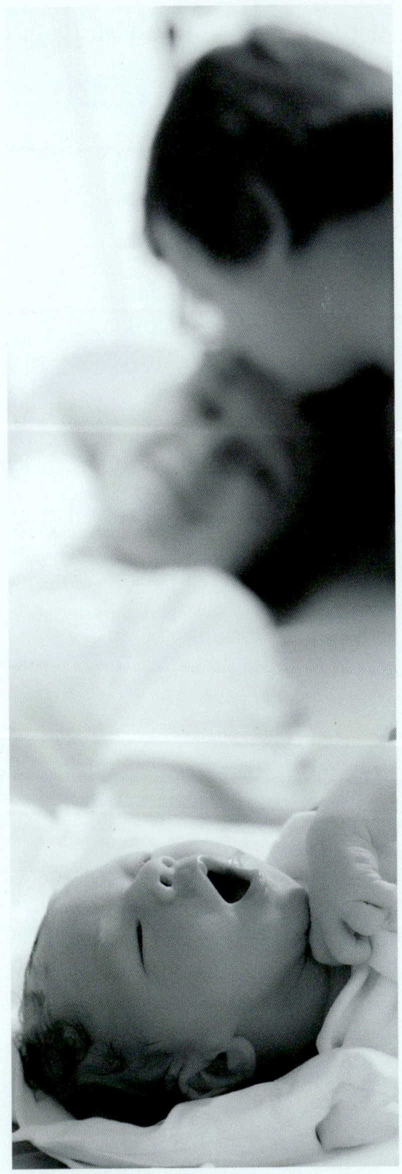

엄마 배 속에서
37주 3일

우리 아기 태어나기까지

# D-18일

## 오늘 아기는

아기 손바닥에는 손금이 선명하게 보인다. 손금이나 지문은 물론이고 손바닥과 발바닥의 피부가 접히는 자국까지 그 누구도 똑같지 않고 모두 제각각이다. 손바닥에 닿는 것은 무엇이든 움켜쥐는 파악 반사가 강하게 나타난다.

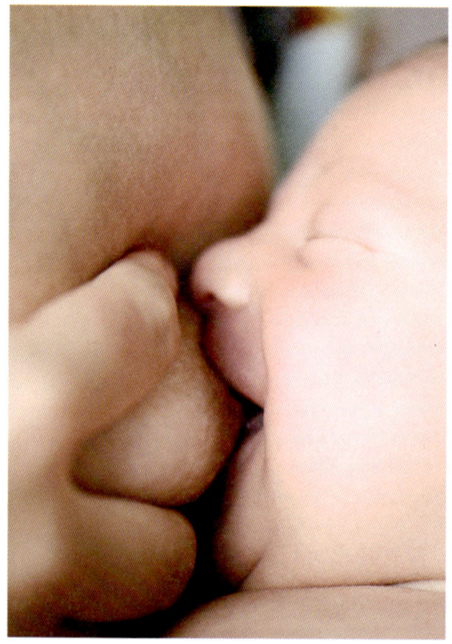

## 오늘 엄마는

아기가 젖을 빨 때 엄마에게 분비되는 옥시토신은 자궁을 수축시켜 산후 출혈을 예방한다. 배란을 억제해 자연 피임 효과가 있기도 하다. 모성애를 자극하며 우울증을 감소시키고 유방암이나 난소암을 막는다. 모유 수유를 하고 싶다면 먼저 정보를 수집하며 공부해야 한다. 생각보다 어려운 미션이라도 일단은 의지부터가 중요하다.

### 제왕절개 시 마취 방법

제왕절개수술에 사용하는 마취 방법은 크게 세 가지로 나뉜다. 건강 상태, 수술의 긴급성, 병원 시스템에 따라 어떤 마취 방법을 쓸지 결정한다.

척추마취(Spinal Anesthesia)는 척추강, 즉 척수액이 있는 공간에 마취제를 한 번 주입해 마취하는 방법이다. 마취 효과가 빠르게 나타나 보통 5~10분 안에 수술이 가능하다. 엄마는 의식이 있고 아기가 태어날 때 울음소리도 들을 수 있다. 수술 중 통증은 없고 배를 누르는 듯한 압박감만 느낄 수 있다. 마취가 2~4시간 내에 풀려 감각이 비교적 빨리 돌아온다. 드물게 저혈압이나 시술 후 두통이 생길 수 있다.

경막외마취(Epidural Anesthesia)는 척추의 경막 바깥쪽에 있는 공간에 가느다란 관인 카테터를 삽입해 마취제를 주입하는 방식이다. 척추마취보다는 마취 효과가 조금 늦게 나타난다. 엄마는 의식이 있고 아기가 태어나는 순간을 함께할 수 있다. 카테터가 남아 있어 수술 후에도 추가 진통제를 투여할 수 있기 때문에 장시간 수술이나 통증 조절이 필요한 경우에 유리하다. 역시 저혈압이나 두통이 드물게 생길 수 있다.

전신마취(General Anesthesia)는 산모를 완전히 잠들게 하는 마취다. 기관 내에 관을 삽입하고 마취 가스를 사용한다. 엄마는 수술 중 아무것도 느끼지 못하고 아기 울음소리도 들을 수 없다. 깨어났을 때는 이미 수술이 끝난 상태다. 수술을 아주 신속하게 시작해야 하는 긴급 상황에 주로 사용한다. 회복 시간은 다른 마취보다 길고 마취 후 부작용 가능성도 조금 더 있다.

각각의 마취 방법은 산모와 아기의 안전 및 수술 상황에 따라 의료진이 적절하게 선택한다. 궁금한 점이나 걱정되는 부분이 있다면 수술 전 진료나 입원 상담 때 의료진과 미리 상담하는 것이 좋겠다.

우리 아기 태어나기까지

엄마 배 속에서
37주 4일

# D-17일

## 오늘 아기는

아기의 머리가 골반 속으로 내려오기는 했지만 아직까지는 둥근 모양이다. 아기가 태어나기 위해 자궁 수축이 시작되면 산도를 좀 더 쉽게 통과할 수 있도록 두개골을 구성하는 뼈 사이의 공간이 줄어들 것이다. 그러다 보면 머리 모양이 전체적으로 길쭉하게 바뀐다.

## 오늘 엄마는

아랫배에서 시작돼 일정하지 않은 주기로 오는 가진통과 달리 진진통은 허리 아래에서 시작돼 아랫배로 퍼져나간다. 점점 심해지며 자세를 바꿔도 없어지지 않는 게 진진통이다. 30~50초 정도 자궁 근육에 힘이 들어가다가 확 가라앉는다. 아주 심한 생리통에 허리까지 조여 오는 요통이 겹친 것과 비슷하다고 생각하면 된다.

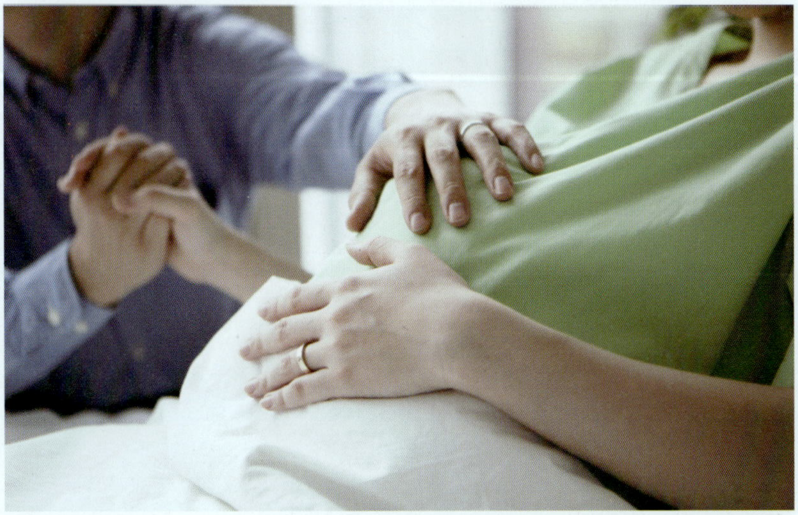

### 아기 머리에 비해 엄마 골반이 작으면

이즈음이면 분만에 대한 두려움과 궁금증으로 자연분만을 할 수 있는지, 제왕절개를 해야 하는지 문의하는 임신부가 많다. 기본적으로 아기가 무사히 산도를 통과해 밖으로 나오려면 엄마의 골반이 아기가 통과할 수 있는 크기는 돼야 한다. 아기 머리에 비해 골반이 너무 작으면 만삭 때도 아기가 골반 안으로 들어가지 못한다. 이런 경우를 아두 골반 불균형이라고 하는데, 정상적으로 자연분만하기가 어렵다.

아기가 크고 엄마가 너무 작아 골반을 통과하기에 좁다고 판단되면 아기와 엄마 모두의 안전을 생각해 제왕절개를 결정하기도 한다. 그러나 특별한 경우가 아니면 진통을 겪으면서 자궁경부가 열리는 정도와 아기가 엄마의 골반을 통해 내려오는 것을 가늠하면서 자연분만을 할 것인지 제왕절개를 해야 할지 결정할 수 있다. 아무리 경험 많은 산과 의사라도 내진을 해서 진통 전 미리 결정을 내리기는 어렵다.

우리 아기 태어나기까지

# D-16일

엄마 배 속에서
37주 5일

## 오늘 아기는

엄마가 가진통을 느끼더라도 아기는 무슨 일이 일어나고 있는지 잘 알지 못한다. 아랫배가 많이 아프다 보면 아기 걱정에 불안할 수도 있지만 온몸 주변을 감싼 양수 덕분에 아기는 가벼운 자궁 수축 현상을 거의 느끼지 못할 것이다.

## 오늘 엄마는

아기를 낳을 때가 다가올수록 혈압이 불안정해지는 엄마는 어지러움을 느끼거나 두통이 생길 수 있다. 특히 임신성 고혈압은 임신 말기에 갑자기 나타날 수 있으니 정기 산전 검진을 잘 받도록 한다. 얼굴과 손발이 심하게 붓지는 않았는지 주의 깊게 보고, 피가 비치는지도 확인하도록 한다.

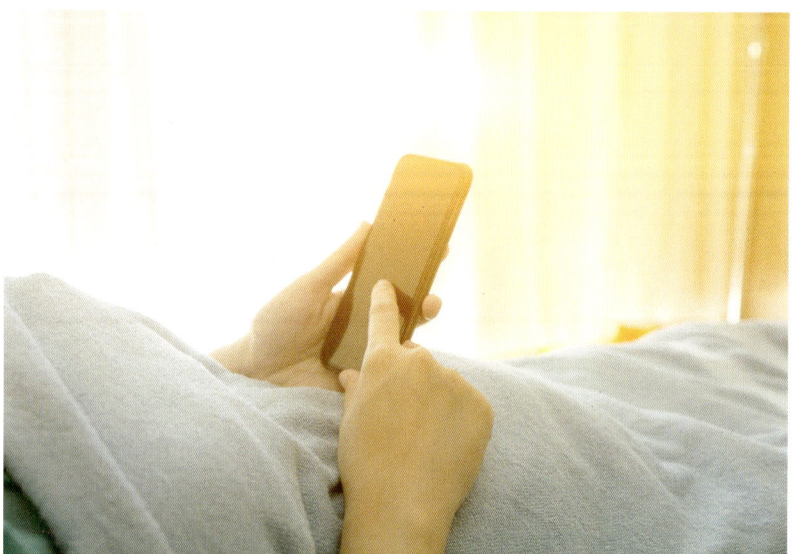

### 병원에 어떻게 갈 것인지를 계획해요

아기를 낳을 때가 닥쳐 진통이 시작되면 이것저것 생각할 여유가 없어진다. 그러니 병원에 어떻게, 누구와 함께 갈 것인지 미리 생각해 둔다. 만일에 대비해 병원까지 가는 길이 막히면 돌아가는 방법은 없는지도 알아 두는 게 좋다.

진통은 언제든 예고 없이 찾아온다. 새벽이나 밤에, 혹은 혼자 있을 때 진통이 오면 어떻게 병원에 갈지도 미리 계획을 세워 둬야 한다.

진통 중에 혼자 운전해서 병원에 가는 것은 매우 위험한 일이다. 일단 남편이나 친구, 부모님이 병원에 가야 할 때 데려다주는 게 가능하다면 다행이지만 그럴 만한 상황이 안 되는 때도 있을 것이다. 이때 대체할 이동 수단까지 생각해 둬야 한다.

콜택시 번호를 저장해 놓거나 택시 호출 앱을 깔아 놓는다. 양수가 많이 흐른다거나 출혈이 있는 위급한 상황일 때는 구급차를 부르도록 한다.

엄마 배 속에서
37주 6일

우리 아기 태어나기까지

# D-15일

## 오늘 아기는

완두콩 크기의 배아가 신생아가 될 때까지, 아기는 어마어마하게 성장했다. 대략 따져 보면 키는 8,000퍼센트나 큰 셈이고, 몸무게는 무려 42,500퍼센트 불어난 셈이다. 둥둥 떠다니며 헤엄치던 자궁 안을 꽉 채울 정도로 많이 자랐다.

## 오늘 엄마는

이 시기에 출혈과 함께 통증이 오거나 배가 땅기는 증상이 나타나면 진통의 전조 증상일 가능성도 있다. 예정일을 한두 주 앞두고 이런 증세가 나타나면 병원에서 확인하는 게 좋다. 어쩌면 바로 분만에 들어가는 것을 고려해야 할 수도 있다.

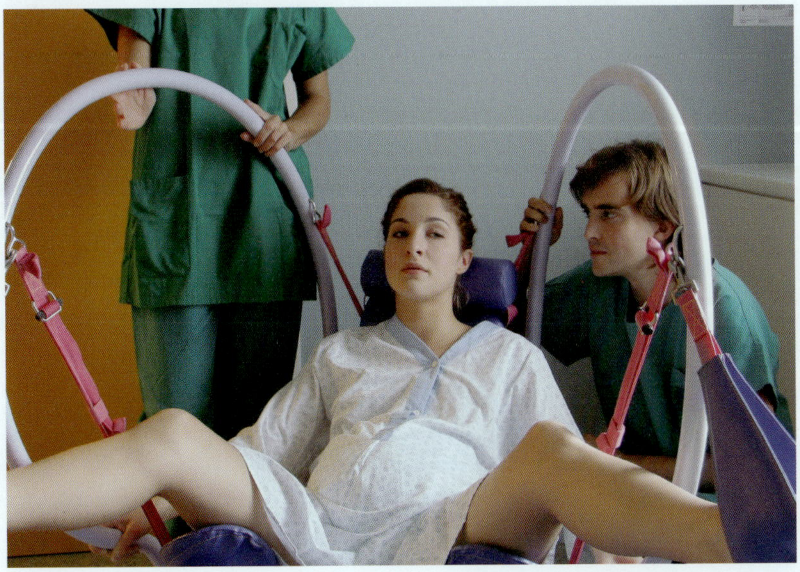

### 자유로운 자세가 가능한 그네 분만

최근 유럽과 일본, 미국에서 관심을 모으고 있는 그네 분만은 짧은 역사에 비해 좋은 평가를 받고 있다. 기존의 누워서 하는 분만에 비해 임신부의 골반 지름이 넓어지고 중력의 영향을 받게 된다. 힘을 주기도 쉽고 분만이 더 빨라진다는 장점이 있다.

그네 분만을 하는 특수 기구인 로마 분만대(Roma Birth Wheel)는 이 분만대에서 처음 태어난 아기의 이름 '로마'를 따서 이름을 지었다. 좌식과 입식 분만의 단점을 보완해 만든, 그네처럼 움직이는 일종의 분만 의자라고 할 수 있겠다. 진통이 올 때 바로 선 자세, 쪼그리고 앉은 자세, 무릎 꿇고 앉은 자세, 옆으로 눕는 자세, 엎드린 자세 등등 다양한 자세를 취할 수 있다. 이렇게 자유롭게 움직이면서 아기가 내려오기 쉽게 하고 산통을 줄이는 효과를 얻는다. 아직까지는 국내에서 시행하는 병원이 드문 분만법이다.

# 임신 38주

긴장을 늦출 수 없는 한 주.
좋아하는 음악을 들으며 산책을 해 봅니다.

아직 시간이 남았다고 생각했던 이번 주. 출산이 임박했다는 조짐이 보이기 시작하면서 긴장하게 된다. 몰아닥치던 진통이 깨끗하게 사라져 양치기 소년이 돼 버리기도 한다. 초보 엄마의 해프닝은 벌써부터 시작인 듯하다.

## 이번 주 아기는

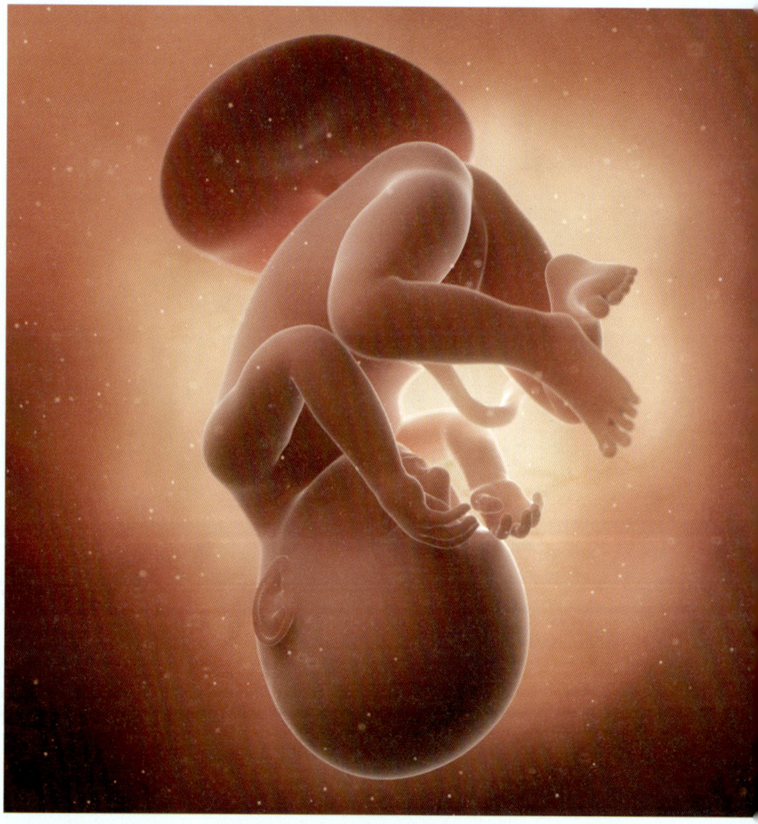

85퍼센트의 아기가 예정일 2주 전후에 태어난다. 이제는 정말 아기가 언제 태어날지 모르니 긴장의 끈을 놓지 말아야 한다.

아기의 머리둘레가 어깨너비, 엉덩이둘레와 거의 비슷해졌다. 발 길이와 허벅지 길이도 거의 비슷하다. 비율상 어쩐지 이상한 듯하지만 신체 각 부분은 제각기 다른 시기에 다른 속도로 자란다. 시간이 더 지나야 모두가 그럴듯한 비율을 찾을 것이다.

지금 아기는 골반 속 깊숙한 부분까지 내려와 엄마의 방광을 누르고 있다. 엄마 배 속 공간이 좁아서 팔과 다리를 굽히고 몸을 둥그렇게 한 모습이다.

## 이번 주 엄마는

아기를 잘 낳을 수 있을까, 얼마나 아플까 두렵기는 하지만 빨리 아기가 태어났으면 바라기도 하는 엄마. 이제 태교보다는 분만 준비에 집중할 때다. 아기를 낳은 뒤 병원이나 조리원, 혹은 친정에 있다가 집에 돌아오면 집안일에 집중하기 어렵다. 아기를 돌보고 산후조리를 하는 데 힘을 쏟을 수밖에 없다. 아기 낳고 집에 돌아올 때를 대비해 미리 소소한 일들을 처리해 두는 게 좋다. 큰아이가 있다면 동생이 태어나는 과정에서 불안해하거나 소외감을 느끼지 않도록 세심하게 신경 써야 한다. 아이에게 왜 엄마와 잠시 떨어져 있어야 하는지, 그동안 해야 할 일은 어떤 것인지 차근차근 이야기해 준다.

우리 아기 태어나기까지

엄마 배 속에서
38주 0일

# D-14일

## 오늘 아기는

38주가 넘은 아기는 이제 나올 준비를 하고 있다. 그래도 아기가 건강하다면 여전히 태동이 있어야 한다. 마지막 달에는 당연히 태동이 잘 느껴지지 않는다고만 생각하면 안 된다. 아기가 자궁 가득히 차고 양수가 줄어 태동의 강도는 약해지지만 횟수는 줄어들지 않는다. 대신 꾸물꾸물한 움직임으로 느껴진다는 점이 좀 다르다.

## 오늘 엄마는

출산이 처음이면 자궁경부는 시간당 0.5센티미터 정도 열린다. 출산 경험이 있다면 자궁경부는 시간당 1.5센티미터 정도 열린다. 자궁경부는 10센티미터가 열려야 다 열리는 것이다. 다 열린 다음 아기의 정수리가 산도 입구에 보이기까지 첫아기는 1~2시간, 둘째 아기부터는 30~40분쯤 걸린다.

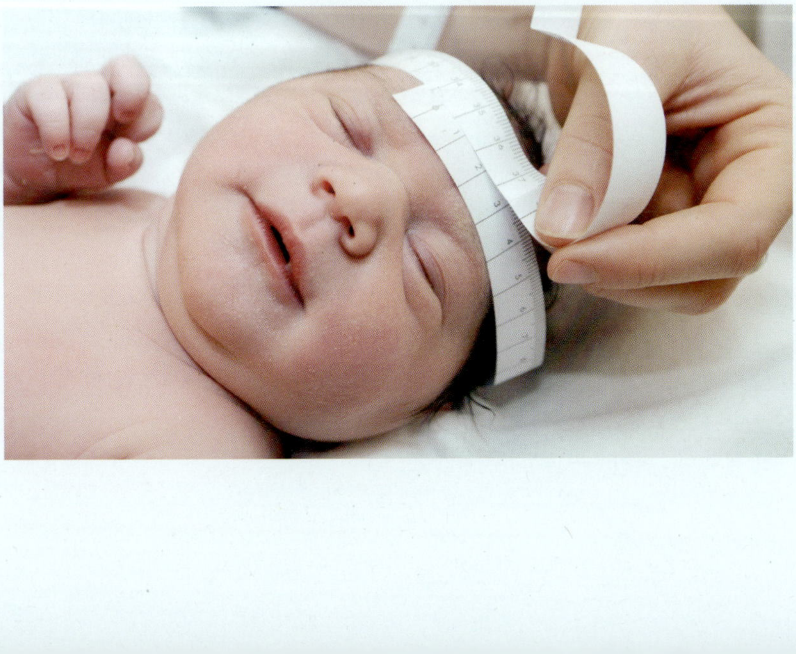

### 언제 병원에 가는 게 좋을까

아기를 낳는 게 처음이라면 진통이 최소 5분 간격으로 1시간 이상 규칙적으로 일어나면 출산이 시작된다고 본다. 또 간격은 늦더라도 매우 강한 진통을 느낀다면 병원에 가도록 한다. 다만 이슬이 비치고 나서도 진통이 오는 시간은 개인에 따라 차이가 커서 몇 시간이 걸리기도, 또는 며칠이 걸리기도 한다.

아기를 낳아 본 적이 있다면 진통이 10분 간격이거나 어느 정도 통증이 있을 때 병원에 간다. 초산에 비하면 진행 속도가 확실히 빠를 것이다. 이슬이 비치면 병원에 갈 준비를 하고 조금이라도 진통이 오면 바로 가는 것이 좋다.

양수가 터지면 세균 감염의 위험이 있으니 즉시 병원에 간다. 또 출혈이 있을 때도 위험한 상황일 수 있으니 바로 병원에 가 보는 것이 안전하다.

엄마 배 속에서
38주 1일

우리 아기 태어나기까지

# D-13일

## 오늘 아기는

초음파 사진으로 아기의 몸무게를 추정할 수 있기는 하지만 어디까지나 예상 몸무게일 뿐이다. 특히 이즈음 얻는 수치는 오차 범위가 500그램 정도로 상당히 넓은 편이다. 어쩌면 태어난 아기의 실제 몸무게를 확인하고 놀랄지도 모른다.

## 오늘 엄마는

집을 한참 동안 비울 수도 있으니 오래 두고 먹을 음식 재료를 준비해 둔다. 시간 여유가 있다면 간단하게 챙겨 먹을 수 있는 밑반찬이나 저장 식품을 준비하는 것도 좋다. 집안을 정리하고 아기용품을 다시 한번 정돈해 본다.

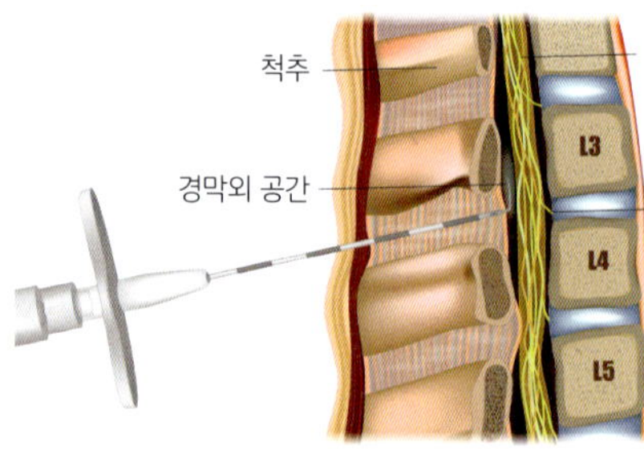


### 의식은 있으면서 통증은 차단하는 무통분만

무통분만 즉 경막외마취 분만은 최근 많이 선택하는 분만 방식이다. 분만 내내 의식이 또렷하고 다리도 움직일 수 있으면서 통증만 크게 줄어드는 것이 무통분만의 특징이다.
경막외마취는 척추의 경막 바깥 공간에 가느다란 관을 삽입해 저농도의 마취제를 주입한다. 이 마취제는 통증을 전달하는 신경만 선택적으로 차단해서 진통의 고통은 느끼지 않으면서도 힘을 줄 수 있게 돕는다.
마취를 시작하는 시점은 보통 자궁경부가 4~5cm 정도 열렸을 때다. 너무 일찍 시행하면 분만 진행에 방해가 될 수 있어 시기를 조절한다.
무통분만의 가장 큰 장점은 엄마의 통증과 스트레스를 줄여 심혈관계 부담을 덜고 태아에게 가는 산소 공급도 원활하게 해 준다는 점이다. 특히 심장병, 고혈압, 임신중독증 등 합병증 위험이 있다면 더욱 권장된다. 통증이 크게 줄어 생리통 정도의 불편함만 느끼는 경우가 많고 산후 우울증 위험이 낮아진다는 연구도 있다.
단점으로는 저혈압, 두통, 요통, 방광 기능 저하, 분만 지연 등이 있고 일부는 시술 부위 통증이나 감각 이상을 경험하기도 한다. 하지만 대부분 일시적이며, 엄마와 태아 모두에게 전신마취보다 훨씬 안전하다.
다만 누구나 무통분만을 할 수 있는 것은 아니다. 저혈압, 혈액 응고 장애, 척추 질환, 신경계 질환, 마취 부위 감염 등이 있으면 시행하지 않는다. 또 무통분만을 하더라도 적절하게 힘을 주어야 하며 분만 과정 내내 의료진의 세심한 관찰이 필요하다. 마취과 전문의가 상주하는 병원에서만 안전하게 시행할 수 있다.

엄마 배 속에서
38주 2일

우리 아기 태어나기까지

# D-12일

## 오늘 아기는

지금쯤이면 또렷하게 자리 잡은 아기의 눈. 하지만 초점을 잘 맞출 정도로 발달하지는 않았다. 시신경이 정교하게 연결되기까지는 시간이 좀 더 필요하다. 그래서 아기의 시력은 태어난 뒤 몇 주 동안까지도 그다지 좋지 않은 상태다.

## 오늘 엄마는

진통이 본격적으로 오는 줄 알고 급히 병원에 갔는데 깨끗이 사라질 수도 있다. 다시 집에 돌아오게 되면 수분을 충분히 섭취하고 안정을 취하도록 한다. 무리하지 않는 선에서 일상생활을 계속하다 보면 곧 진짜 진통이 찾아올 것이다.

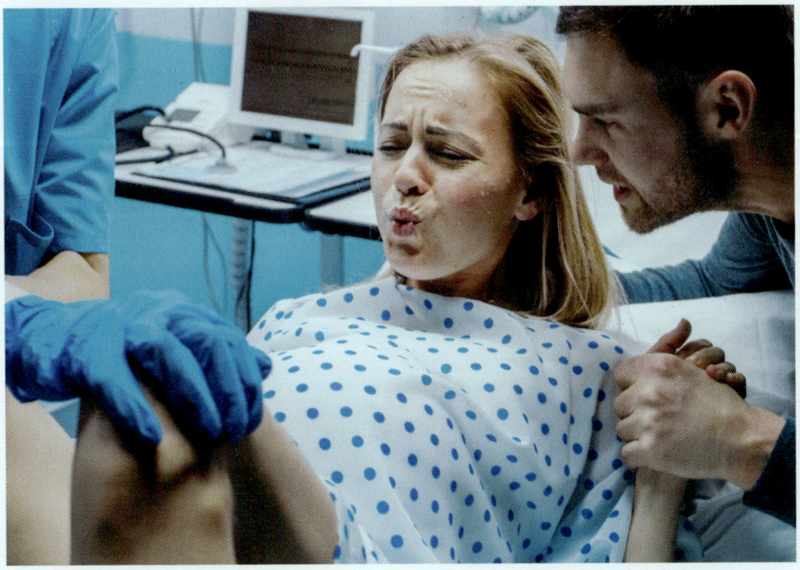

### 예정일을 훌쩍 넘기게 된다면

예정일이 지나면 엄마는 초조해지기 시작한다. 그렇다고 아기가 너무 크지는 않을까 하루하루를 염려 속에 지낼 필요는 없다. 예정일 즈음 아기가 자라는 속도는 절대 빠르지 않기 때문이다.
보통 예정일을 2주 이상 넘기면 과숙 임신(post-term pregnancy)이라고 한다. 과숙 임신이면 양수가 많이 줄어들고 태반이 노화돼 태아가 태어나서도 합병증이 많아진다. 그래서 41주~42주 사이에는 약물을 써서 진통을 유도해 출산하는 유도분만을 한다.
그러므로 별다른 합병증이 없다면 일단은 예정일이 지나도 조급해하지 말고 자연 진통이 일어나기를 기다린다. 기다렸는데 일주일 후에도 진통이 없으면 유도분만을 하는 것이 좋다. 물론 이런 경우 초음파 검사, 태아 안녕 검사 등으로 아기의 상태를 아주 세세히 관찰해야 한다. 이때 양수의 양도 유도분만을 할 것인지 결정하는 기준이 된다. 최종 판단은 주치의에게 맡기는 것이 좋다.

엄마 배 속에서
38주 3일

우리 아기 태어나기까지

# D-11일

## 오늘 아기는

지금부터 태어날 때까지 아기는 하루에 14그램 정도의 지방을 몸에 쌓는다. 조금씩 매일 자라고 있어서 아기의 몸무게가 얼마가 될지는 언제 태어나느냐에 따라 꽤 달라진다. 이제 1분에 40번 정도의 호흡 운동을 규칙적으로 하고 있다.

## 오늘 엄마는

제왕절개수술을 하게 되면 수술 부위 상처가 있으니 닷새 안에는 샤워를 하지 않는 게 좋다. 대개 수술 후 5일쯤 되면 봉합실을 제거하고, 그 뒤에는 샤워가 가능하다. 샤워하고 나서는 수술 부위를 잘 건조해 주는 게 좋다. 일주일 뒤 상처가 다 아물었어도 수술 부위에는 되도록 물이 오래 닿지 않도록 한다.

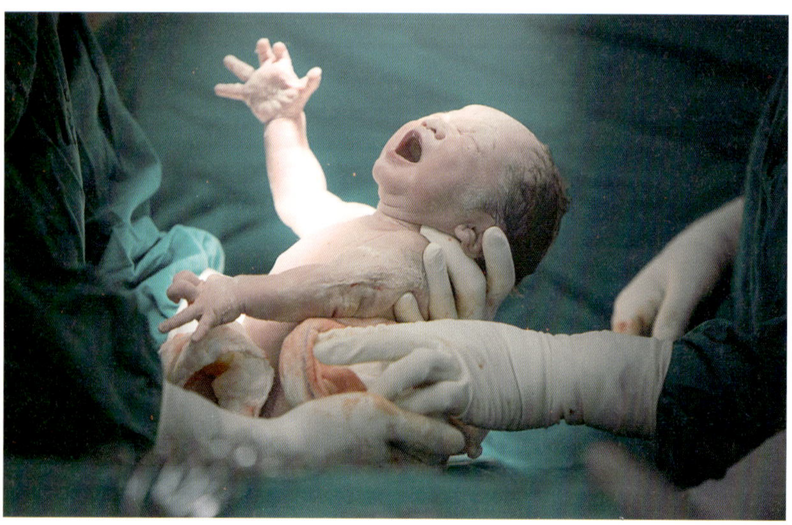

### 제왕절개수술 후 자연분만, 브이백

브이백(VBAC, Vaginal Birth After Cesarean section)은 전에 제왕절개수술로 출산했던 산모가 자연분만으로 아기를 낳는 것을 말한다. 예전에는 제왕절개수술을 했던 적이 있으면 분만 과정에서 자궁 파열 같은 위험이 있어서 다음 임신에서도 제왕절개를 했다. 그러나 지금은 제왕절개수술 방법의 발전 덕분에 이런 위험이 낮아지면서 안전하게 자연분만을 하는 경우가 많아지고 있다.

브이백의 성공률은 60~80퍼센트 정도. 이전 임신에서 제왕절개수술을 선택한 이유에 따라 브이백의 성공 가능성은 달라진다. 제왕절개로 출산한 다음 최소 18개월이 지나야 시도할 수 있으며, 과거 수술 때 수직 절개를 했거나 두 번 이상 제왕절개를 했다면 자궁 파열의 위험이 높다. 또 아기가 크거나 쌍둥이일 때, 아기가 정상 위치가 아닐 때 역시 브이백을 시도할 수 없다. 주치의와 상의 후 자궁 파열의 가능성과 임신 상태에 대한 여러 사항을 고려한 뒤 시도해야 한다. 문제가 있을 시 바로 제왕절개를 할 수 있는 믿을 만한 기관을 선택해야 한다.

우리 아기 태어나기까지

엄마 배 속에서
38주 4일

# D-10일

## 오늘 아기는

아기가 세상에 태어나 첫울음을 터뜨릴 때는 눈물을 볼 수 없다. 아직 아기의 눈물샘이 제 기능을 못하기 때문이다. 가끔은 코로 흐르게 돼 있는 눈물샘이 막혀서 눈에 눈물이 넘치는 아기도 있다. 이런 때는 눈물샘을 뚫어 주는 시술을 하기도 한다.

## 오늘 엄마는

임신 기간 동안 출산 예정일은 엄마에게 특별한 의미의 날짜였겠지만 그렇다고 반드시 그날 아기가 태어난다는 뜻은 아니다. 예정일에 정확히 출산하는 경우는 백 명 중 다섯 명 정도다. 대개 예정일을 일주일 넘겨서도 진통이 없으면 병원에서는 유도분만을 권한다.

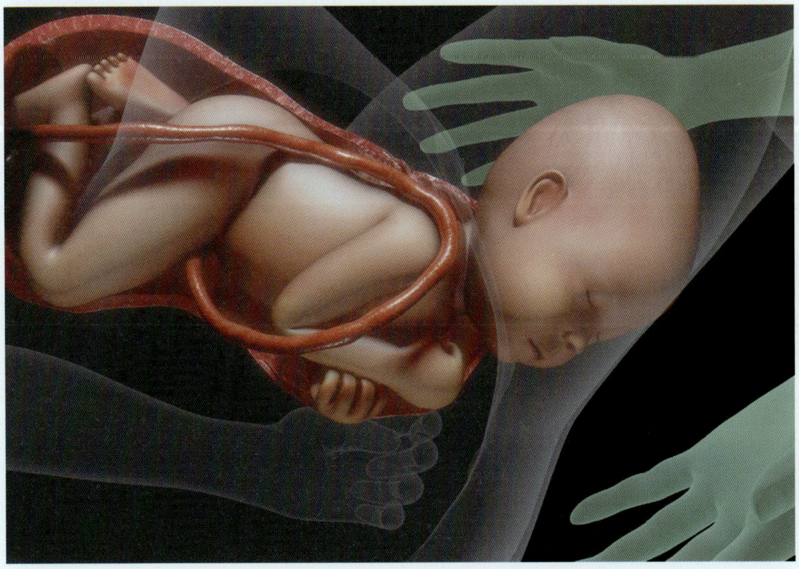

### 분만을 앞당기는 유도분만

자연 진통이 없는 상태일 때 약물이나 다른 방법을 이용해 인위적으로 자궁 수축을 유도할 수 있다. 유도분만은 이렇게 진통을 만들어 내서 자궁경부를 열리게 해 분만을 유도하는 것이다.

보통 출산 예정일이 많이 지났는데 진통이 없을 때나 건강상의 문제가 있어서 임신을 더 유지할 수 없을 때 유도분만을 한다. 양수가 먼저 터졌는데 진통이 오지 않는 경우나 양수 과소증이 있는 경우에도 유도분만이 필요하다.

진통을 일으키는 촉진제로 자궁 수축 호르몬인 옥시토신과 프로스타글란딘을 사용하고, 정맥에 혈관 주사로 투여하거나 질정으로 삽입한다. 촉진제를 투여했는데도 진통이 오지 않아 분만에 실패하는 때도 가끔 있는데 이럴 때는 제왕절개로 분만할 수 있다. 과도한 자궁 수축이 일어나거나 혈압이 떨어져 합병증이 생길 수도 있으니 주치의와 상의하여 신중하게 시행 여부를 결정해야 한다.

우리 아기 태어나기까지

엄마 배 속에서 38주 5일

# D-9일

## 오늘 아기는

태어나기 직전 일주일 동안 아기의 콩팥 위 내분비샘 부신으로부터 코르티솔이라는 호르몬이 분비된다. 이 호르몬은 아기가 세상에 태어나 첫 숨을 쉴 수 있도록 돕는다. 심장이나 간, 소화 기관, 비뇨 기관이 모두 완성돼 태어나기를 기다리고 있다.

## 오늘 엄마는

출산을 앞둔 자궁경부는 더 부드러워진다. 이것을 과일처럼 익는다는 의미로 숙화라고 표현한다. 예정일이 한참 전인 경부는 단감 같다면 출산이 임박해서 가진통에 이어 진진통이 오는, 열리기 직전의 경부는 홍시같이 말랑말랑하다. 자궁 수축이 규칙적으로 일어나면서 분만의 신호를 알린다. 자궁 수축은 움직일 때마다 더 심해진다. 일정한 간격의 자궁 수축이 점점 자주 나타나면 병원에 가는 것이 좋다.

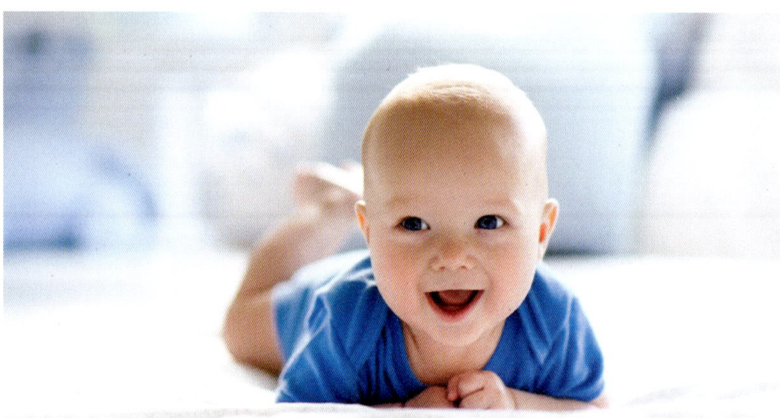

### 흡인 분만, 겸자 분만

흡인 분만과 겸자 분만은 분만 도중에 아기가 산도를 잘 통과할 수 있도록 도와주는 시술이다. 아기 머리가 산도 중간까지 내려와 있는데 출구가 좁거나 엄마가 힘을 잘 주지 못하면 분만 진행이 멈춰 버릴 수도 있다. 아기가 지치고 산소가 부족해 위험해질 수 있다. 이런 때 아기 상태가 더 나빠지기 전 기구를 써서 꺼내 주는 분만 방법이 흡인 분만, 겸자 분만이다.

흡인 분만은 금속이나 실리콘으로 된 캡을 아기 머리에 씌워서 진공 흡인기의 빨아들이는 힘으로 머리가 밖으로 나오게 하는 것이다. 겸자 분만은 가위처럼 생긴 특수한 집게 형태의 기구로 머리 양쪽을 잡아당겨 아기를 꺼낸다.

요즘에는 겸자 분만은 거의 하지 않는다. 꼭 필요하다면 임신부, 보호자와 상의 후에 흡인 분만을 시도할 수 있다.

엄마 배 속에서
38주 6일

우리 아기 태어나기까지

# D-8일

## 오늘 아기는

아기는 예정일보다 조금 더 빨리 태어날 수도 있고 늦게 태어날 수도 있다. 첫아이라면 대개 3분의 2 이상이 예정일을 넘긴다. 예정일에 너무 신경 쓰면서 스트레스 받지 않아도 된다. 넉넉히 잡아도 아마 보름쯤 후면, 이미 아기는 태어나 담뿍 사랑받고 있을 것이다.

## 오늘 엄마는

출산이 가까워지면 새는 깨끗한 나뭇가지로, 토끼는 자기 털을 뽑아 둥지를 만들고 고양이는 포근한 천을 집에 모은다. 이런 둥지 본능처럼 엄마도 갑자기 대청소를 하고 냉장고를 정리하기도 한다. 쾌적한 환경을 만드는 것은 좋은 일이지만 무리는 하지 않도록 한다.

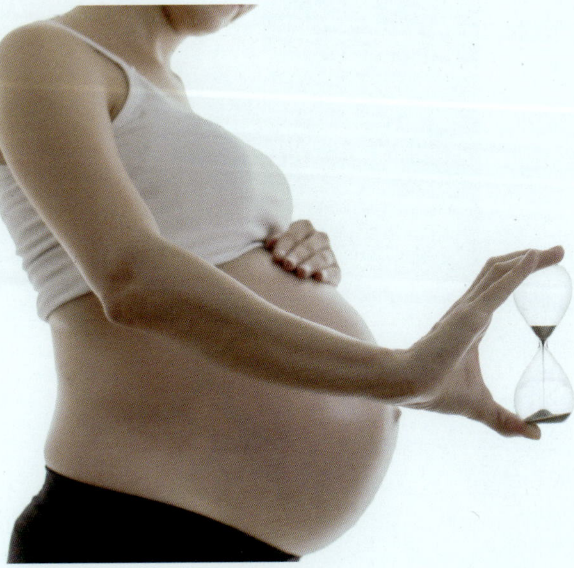

### 아기 태어나기 일보 직전, 전조 증상

- 출산이 가까워지면서 아기가 골반 안쪽으로 들어가기 때문에 가슴과 위에 압박감이 줄어든다. 소화 장애가 사라져 식사하기가 한결 수월하다.
- 배가 단단하게 뭉친다. 아랫배가 땅기는 듯한 느낌이 나고 등과 허리도 아파 온다.
- 태동이 줄어든다. 아기 머리가 골반 안으로 들어가서 움직임이 적어진다. 그래도 만일 반나절에서 하루 이상 움직이지 않으면 아기가 잘 있는지 확인해야 한다.
- 다리에, 특히 넓적다리 부분에 경련이 난다. 아기가 골반으로 들어오면서 생기는 현상이다.
- 아기가 밑으로 내려와 방광을 누르기 때문에 소변을 자주 본다.
- 분비물이 많아진다. 호르몬의 영향으로 분비되는 점액이 아기가 산도를 매끄럽게 통과해 나오도록 돕는다.

# 임신 39주

곧 아기를 만납니다.
지금까지 잘해 온 엄마도 아기도 장해요.

모든 이정표를 무사히 지났다. 디데이가 코앞으로 다가왔다. 되돌아보면 아기를 낳는다는 것은 단기 이벤트가 아니었다. 그러나 일단 아기를 만나고 난 뒤에는, 40주의 여정 가운데 힘들었던 기억은 금세 잊힐 것이다. 이제 엄마는 경이로운 일을 해냈다고 자부할 만한 자격이 충분하다.

## 이번 주 아기는

100만 분의 1그램이던 수정란이 무려 30억 배인 3킬로그램이 넘는 아기가 됐다. 열 달 동안 엄마 배 속에서 영양을 전해 받으며 쑥쑥 자라 드디어 가족의 품에 안기는 것이다.

배 속 아기가 세상 밖으로 나오는 과정은 엄마만의 고통과 노고로 이뤄지는 것이 아니다. 아기도 세상에 나오기 위해 힘을 들이고 애를 쓴다. 엄마는 이 와중에 아기가 곤란해지지 않도록 의사 지사에 따라 최선을 다해야 한다.

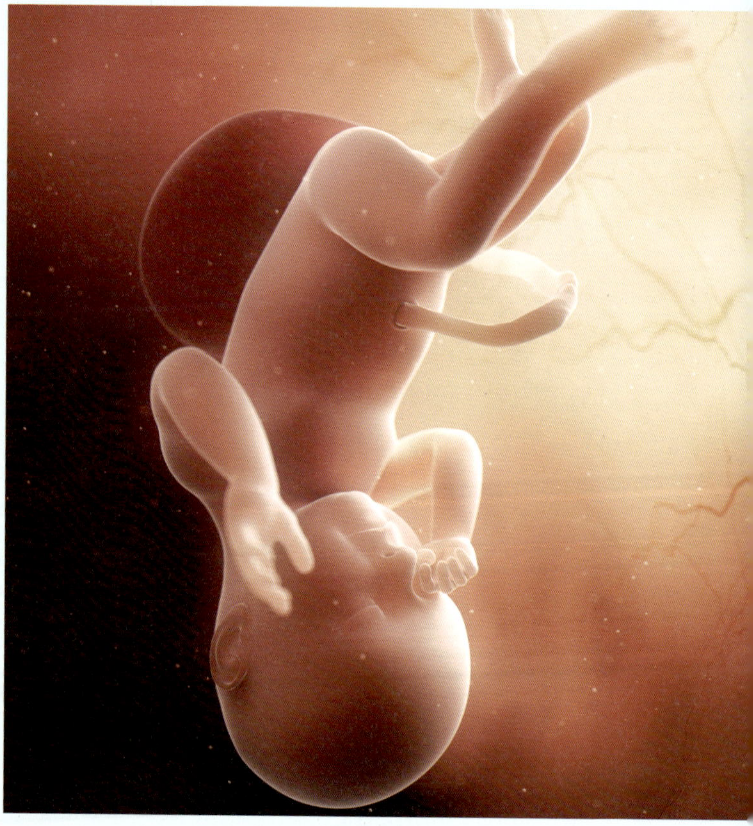

## 이번 주 엄마는

진짜 진통이 오면 자궁의 수축은 위에서 시작돼서 아래로 내려간다. 위에서부터 수축하기 시작하면서 자궁 윗부분은 더 두터워지고 자궁경부 쪽은 위로 당겨져 얇아지게 된다. 이렇게 자궁경부가 열리면서 수축하는 힘이 아기를 아래로 밀어주는 것이다.

아기가 쉽게 지나올 수 있을 만큼 골반 뼈가 이완되고 자궁경부도 부드럽게 잘 열리면 넓어진 공간으로 아기는 점점 내려온다. 자궁 수축 때 엄마도 같이 힘을 줘 아기를 밀어준다. 그러다 보면 곧 아기를 만나게 될 것이다.

엄마 배 속에서
39주 0일

우리 아기 태어나기까지

# D-7일

## 오늘 아기는

아기가 예정일을 훌쩍 넘겨도 태어나지 않고 임신 기간이 많이 연장되기도 한다. 이런 때는 태반 기능이 점점 떨어진다. 태반이 제 역할을 못하면 아기 상태가 안 좋아질 확률이 높아진다. 또 양수가 줄어들면서 탯줄이 눌리기 쉽다.

## 오늘 엄마는

출산 경험이 있는 엄마는 분만 시간이 더욱 짧다. 그러므로 입원 준비를 서둘러야 한다. 아기가 예상보다 빨리 나올 수 있으니 진통이 10분 간격이면 망설일 것 없이 바로 병원에 가는 게 좋겠다. 특히 첫아기를 빨리 낳았었다거나 내진했을 때 경부가 이미 열려 있었다면 지체 없이 서둘러야 한다.

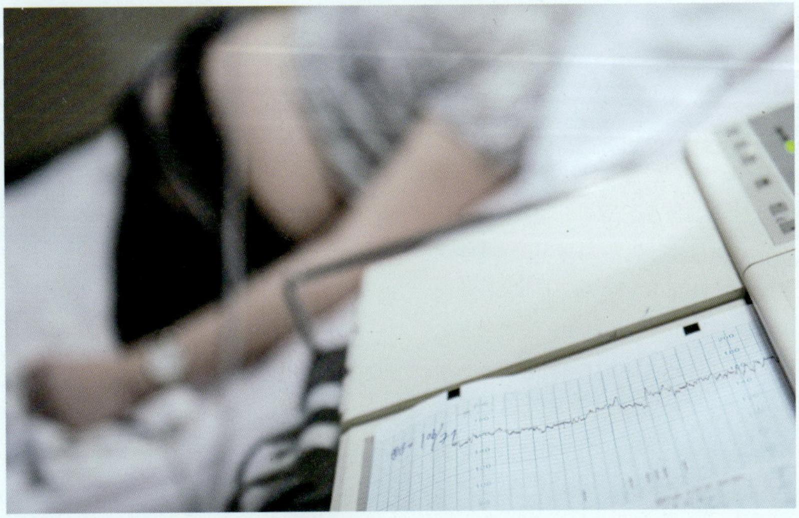

### 분만이 시작되는 증상

출산의 양상은 사람마다 다르다. 따라서 분만이 정확히 언제 시작되는지는 확실히 이야기하기 힘들다. 다만 여러 가지 생리적인 변화들이 동시에 일어나며 아기가 태어난다.

- 진통이 시작된다. 자궁 수축이 일정한 간격으로 강하게 일어난다. 진통이 5~10분 간격으로 규칙적이면 분만이 가까워졌다고 할 수 있다.
- 이슬이 비친다. 분만이 가까워지면 피 섞인 점액성 분비물이 보이게 되는데 자궁이 열리기 시작했다는 신호로 볼 수 있다.
- 양수가 터진다. 대개 진통이 시작되고 양수가 터진다. 반대로 양수가 터진 후 진통이 뒤따르는 경우도 있다.
- 자궁경부가 얇아지면서 열리기 시작한다. 자궁경부가 얇아지고 열리는 정도는 의사가 골반 내진으로 측정한다. 자궁경부가 10센티미터 정도 열리면 이제 다 열린 것이다. 아기가 골반을 잘 통과하는 일만 남았다.

우리 아기 태어나기까지

# D-6일

## 오늘 아기는

아기가 내려올 때는 얼굴이 엄마의 등 쪽, 즉 땅을 보고 내려와야 분만이 쉽다. 엄마의 배 쪽, 즉 하늘을 보고 있으면 내려오기가 어렵다. 와인의 코르크 마개를 다시 끼울 때 1도만 삐뚤어져도 잘 안 들어가듯, 아기도 마찬가지다. 코르크 마개가 와인 병에 들어가는 것과 같은 원리로 아기 머리가 자기 머리보다 좁은 산도를 통과하는 것이다.

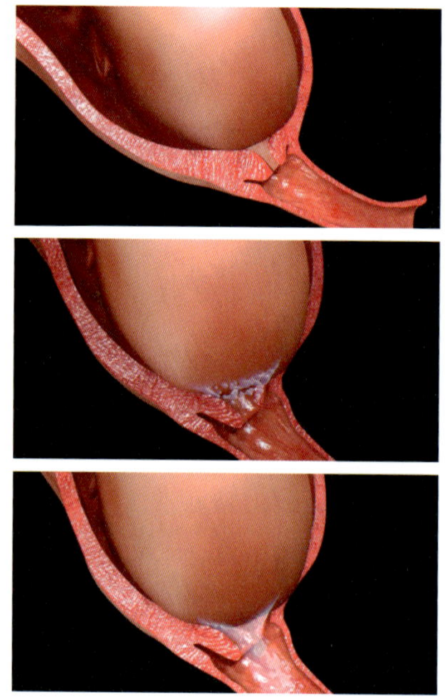

## 오늘 엄마는

진통 중 분만이 예상보다 느리게 진행되면서 양수가 자연적으로 터지지 않으면 전문의의 판단에 따라 인공적으로 양수를 터뜨리기도 한다. 양수를 터뜨려 진통을 강하게 만들며 분만 시간을 줄일 수 있다. 그러나 특수한 경우가 아니면 일부러 양수를 터뜨리지는 않는다. 또 아기 머리가 골반에 진입하지 않았을 때는 양수를 터뜨리지 않는다.

### 이슬과 출혈

출산을 앞두고 자궁 입구를 막고 있던 점액이 빠져나오는 것을 이슬이라고 한다. 생리혈처럼 붉게 많이 나오는 임신부도 간혹 있지만, 대부분 피가 몇 방울 함께 비치는 정도다.

진통이 가까웠음을 예고한다는 면에서 이슬이 믿을 만한 징조이기는 하다. 그러나 사람마다 차이가 있다. 진통이 온 후에 이슬이 비치기도 하고 별 진통 없이 자궁 문이 열리기도 한다. 보통 출산 경험이 없으면 이슬이 비친 후 하루에서 이틀, 사흘 사이에 진통이 시작되는 편이다. 반면 아기를 낳아 본 엄마는 이슬이 비치면 바로 병원에 갈 준비를 해 두고 진통이 오자마자 병원에 가는 것이 좋다.

사실 피가 비치면 전문가조차도 이슬인지 이상이 있는 것인지 정확히 진단하기가 쉽지 않다. 그러니 바로 병원에 가서 진찰을 받아야 한다. 별다른 문제 없이 이슬이 생리 때보다 더 많은 양으로 비치는 경우도 있지만, 피가 많이 나오지 않았는데도 태반조기박리와 같이 좋지 않은 상태에서 일어난 병적 출혈일 수 있기 때문이다.

엄마 배 속에서
39주 2일

우리 아기 태어나기까지

# D-5일

## 오늘 아기는

갓 태어난 아기의 모습은 생각만큼 귀엽지 않다고 느낄 수도 있다. 좁은 산도를 빠져나오느라 머리가 뾰족한 모양이기도 하고, 몸에 비해 머리가 좀 큰 듯도 하다. 부어 있는 얼굴에 코도 좀 퍼져 보여서 제 인물을 찾으려면 아직 더 두고 봐야 한다.

## 오늘 엄마는

분만실에 들어갈 때는 반지나 목걸이, 콘택트렌즈처럼 착용하고 있던 것 모두를 빼는 게 좋다. 진통을 겪는 과정에서 상처를 입을 수 있고, 나중에는 퉁퉁 부어서 빼기 힘들 수도 있다. 손톱 색깔은 상태를 파악하는 지표 중 하나이므로 미리 매니큐어를 지우도록 한다.

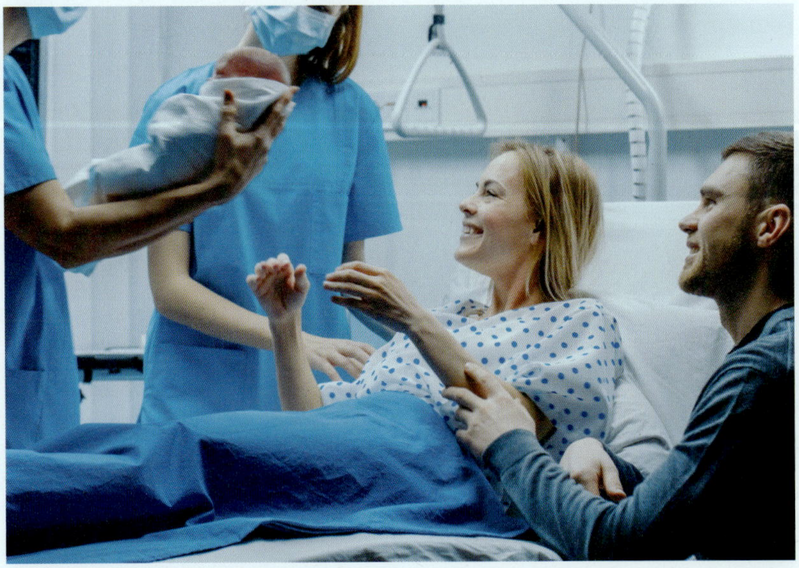

### 회음부 절개, 꼭 해야 할까

분만 시 회음부 절개는 아기가 나오며 어쩔 수 없이 생기는 회음부의 상처를 깨끗하게 봉합하고 감염을 예방하기 위해 실시해 왔다. 그러나 회음부가 잘 이완되면서 아기 머리가 잘 나오고 문제가 없다면 꼭 절개해야 하는 것은 아니다. 오히려 회음부 절개 없이 출산했을 때 회복 기간이 짧고 통증이 적어 불편을 덜 겪을 수도 있다.

단 회음부 절개를 하는 게 더 나을 때도 있다. 절개 없이 분만했을 때 피부가 찢어져 상처가 심하게 생긴다면 회복 기간도 길어지고 감염의 위험도 더 크기 때문이다. 또 아기 머리가 끼어 있다거나 상태가 불안정하면 회음부를 절개해 아기가 나오기 쉽도록 돕는다. 심한 열상 때문에 방광류, 직장류, 자궁탈출증, 요실금 같은 합병증을 불러오는 것을 막기도 한다. 의료진이 판단할 때 회음부 열상이 클 것 같다면 절개를 택하는 것이다.

최근에는 회음부 열상 방지제를 사용하기도 한다. 주사로 맞는 회음부 열상 방지제는 열상이나 절개를 최소화해서 통증을 줄이고 출산 후 빠르게 회복하게 한다. 회음부 상처로 인한 흉터도 줄일 수 있다.

엄마 배 속에서
39주 3일

우리 아기 태어나기까지

# D-4일

## 오늘 아기는

40주를 채운 아기의 키는 95퍼센트가 45~55센티미터 사이이다. 지금 아기의 키는 골격의 길이와 관련이 있어서 아기들 사이에 큰 차이 없이 거의 비슷하게 나타난다. 반면 몸무게는 아기마다 꽤 많은 차이를 보인다.

## 오늘 엄마는

누운 자세로 분만 시 힘을 줄 때는 엉덩이를 최대한 바닥에 붙인 채 꼬리뼈를 말면서 배에 힘을 줘야 한다. 분만 직전에는 대변 볼 때처럼 밑으로 길게 힘을 준다. 턱을 될 수 있는 한 가슴 쪽으로 붙인 상태로 엉덩이가 아닌 배에 힘을 줘서 힘껏 아기를 밀어내야 한다.

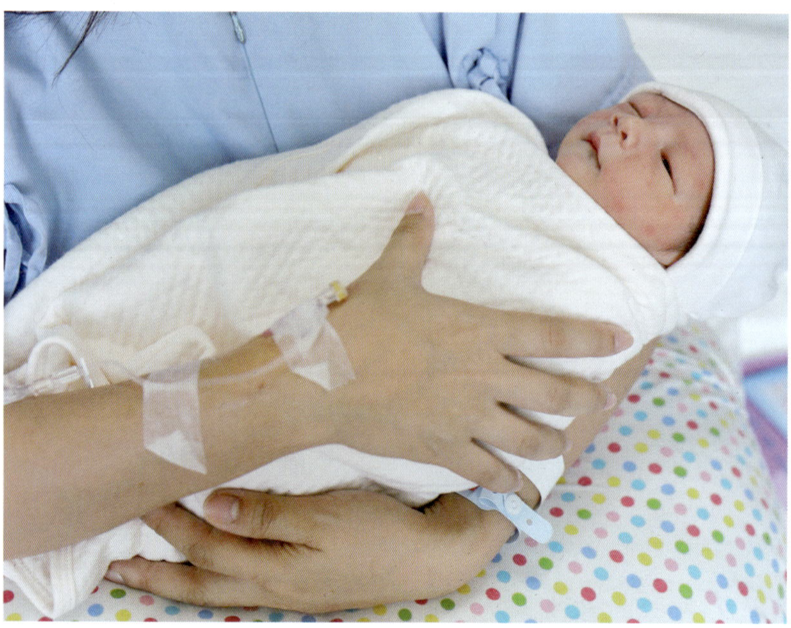

### 진통이 너무 약하다면

아기가 정상적으로 나오려면 자궁 수축, 즉 진통이 필요하다. 진통을 하면서 지금까지 닫혀 있던 자궁문이 조금씩 열리고 아기가 점점 밑으로 내려온다. 그런데 애초에 진통이 약하거나 처음에는 잘 진행되다 도중에 진통이 약해져서 분만이 진행되지 않는 경우도 있다. 이런 경우를 진통 미약, 혹은 미약 진통이라고 한다.

쌍둥이 임신이거나 아기가 너무 클 때, 양수가 너무 많을 때처럼 자궁이 지나치게 커져서 자궁 근육이 늘어나면 진통이 정상적으로 오지 않을 확률이 높다. 그 밖에 아기 머리가 많이 클 때나 자궁이 기형일 때, 고령 출산일 때도 진통이 제대로 오지 않을 수 있다. 정신적인 긴장이나 피로, 수면 부족 등으로 진통이 약해지기도 한다.

계속해서 진통이 잘 이뤄지지 않을 때는 진통 촉진제를 쓴다. 진통을 시작하게 하거나 이미 시작된 진통을 더 강하게 하려고 투여하는 진통 촉진제에는 임신부의 정맥에 주사하는 옥시토신과 질 내에 넣는 숙화제가 있다. 진통 촉진제를 썼는데도 진통이 오지 않거나 분만이 진행되지 않으면 제왕절개수술을 하기도 한다.

엄마 배 속에서
39주 4일

우리 아기 태어나기까지

# D-3일

## 오늘 아기는

아기의 뼈는 엄마 몸에서 공급받는 칼슘을 바탕으로 딱딱한 조직이 되며 굳어 간다. 갓 태어난 아기에게는 300개 안팎의 뼈 조직이 있다. 아기가 자라며 몇몇 뼈가 합해지기도 해서 나중에 어른이 되면 뼈의 개수는 총 206개가 된다.

## 오늘 엄마는

병원에 가는 도중 차 안에서 아기를 낳을까 봐 걱정이기도 하다. 하지만 대부분, 특히 첫아이인 때는 본격적인 진통이 시작된 뒤에도 분만까지 한참이 더 걸린다. 진통이 생각보다 심하게 오더라도 너무 당황하지 말고 침착하게 병원에 가도록 한다.

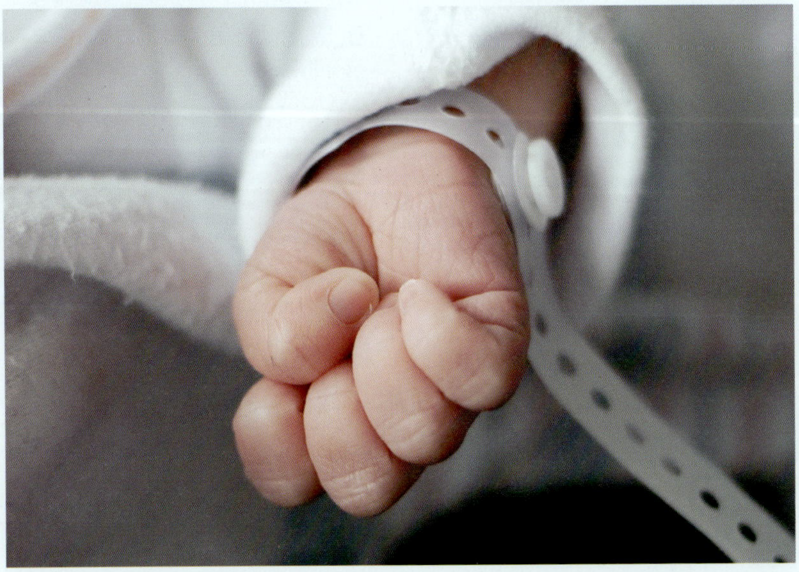

### 출산 과정 미리 보기

- 진통 끝에 아기 머리가 3센티미터 정도 보이면 분만실로 옮긴다.
- 이슬과 피가 묻어 있다면 깨끗이 닦고 양다리와 배 위에 소독포를 덮는다.
- 소변 줄을 꽂아 소변을 빼고, 필요시 회음부 절개 부위에 마취를 한다.
- 회음부 절개는 회음부가 찢어지듯 상처 입는 것을 막고 아기가 나오는 시간을 줄이기 위한 처치다. 요실금이나 자궁 탈출을 예방하기 위해 하기도 한다.
- 힘을 준 끝에 아기가 태어나면 숨을 쉴 수 있도록 먼저 코와 입 속의 양수를 제거한다.
- 아기 몸에 묻은 양수를 깨끗하게 닦고 보온을 유지한다.
- 아기가 태어난 시간과 아기의 성별, 엄마와 아빠 이름을 기록하여 아기 발에 발찌를 채운다.
- 가족들과 같이 신생아실로 이동한다. 신생아실에서는 태어난 아기의 신체에 이상이 있는지, 맥박, 호흡, 체온, 혈압과 같은 활력 징후는 괜찮은지 일정 시간 관찰한다.

엄마 배 속에서
39주 5일

우리 아기 태어나기까지

# D-2일

## 오늘 아기는

아기가 태어나 스스로 하는 첫 호흡은 꽤 힘든 일일지도 모른다. 그동안 펴지지 않았던 폐의 공기 주머니들을 부풀리려면 보통 때의 호흡에 비해 다섯 배 넘는 힘이 필요하다. 마치 풍선을 불 때처럼 애써서 숨 쉬는 셈이다. 태어나 하루 정도의 호흡 이행기가 순조롭지 않다면 호흡을 잘 할 수 있게 보조해 줘야 한다.

## 오늘 엄마는

진통은 영어로 'labor'라고 한다. 우리가 보통 노동이라는 뜻으로 알고 있는 이 단어는 수고, 고생의 의미를 품고 있다. 아기를 탄생시킬 진통은 그야말로 수고스럽고도 고생스러운 일이다. 그리고 의심할 여지 없이 신성하면서도 가치 있는 일이다.

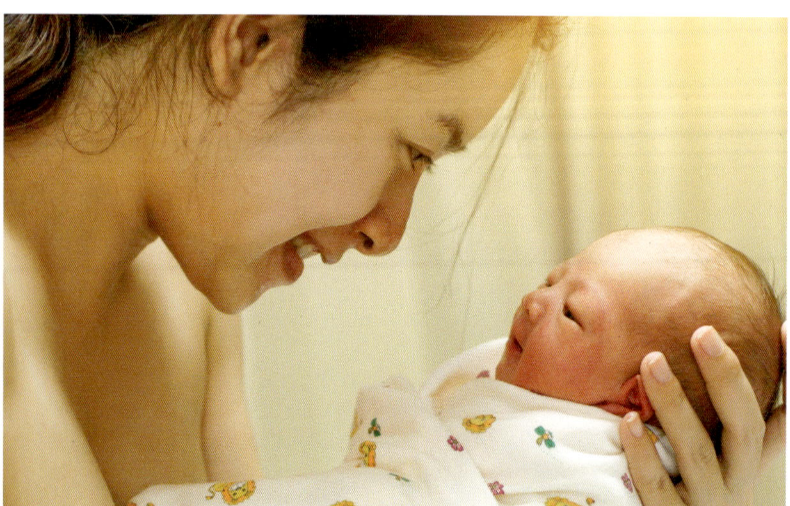

### 미리 보는 분만실

낯설고 차가운 느낌이던 분만실의 풍경이 조금씩 바뀌고 있다. 아기를 낳는 엄마를 중심으로 밖에서 초조하게 기다리기만 하던 아빠도 출산에 참여한다. 무통분만이 보편화되면서 비명이 쏟아지는 분만실 모습은 오히려 흔하지 않게 됐다. 은은한 조명의 부드러운 분위기가 안정감을 주는 환경을 만든다. 아기를 낳는다는 것은 부부 모두의 일이라는 공감 아래, 엄마와 아빠가 손을 잡고 호흡법을 공유한다.
아기가 태어나면 아빠는 탯줄을 자르면서 진한 감격의 순간을 맛본다. 분만 과정을 함께하고 보니 아무래도 아이에 대한 애틋함이 더 클 것이다. 함께하는 육아에 대한 책임감도 한층 커진다. 분만실은 새 생명을 맞으며 가족애를 확인하는 축제의 장이 될 것이다.

엄마 배 속에서
39주 6일

우리 아기 태어나기까지

# D-1일

## 오늘 아기는

무려 280일의 기다림 끝에 아기는 엄마와 마주한다. 아기 입장에서는 세상 밖으로 나오면 모든 상황이 순식간에 바뀐다. 양수로 가득 찬 엄마 배 속 아기만의 세상에서 나오자마자 공기로 둘러싸인 세상에 적응해야 한다.

## 오늘 엄마는

예정일을 하루 남긴 오늘. 280일의 여정이 마무리된다. 동시에 부모로서 새로운 여정에 발을 내딛는 셈이다. 고귀한 생명이 탄생하기까지, 고생한 엄마에게 아낌없는 박수를 보낸다.

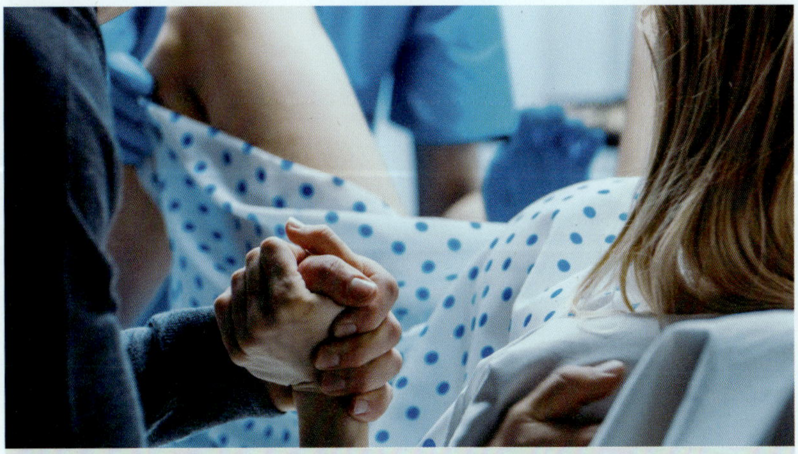

**출산, 그리고 분만**

분만과 출산 두 단어는 모두 '아기를 낳는다'는 뜻이다. 그러나 분만은 아기를 낳는 것을 도와주는 의료진의 관점이고, 출산은 아기를 낳는 엄마의 관점이라는 점이 다르다. 그래서 엄마, 아빠, 아기의 입장에서는 출산이 맞는 단어일 것이다.

### 출산을 앞둔 임신부와 예비 아빠의 준비, 마음가짐

출산이란 이벤트는 일생에 여러 번 오지 않는다. 세상이 옛날처럼 아기를 여럿 낳을 때와는 또 달라졌다. 통계상 우리나라에서 여성이 출산을 겪는 횟수를 평균 내 보면 평생에 한 번을 겨우 넘는 수준이다.

입학, 취업, 결혼, 출산…. 인생의 여러 중요한 포인트 중에서도 출산은 방점을 찍을 더없이 중요한 사건이다.

보통 결혼할 때는 많은 것을 고심해서 결정하고 꽤 시간과 비용을 들이며 신경 쓴다. 그럼에도 출산에는 크게 노력을 들이려 하지 않는다. 새 생명을 맞는 엄마, 아빠의 의무를 다하지 않는 것이다.

나는 잘 모르겠지만 병원에서 알아서 해 주려니, 생각했다면 마음가짐을 바로잡아야 한다. 아기를 낳는 것은 엄마다. 주체가 돼야 한다. 의사가 다 해 주진 못한다. 인생에서 가장 중요한 순간을 영화로 찍는다고 생각해 본다.

출산, 그날의 주인공은 엄마와 아기다. 아빠는 든든한 조연이고, 의사는 감독쯤 될 것이다.

## ○ 궁금해요, 분만 과정

출산에 대한 막연한 불안감을 해소할 수 있도록, 분만 전 과정을 둘러본다.

### | 진통 시간 |

보통 첫아이일 때는 약 8~18시간, 둘째 이상일 때는 약 6~13시간 진통을 한다. 평균이 그렇다는 이야기고 진통 시간이 산모마다 다르다. 시간 차이가 나는 것은 산모의 나이, 골반의 크기, 태아의 크기, 유도분만의 유무, 진통 강도 등 여러 가지 이유가 있다. 분만이 빠르다고 다 좋고는 할 수 없다. 강하고 빠른 진통만큼 태아는 힘들었을 것이다. 심지어는 자궁에 무리가 와서 파열이 일어나 쇼크에 빠지는 경우도 가끔 있다.

### | 분만 단계 |

**[분만 제1기]** 규칙적인 자궁 수축의 시작에서 자궁경관이 완전히 열릴 때까지를 말한다.

**잠재기**

5분 간격으로 20~30초 정도의 진통이 있다. 자궁경부가 점차 얇아지고 서서히 열리기 시작해서 자궁 문이 3센티미터 열릴 때까지의 준비기이다. 보통 이때 진통으로 입원해 관장 등 분만에 필요한 준비를 한다.

**활동기**

2~3분 간격, 30~40초 정도로 본격적인 진통이 나타난다. 자궁 경부는 3센티미터를 넘어 8센티미터쯤까지 열리는 상황. 점차 이슬도 진하게 나오고 진통이 강해지면서 많이 힘들 수도 있다. 만약 무통 분만시술을 원한다면 이때가 적기이다. 태아가 어느 정도 내려왔는지, 빠져나오는 데 문제는 없는지 가늠하기 위해 내진을 자주 하게 된다. 필요하다면 양막을 터트려서 진행을 원활하게 하는 경우도 있다.

**하강기**

진통이 1~2분 간격, 50~70초 정도로 나타난다. 자궁 경부는 9~10센티미터로 거의 다 열린 상태다. 자연스럽게 배변감이 느껴진다. 태아가 잘 내려오도록 힘껏 힘을 주면 분만 시간을 단축할 수 있다.

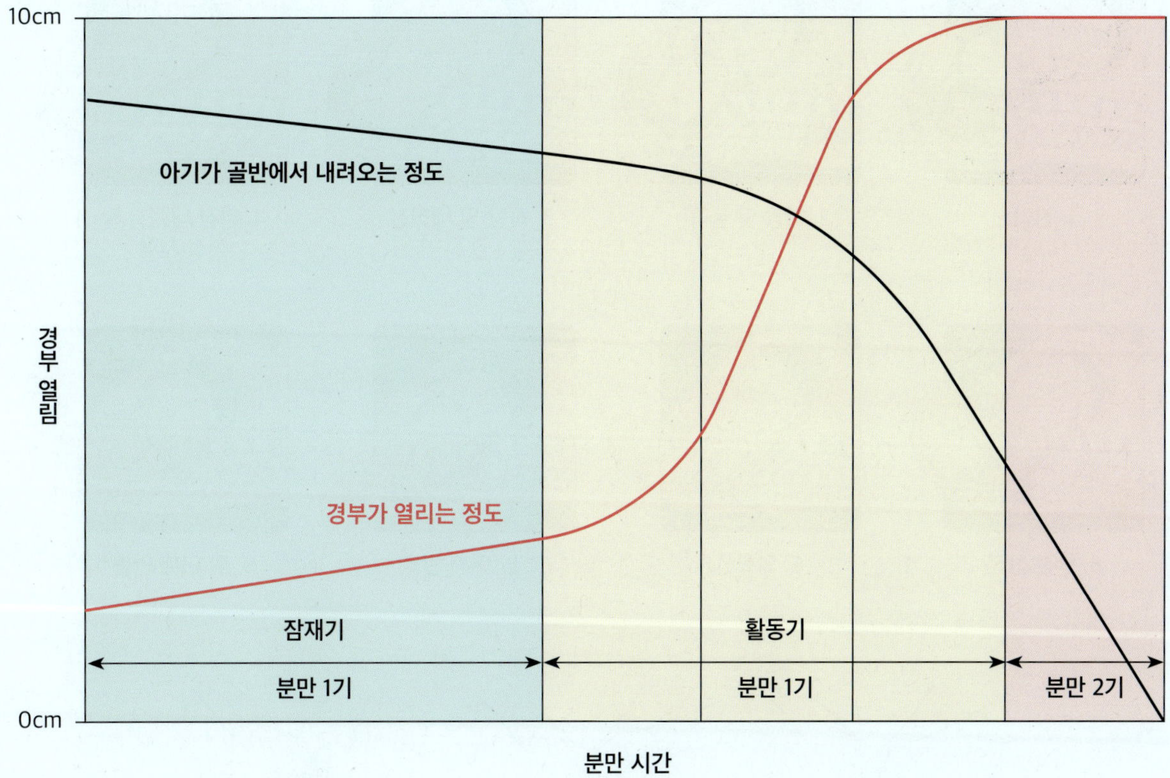


**[분만 제2기]** 자궁 경부가 완전히 열리고 태아가 나올 때까지를 말한다.

보통 첫아이일 때 60~120분, 둘째 이상일 때 30~60분 정도 걸린다. 힘주기를 할 때는 대변 볼 때처럼 항문으로 힘을 준다. 소리는 내지 않는 게 더 좋다. 다리를 벌려 최대한 아기가 나올 수 있는 길을 넓혀 주도록 한다.

**[분만 제3기]** 아기가 세상에 나오고 태반이 나올 때까지를 말한다.

분만 후 5~10분 정도가 지나면 계속 배가 아프면서 태반이 박리된다. 이때 의사가 마사지를 한다. 태반은 자궁 안에 고인 피와 함께 밖으로 나온다. 태반이 잘 떨어져야 산후 출혈을 예방할 수 있다.

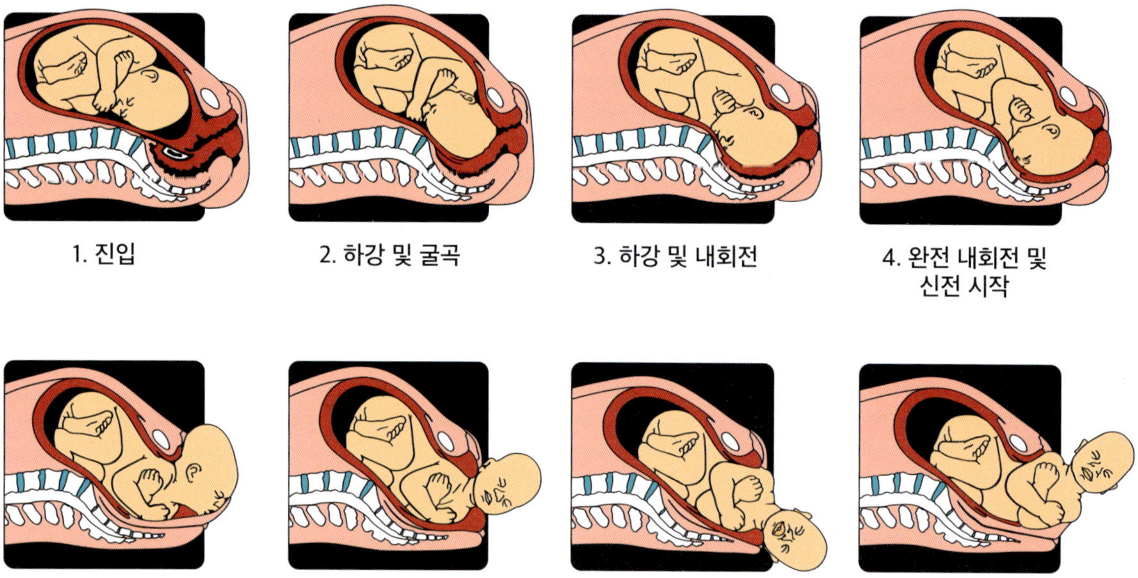

1. 진입
2. 하강 및 굴곡
3. 하강 및 내회전
4. 완전 내회전 및 신전 시작
5. 완전 신전
6. 외회전
7. 앞 어깨 만출
8. 뒤 어깨 만출

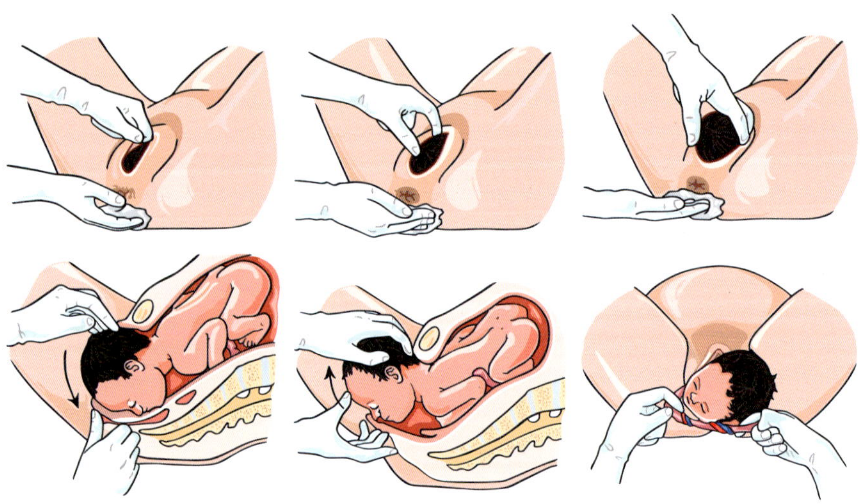

분만시 태아의 기본적인 움직임

## ∘ 궁금해요, 자연분만

임신 하루하루를 지나 출산예정일이 다가오면 누구나 걱정이 많아진다. 결국 아기는 내 몸 밖으로 나와야 한다. 어떤 방법으로 아기를 낳는 것이 좋을지 미리 생각해야 한다.

### | 자연분만 |

분만 예정일 즈음, 38주부터 41주 사이에 진통이 오는 경우가 대부분이다. 예정일 전 자연 진통이 와서 자연스럽게 분만하는 것이 가장 좋다. 그러나 예정일이 지나고 일주일 넘도록 진통이 오지 않으면 유도분만을 계획한다.

### | 분만 과정 |

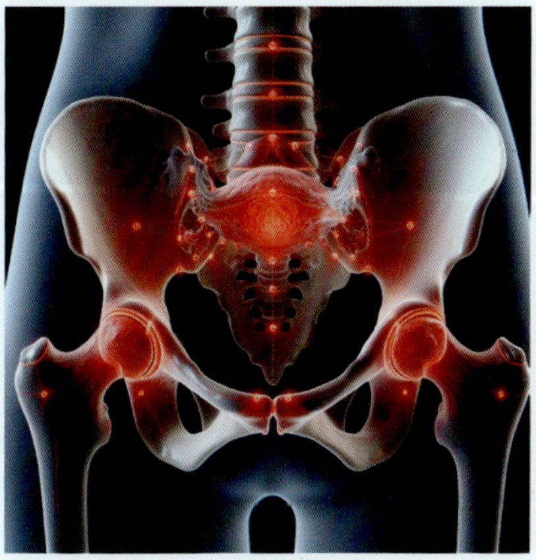

분만은 아기 머리가 아래로 내려와 있어야만 가능하다. 골반뼈의 구조를 이해하면 분만 과정을 이해하기 쉽다. 골반뼈는 마름모꼴의 원통 통로처럼 생겼다. 아기는 이 좁고 긴 통로를 지나 세상에 나온다. 아기가 골반을 통과할 때는 머리가 골반의 축을 맞춰 정자세로 진입해야 내려오기가 쉽다. 조금이라도 삐딱하게 진입하면 내려오기 어렵다. 와인병 코르크 마개를 빼냈다가 다시 밀어 넣을 때 축이 2~3도만 삐딱해도 다시 넣을 수 없는 것과 같은 원리다.

골반뼈를 위에서 보면 가로축이 더 길다. 아기는 골반에 진입할 때 주로 엄마의 옆을 바라보며 들어온다. 골반뼈의 가로길이가 길수록 아기가 진입하기 쉽다. 진입 후 아기는 몸을 서서히 돌리는데, 이때 얼굴이 반드시 엄마의 등 쪽을 향해야 한다. 그래야 골반뼈의 축을 따라 자연스럽게 내려오게 된다. 만약 아기의 얼굴이 엄마의 배 쪽을 향한 채 골반뼈의 축과 반대로 내려오면 분만이 어려워질 가능성이 높다. 활 시위를 반대 방향으로 당길 수 없는 것과 같은 원리다.

이제 아기가 마지막으로 통과해야 하는 골반뼈를 아래에서 보면 진입할 때와 달리 세로 길이가 더 길다. 그래서 마지막 통과를 위해서는 아기가 엄마의 옆이 아닌 등 쪽을 바라봐야 머리가 가장 쉽게 빠져나올 수 있고 분만도 훨씬 수월하다. 결국 사람은 태어나는 그 순간 땅을 바라보며 세상에 나오게 된다. 어쩌면 겸손하게 살라고 사람에게 보내는 신의 메시지 같다는 생각도 든다.

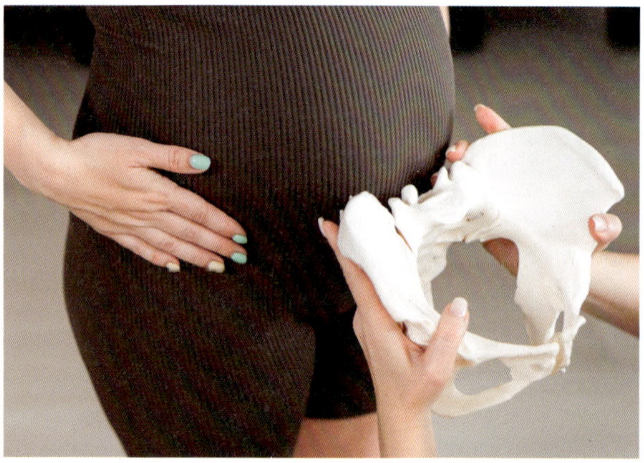

골반뼈는 통뼈 하나가 아니고 세 개의 뼈가 만나서 다섯 개의 접합부로 연결된 구조다. 진통이 오면 이 접합부가 조금씩 늘어나 산도가 조금이나마 넓어진다. 아기의 머리뼈도 여섯 조각으로 구성돼 조금씩 겹치면서 크기가 조금 줄어든다. 엄마 골반이 늘어나고 아기 머리 직경이 줄어들어 아주 작은 차이로 골반을 통과하게 된다. 이렇게 좁은 골반을 통과하려면 우선 아기가 작을수록 유리하다. 또 엄마가 키가 커서 골반의 절대적인 크기가 크거나, 나이가 어리거나, 날씬한 체형일수록 분만에 유리하다.

골반뼈도 중요하지만 자궁의 입구인 자궁경부도 못지않게 중요하다. 자궁경부는 원래 잇몸 정도의 굳기인데 임신 주수가 지날수록 호르몬의 영향으로 점점 부드러워지고, 가진통이 오면서 더욱 부드러워지며 조금씩 열리기 시작한다. 마치 과일이 익으며 말랑말랑해지는 것 같은 이런 과정을 '숙화'라고 한다. 우리가 딱딱한 귤을 먹기 전에 손으로 주물러 말랑하게 만드는 것처럼 가진통 같은 자궁 수축이 자궁을 주무르듯 해서 자궁경부를 부드럽게 만드는 것이다. 임신 말기에 이런 숙화가 자연스럽게 일어나면 자연분만에 훨씬 유리하다. 반면 예정일이 지나도 자궁경부가 여전히 딱딱하고 닫혀 있으면 유도분만 약을 쓰면서 경부를 말랑하게 만들어야 하기 때문에 시간이 더 오래 걸린다.

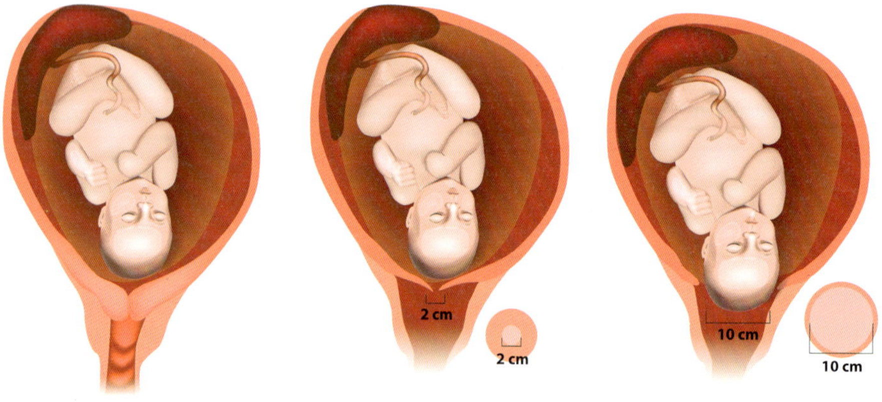

자궁경부가 충분히 부드러워지면 아기 머리가 아래로 내려오면서 경부의 두께가 점점 얇아지고 동시에 자궁경부가 서서히 열린다. 자궁경부는 원통 모양이어서 두꺼운 경부가 얇아진 뒤에야 열리게 된다. 그리고 분만이 잘 되려면 아기 머리가 골반에 바른 자세로 진입해야 한다.

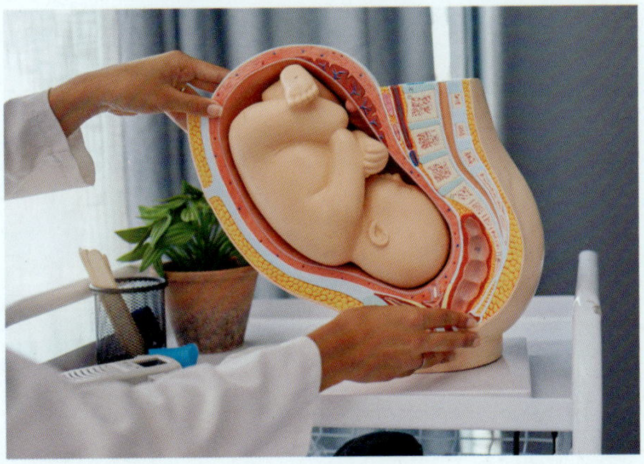

### | 자연분만의 장단점 |

자연분만을 하면 아기는 산도를 통과하면서 면역력이 높아질 수 있다. 반면 진통 과정에서 신체적 손상 위험이 있고 두혈종이 생길 수 있으며 감염에 노출될 수 있다.
엄마는 출혈량이 적고 회복이 빠르며 감염이나 혈전 등의 합병증 위험이 낮다. 분만 후 통증이 제왕절개 수술보다 적다. 분만에 대한 성취감과 아기와의 친밀감이 크다는 점도 장점이다. 하지만 요실금이 나타나는 빈도가 제왕절개수술보다 높고 질과 회음부에 손상이 생길 수 있다.

### | 유도분만 |

유도분만은 진통이 없는데 약을 써서 진통을 유도해 분만을 진행하는 방법이다. 대개 출산 예정일이 지났을 때 하지만 예정일이 안 됐어도 양수가 부족하거나 태아에게 문제가 있거나 자궁경부가 너무 부드럽거나 열린 경우 유도분만을 한다. 병원까지 거리가 멀어 진통이 시작된 후 제때 도착하기 어렵다고 판단되면 미리 유도분만을 선택하기도 한다.
유도분만에 사용하는 약제는 크게 두 가지다.
프로스타글란딘 질정제는 질에 삽입해 자궁경부를 부드럽게 하고 열리게 한다. 대개 자궁경부가 딱딱하고 준비되지 않은 경우에 쓴다. 약효는 보통

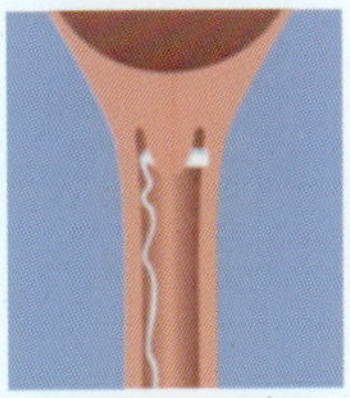

12시간 정도 지속된다. 한 번 삽입하면 약효를 중단할 수 없어 과도한 자궁수축이 발생할 수 있다.

피토신 등의 옥시토신 주사제는 정맥주사로 투여하며 자궁수축을 유발해 진통을 시작한다. 용량을 조절할 수 있어 자궁수축이 약하면 올리고 과도하면 낮출 수 있다. 자연 진통으로 분만이 진행되는 중에 자궁수축이 약할 때는 분만 촉진제로 쓰기도 한다.

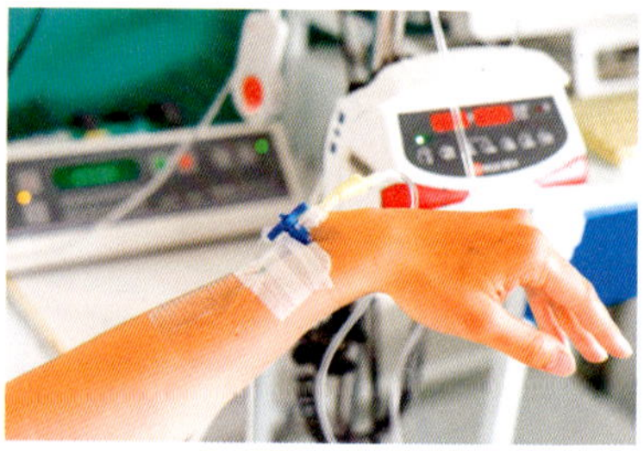

### 궁금해요, 유도분만

**1. 유도분만은 언제 하는 건가요?**

분만 예정일이 지난 후에도 자연 진통이 오지 않으면 태반 기능의 감소 및 양수량의 감소로 태아의 위험이 증가하므로 진통 촉진제를 써서 유도분만을 시행한다.

**2. 분만 예정일 전이라도 유도분만을 할 수 있나요?**

1) 양수가 적을 때 2) 임신의 유지가 산모의 건강을 해칠 수 있다고 판단될 때 3) 태아에게 자궁 내의 환경보다는 분만 후 신생아 치료를 해 주는 편이 낫다고 판단될 때 유도분만을 한다. 이외에도 진통이 없지만 자궁경부가 진행이 되어 있는 경우에는 유도분만을 하기도 한다.

**3. 유도분만을 결정하면 어떤 일부터 하나요?**

유도분만을 위해 입원하면 태아 상태를 검사하면서 자궁경부의 상태나 진통의 형태를 관찰해 유도분만 약제를 선택한다. 자궁경부 숙화제를 질에 넣거나 자궁 수축제를 주사로 투여하게 된다.

**4. 유도분만에 실패할 수도 있나요?**

만 1일까지 분만될 가능성은 일반적으로 70퍼센트 이상. 진행이 되지 않으면 만 2일 또는 3일까지 분만 유도약을 투여할 수도 있다. 진통 과정에서 태아가 힘들어하거나 진행되지 않는다고 판단되면 제왕절개술을 해야 하는 때도 있다. 그러나 진통의 유도 자체가 제왕절개술의 빈도를 증가시키지는 않는다.

**5. 진통이 시작되지 않으면 어떻게 하나요?**

유도분만을 시도했으나 진통이 시작되지 않고 아기가 건강한 것이 확인되는 상황이면 때로는 유도분만을 중단하고 퇴원 후 나중에 다시 시작하는 경우도 있다.

### | 무통분만 |

분만을 끝까지 성공적으로 이뤄내기 위해서는 여러 가지 중요한 요소가 있다. 무통분만이 가능한지는 그중에서도 매우 큰 비중을 차지할 것이다. 진통은 생각보다 아프다. 3~4분 간격으로 반복되는 진통을 분만 끝까지 참아야 한다면 아파서라도 자연분만을 포기하고 싶다는 생각이 저절로 든다. 무통주사는 이런 진통을 견디며 분만까지 갈 수 있게 해주는 '천국의 계단'과 같다. 실제로 많은 산모들이 무통주사 전과 후를 '지옥과 천국'에 비유하기도 한다.

무통주사는 임신부의 허리 척추뼈와 신경을 둘러싼 막 사이의 공간에 가느다란 관을 넣어 마취제를 주입하는 시술이다. 이 마취제는 감각 신경만 선택적으로 차단해 진통을 크게 줄여 주면서도 운동 신경은 남아 있어 의식이 또렷하고 다리도 움직일 수 있다. 다만 '무통'이라지만 전혀 진통이 없는 것은 아니고 분만이 진행돼 아기가 나오기 직전에는 어느 정도 통증이 있기도 하다. 분만 시간이 1~2시간 정도 길어질 수도 있다. 그러나 진통을 못 느끼면서 골반 근육이 이완돼 오히려 아기가 내려오는 과정이 더 순조로워지기도 한다.

가끔 허리 통증, 다리 감각 이상, 두통, 배뇨 장애 같은 부작용이 나타날 수 있다. 또한 무통주사 직후 저혈압이 오면서 태아 심음이 일시적으로 떨어질 수 있기 때문에 시술 직후에는 임신부와 태아의 상태를 세심하게 살펴야 한다.

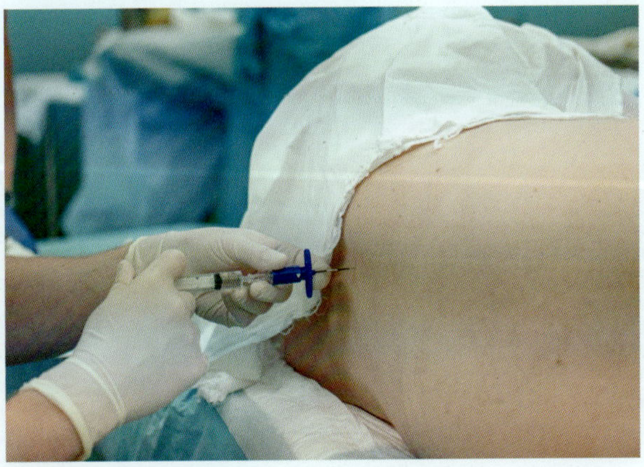

## | 자연주의 출산 |

요즘은 집에서 출산하는 것을 거의 상상하지 못하는 시대다. 하지만 우리나라 60년대 초반만 하더라도 집에서 산파를 불러 가정 분만을 했다. 자연주의 출산은 집에서 아기를 낳았던 것처럼 말 그대로 자연스럽게, 인위적인 의료진의 개입 없이 출산하는 방식을 말한다.

자연주의 '분만'이 아니라 자연주의 '출산'이라는 단어를 쓰는 이유가 있다. 분만보다 출산이 임산부가 주체인 능동적 의미를 담고 있기 때문이다. 자연주의 출산은 결국 임산부가 주인공이 돼 스스로 출산 과정을 주도하는 유형 중 하나다. 의료진의 개입을 최소로 줄이고 임산부와 남편이 주도해 자연스럽게 질을 통산 출산을 한다.

획일화되고 통제된 의료 시스템에 대한 불만이 자연주의 출산이라는 개념을 만들었다. 그러나 가정에서보다는 병원에서 출산할 때 아기와 임산부를 더 세심하게 보살필 수 있다. 병원이 위험한 상황을 줄일 수 있다는 점은 분명하다. 그렇기 때문에 병원에서 더 안전하게 출산하면서도 의료진의 개입은 최소화하고자 하는 욕구가 병원의 자연주의 출산 시스템으로 이어졌다.

자연주의 출산을 원한다면 주치의와 미리 상의해서 정상 임신인지 확인받아야 한다. 분만 전 교육도 꼭 필요하다. 출산 과정에서 남편의 적극적인 지지도 중요하다. 분만 촉진제나 무통분만 약물이나 주사 없이, 자세도 자유롭게 바꿔가며 진통을 겪는다.

수중 진통이라고 부르는 물속에서 진통을 겪는 방법도 있다. 물의 부력과 마사지 효과 덕분에 자세를 자유롭게 바꿀 수 있고 진통도 덜 느낄 수 있다. 수중 진통을 할 때는 물의 온도가 중요하다. 물이 너무 뜨거우면 쉽게 지치고 혈관이 늘어나 태아에게 가는 피가 느려질 수 있다. 태아에게 영향을 줄 수 있기 때문에 물의 온도는 체온 정도인 섭씨 36~37도를 유지하는 게 좋다.

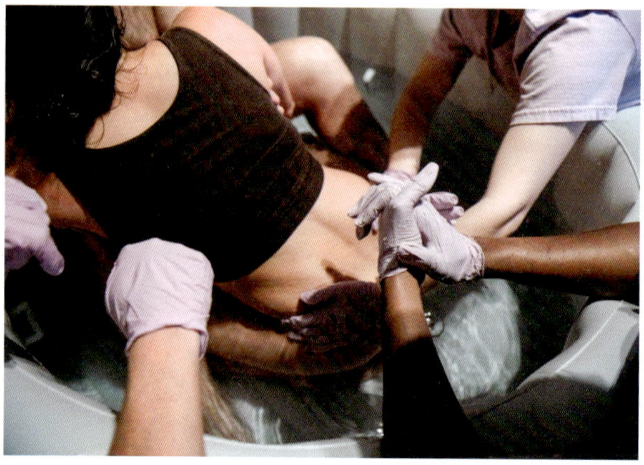

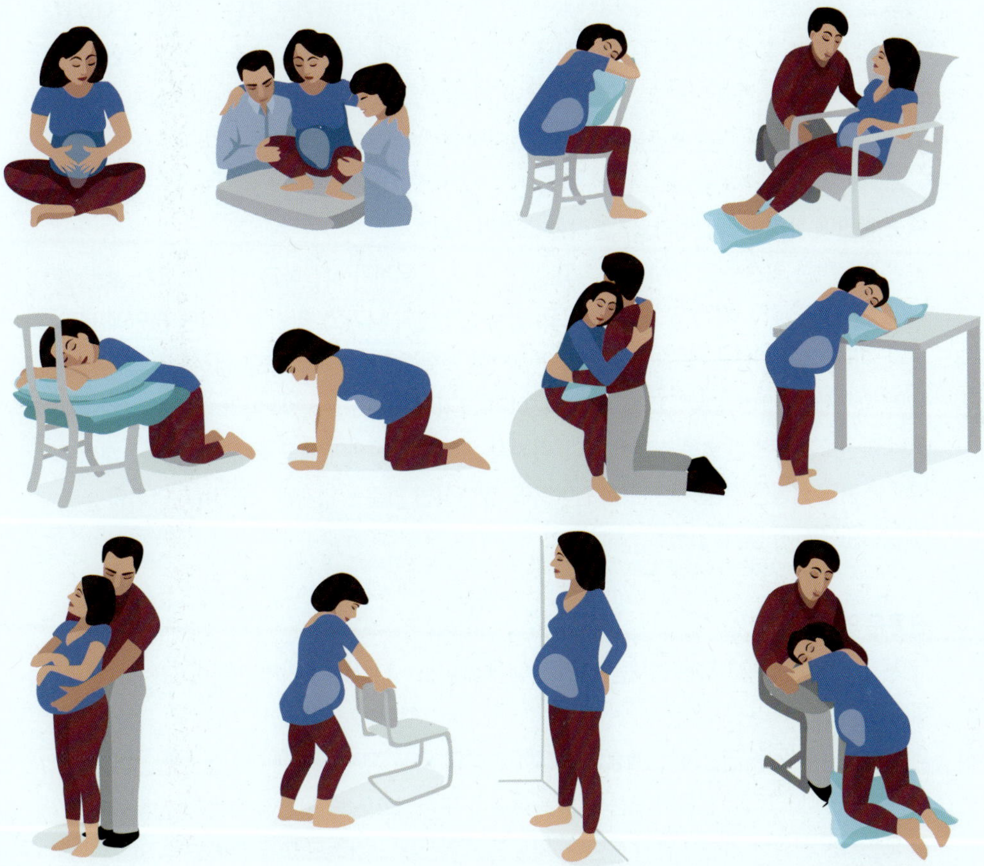

자연주의 출산의 여러 자세

## 나는 분만을 잘할 수 있을까요?

임신 중에는 내가 분만을 잘할 수 있을지 궁금하기도 하고 걱정이 앞선다. 하지만 평생 아기를 몸에 지니고 있을 수는 없으니 한번은 거쳐야 할 과정이다. 그럼 자연분만으로 낳을까, 제왕절개로 낳을까. 경험 많은 산과 의사가 내진하면 골반 모양, 골반 크기로 분만이 잘 될지 제왕절개를 해야 할지 알 수 있을 것 같지만 30년 경력으로도 절대 정확히는 알 수가 없다. 분만 과정 중의 여러 가지 요인에 따라 분만이 쉬울지, 어려워서 응급 제왕절개수술을 해야 할지가 결정된다. 물론 분만에 유리한 조건을 고루 갖추었으면 분만이 수월할 수 있다.

**나는 분만에 유리한 조건인가요? 불리한 조건인가요?**

분만에 유리한 조건은 엄마 나이가 적고, 키가 크고, 몸무게가 적절하고, 아기가 크지 않은 것이다. 반대로 엄마 나이가 많고, 키가 작고, 몸무게가 많이 나가고, 아기가 크다면 분만에 불리하다. 이때 나이 기준은 딱 잘라 말하기 어렵지만 보통 35세 이후를 고령 임신으로 정의하니 굳이 따지자면 35세 이후라고 볼 수 있다. 아기 크기의 기준도 사람에 따라 다르지만 체구가 크다고 산도가 무조건 넓은 것은 아니다. 따라서 우리나라 신생아 평균 몸무게인 3.3~3.4kg를 넘으면 분만 진행을 잘 살펴야 한다. 엄마 키도 절대적인 기준은 없지만 155cm 미만이면 분만에 불리한 경우가 많다.

**진통은 언제 올까요?**

"진통은 언제 오나요? 저는 언제쯤 아기를 낳게 되나요? 진찰하면 언제 진통이 오는지 알 수 있나요?"

외래에서 자주 듣는 질문이다. 예정일 즈음에 진통이 와서 딱 예정일에 아기를 분만한다고 생각하기도 한다. 그러나 진통이 오는 시점은 예측하기 어렵고 사람마다 다 다르다. 진통이 어떻게 오는지는 정확한 기전을 알지 못한다. 의료진도 임산부도 가족도 모두 준비할 수 있으면 좋을 텐데 아쉽게도 진통이 언제 오는지는 미리 알 수 없다. 다만 가진통이 자주 오면 진진통으로 발전할 수 있으니 진통 시점이 임박했다고 미루어 짐작할 수 있다. 이슬이 비치면 대개 2~3일 내에 진통이 온다. 또한 내진 소견으로 자궁경부가 열려 있고 부드럽게 얇아졌으면 진통이 가까워졌다는 증거다.

**회음 절개는 꼭 해야 할까요?**

외국에서는 회음 절개를 하지 않는 출산이 점점 늘고 있다. 절개가 필요하면 미리 설명하고 동의를 구하는 과정도 자연스럽게 자리 잡았다. 자연주의 출산을 원하면 회음 절개 없이 분만

하는 경우가 많은데 실제로 미국에서는 회음 절개를 하지 않는 비율이 절반 정도라는 조사도 있다.

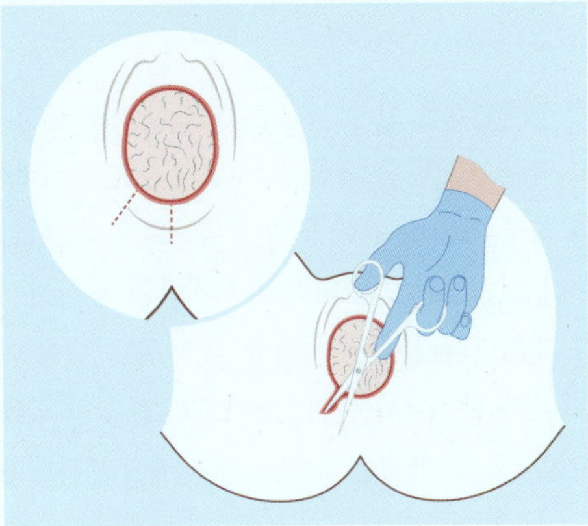

회음 절개를 하느냐 마느냐는 임신부의 체형, 아기 크기, 분만 상황 등 여러 조건이 반영된다. 그런데 우리나라에서는 회음 절개 없이 분만할 때 거의 모든 임산부들의 회음부가 찢어진다. 불규칙한 열상은 봉합이 어렵고 회복도 오래 걸린다. 게다가 회음 절개를 하지 않는 경우에는 분만 시간이 길어질 수도 있으니 회음 절개를 원하지 않는다면 분만 전에 주치의와 충분히 상의해야 한다. 회음 절개를 하지 않는다고 했다가도 상황에 따라서는 절개가 불가피할 수 있다는 점도 이해해야 한다.

**자연분만 3대 굴욕이 있다고요?**

자연분만 때 흔히 해야 하는 절차 같은 것이지만 관장, 제모, 내진 세 가지는 자연분만 3대 굴욕이라는 말을 듣게 된다. 셋 중 관장과 제모는 원치 않으면 하지 않아도 되지만 내진은 필수다. 요즘은 제모를 안 하는 경우가 늘었고, 관장은 아기를 낳으려 힘을 주면서 대변이 나올 수 있어서 임신부 스스로 선택하는 편이다. 내진은 분만 진행을 가늠해 보는 중요한 진단 수단이기 때문에 불편하더라도 꼭 해야 한다.

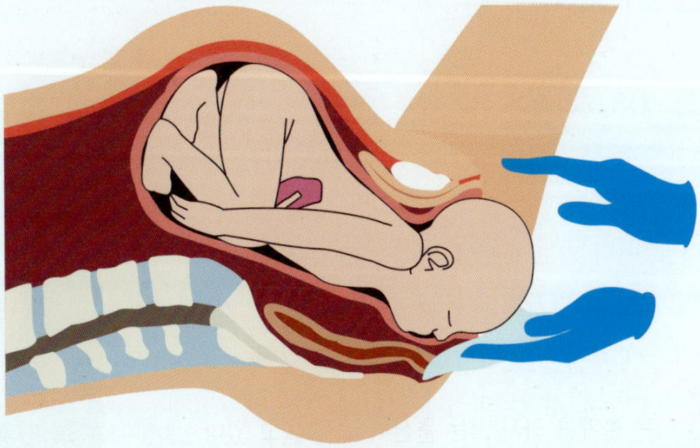

# ○ 궁금해요, 제왕절개 분만

전에 제왕절개를 한 적이 있으면 보통 제왕절개 분만을 준비한다. 난소 수술만 한 경우를 제외하고 자궁근종 같은 혹을 떼느라 자궁을 절개하는 수술을 했던 경우도 마찬가지다. 태아가 엉덩이 쪽을 아래로 향한 둔위나 옆으로 누운 횡위 같이 머리를 아래로 두지 않았을 때, 전치태반이나 전치혈관처럼 태반이나 태반의 혈관이 자궁 입구를 막고 있을 때도 처음부터 제왕절개를 계획한다. 분만을 하다가 더 이상 진행이 어렵다고 판단될 때, 태아의 심박동 수가 떨어져 태아가 힘들어하는 신호가 보일 때, 태반이 조기 박리돼 태아가 위험할 때, 탯줄이 먼저 경부로 밀려나와 빠졌을 때에도 응급 제왕절개가 필요하다.

### | 제왕절개수술 과정 |

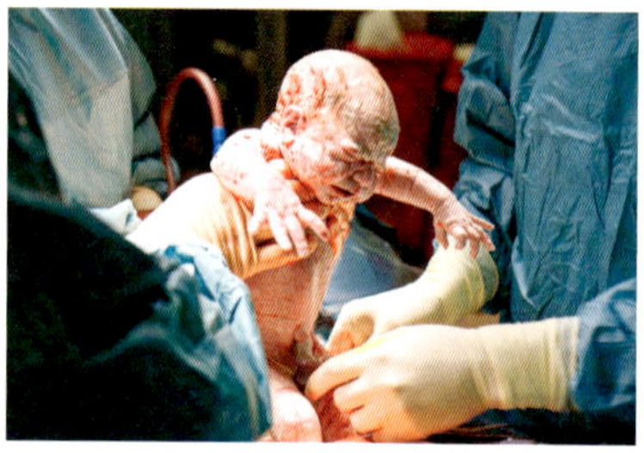

배를 절개해 복강 안에 자궁이 보이면 방광을 조심스럽게 분리한 뒤 자궁을 열어서 아기를 밖으로 꺼낸다. 임신부의 배를 절개할 때는 대개 가로로 절개하고 자궁도 가로 절개를 하지만 특수한 경우 세로로 절개할 수도 있다. 아기를 꺼낸 후 탯줄을 자르고, 아기는 따뜻한 인큐베이터에 보내서 호흡과 체온을 유지하도록 보살핀다. 남아 있는 태반을 꺼내고 자궁 내부에 더 남아 있는 태반이 있는지, 자궁 수축은 잘 되는지 확인한다. 자궁 절개선을 실로 꿰매고 복막과 복벽도 꿰매면 수술이 끝난다.

### | 제왕절개수술 시 마취 |

전신마취를 할 때는 마취제가 아기에게 전달되는 것을 최소화하도록 엄마 배를 소독하고 모든 수술 준비를 마친 다음에 마취를 시작한다. 일단 잠 오는 약물을 주사하면 아무 것도 모르는 상태로 마취가 되고 수술이 진행된다. 수술 전 과정에서 의식이 없으니 불안감 역시 느끼지 않는다. 그러나 기도 확보를 위해 기관지에 삽관을 하기 때문에 인후 및 입안이 다치거나 아플 수 있고 목소리가 쉴 수도 있고 치아가 손상되거나 폐 합병증이 생길 수 있다.

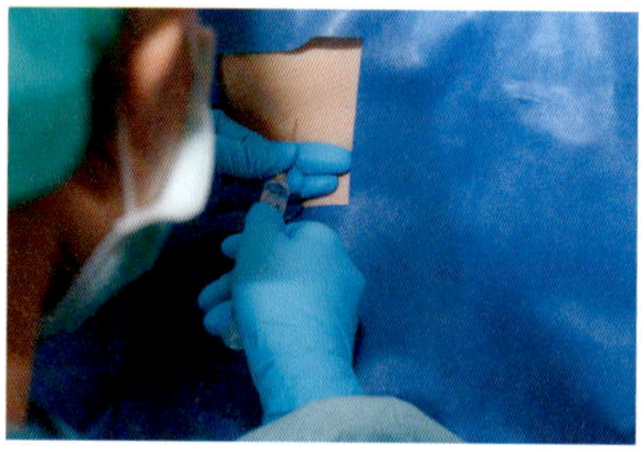

부분마취에는 척추마취, 경막외마취가 있는데 보통 제왕절개수술 때는 척추마취를 하고 무통분만 때는 경막외마취를 한다. 척추마취는 허리 척추 부위에 가느다란 관을 이용해서 척수와 경막 사이

로 약물을 주입한다. 아픈 감각과 운동 신경을 모두 차단해 통증 없이 수술을 받게 한다. 마취제가 아기에게 전달되지 않고 엄마는 의식이 있어 아기의 첫 울음을 들을 수 있고 열 달 기다리던 아기를 직접 볼 수도 있다. 그러나 만지는 것도 다 느껴지고 대화를 할 정도로 의식이 또렷해서 수술 중 불편감을 느낄 수 있다. 합병증으로 혈압이 떨어지기도 하고 구토를 하기도 하고 허리 레벨보다 약물이 올라가면 호흡이 잘 안 되어서 힘들 수도 있다. 시술 후 두통이나 허리 통증이 생길 수 있으며 소변이 잘 안 나올 수도 있다. 간혹 척추마취를 시도했는데 바늘 들어가는 공간이 확보되지 못해 척추마취를 못하거나 척추 마취를 했지만 통증이 그대로 느껴져서 실패하는 경우도 있다. 이런 경우는 다시 전신마취 후 수술한다.

### | 임신부 요구에 의한 제왕절개수술 |

제왕절개수술은 주변에서 흔히 접할 수 있는 대표적인 일상생활 속의 수술이다. 질병으로 하는 수술도 아니고 새로운 생명을 만나는 기쁨이 있는 수술이라 수술받는 사람도 가족들도 가벼운 마음으로 병원에 오고 대부분 걱정을 하지 않는다. 그러나 제왕절개수술은 우리나라 수술 중 빈도가 높은 치질이나 백내장을 수술하는 것과는 사실 차원이 다른 큰 수술이다.
물론 최근에는 제왕절개수술의 안정성이 충분히 입증됐다. 그래서 임신부 요구에 의한 제왕절개수술(Cesarean Delivery on Maternal Request, CDMR)이 새로이 생겼다. 과거에는 반드시 의학적 이유가 있어야 수술을 결정할 수 있었지만 이제는 임신부의 요청만으로 제왕절개수술이 시행될 수 있다는 것이다. 우리나라는 저출산과 여러 문화적인 이유로 점점 정상분만 시도 없이 제왕절개수술을 먼저 원하는 경우가 늘어나고 있다.

### | 제왕절개수술의 장단점 |

제왕절개수술을 아기 입장에서 보면 분만 과정에서 발생할 수 있는 분만 손상을 예방할 수 있다. 또한 대부분의 계획한 제왕절개수술은 임신 39주 즈음에 하기 때문에 예정일이 지나면서 발생하는 태아 사망 위험을 줄인다. 반면 제왕절개수술을 하면 아기의 일시적인 호흡 저하 발생 빈도가 좀 더 높게 나타난다.
엄마 입장에서 제왕절개수술은 요실금처럼 골반이 늘어져 생기는 질병이 훨씬 적다는 장점이 있다. 수술 중 출혈은 자연분만에 비해 많을 수 있으나 산후 회복기 동안의 출혈량은 오히려 적은 편이다. 하지만 혈전이 생길 위험이 증가해 색전증 발생 가능성이 높아진다. 감염이나 유착의 위험성이나 수혈의 필요성도 더 커진다. 다음 번 임신도 제왕절개수술을 해야 하며 전치태반이나 유착태반 같은 임신 합병증 위험이 함께 증가한다.

## 자연분만 VS 제왕절개, 어떤 방법을 선택할까요?

**나도 자연분만을 할 수 있을까요?**

결론부터 말하면 의학적으로 꼭 제왕절개가 필요한 상황이 아닌 이상 임신부는 모두 다 자연분만을 시도할 수 있다. 동물이 출산을 할 때는 대부분 어두운 곳에서 조용히, 누구의 도움도 받지 않고 혼자서 출산을 한다. 사람은 유일하게 다른 이들의 도움을 받아 아기를 낳는 동물이다. 대부분 병원에서 아기를 낳기 때문에 의료 환경과 의료진이 가장 중요하다고 생각할 수 있지만 출산 때 가장 중요한 것은 결국 아기를 낳을 엄마와 아기다. 건강하게 아기를 낳기 위해 열 달 동안 산전 검사를 열심히 받았고 아기 건강 상태도 면밀히 살폈다. 그리고 아기가 나오는 날, 그날은 엄마와 아기가 주인공이다.

우리는 출산(Birth)과 분만(Delivery)이란 단어를 모두 알고 있다. 사전에서 찾아보면 두 단어 모두 '아기를 낳음'으로 정의한다. 그러나 출산은 엄마가 주체로 아기를 세상에 내보내는 주도적인 역할을 하는 의미가 더 강하다. 반면 분만은 의료진이 아기를 잘 받아서 엄마에게 인도하는 의료적 행위의 의미가 좀더 강하다. 이런 관점에서 보면 출산은 자연스러운 과정을 거치는 분만에 좀 더 합당한 의미이고, 분만은 병원에서 일어나는 제왕절개를 포함한 의료 행위에 좀더 가까운 의미다.

우리나라는 대부분이 병원 분만을 하고 있기 때문에 아기를 낳는 과정은 병원에서 알아서 해주려니 생각하는 경향이 있다. 그러나 진통이 시작돼 아기를 낳을 때까지의 주체는 엄마와 아기다. 이것이 능동적인 출산의 개념이다. 병원에 가면 다 알아서 해 주겠거니 하는 것은 엄마와 아기의 권리를 스스로 포기하는 것과 같다. 능동적으로 출산에 임하는 마음가짐 및 태도를 먼저 가져야 한다. 평생에 한두 번 있을 기쁨과 희열의 순간, 부부 일생에 걸쳐 가장 행복한 세리머니의 순간을 준비할 때다. 남편을 포함한 가족의 지지와 참여가 중요하다. 축제 파티의 주최자답게 내 인생 가장 기쁜 날 멋진 주인공으로서 우리 아기도 함께 주인공으로 만들어 주자는 마음으로 출산의 순간을 즐겨야겠다.

능동적 출산을 준비하는 임신부에게 의료진 역시 더 부드러운 환경을 제공하고 적극적으로 정보를 전달해야 한다. 하지만 이렇게 노력했음에도 분만 진행 상황이 정상적이지 않고 자연분만이 불가능하다면 아기의 안전을 위해 응급 제왕절개를 할 수밖에 없다. 응급 제왕절개수술은 병원마다 대처하는 방식이 조금씩 다르나 아기나 임신부가 위험하다고 판단했을 때는 최대한 신속하게 이루어진다. 그러나 촌각을 다투는 응급 상황이 아니라면 임신부의 금식 여부나 수술실 사용 가능 여부, 부족한 의료진 상황 등 여러 사정에 따라 진통을 겪으면서 수술 시간을 기다리는 경우도 있다.

진통을 겪다가 수술하는 경우 중 가장 안 좋은 상황은 자궁경부가 10cm 다 열리고 아기도 산도를 다 통과한 것 같은데 마지막 힘주기를 한 시간, 두 시간씩 해도 분만이 안 되는 경우다. 아무리 경험 많은 산과 의사라도 다 예측하기는 어렵다. 진통 끝에 분만이 이루어지지 않거나 자궁경부가 충분히 열리고 아기가 산도를 다 통과했지만 마지막 단계에서 분만이 진행되지 않는 때는 임신부와 의료진 모두 어려운 결정을 내리게 된다. 결국 제왕절개수술을 하는 것이다. 분만의 전 과정은 예측할 수 없는 변수가 많다. 불확실성에 대한 부담이 크다면, 처음부터 제왕절개를 계획하는 것도 한 방법이다.

진료실에서 단적으로 제왕절개가 좋은지 자연분만이 좋은지 질문을 받을 때가 많다. 간단히 대답하면 제왕절개수술은 아기에게 안전하고 자연분만은 엄마에게 안전하다. 단 자연분만이 난산이 아닌 순산일 때만 해당된다. 난산이면 아기도 엄마도 안전할 수 없다.

우리 아기들은 엄마와 아빠의, 가족들의, 더 나아가 우리나라의 참으로 소중하고 귀한 생명이다. 이 생명이 무사히 태어나 건강하게 자라기 위해서는 그 첫 관문을 엄마와 아빠, 그리고 산과 의료진이 함께 열어 주어야 한다. 어떤 분만 방법을 선택할지는 임신 기간 내내 충분히 고민하고 신중하게 결정할 일이다. 우리 의료진은 어떤 결정이라도 끝까지 함께하며 최선을 다해 돕고 지지할 것이다.

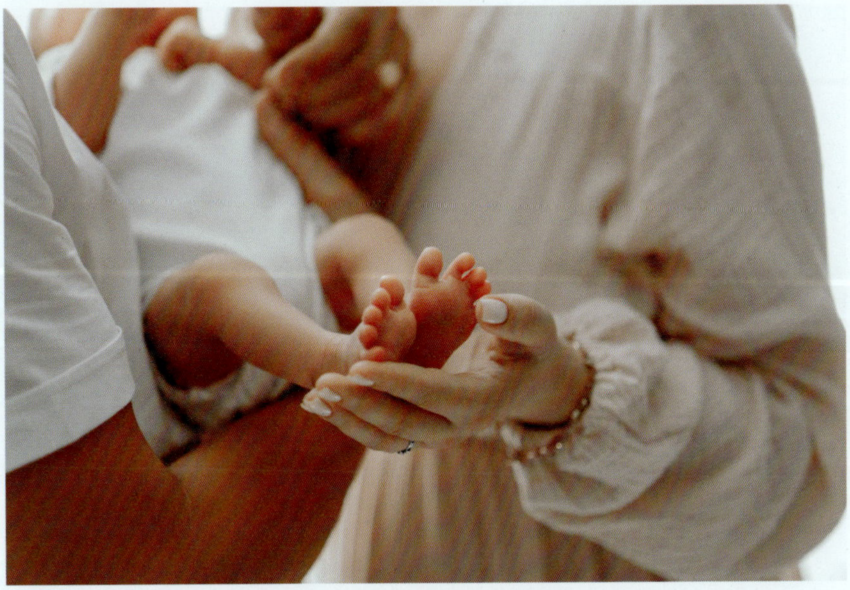

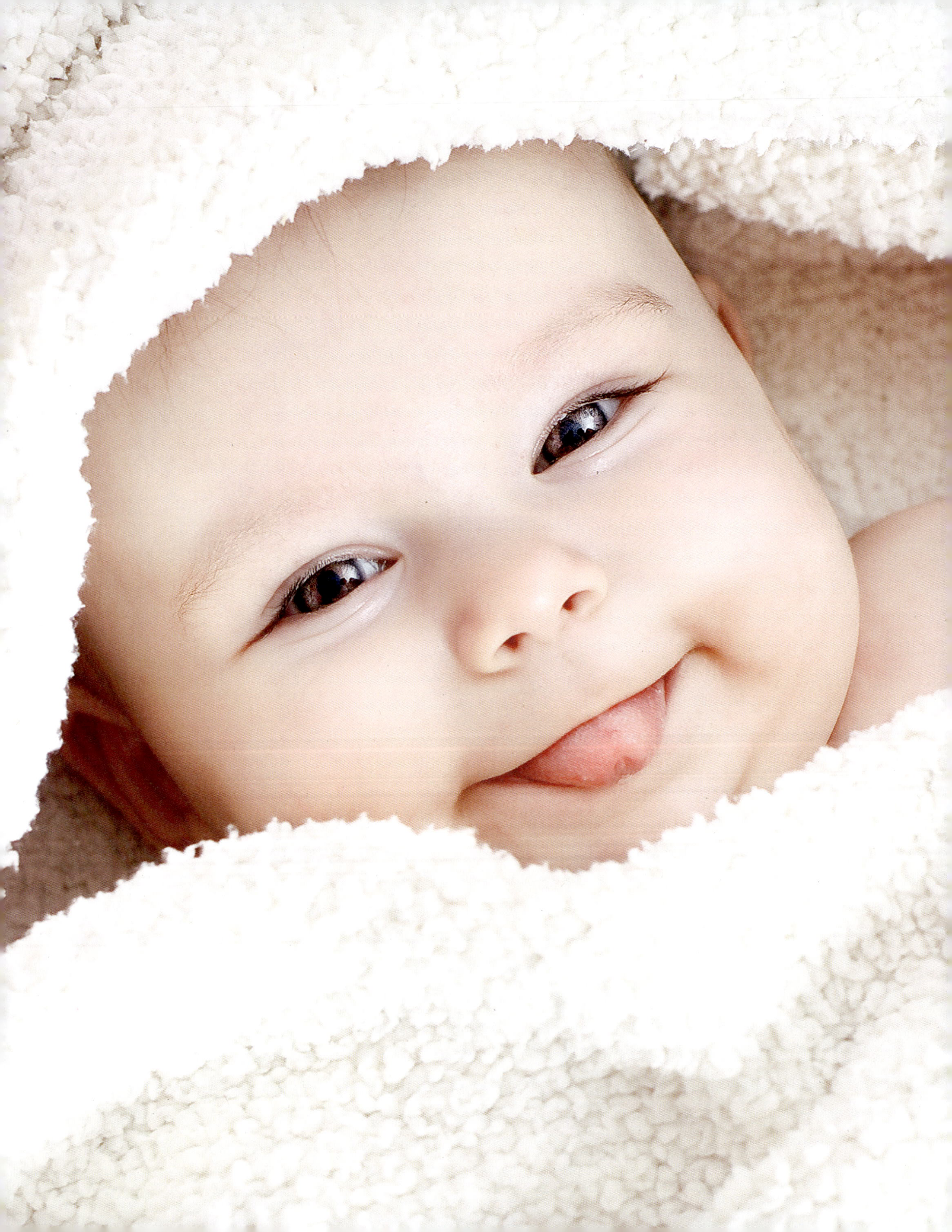

우리 아기 태어나는 날

# 바로 오늘!

## 출산, 이 감동의 순간

이제 길고 긴 기다림의 대장정이 막을 내릴 때가 왔다. 설레는 한편 힘들고 지루했던 열 달. 이 지난 시간이 아기를 품에 안는 순간 더없이 가치 있게 느껴진다. 아기를 낳을 때 겪었던 고통도 생각보다 금세 잊힐 것이다. 사실 아기 외에는 모든 일이 대수롭지 않게 여겨질 만큼 엄마에게 미치는 아기의 영향력은 어마어마하다.

출산의 주체는 아기를 낳는 엄마다. 세상에 단 하나뿐인 이 생생한 다큐멘터리 영화의 주인공은 다른 누구도 아닌 엄마와 아기다. 엄마가 아기를 도와주지 않으면 안 된다. 물론 조연인 아빠의 지지도 필요하다.

건강한 아기를 낳기 위한 준비는 아무도 대신해 줄 수 없다. 아기를 기다리며 열심히 준비해 온 부모로서, 출산의 순간은 얼떨결일지 몰라도 그 감동은 평생 기억에 남을 것이다.

오늘은 여기까지 잘해 온 우리 가족이 누려야 할 축제의 날이다.

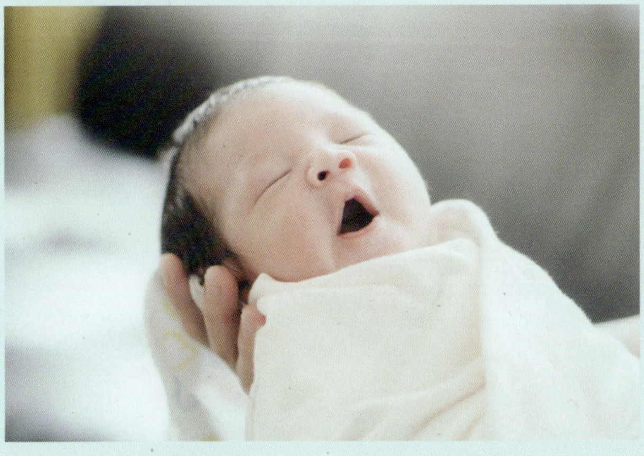

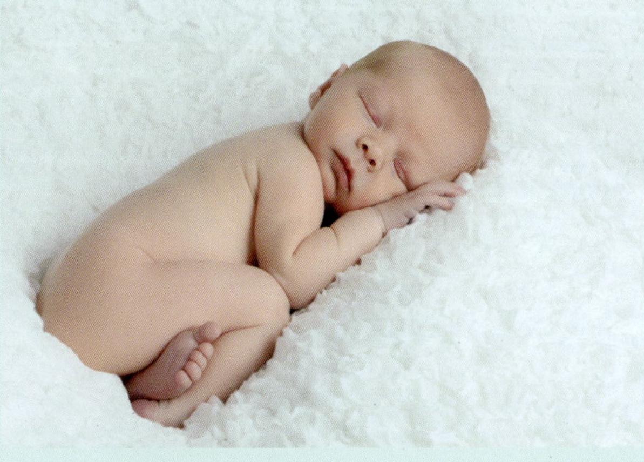

# 4장

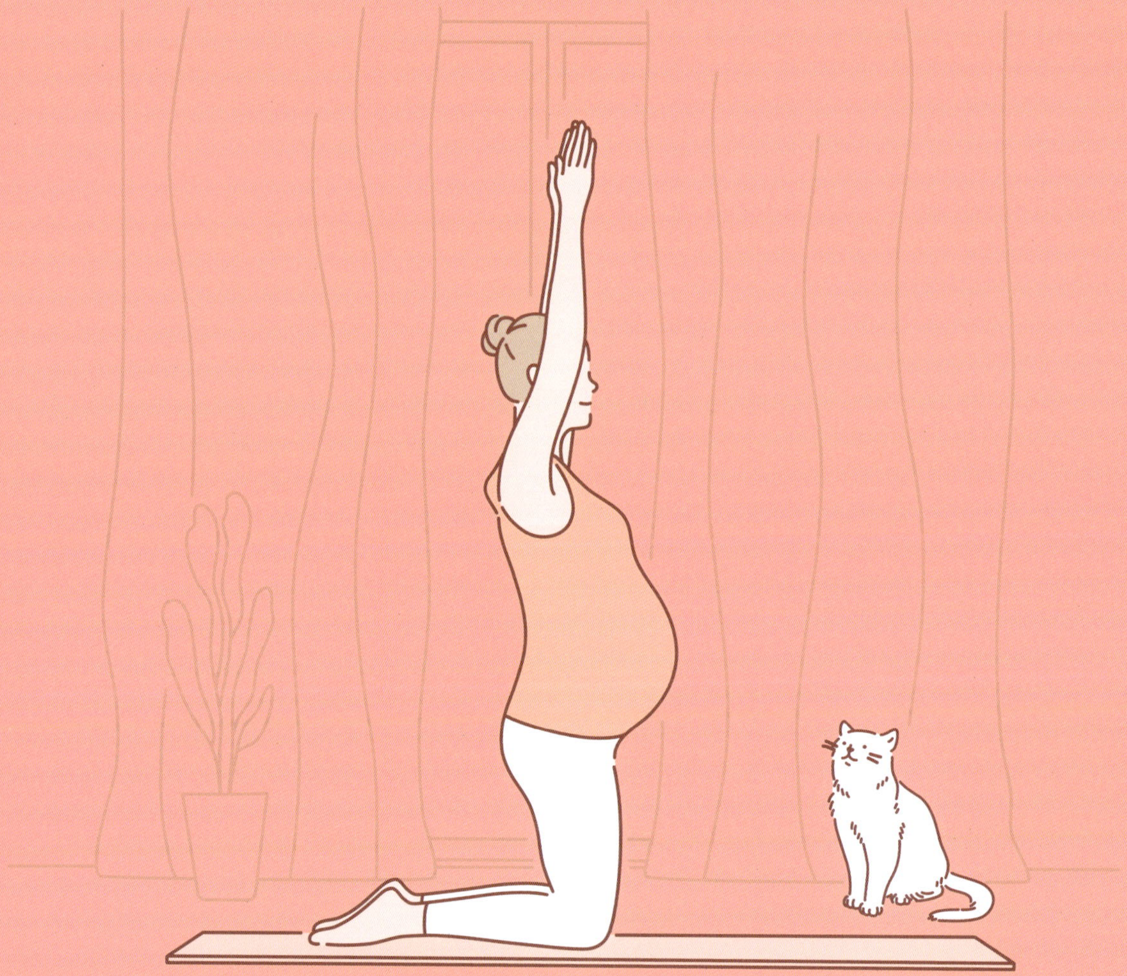

# 임신과 운동

임신 중에도 운동은 매우 중요하다. 운동이 가져다주는 이로움이 수없이 많다.

무엇보다 임신 기간에 체중과 체력을 관리하려면 운동이 필수다. 근육을 풀어 주고 근력을 키우며 균형을 유지하게 한다. 부종과 통증을 누그러뜨리고 복부 팽만, 복부 뭉침을 개선하는 효과도 있다. 신경이 안정돼 피로와 스트레스, 불안감을 줄일 수도 있다.

평소에 운동을 꾸준히, 남들보다 열심히 해 왔다면 임신 중에는 그만큼의 차이가 눈에 보인다. 몸의 변화가 견딜 만한 정도로 나타나고 확실히 덜 힘들다. 분만이 수월하고 회복도 한결 빠르다. 게다가 운동으로 혈액순환이 잘되면 배 속 아기에게도 산소와 영양이 충분히 공급된다. 결국 태아의 뇌 발달과 건강한 발육을 돕는 것이다. 엄마와 아기 모두를 위해 운동을 해야 한다.

운동을 하면 우리 몸 안에서는 굉장히 많은 일이 일어난다. 그중 가장 중요한 게 호르몬 이펙트다. 호르몬 하나가 나오는 것으로 끝이 아니다. 다른 호르몬을 또 자극하여 선순환한다.

임신을 준비할 때부터 운동을 시작하면 좋고 그게 어려우면 적어도 임신 초기부터라도 운동 습관을 들이는 것이 좋다. 이미 배가 많이 부른 상태에서 운동을 시작하려 하면 몸이 생각처럼 말을 잘 듣지 않을지도 모른다. 하루 15~30분, 매일 꾸준히 운동하는 습관을 들여 본다. 강도는 운동 중 대화 가능한 정도가 적당하다. 저혈당을 불러올 수 있으므로 공복인 채로는 운동하지 않도록 한다.

## 임신, 운동해야 하는 이유

임신부 557명을 대상으로 한 연구 논문에서 운동을 많이 한 임신부일수록 조산율이 낮고 분만 때 진통 시간이 짧으며 대체로 순산했다는 결과가 나왔다. 산후에 나타나는 통증도 빠르게 회복됐다. 불어난 몸무게와 변형된 골격도 운동하지 않은 산모보다 빨리 제자리를 찾는다.

임신 중 운동은 태아를 적정 체중으로 발달시켜 순산에 도움이 된다. 운동하지 않아서 혈당이 높은 상태를 지속하면 거대아 출산 확률이 높아지고 아기가 출생 이후 소아 당뇨에 걸릴 확률도 높아진다. 임신 중 운동하는 습관은 엄마를 건강하게 할 뿐만 아니라 아기도 건강하게 한다는 사실을 잊지 말아야 한다.

### 허리 통증 감소

임신 중기에서 말기로 갈수록 자궁이 커지고 체중이 늘면서 허리에 통증이 생긴다. 기계적, 화학적, 물리적 치료를 받기 곤란한 임신 중에는 허리 통증을 줄이는 방법으로 가장 좋은 것이 바로 운동이다. 허리 심부 근육과 골반 주변 근육을 이완시키는 운동으로 통증을 비교적 쉽게 해결할 수 있다.

### 우울증 예방

임신은 큰 축복이지만 출산에 대한 두려움과 호르몬 체계의 변화 등으로 우울증을 겪기 쉽다. 이런 때 몸을 움직이면 우리 뇌에서 신경 말단의 변화를 감지하고 그에 따른 호르몬 변화를 일으킨다. 아주 격렬한 운동이 아닌 뇌에서 감지할 새로운 동작의 시도만으로도 기분이 전환될 것이다.

### 변비 개선

임신부 대부분은 임신 전반에 걸쳐 변비로 고생한다. 운동을 하면 혈액순환이 잘되고 장기의 기계적 움직임이 개선돼 변비 해소에 도움이 된다. 변비약을 복용하는 것보다는 하루 20~30분 정도 가벼운 운동을 꾸준히 하는 게 좋다.

### 피로감 감소

임신 초기에는 피로감과 무력감으로 몸을 움직이기 힘들다. 특히 임신 12주까지는 무리하면 안 되는 시기라고 활동량을 줄이면서 체력도 같이 줄어든다. 임신 중기에 체력이 없으면 피로가 쌓이고 운동을 더 안 하게 된다. 조산 위험이 없는 산모라면 임신 초기에도 가벼운 산책 정도로 기초 체력을 유지하는 게 좋다. 임신 중기부터는 적극적으로 운동하며 임신 기간을 활기차게 보낼 수 있다.

### 수면의 질 개선

임신 말기로 갈수록 잠자는 데 어려움을 겪는다. 자는 시간이 많다 해도 자주 화장실에 오가고 숙면이 힘들어 수면의 질은 떨어진다. 밤에 잠을 잘 못 자다 보니 낮에는 피곤하고 졸음이 온다. 운동을 주기적으로 하면 세로토닌 분비를 조절해 밤에 깊이 자게 된다. 엄마의 규칙적인 생활 패턴은 태아의 건강에도 좋다.

### 임신성 당뇨 예방

임신 중에는 배 속 아기 때문에 아무래도 전보다 더 많이 먹는 한편 활

#### 운동하는 엄마의 마인드컨트롤

임신부의 불안 장애, 우울증과 아이의 정서 장애가 서로 연관이 있다는 연구 결과에서 태반을 통해 태아에게 임신부의 호르몬, 신경 전달 물질이 전달된다는 사실이 증명됐다.
임신 중에는 내 감정이 아기에게 전달된다는 것을 기억해야 한다. 감정이 바로 호르몬이라고 생각하면 된다. 호르몬은 아기에게도 영향을 미친다. 건강하고 똑똑한 아이를 낳고 싶은 엄마는 당연히 자신의 몸 상태와 건강 상태를 관리해야 한다. 내가 무엇을 먹고 어떤 생각을 하고 어떻게 움직이느냐가 아이에게 그대로 전달되니 정말 중요한 것이다.
엄마는 열 달 동안 매일 운동하고 좋은 거 먹고 책 읽으며 마음속에 기쁨을 채우고 살아야 한다. 특히 운동은 스트레스를 풀어 주고 우울감을 줄이면서 마인드컨트롤에 큰 도움이 된다.
나중에 수유할 때도 엄마가 힘들고 지친 상태면 아이까지 호르몬의 영향을 받는다. 아이가 잘 자고 잘 자라기 위해서는 엄마의 마음이 중요하다.

동량은 줄어든다. 그 결과 체내 혈당을 조절하는 시스템 기능에 문제가 생긴다. 이때 운동을 하면 인슐린 조절과 인슐린 수용체의 기능 향상에 긍정적인 영향을 미친다.

### 유연성 향상

임신 전 과정에서 릴렉신 호르몬의 영향으로 관절이 유연해지는데 이때 관절통이 생길 수 있다. 가벼운 스트레칭과 근력 운동은 근육의 과도한 긴장감을 해소하며 혈액 순환을 돕고 통증을 줄인다. 골격의 유연성을 향상시켜 출산 시에도 통증을 줄일 수 있다.

### 순산을 위한 준비

임신부가 운동을 하면 아기에게 산소와 영양분이 원활하게 전달된다. 만삭까지 운동했을 때 태아는 적정 체중을 유지할 수 있다. 충분한 산소와 영양분의 공급은 물론 운동 시 증가하는 호르몬의 영향으로 자궁 내 환경이 건강해진다.

### 산후 회복

임신 중 하는 운동은 출산 후 건강과 컨디션을 빠르게 회복하는 데 도움이 된다. 출산 과정에서 자궁과 자궁내막의 크기가 커지는데, 임신 중 운동을 한 경우에는 빠르게 되돌아온다. 괄약근의 기능 또한 빠르게 회복할 수 있다. 스트레칭과 근력 운동을 꾸준히 했던 산모는 골격의 회복 속도도 빠르고 불어난 체중도 매우 빠르게 제자리를 찾는다. 운동할 때 일어나는 호르몬 변화는 산후 우울증의 탁월한 치료법 중 하나이기도 하다.

## 운동 목표 설정하기

요즘에는 따로 시간과 비용을 들여가며 운동을 하는 여성이 많다. 운동 하나를 하더라도 정보를 얻고 계획하고 실천에 옮기는 과정에서 삶을 허투루 쓰지 않겠다는 의지가 느껴진다. 멋지고도 바람직한 모습이다.

여성이 주로 하는 운동이라면 예전에는 대개 헬스나 웨이트, 에어로빅이 중심이었다. 근래 들어서는 한층 더 다양한 종류의 운동을 접한다. 특히 몸을 바르게 하고 건강하고 아름답게 한다는 요가와 필라테스가 몇 년 전부터 전국적으로 열풍이다. 젊은 여성 열에 아홉은 한 번쯤 해 보지 않았을까 생각될 정도다.

이쯤에서 운동의 목적을 되짚어 볼 필요가 있다. 우리가 지금 해야 하는 것은 내 상황, 내 몸에 맞는 운동이다. 더 건강해지는 것은 물론이고 지금 내가 가진 문제점을 개선하는 운동이 바로 내게 필요한 운동이다. 내 몸의 잘못된 상태를 바르게 만들어 더 건강하게 하는 운동. 처방을 받듯 내 상태에 딱 맞는 운동을 찾는 것이 중요하다. 무조건 유행에 따라가기보다는 내가 운동으로 이루려는 목표가 무엇인가를 먼저 생각해 본다.



### 나는 지금 왜 운동을 하는가

측만증인데 필라테스를 하면 어떻겠냐는 질문을 받고는 의사로서 이렇게 반문했던 적이 있다.

"목표가 무엇인가요?"

사실 측만증이 있으면 측만증을 바로잡을 치료적 운동이 필요하다. 그런데 필라테스를 측만증을 고치기 위한 치료적 운동이라고 이야기하기는 어렵다. 몸매를 가다듬고 전체적인 유연성과 근력을 기를 수는 있지만, 측만증 치료를 목표로 한다면 필라테스가 딱 맞는 운동은 아니다. 운동의 효과를 제대로 만끽하려면 자신에게 꼭 필요한 운동을 해야 한다. 그래서 운동의 목표를 먼저 생각해 보라고 하는 것이다.

임신과 관련해서 운동을 생각할 때도 가장 중요한 것은 정확한 목표가 있어야 한다. 그리고 그 목표에 맞는 운동을 해야 한다. 특히 임신 준비 중에, 임신 중에, 출산 후에 해야 할 운동이 다르고 임신 3개월일 때와 임신 6~7개월일 때가 또 다르다는 것을 염두에 둔다. 시기별로 운동의 목표를 설정하면 그냥 칼로리나 소모하면 그만이라고 여길 때보다는 훨씬 더 운동의 효과를 누릴 수 있다.

## 임신 전 운동의 중요성

임신하기 3개월 전부터 운동해 몸을 만들겠다고 계획해도 그 시기를 뜻대로 착착 맞추기는 힘들다. 사실 임신하기 훨씬 전부터 미리 운동하고 준비하는 게 옳다. 겉으로 보이는 몸매를 예쁘게 만드는 것도 좋지만 속 안의 근육이나 뼈를 연결하는 인대 등을 탄탄하게 만들어 대비하는 것이 더 중요하다. 임신, 출산, 육아를 반복해도 몸이 무너지거나 아프지 않으려면 임신 전부터 관리해야만 한다.

전처럼 다시 돌아갈 수 있을까 걱정이 큰 만큼 임신 열 달 동안 몸은 많은 변화를 겪는다. 출산 후에는 산후 통증에 시달리고 육아에 고달프다. 그러다 보면 몸을 관리할 시간과 마음의 여유도 쉽게 생기지 않는다.

그래도 대개는 아기 백일 때쯤, 출산 후 3개월을 넘어가며 몸은 점차 정상화된다. 의학적으로 모든 것이 제자리로 돌아가면서 체중과 골반, 자궁 크기도 거의 다 줄어든다. 임신 전 몸을 잘 만들어 놓으면 결국에는 출산 이전처럼 자연스럽게 되돌아갈 것이다. 앞으로도 아름답게, 건강하게 사는 것을 목표로 산전에 내가 바라는 이상적인 몸을 만들어 놔야 한다. 임신 전 운동의 목표가 바로 이것이다.

## 임신, 출산은 병이 아닙니다

요새는 운동에 초점을 맞춘 임신 관련 책이나 논문이 많이 나온다. 임신했을 때 아픈 사람처럼 마냥 쉬어야 한다는 생각은 우리나라에서도 더 이상 대세가 아니다.

물론 임신은 아기를 키워 내기 위해 골반은 앞으로 튀어나오고 갈비뼈는 다 벌어지고 어깨는 앞으로 휘면서 몸 구조를 변하게 한다. 이 변화에 근육이 따라와 줘야 하는데 그러지 못해 통증이 생긴다. 그래서 운동을 해야 한다.

경험상 산후조리보다 중요한 것이 산전 관리다. 임신을 생각해서 미리 운동해 놓은 몸이라면 출산하고도 금세 회복할 수 있다. 출산은 병이 아니다. 우리 몸은 원래대로 되돌아가게 설계돼 있다. 출산 때문에 몸이 안 좋아졌다기보다는 원래 몸이 안 좋았을 가능성이 크다.

재차 강조하고 싶은 건 산전의 몸. 이때 몸을 잘 만들어야 의학적 개입 없이 몸이 건강하게 되돌아갈 수 있다. 산전에 관리를 잘하면 두세 달 안에 체중도 몸 상태도 원래대로 돌아간다. 결혼을 계획하는 때부터 미리 관리가 필요하다.

## 운동과 함께, 식이 조절은 필수

사실 몸 관리의 기본은 식이 조절이다. 먹는 것을 조절하는 게 첫 번째고 그다음이 운동으로 근육의 힘과 기능을 끌어내는 것이다. 먼저 3대 영양소인 탄수화물, 단백질, 지방을 어떻게 먹을 것인가를 계획해야 한다. 더불어 꼭 필요한 미네랄과 비타민은 어떻게 섭취할 것인가도 계획한다. 이렇게 계획대로 먹는 것을 조절하는 게 바로 다이어트다.

우리나라의 식사 패턴으로는 대개 탄수화물, 지방, 단백질 순으로 영양소를 섭취하게 된다. 아무래도 단백질 섭취량이 부족한 편이다. 단백질을 늘리고 그 대신 탄수화물 양을 줄이는 것이 좋다. 단백질은 육류, 콩, 채소나 과일에 존재한다. 알고 보면 식물성 단백질도 많으니 단백질 섭취를 부담스럽게 생각하지 않아도 된다. 보충제도 괜찮다.

몸매 관리를 위해 단백질 위주로만 식사하기도 하는데 대사의 기본은 탄수화물이다. 탄수화물을 너무 제한하고 단백질만 먹는 것은 바람직하지 않다. 그리고 무기질, 비타민 섭취도 꼭 필요하다. 단백질이나 탄수화물이 에너지원으로 쓰이려면 몸속에서 대사하는 과정에서 무기질과 비타민이 들어가야 한다. 밥만 먹고 무기질이나 비타민을 충분히 먹지 않으면 결과적으로는 그냥 지방으로 저장되는 셈이다. 힘을 내지 못하고 칼로리로 발산하지도 못한다. 그러다 보면 우리 몸은 더 많은 칼로리를 요구한다. 효과적인 다이어트를 위해서는 무기질과 비타민도 잘 먹어 주면서 밥의 양을 줄이도록 한다.

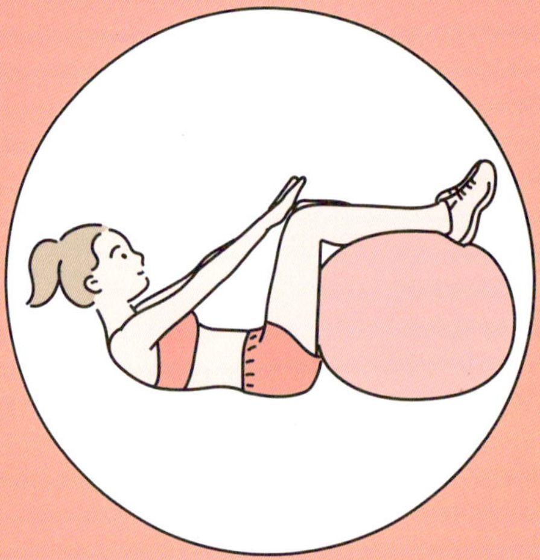

# 임신 전의 운동

임신 전인 만큼 운동은 아주 열심히 해도 좋다. 더불어 섭취하는 칼로리를 줄여서 평생 갖고 싶은 몸을 만들어 놓는다. 그러면 나중에 아이를 낳고 다시 돌아갈 기준이 된다. 될 수 있는 대로 빨리 운동하고 몸을 만들어야 임신하고 나서 고생이 덜하다. 애 낳고 어차피 퍼질 몸 그때 가서 본격적으로 관리에 들어가야겠다고 생각하기도 하는데, 그때는 너무 늦은 감이 있다. 안타깝지만 잘 안 된다. 몸은 임신 전 상태를 기억하고 그때의 몸으로 되돌아갈 것이다. 아기 낳기 전보다 갑자기 더 예뻐지고 더 건강해지는 사람은 솔직히, 드물다.

몸을 아름답게 만든다고 하면 대부분 살 빼는 것만 생각하는데 이것은 엄청난 오해다. 무조건 체중을 줄이는 것만이 능사는 아니다. 근육의 힘을 길러 근육 원래의 기능을 정상화해야 몸이 건강한 것이다. 그러다 보면 부수적으로 날씬하고 예쁜 몸이 따라온다. 근육이 울룩불룩 보기 싫어질까 봐 근력 운동을 꺼리기도 하는데 여성의 근육은 특성상 웬만한 운동으로는 튀어나오지 않는다.

지방보다는 근육이 많은 탄탄한 몸을 만드는 게 중요하다. 같은 몸무게라도 지방이 많은 사람과 근육이 많은 사람은 체형에서 큰 차이를 보인다. 근육의 양을 늘리고 근력을 길러야 더 건강하고 아름다운 체형을 만들 수 있다.

근력을 키우려면 반복보다는 버티기로 근지구력을 길러 주는 운동을 하는 게 좋다. 특히 임신 전에는 근지구력 운동을 위주로 하면서 몸을 만들어 놔야 쉽게 살이 붙지 않는 체질이 될 수 있다.

## 플랭크

전신 근육 운동으로 특히 복부, 둔부, 허벅지 근력을 향상시킨다. 자세를 바르게 하고 몸을 탄탄하게 유지하는 데 매우 유용하다.

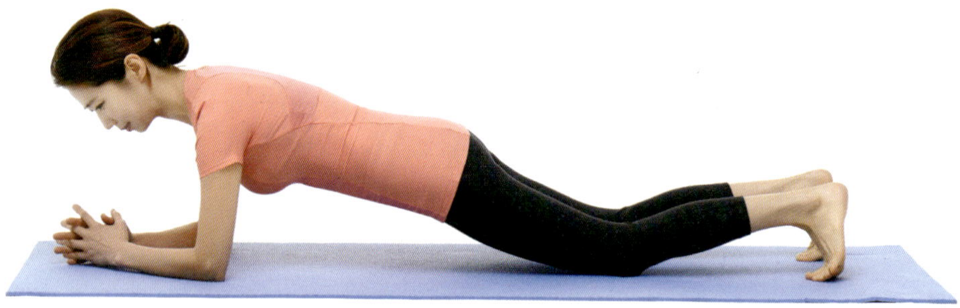

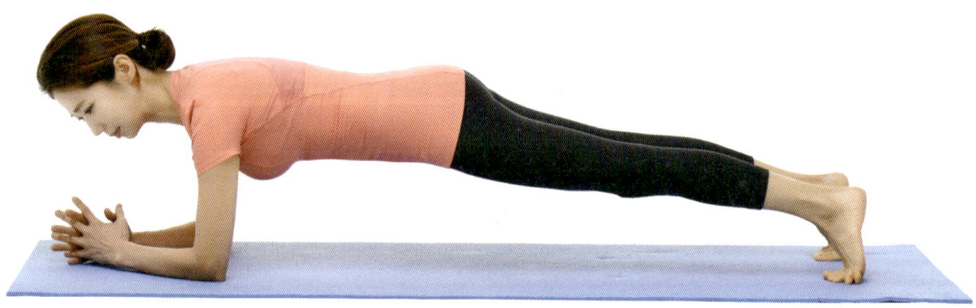

1 엎드려 팔을 어깨너비로 벌리고 손을 가볍게 모은다. 무릎과 발끝을 바닥에 대고 자세를 잡는다.

2 무릎을 올리며 엉덩이에 힘을 준다. 복부가 단단해지는 것을 느끼면서 숨을 내쉬어야 한다. 척추가 일직선이 되도록 유지한 상태로 버틴다. 근력이 약할수록 몸 전체가 흔들리기 쉽다. 10초에서 30초, 60초로 점차 시간을 늘려 간다.

## 사이드 플랭크

허리선을 아름답게 하며 골반의 좌우 균형을 바로잡는 데 유용하다. 몸속 뼈와 가까이 붙어 몸의 중심을 지탱하는 심부 근육을 사용할 수 있는 동작이다. 하복부와 골반 제일 아래에서 자궁과 방광 등을 받쳐 주는 골반기저근, 복직근 옆에서 옆구리 쪽을 향해 사선으로 붙어 있는 외복사근(배바깥빗근)을 강화한다.

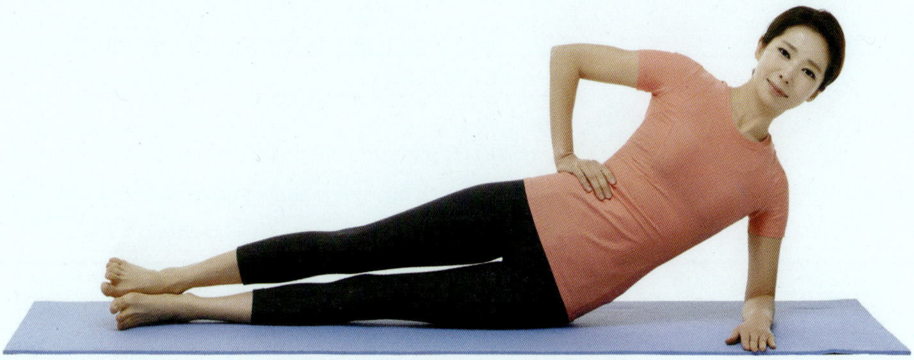

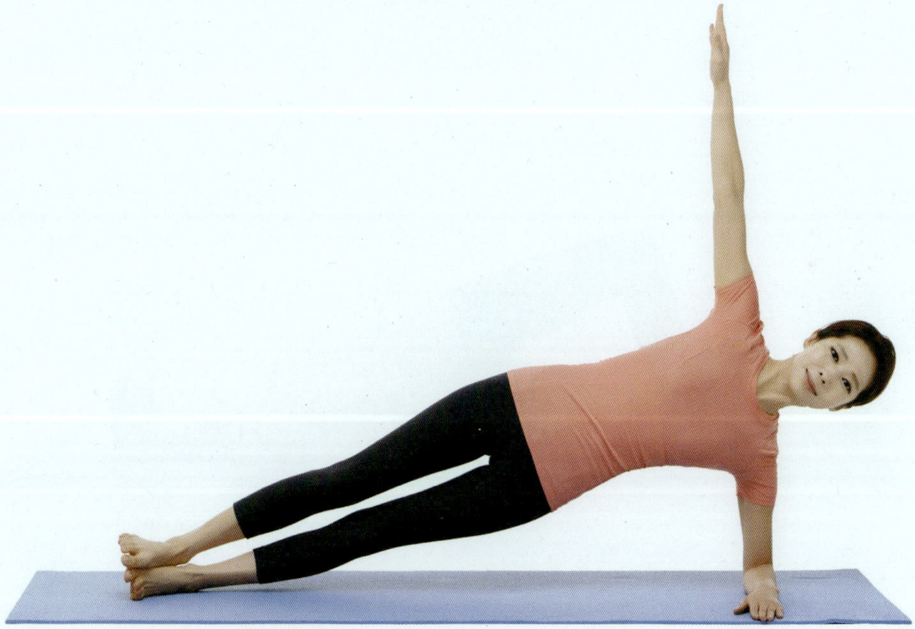

1 옆으로 누워 두 발을 나란히 모은다. 팔꿈치와 어깨를 수직으로 만들어 상체를 받치고 옆으로 기댄다.

2 몸이 흔들리지 않게 유지한 상태로 골반을 바닥에서 들어 올린다. 골반과 척추가 직선을 만들도록 한다. 좌우 번갈아 하며 버티는 시간을 조금씩 늘려 본다.

## 브리지

둔근, 복근, 대퇴근을 강화한다. 임신 전, 임신 중, 출산 후 모두 할 수 있을 만큼 안전하다. 제왕절개수술 후 다음날부터도 할 수 있는 운동, 여성에게 가장 필요한 운동이기도 하다. 둔근이 사용돼야 몸의 회복이 빠르다.

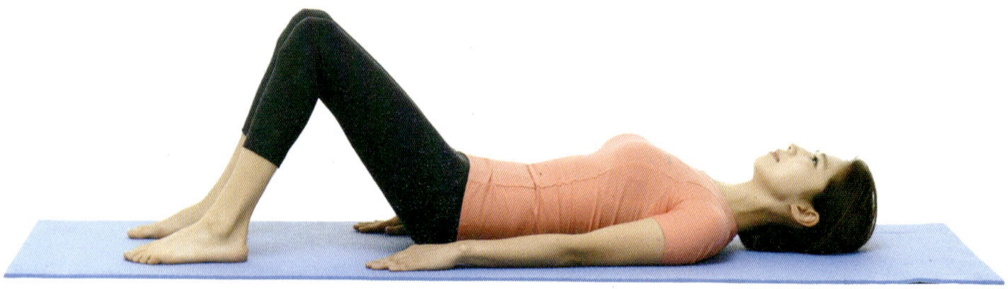

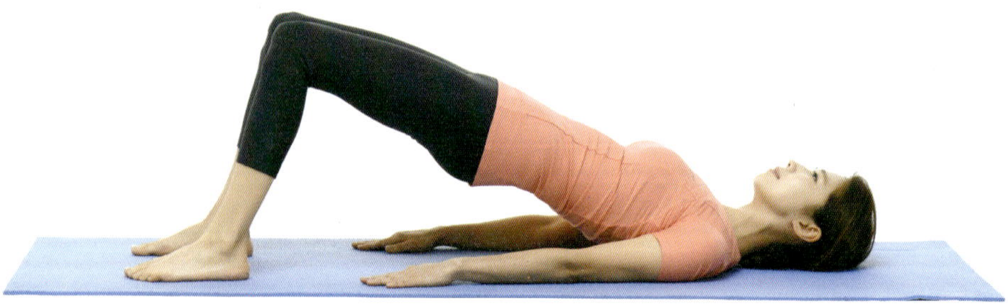

1 편안히 누워서 무릎을 90도로 세운다.

2 팔로 바닥을 누르며 엉덩이를 들어 올린다. 척추가 직선을 유지하도록 하고 무릎 사이가 너무 벌어지지 않도록 한다. 엉덩이에 힘이 들어간 채로 30초 이상 유지한다. 10회 반복.

# 복부 강화하기

흔히 식스팩이라고 하는, 배 중앙에 세로로 뻗어 있는 복직근(배곧은근)과 배 안쪽 코어 근육인 복횡근(배가로근)을 강화한다. 대퇴부 근육에도 힘이 들어가야 이 자세를 유지할 수 있다.

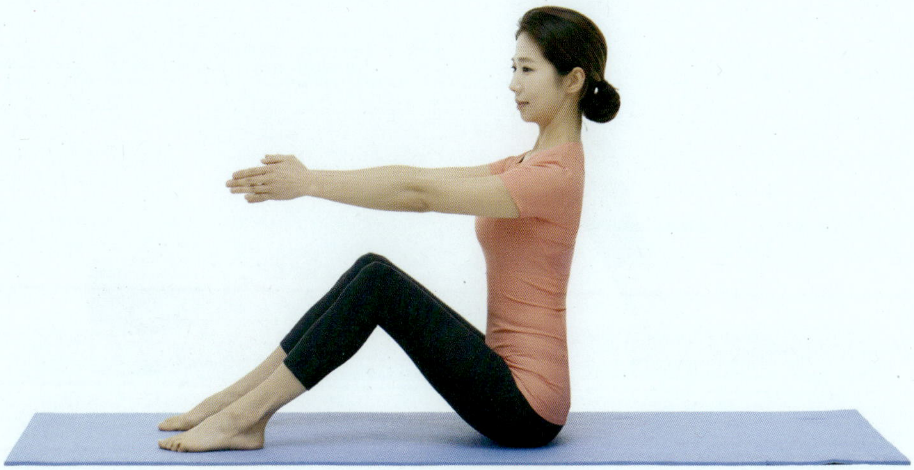

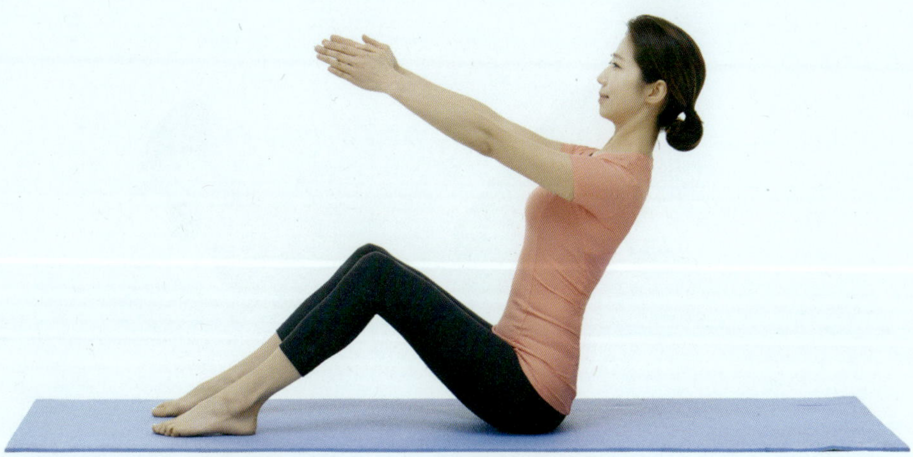

1 바닥에 앉아서 무릎을 90도로 세우고 팔을 앞으로 나란히 뻗는다. 척추는 곧게 세워 앉는다.
2 몸 전체를 그대로 15도 정도 뒤로 기울이고 10초 이상 유지한다. 발바닥은 바닥에 붙인 상태로 허리가 휘지 않도록 한다. 10회 반복.

## 상복부 강화하기

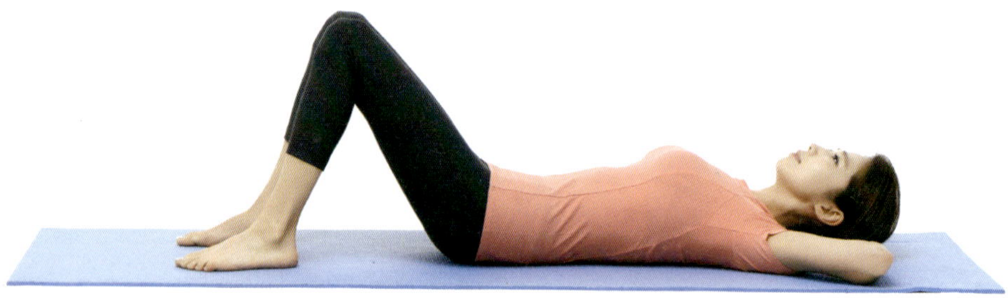

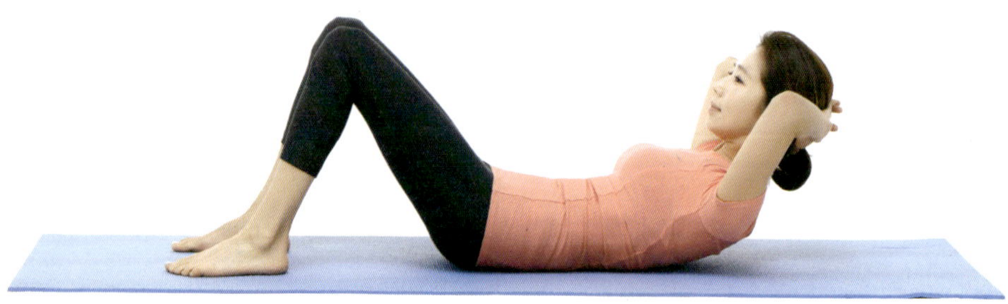

1 바닥에 누워 무릎을 세운다. 손은 머리 뒤로 깍지를 낀다.

2 숨을 내쉬며 상체를 날개뼈 위치까지 일으킨다. 배 근육을 수축시키는 느낌인 채로 10초 유지한다. 10회 반복.

## 하복부 강화하기

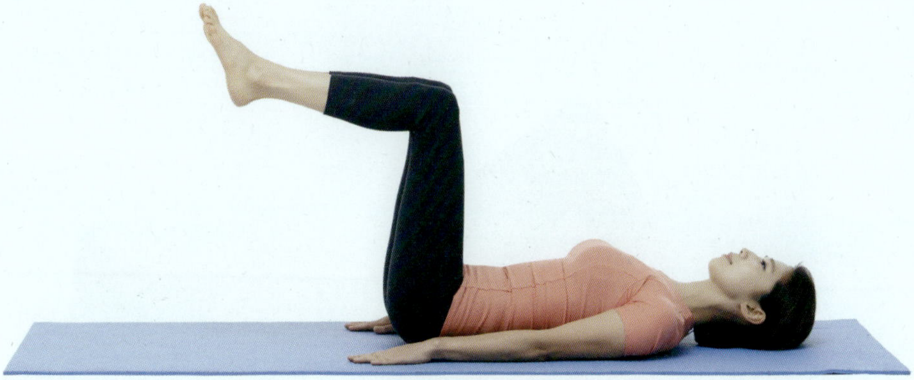

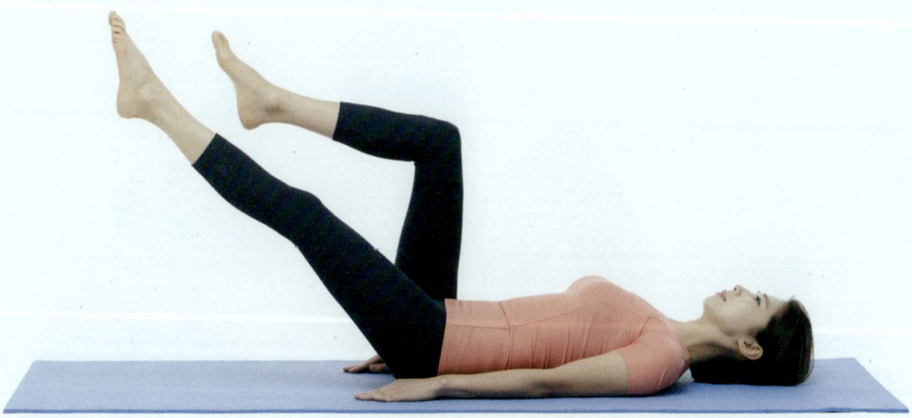

1 바닥에 누워 다리를 올리고 무릎을 90도로 굽힌다.

2 좌우 다리를 번갈아 무릎을 완전히 폈다가 다시 90도로 돌아온다. 엉덩이가 흔들리지 않게 바닥에 완전히 밀착시킨 채로 동작을 반복한다.

## 외복사근 강화하기

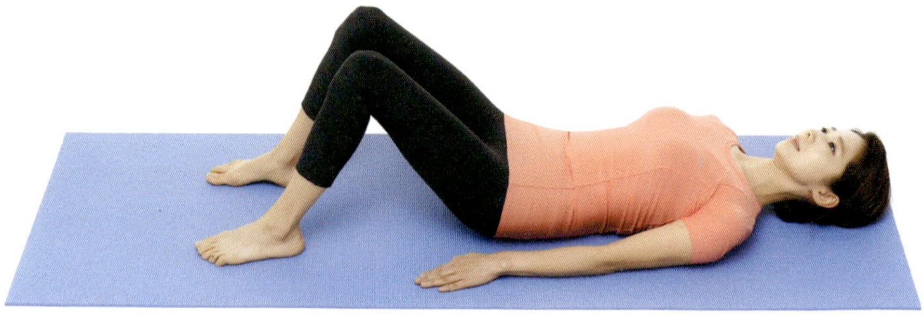

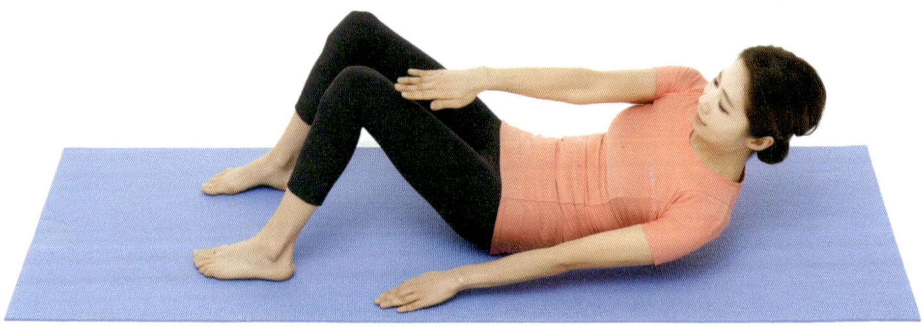

1 바닥에 자연스럽게 누워 무릎을 세운다.

2 한쪽 손이 다른 쪽 무릎을 향해 가도록 하며 천천히 상체를 일으키면서 숨을 내쉰다. 5초 유지 후 내려온다. 좌우 각 8~10회 반복.

## 다리 근육 이완하기

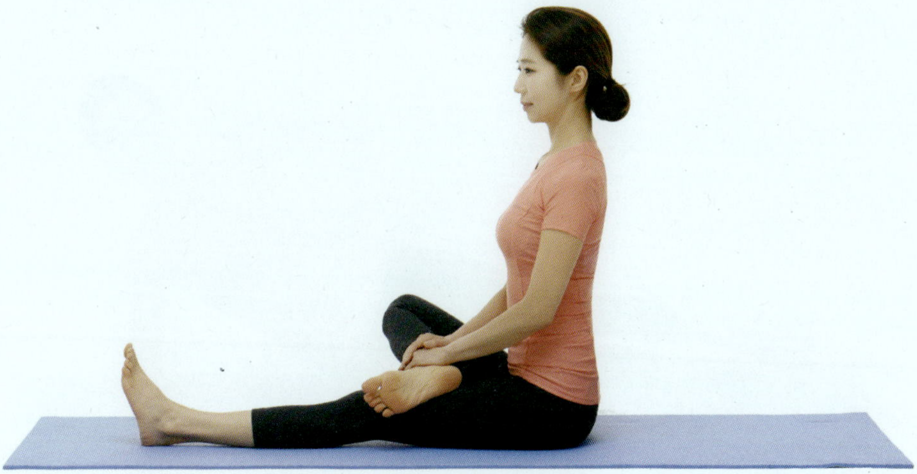

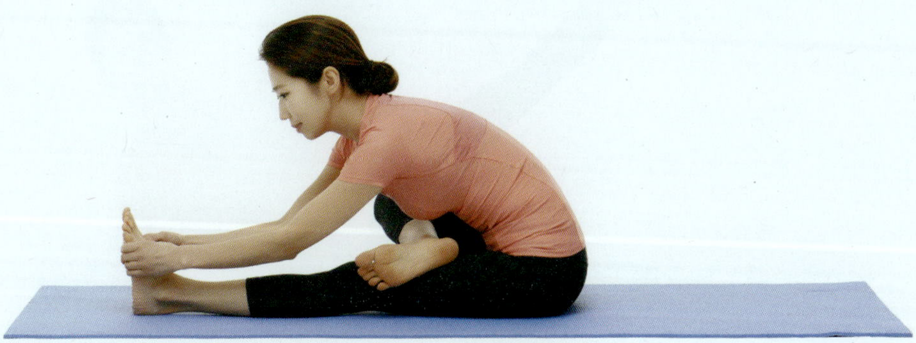

1 한쪽 다리는 펴고 반대쪽 다리를 접어 발목이 편 다리의 허벅지 위로 가게 한다. 등허리는 곧게 세운다.

2 숨을 내쉬며 배가 접은 다리에 닿도록 천천히 숙인다. 머리부터 내려가지 않게 주의한다. 호흡을 하면서 10초간 유지한다. 좌우 10회씩.

# 허리 근육과 골반기저근 강화하기

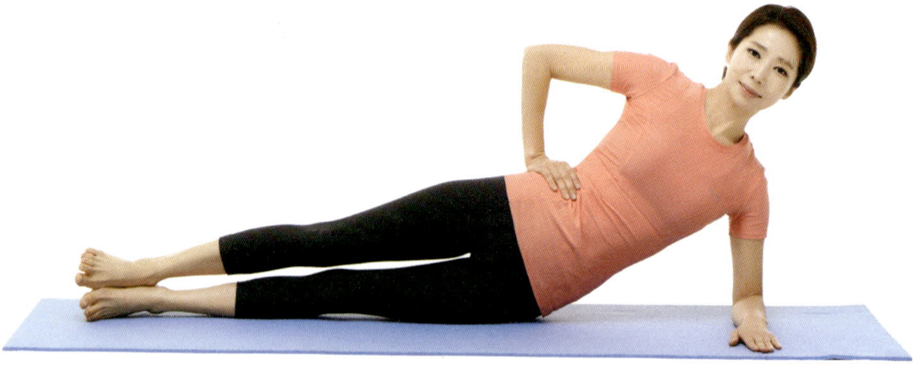

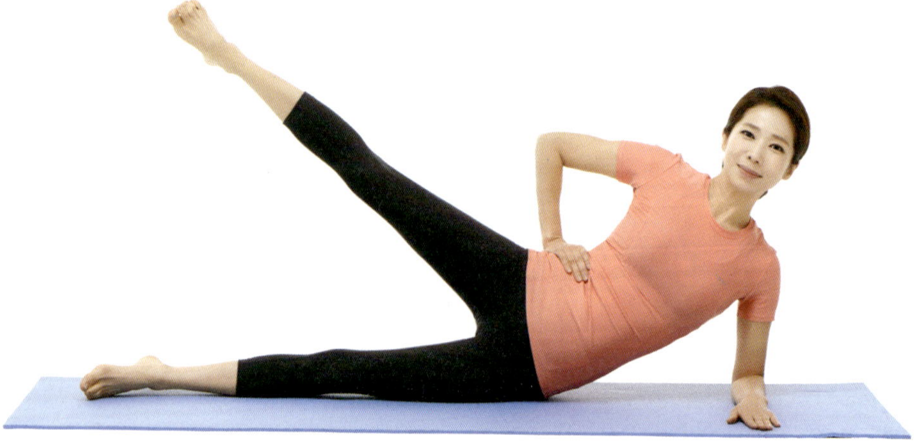

1 다리를 모으고 옆으로 누워 팔꿈치로 바닥을 지지한다. 몸이 앞뒤로 흔들리지 않도록 배에 힘을 주는 것이 중요하다.

2 위쪽 다리를 완전히 편 상태에서 그대로 올린다. 이때 몸이나 다리가 앞으로 나오지 않도록 주의하며 천천히 올려야 한다. 최대한 높이 올린 채로 2~3초 유지하고 천천히 내린다. 좌우 10회씩.

# 예쁘고 튼튼한 다리 만들기 I

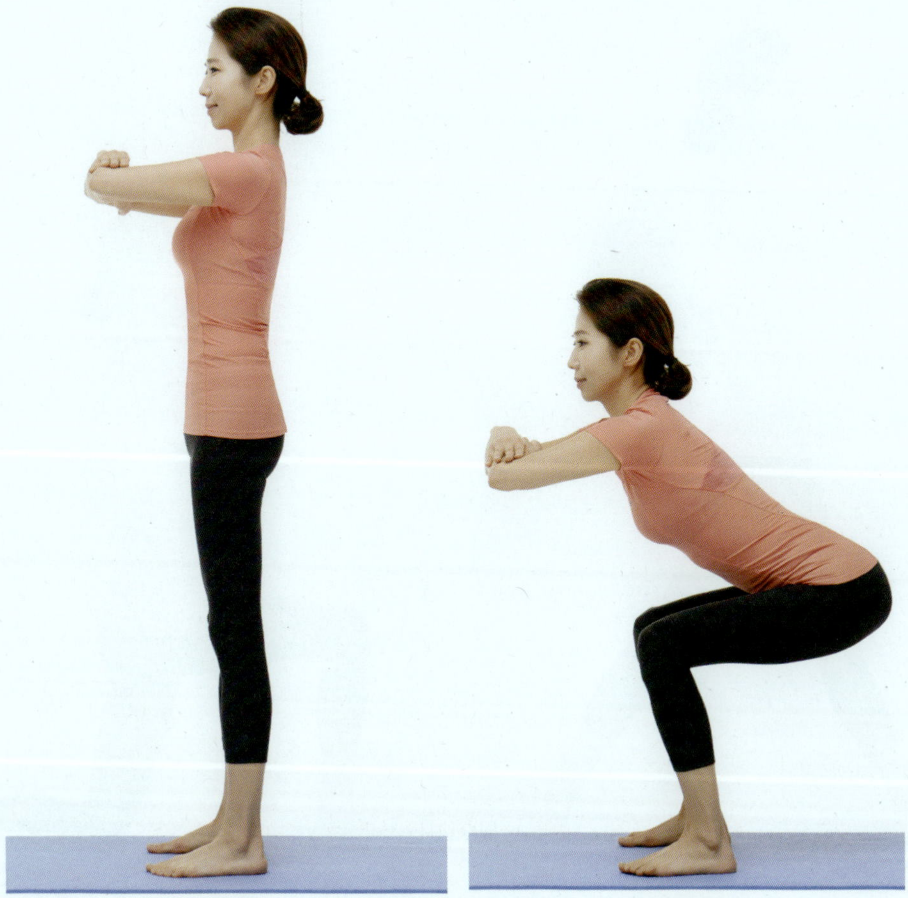

1 몸을 최대한 곧게 세우고 팔은 가슴 높이에서 포갠다. 다리는 어깨너비만큼 벌리고 선다.

2 척추를 곧게 유지한 채 천천히 앉듯이 무릎을 90도로 굽힌다. 이때 무릎이 발가락보다 앞으로 나가지 않도록 주의한다. 10회 반복

## 예쁘고 튼튼한 다리 만들기 II

골반과 다리를 연결하는 장요근의 균형이 골반 위치를 바로잡고 다리가 휘는 것을 예방한다. 다리 근력을 만들어 주면서 무리한 복부 운동을 하지 않아도 복근이 자극되는 운동이다.

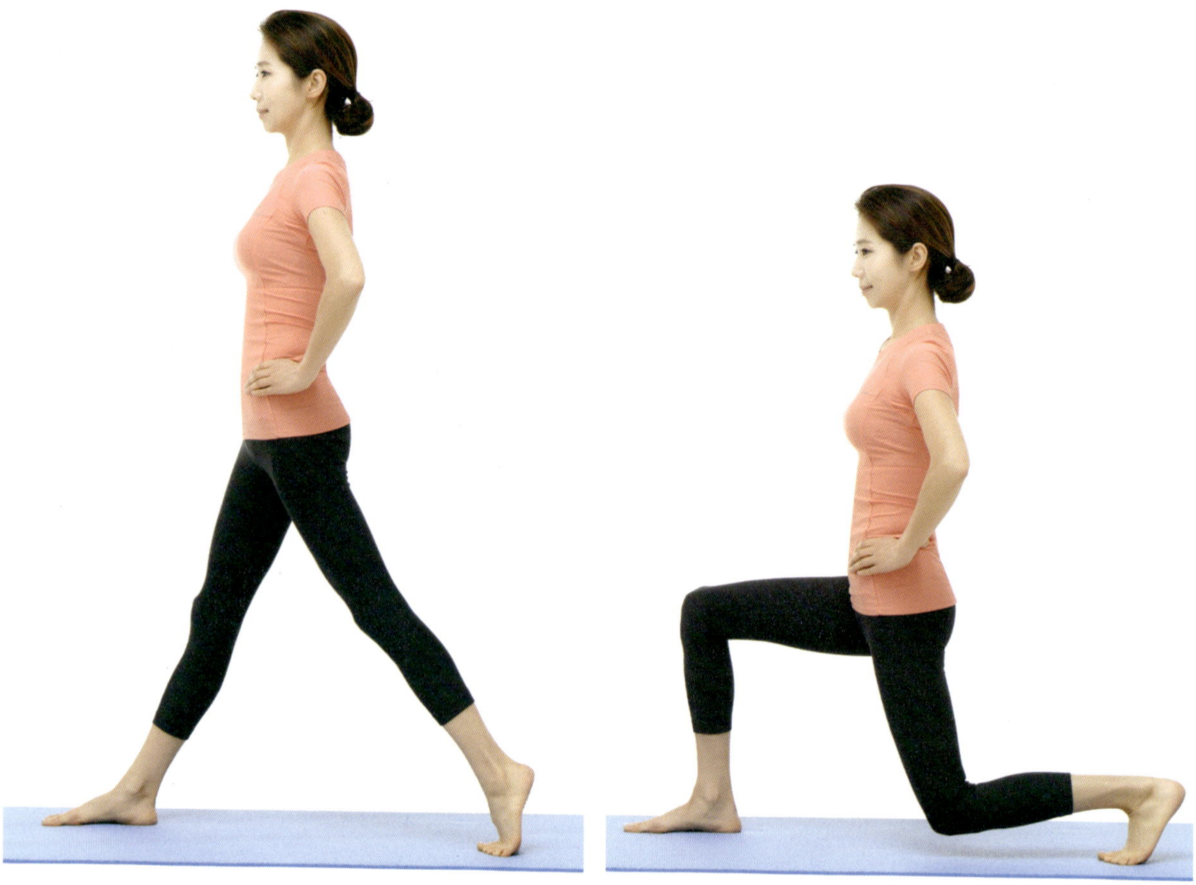

1 다리를 평소 보폭보다 두 배 넓게 뻗어 선다. 그대로 무릎을 굽혀서 내려온다.

2 무릎의 각도가 각각 90도 정도 되면서 바닥에는 닿지 않는 자세를 취한다. 다시 천천히 올라온다. 좌우 15회씩. 양쪽 중 더 힘들게 느껴지거나 잘 안 되는 쪽의 횟수를 조금씩 늘려 가면 좋다.

## 예쁘고 튼튼한 다리 만들기 III

엉덩이와 허벅지 안쪽 근육을 단단히 해 예쁜 다리를 만드는 데 꼭 필요한 운동이다. 평소는 물론 임신 시 부종을 예방한다.

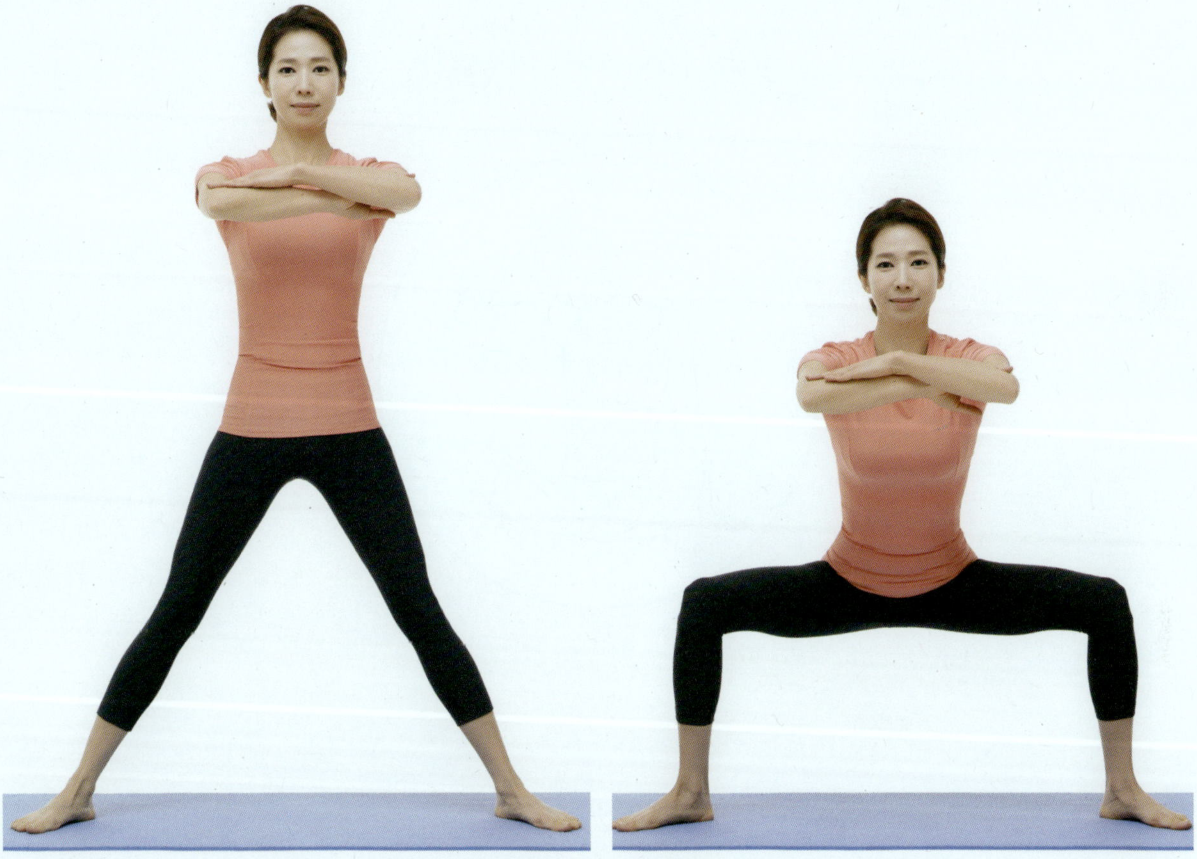

1 다리를 어깨너비 두 배만큼 벌리고 선다.

2 최대한 허리를 굽히지 않은 채로 천천히 무릎을 굽힌다. 엉덩이와 무릎이 직선을 이룰 때까지 내려와 5초 유지한다. 뒤꿈치로 바닥을 밀 듯 힘을 주고 올라온다. 10회 반복.

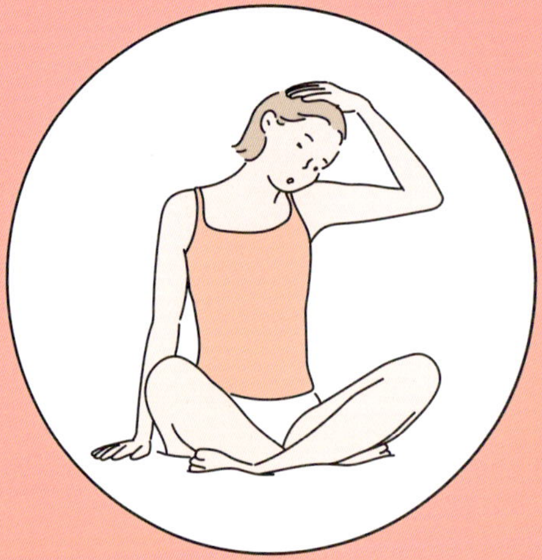

# 임신 초기의 운동

임신 초기, 특히 첫아이 임신일 때는 지나친 걱정으로 움직임을 매우 제한하기도 한다. 전혀 바람직하지 않은 모습이다. 심신이 아주 고된 일이 아니라면 오히려 직장 생활을 비롯한 평소 생활을 계속하며 적당히 움직이는 것이 엄마와 아기에게 좋다.

보통 초기 3개월은 운동하지 말라고 하는데 여기서 말하는 운동의 범위는 격렬한 운동이다. 심장 박동 수가 올라가고 숨이 차고 충격이 가해지는, 부딪치거나 뛰다가 물리적으로 유산의 위험을 불러올 수 있는 운동을 가리키는 것이지 꼼짝 말라는 뜻은 아니다. 가벼운 산책이나 스트레칭은 오히려 혈액 순환이 잘되고 심신의 안정에 도움이 된다.

몸이 많은 변화를 겪는 임신 중기에 대비하려면 가벼운 스트레칭은 반드시 해 준다. 골격이 움직이면서부터는 근육이 따라가 줘야 한다. 허벅지 안쪽이나 골반 변위는 고관절부터 시작하는 것으로 허벅지 안쪽과 허벅지 뒤쪽을 스트레칭한다. 어깨 관절도 중기부터는 날개뼈가 이동하면서 갈비뼈 사이가 벌어지기 때문에 미리 운동을 하는 것이 좋다. 360도 돌리기, 목 스트레칭 정도는 얼마든지 해 주도록 한다. 몸에 변화가 일어나는데 근육이 짧아지고 경직된 상태라면 이유 없이 여기저기 아프기 시작한다.

# 한쪽 다리 접고 앉아 상체 숙이기

다리 뒤쪽 근육과 아래 허리, 골반, 꼬리뼈 연결 부위를 이완시킨다. 자궁이 커지면서 생기는 요통을 개선, 예방하며 다리 부종을 완화한다.

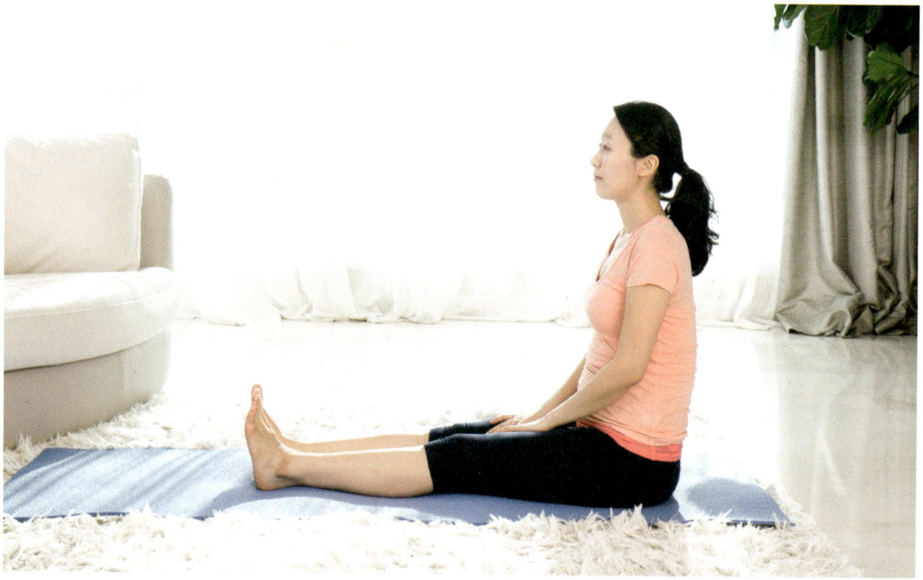

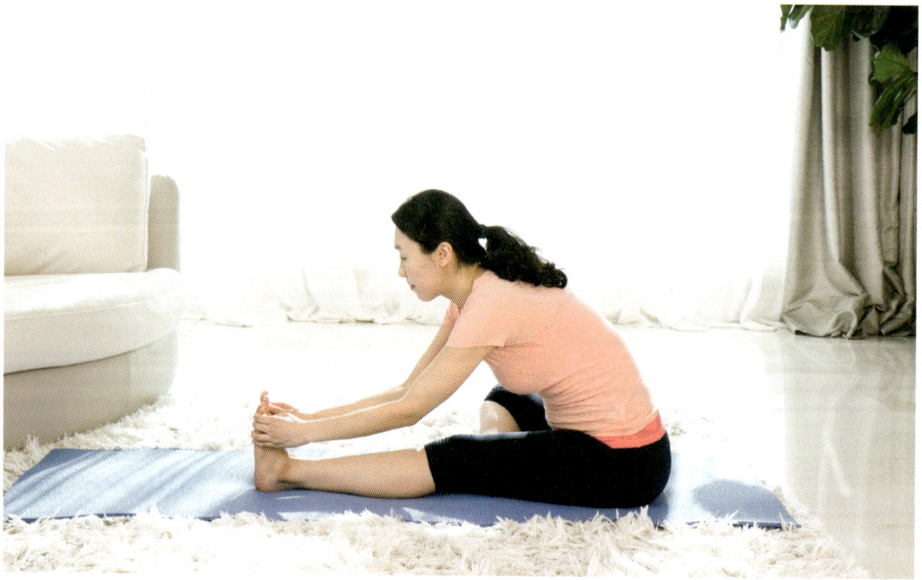

1 허리를 곧게 펴고 두 다리를 앞으로 뻗고 앉는다. 한쪽 다리를 접어 반대쪽 허벅지에 댄다.

2 양손으로 뻗은 쪽 발을 잡고 복부 힘으로 천천히 상체를 숙인다. 머리만 숙이지 않도록 주의하며 목이 척추와 직선이 되도록 한다. 5초간 유지한 후 제자리로 돌아온다. 좌우 번갈아 반복한다.

## 다리 벌리고 앉아 좌우로 상체 기울이기

다리 안쪽과 허리를 늘이고 옆구리 근육과 종아리 근육을 이완시키면서 혈액 순환이 잘되도록 한다.

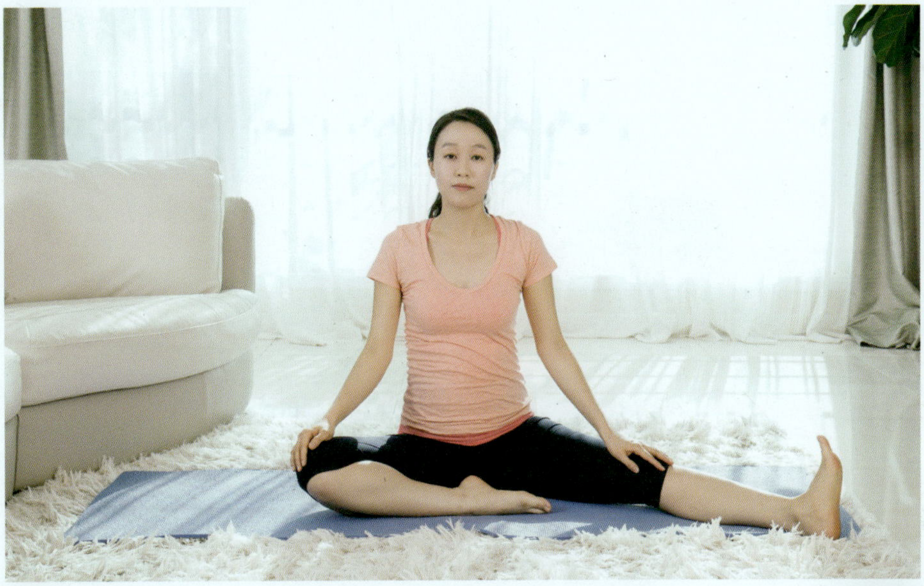

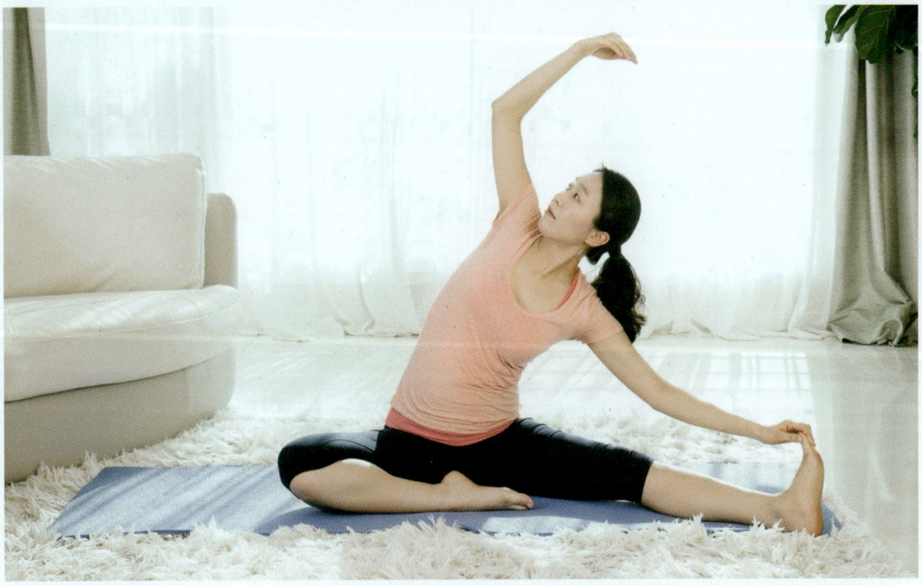

1 한쪽 다리를 접어 배꼽 아래쪽에 대고 무릎이 바닥을 지그시 눌러 주도록 자세를 잡는다. 반대편 다리는 쭉 펴고 엄지발가락을 몸통 쪽으로 당긴다.
2 쭉 편 다리의 발목은 최대한 접은 채로 같은 쪽 손으로 발가락을 잡는다. 반대쪽 팔은 팔꿈치가 머리 앞으로 숙여 오지 않게 주의하며 머리 위를 향하도록 한다. 다리 뒤편과 안쪽 근육, 옆구리가 땅기는 느낌을 받도록 좌우 번갈아 늘여 준다.

# 팔다리 교차해서 들기

몸의 중심을 잡아 주며 허리 근육을 강화한다.

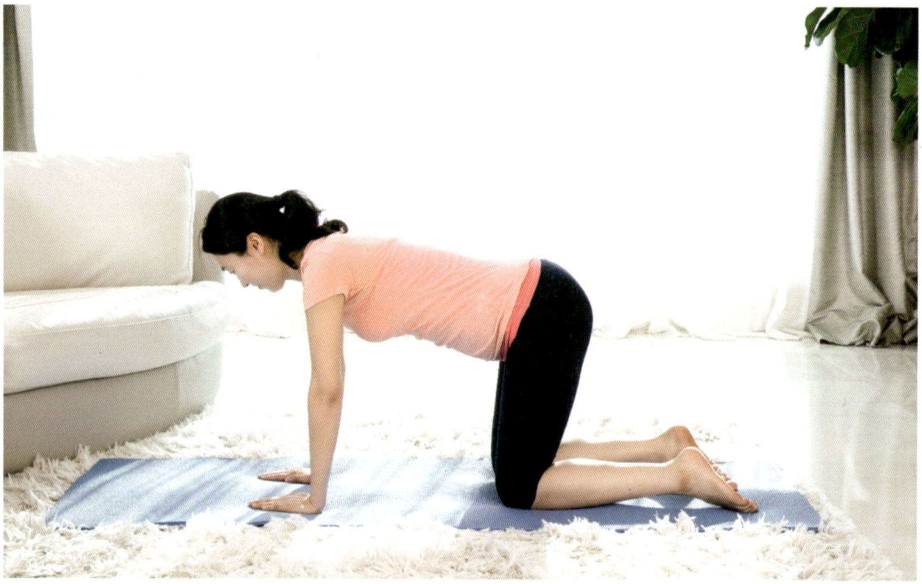

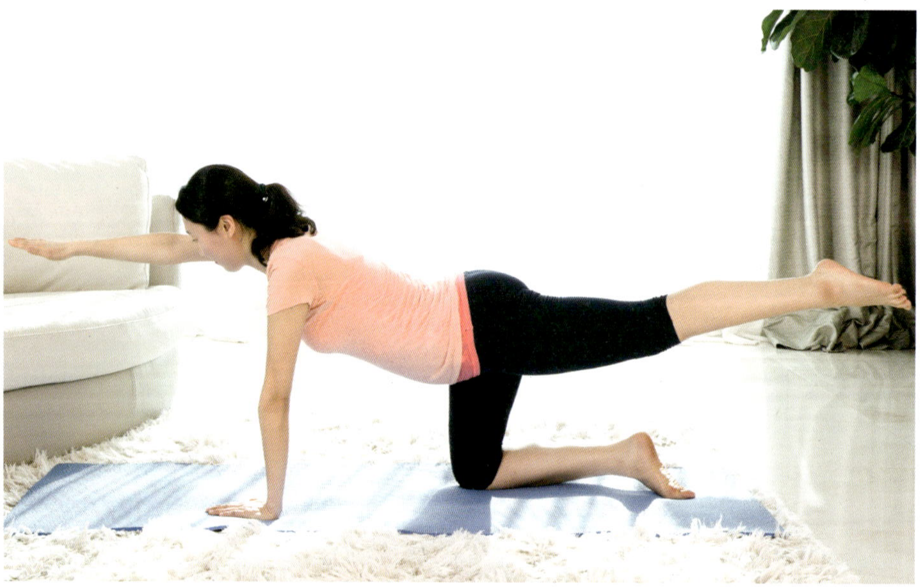

1 양발을 골반 너비로 벌리고 무릎을 굽혀 엎드린 상태에서 양팔을 어깨너비로 벌린다. 척추는 직선을 유지하도록 한다.

2 팔과 다리를 교차하며 들어 준다. 골반이 기울어지거나 허리가 아래로 내려가지 않도록 한다. 몸이 흔들리지 않게 5초씩 유지한다. 좌우 10회 반복.

## 옆으로 누워 다리 들기

골반기저근을 자극해서 튼튼한 골반을 만들어 준다. 복근을 자극해서 복부 탄력을 유지하게 한다.

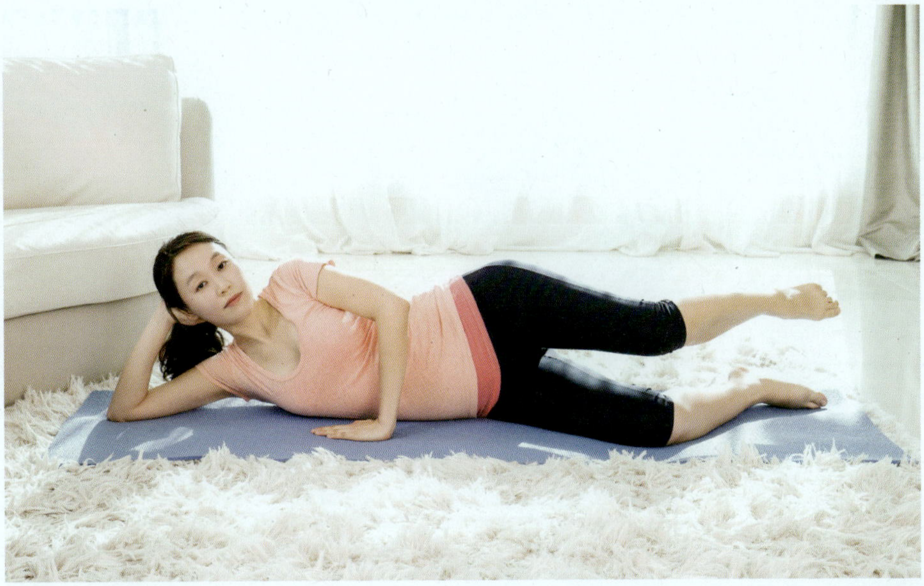

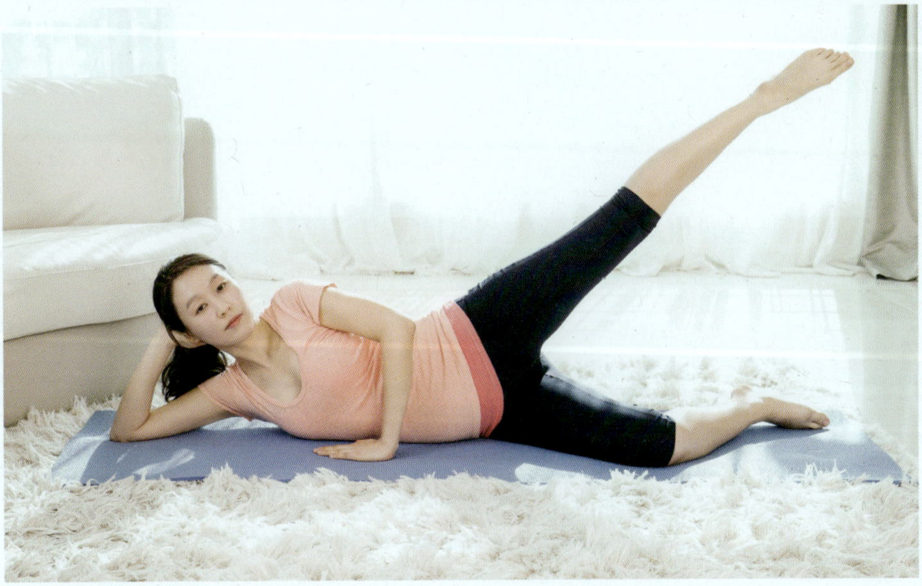

1 팔꿈치를 90도로 한 채 머리를 지탱하고 옆으로 눕는다. 한쪽 팔은 바닥을 짚어 중심을 잡는다. 다리는 가볍게 접는다.

2 위쪽 다리를 45도 각도로 곧게 뻗어 준다. 좌우 번갈아 한다.

## 복횡근 강화하기

자궁이 커질 때 자궁을 받쳐 주는 복횡근을 튼튼히 하는 운동이다. 복횡근은 임신 말기까지 자궁을 안전하게 지켜 주는 것뿐만 아니라 출산 후 복근을 빠르게 회복하는 데 매우 중요하다.

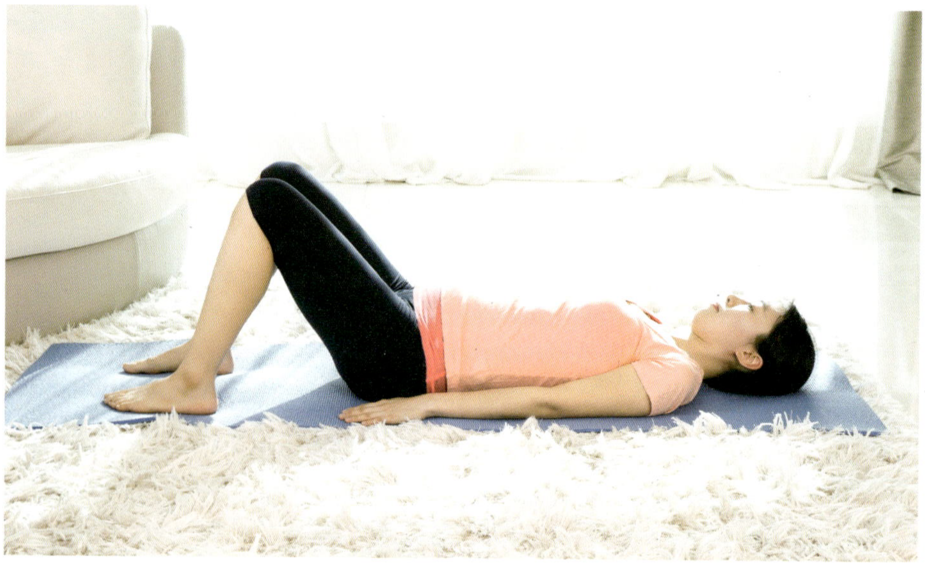

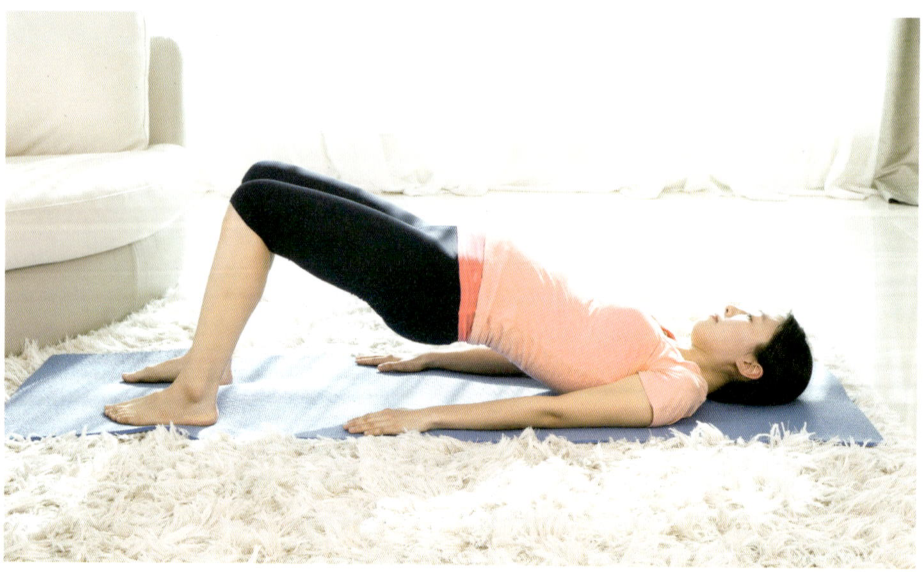

1 등부터 꼬리뼈까지 모두 바닥에 닿도록 한 채로 숨을 내쉰다. 아랫배를 바닥 쪽으로 누르며 5초간 유지한다.

2 발과 무릎을 골반 너비 정도 벌린 상태로 무릎을 세운 후 엉덩이를 천천히 들어 올린다. 엉덩이부터 어깨까지가 일직선을 유지하도록 한다. 두 팔과 발바닥, 발꿈치는 바닥을 누른다는 느낌으로 힘을 준다. 10초씩 5회 반복.

## 등허리 늘이기

만삭으로 진행될수록 허리뼈와 골반이 점점 앞으로 기울어지면서 아래 허리 근육이 수축해 요통이 생긴다. 3개월부터 만삭까지 꾸준히 해 주면 임신성 요통을 해결할 수 있다.

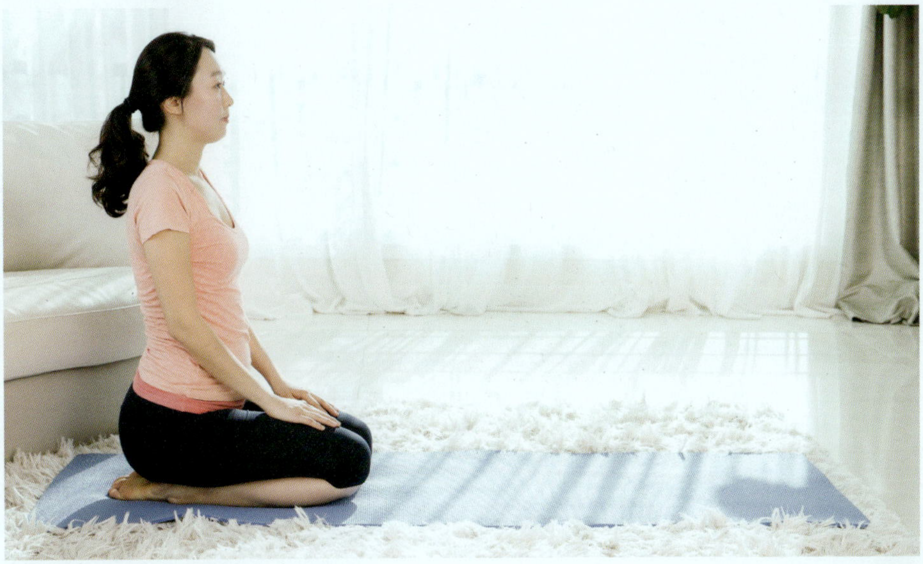

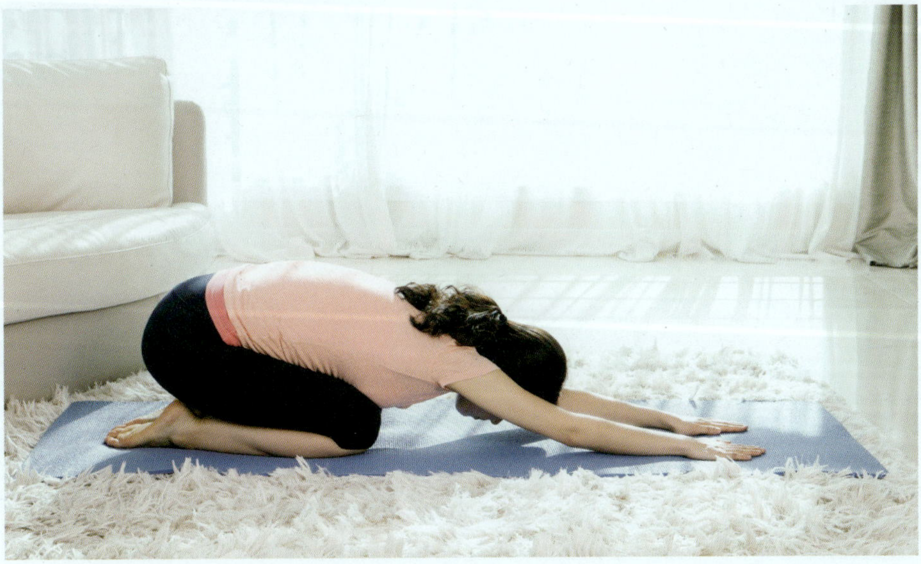

1 무릎을 꿇고 허리를 곧게 세운 후 정면을 바라본다.
2 양팔을 들고 천천히 숨을 내뱉으며 몸을 바닥까지 숙여 상체를 늘여 준다. 아래 허리가 이완되는 느낌을 받으면서 목이 척추와 직선을 유지하도록 한다.

# 한 다리 옆으로 돌려 허리 늘이기

허리에 통증이 생기지 않도록 예방한다. 고관절과 엉덩이 근육을 유연하게 하며 상체와 하체의 혈행을 원활하게 한다.

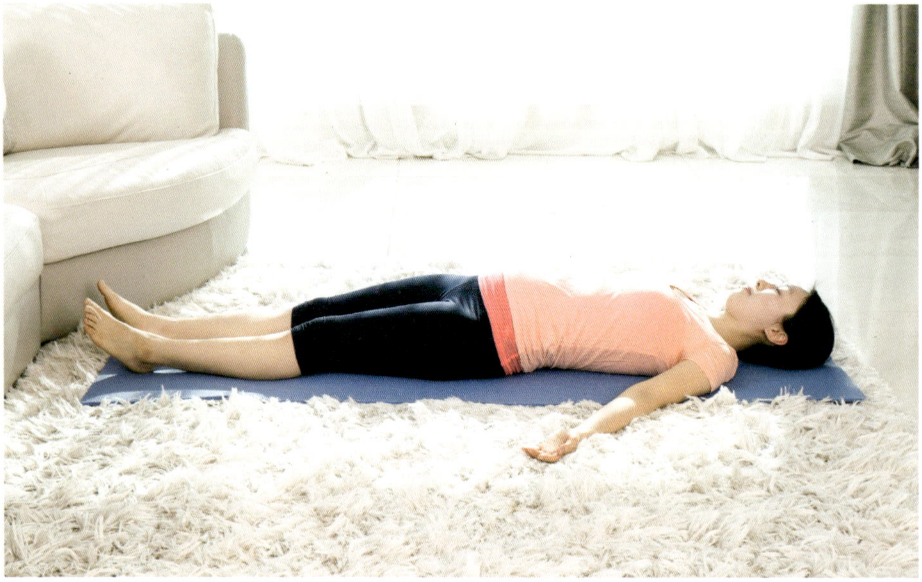

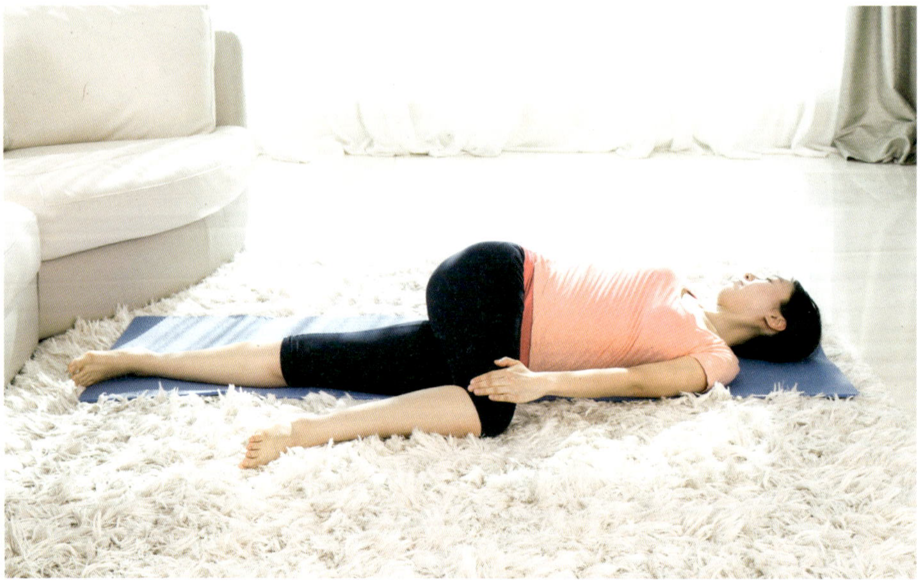

1 바르게 누워 천장을 바라본다. 양쪽 엉덩이가 바닥에 붙은 느낌이 나야 한다.

2 한 다리의 무릎을 접어 반대쪽 바닥으로 밀어 준다. 펴 있는 다리를 축으로 움직이지 않도록 고정한다. 시선은 접은 무릎 반대쪽으로 향하도록 해서 엉덩이, 등, 허리 바깥쪽 복부 근육이 늘어나도록 한다. 좌우 번갈아 한다.

# 부종 개선하기

다리 근육을 이완시키며 혈액 순환과 림프 순환을 개선한다.

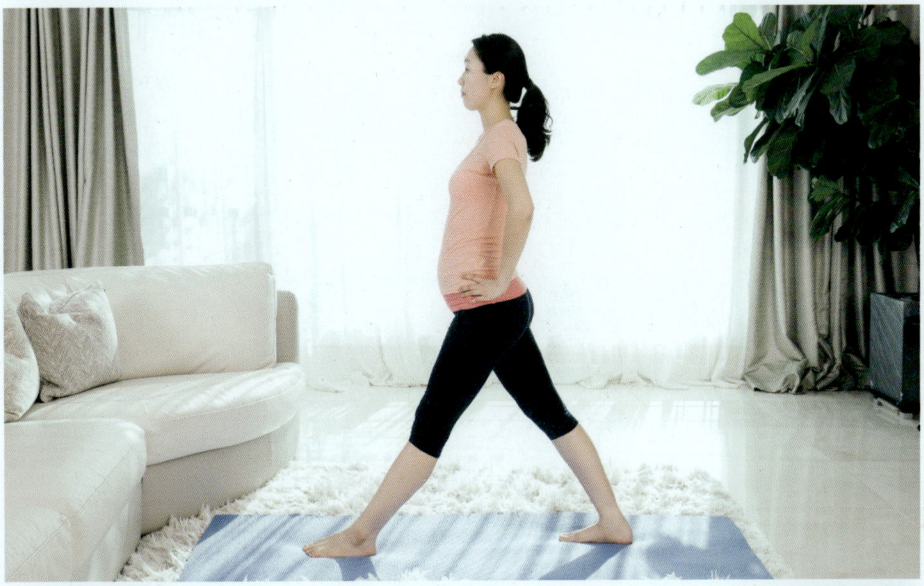

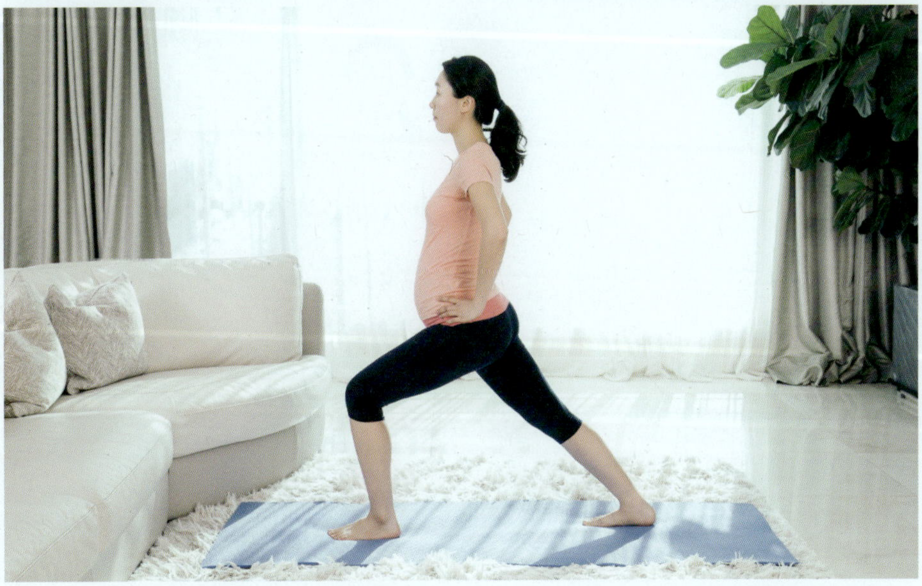

1 정면을 보고 서서 두 팔은 양 골반에 살짝 얹고 한쪽 발을 두 걸음만큼 앞으로 내디딘다.

2 앞으로 내디딘 다리의 무릎을 90도 정도로 꺾으며 몸의 중심을 앞으로 이동한다. 이때 배는 너무 내밀지 않도록 하고 앞으로 나온 무릎이 발끝보다 더 나오지는 않게 한다. 뒤쪽 무릎은 완전히 편 채로 발뒤꿈치를 바닥에 고정한다. 좌우 10초씩 반복.

## 다리 넓게 벌리고 좌우로 앉기

다리 근육을 자극해 혈액 순환을 개선하고 무릎 통증을 예방한다. 부종 개선 효과도 있다.

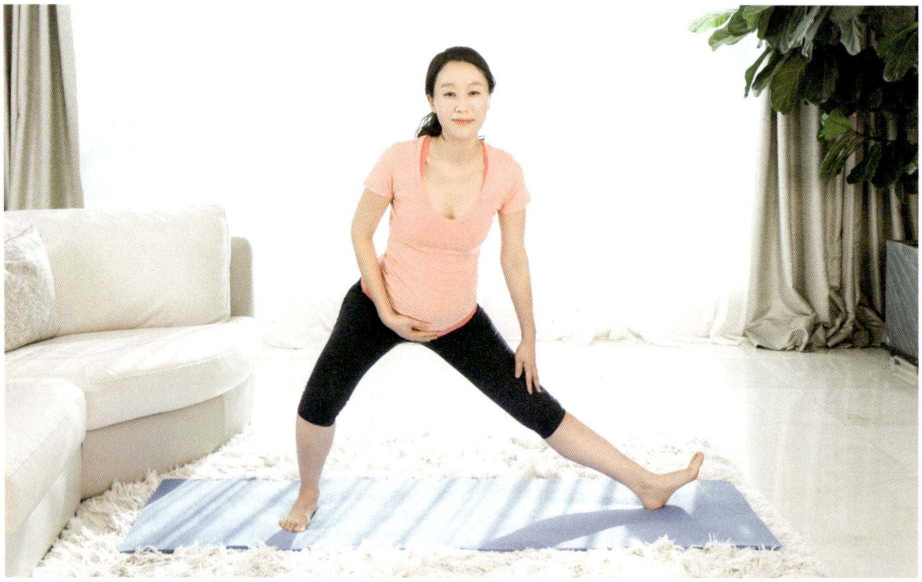

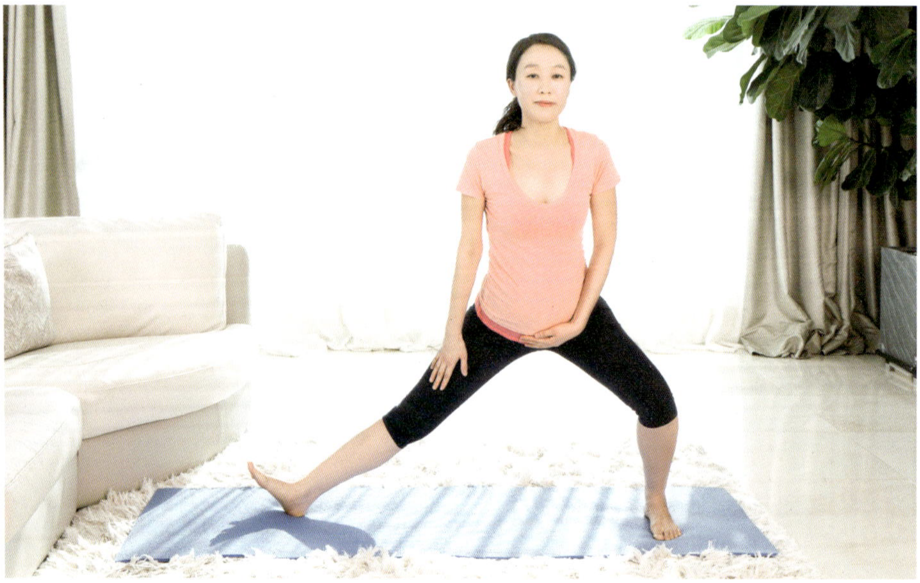

1 다리를 넓게 벌리고 선다. 발끝은 정면을 향한다.
2 한쪽 다리를 굽히면서 무게 중심을 이동하며 앉는다. 반대쪽 다리는 쭉 펴서 허벅지 한쪽이 땅기는 것을 느낀다. 좌우 번갈아 한다.

# 짐볼 들었다 내리기

달리지 않아도 유산소 운동을 할 수 있는 동작이다.

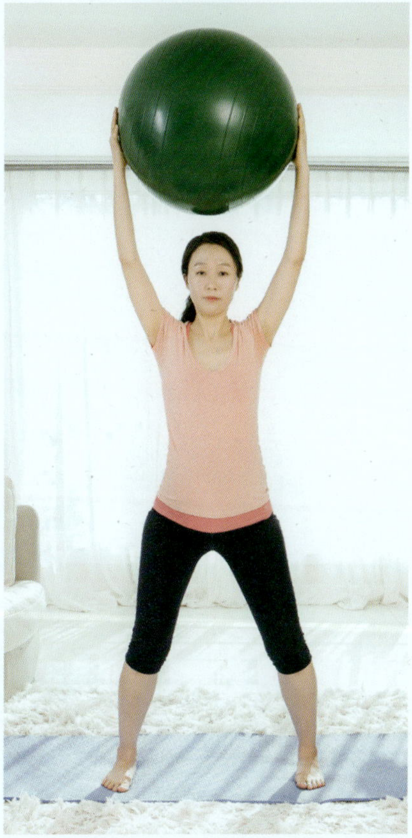

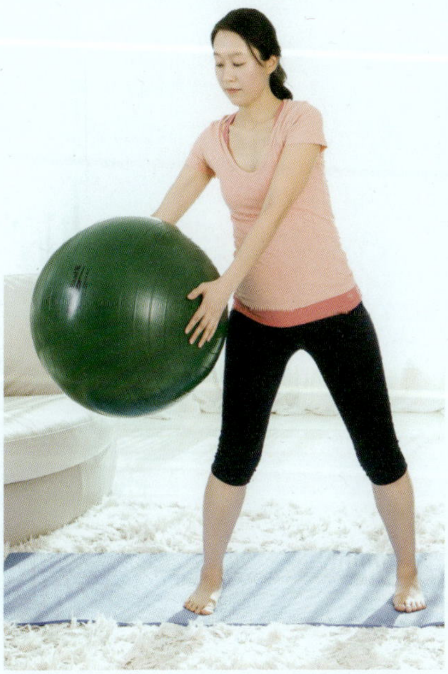

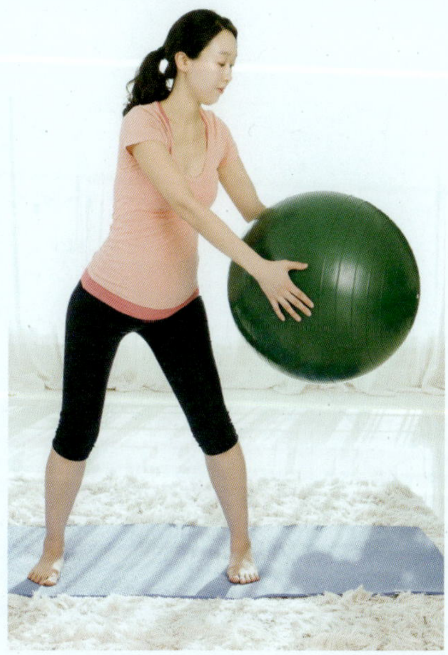

1 짐볼을 머리 위로 똑바로 들고 발을 어깨너비보다 넓게 벌린 후 무릎을 살짝 구부린다.

2 아래쪽 45도 방향으로 짐볼을 내린다. 좌우 번갈아 한다.

## 목과 어깨 늘이기

임신으로 배가 나오면 등이 구부정해지고 목과 어깨에 통증이 생긴다. 수시로 목과 어깨의 근육을 풀어 주면 좋다.

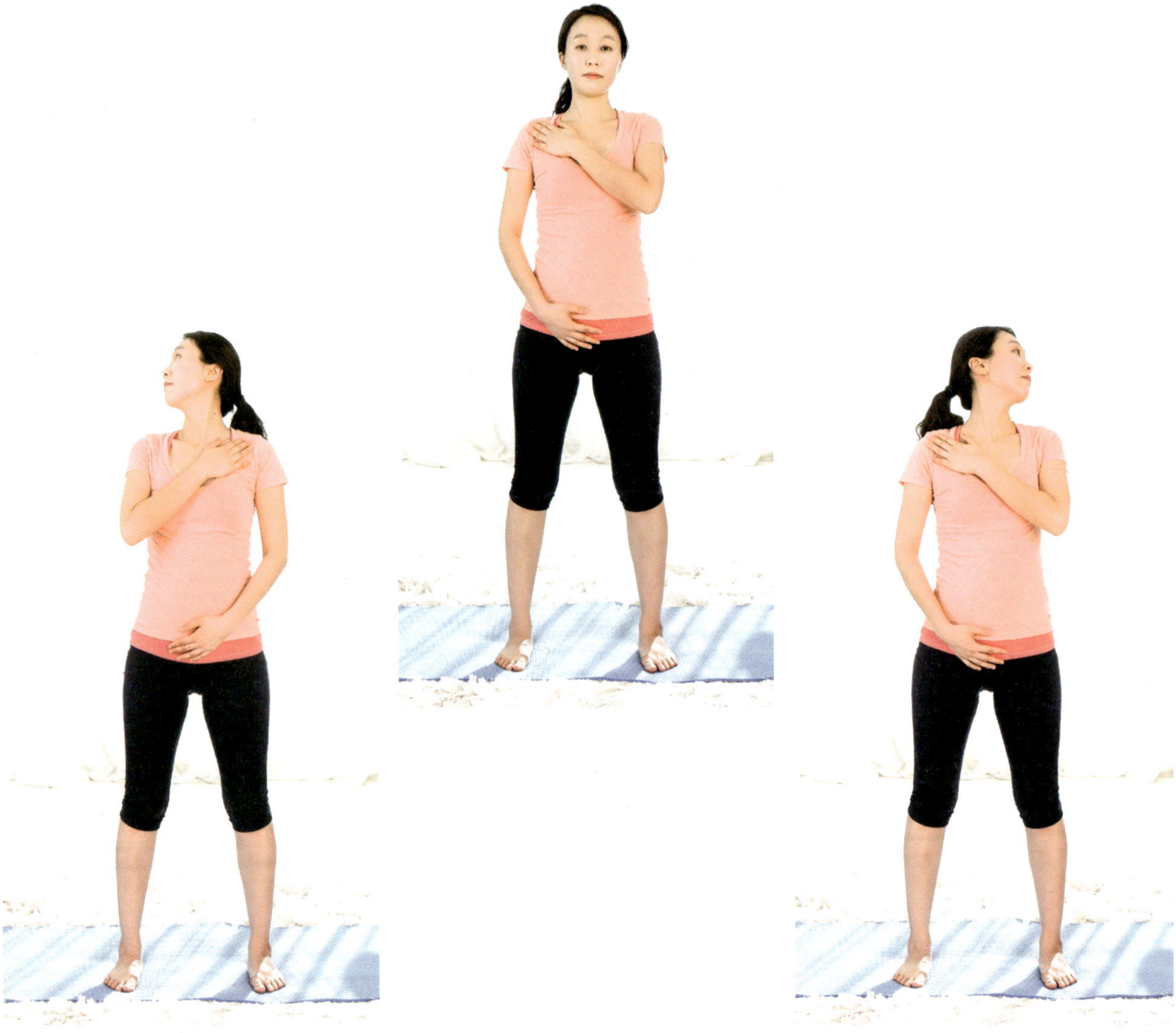

1 다리를 어깨너비로 벌리고 선다.

2 한쪽 손을 다른 쪽 가슴 위에 대고 고개는 반대편으로 돌린다. 어깨너머를 바라보며 목을 사선으로 늘인 채 5초간 유지한다. 반대쪽 어깨가 따라 올라가지 않게 한다. 좌우 번갈아 한다.

# 한 팔씩 뒤로 돌리기

점점 어깨가 앞으로 기울어지고 자궁이 커지면 호흡이 짧아지기 시작한다. 적당한 폐활량을 유지하고 구부정한 자세를 바로잡기 위해 반드시 해야 할 운동이다.

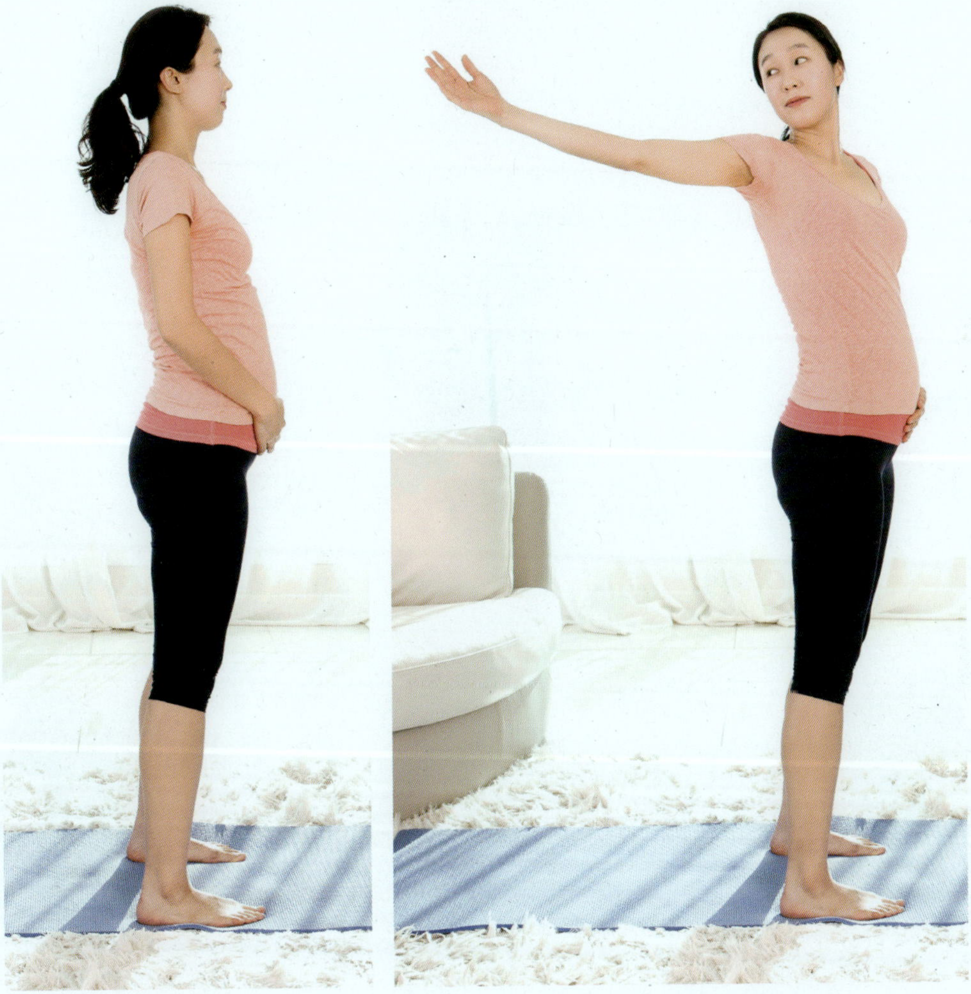

1 다리를 어깨너비로 벌리고 선다.

2 배영을 하듯 한 팔을 뒤로 크게 돌린다. 머리와 시선은 자연스럽게 팔을 따라간다. 좌우 번갈아 10회씩.

## 짐볼에 앉아 상체 근육 늘이기

짐볼에 앉아서 하는 스트레칭은 옆구리 근육을 단련하는 효과가 있다.

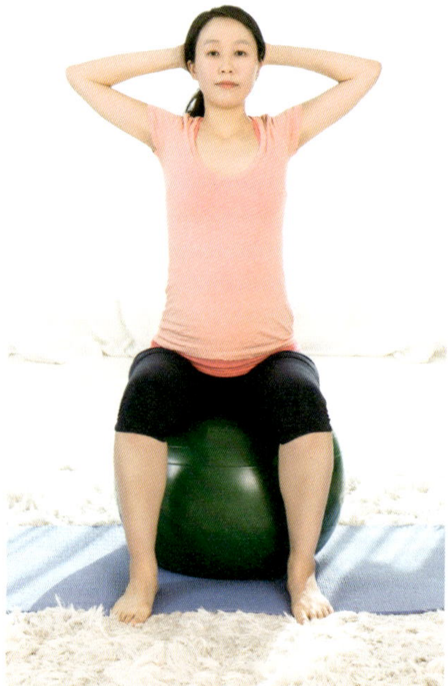

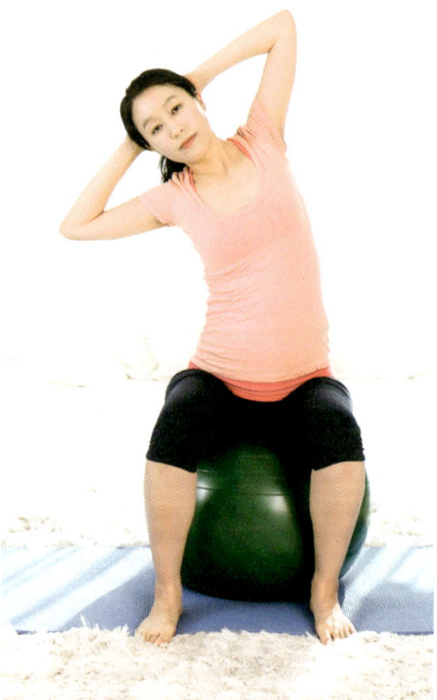

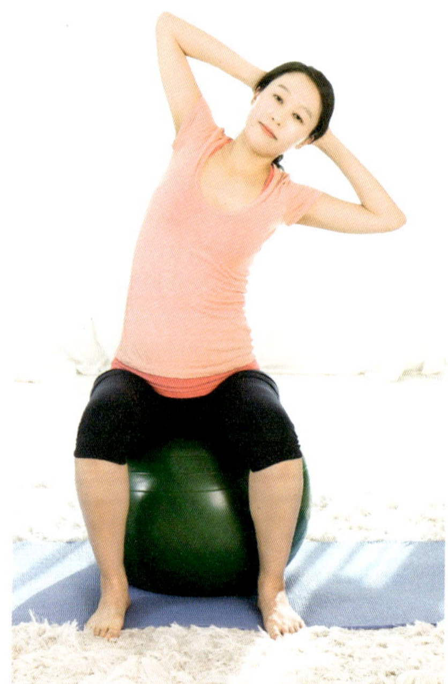

1 허리를 펴고 짐볼 위에 앉아 발을 어깨너비로 벌린다. 양손은 깍지를 낀 채로 머리 뒤에 자연스럽게 둔다.

2 숨을 내쉬면서 옆구리를 늘이는 기분으로 몸통을 좌우로 기울인다. 골반이 움직이지 않도록 몸통을 고정한다. 팔꿈치 방향이 앞으로 내려오지 않고 천장을 향하도록 한다.

## 엎드려 상체 내리기

어깨 근육과 등 근육을 강화해서 굽은 등을 예방하고 체형을 바르게 한다.

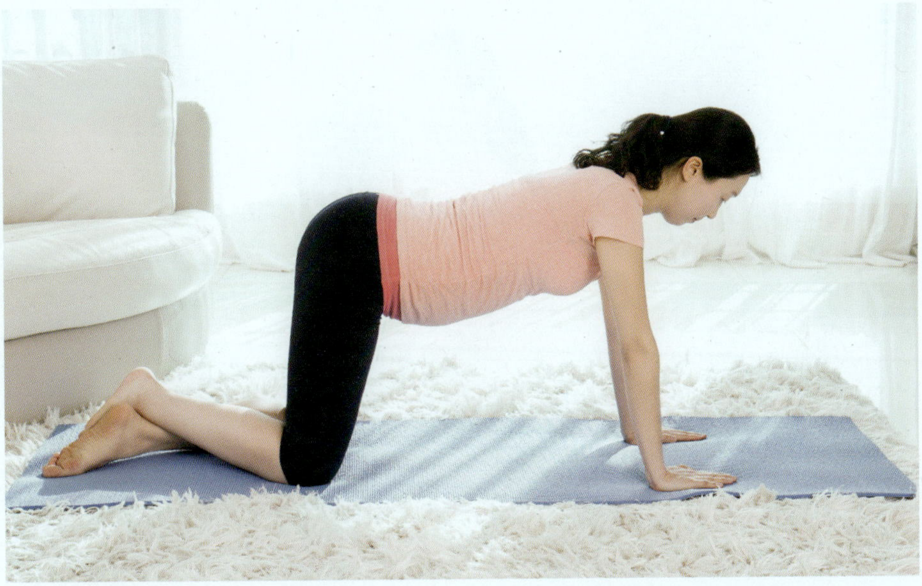

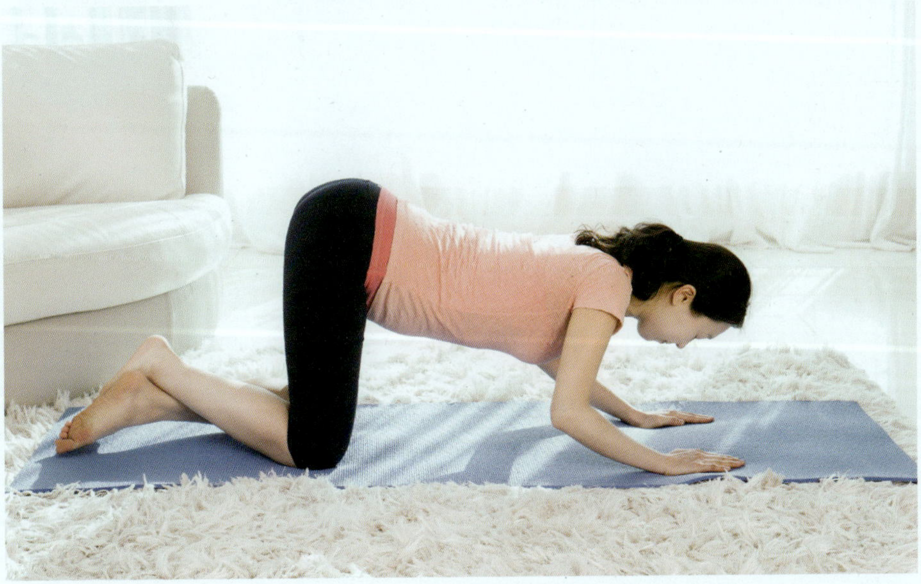

1 무릎을 구부리고 엎드린 상태에서 양발을 교차해 포갠다. 양팔은 어깨너비로 벌린다.
2 그대로 팔을 90도 각도로 구부리며 상체를 아래로 숙인다.

## 다리 안쪽 근육 늘이기

아래 허리 근육과 다리 안쪽 근육이 동시에 자극받는 동작이다. 임신 중 요통을 해소하고 골반 위치를 바로잡는 데 도움을 준다.

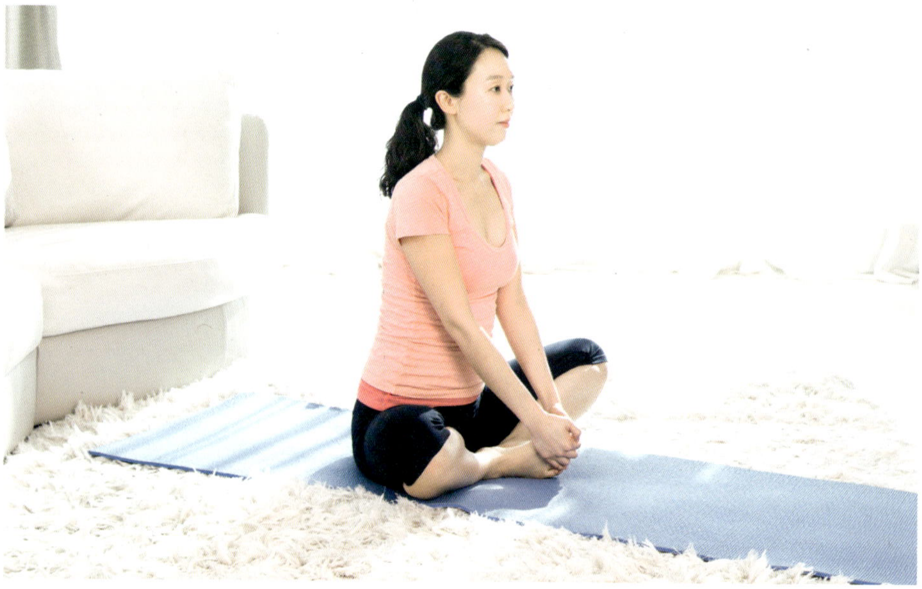

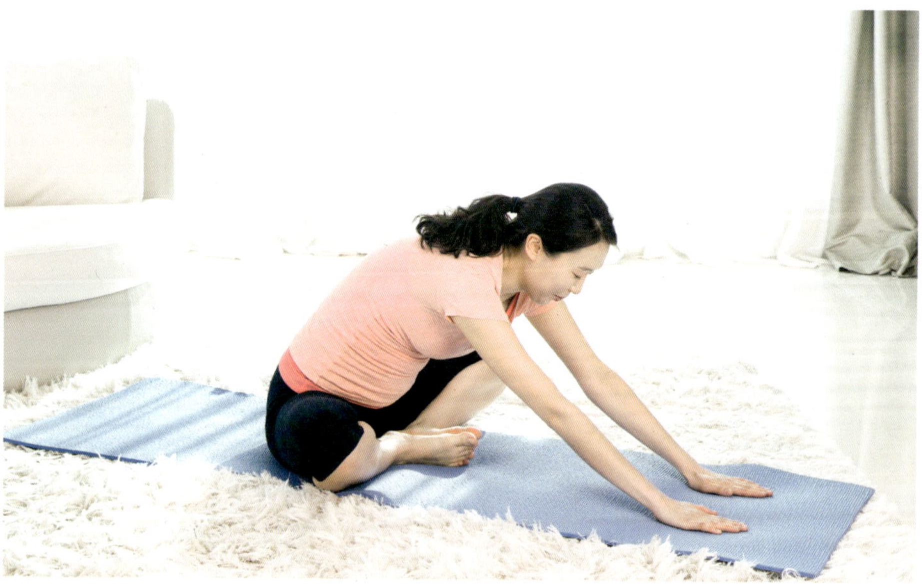

1 두 발바닥을 맞대고 바르게 앉는다.

2 숨을 내뱉으며 팔을 쭉 펴고 몸통을 앞으로 천천히 숙인다. 다리 안쪽이 땅기는 느낌을 받는다.

## 누워서 다리 당기기

엉덩이 근육을 이완시켜 허리 통증을 해소한다.

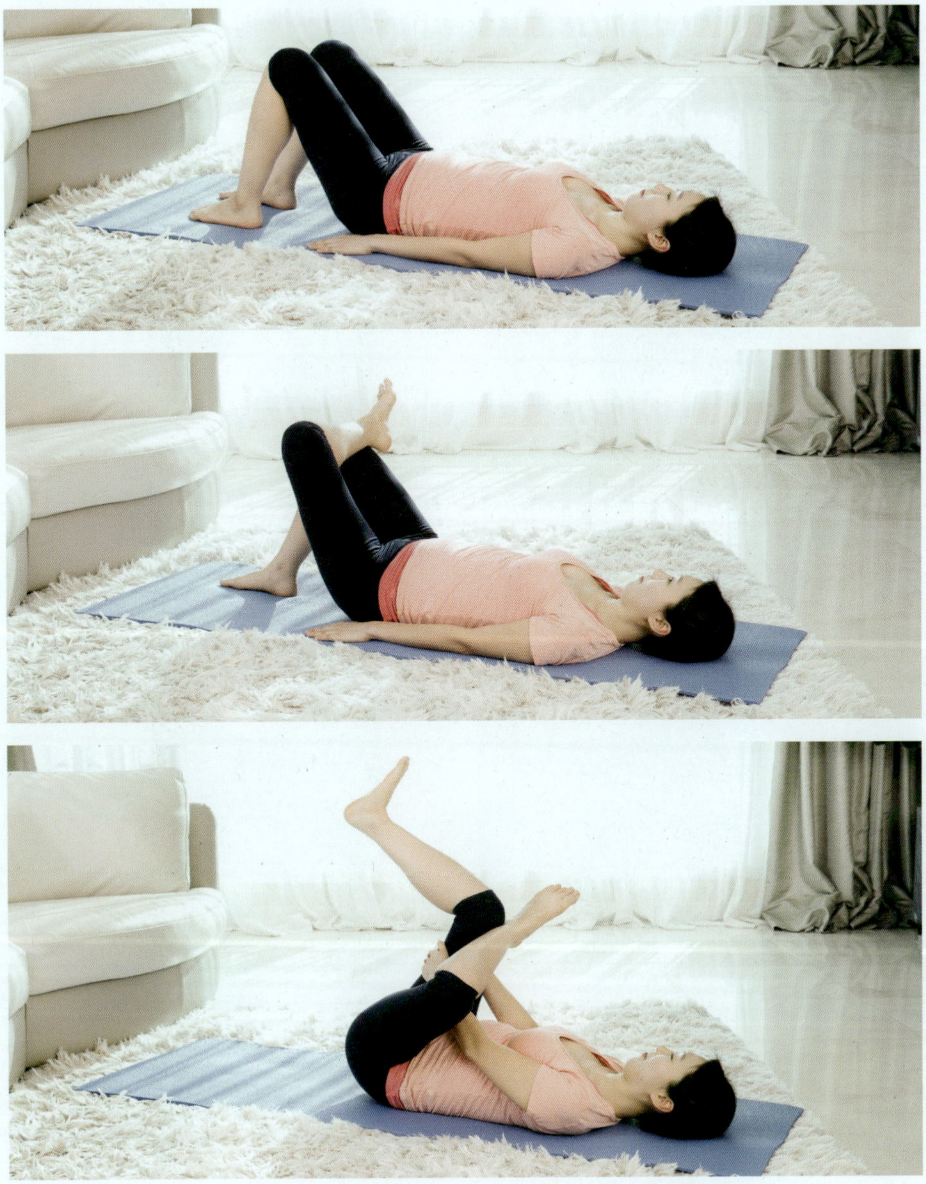

1 무릎을 세우고 바닥에 누워 한쪽 다리를 반대쪽 허벅지 위에 올린다.

2 바닥에 대고 있는 다리 안쪽을 두 손으로 감싸 안고 숨을 내뱉으며 가슴 쪽으로 당긴다. 날개뼈와 꼬리뼈가 바닥에서 떨어지지 않도록 한다. 좌우 번갈아 한다.

# 종아리 근육 늘이기 I

하지 혈액 순환을 개선해서 하체 부종에 효과적이다.

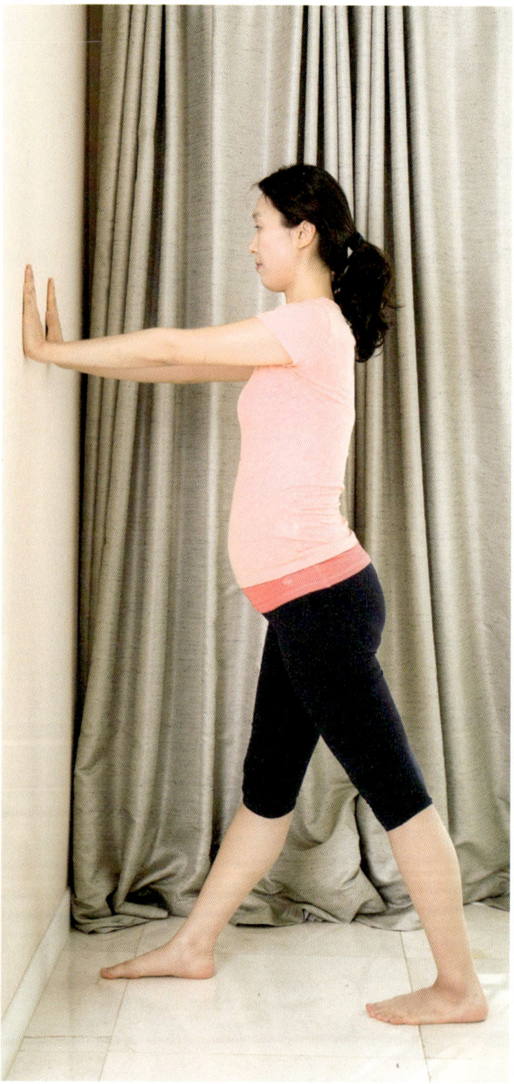

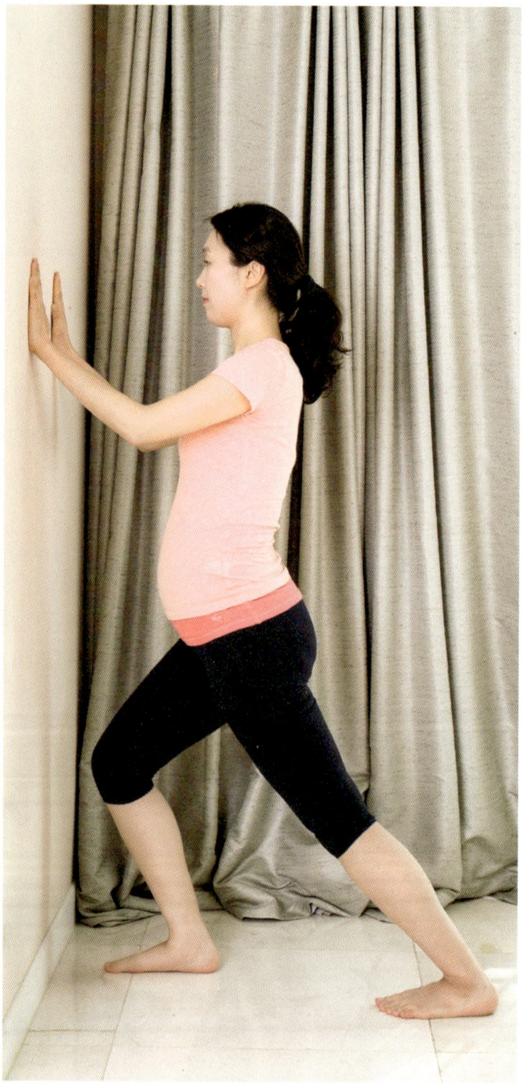

1 벽에서 크게 한 발 떨어져 벽을 보고 선다. 한쪽 발을 벽 쪽으로 한 걸음 내디딘 채로 벽에 양손을 짚는다.

2 벽과 가까운 무릎을 천천히 굽히며 벽을 밀어 준다. 뒤에 있는 다리는 무릎을 쭉 펴고 발뒤꿈치가 바닥에서 떨어지지 않도록 한다. 좌우 10초씩 반복.

## 종아리 근육 늘이기 II

발목을 유연하게 하면 바른 보행을 하게 되고 무릎 통증을 예방할 수 있다.

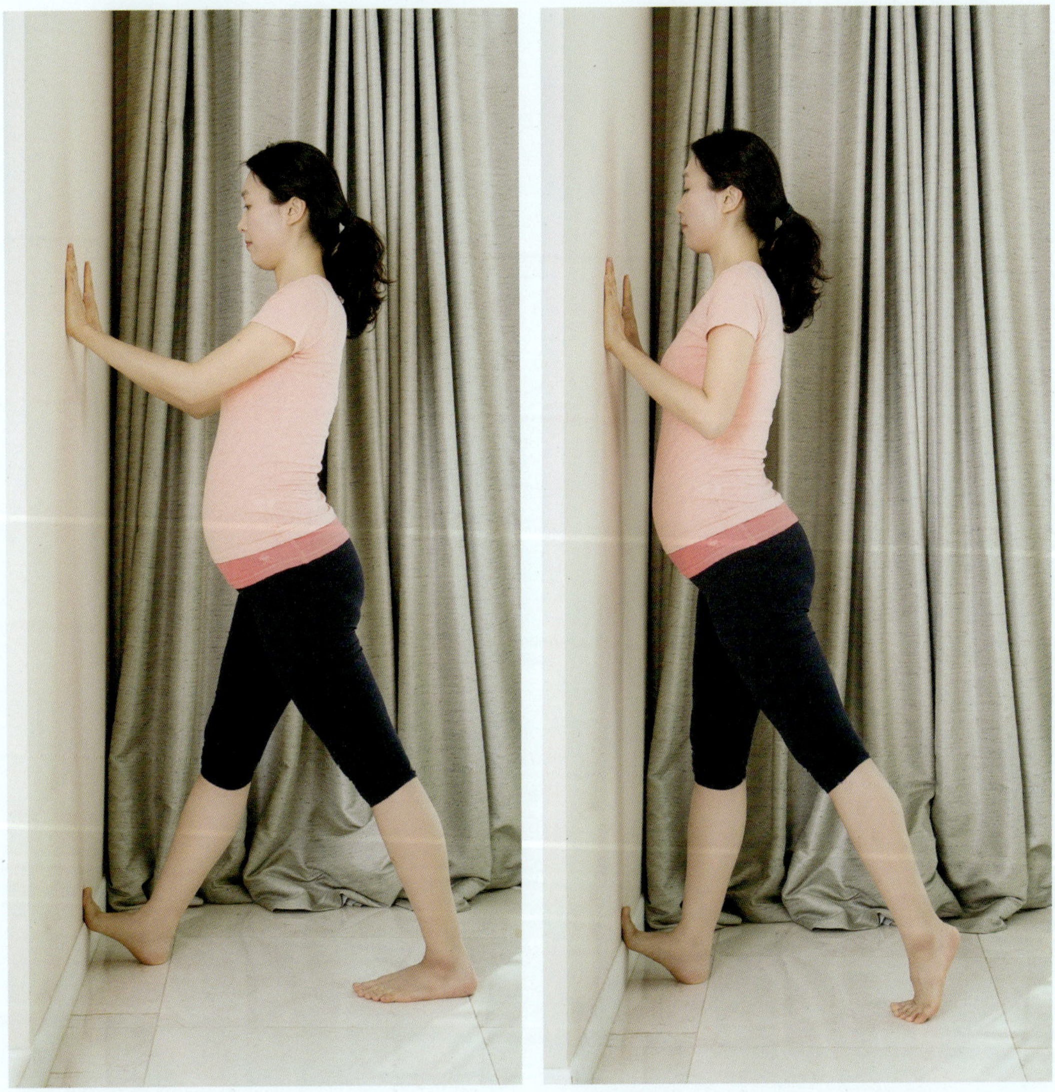

1 벽에서 크게 한 발 떨어져 벽을 보고 선다. 한쪽 발 앞부분을 45도 세워 벽에 댄다. 양손으로 벽을 짚는다.

2 반대쪽 발뒤꿈치를 들면서 체중을 앞으로 싣는다. 종아리 근육이 땅기는 느낌을 받는다. 좌우 10초씩 반복.

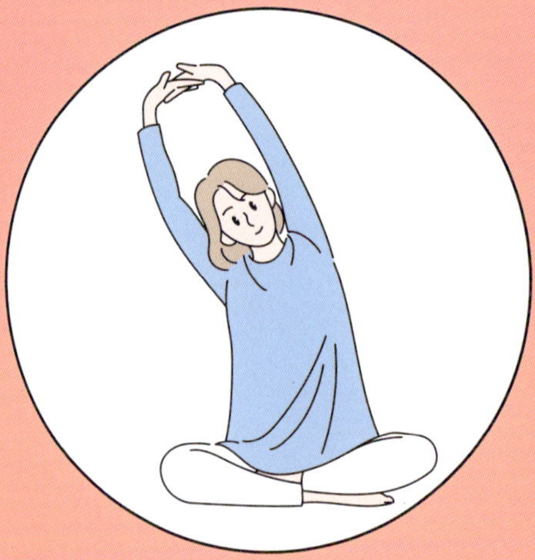

# 임신 중기의 운동

임신 4~5개월부터는 적극적으로 운동을 해야 한다. 적극적인 운동이란 가볍게 심장 박동이 올라가는 운동을 뜻한다. 빠르게 걷기나 땀이 날 정도의 운동이 가능하다. 기존에 수영을 했다면 계속해도 된다. 말기에는 몸이 무거워지면서 삐끗하고 넘어지거나 다칠 수 있기 때문에 안 하던 운동을 이때부터 시작하는 건 곤란하다. 늦어도 임신 중기에는 운동을 시작하는 게 맞다.

하루 30분 이상 충분히, 안 되면 10~15분이라도 매일 혈액 순환이 잘 되도록 스트레칭을 한다. 혈액 순환, 림프 순환이 안 되면 붓고 아프기 시작한다. 산도를 만들기 위해 허리 아래쪽에 변화가 일어나는데 허리 다음 꼬리뼈가 들린다. 이때 꼬리뼈나 골반과 꼬리뼈를 잡고 있는 엉치 엉덩 관절 부분의 인대가 늘어나며 통증이 생긴다. 누워서라도 등 기립근부터 꼬리뼈를 강화하는 운동을 해 주면 시원하고 근력을 잃어버리지 않으면서 통증을 해소할 수 있다. 또 강조하게 되는데 근육에 탄성이 생겨야 통증이 줄고 산후에도 빨리 회복할 수 있다.

가슴을 펴고 어깨를 바른 위치에 있게 하는 스트레칭도 자주 하도록 한다. 허리의 가장 큰 근육을 늘여 주는 운동과 허리뼈와 골반을 연결하는 긴 근육을 쓰는 운동을 하면 허리 통증도 개선되며 다리가 붓고 저린 증상에도 도움이 된다. 엉덩이 근육을 탄탄하게 만들어 주는 운동을 하면 허리 통증 개선 및 예방에 효과가 있으며 꼬리뼈 통증을 현저히 줄일 수 있다.

## 다리 근육 강화하기

우리 몸의 근육 70퍼센트는 허벅지에 있다. 허벅다리 근육이 강하게 단련되면 병원을 찾을 일이 반으로 줄어들 것이다. 허리 통증을 줄이고 당 대사를 활성화하여 임신성 당뇨를 예방하는 데 도움이 된다.

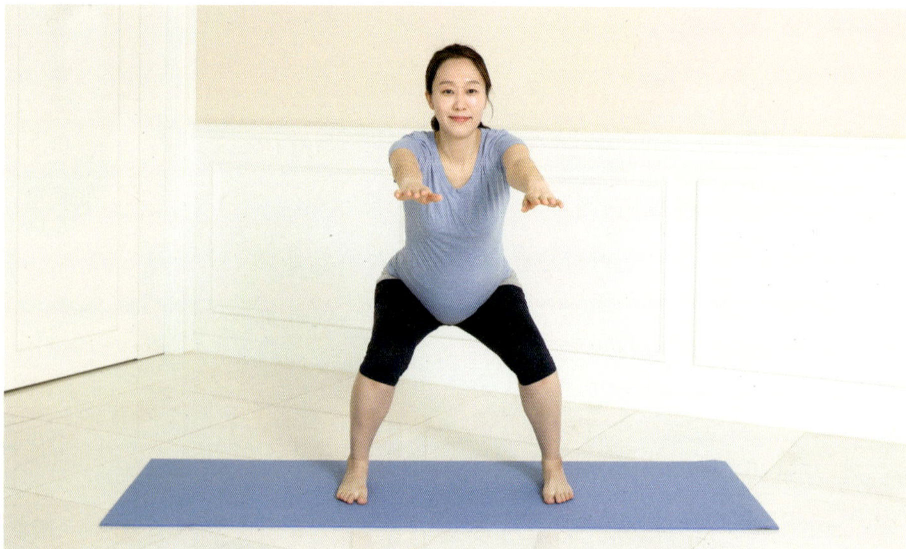

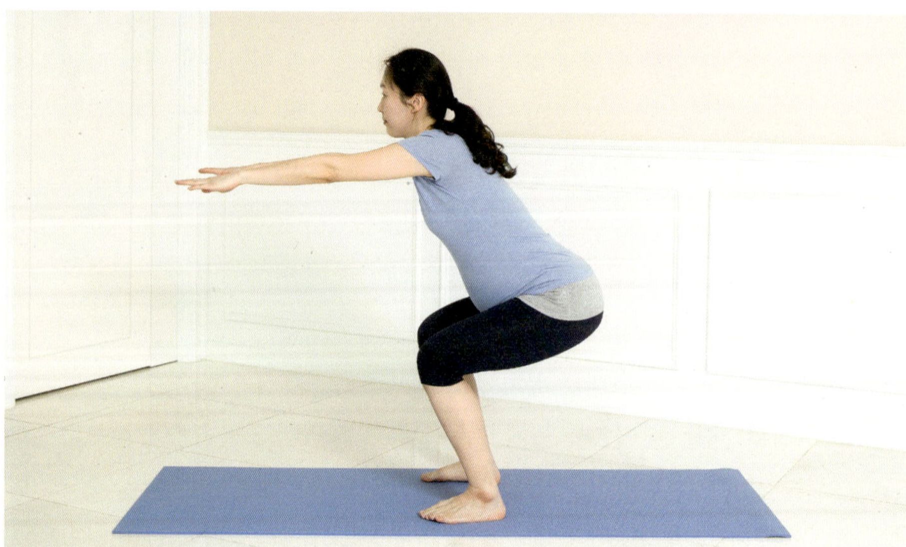

1 다리를 어깨너비 1.5배만큼 벌리고 두 팔을 앞을 향해 11자로 뻗는다.

2 무릎을 90도로 굽히며 상체를 낮춘다. 무릎이 상체보다 앞으로 나가지 않도록 주의한다.

## 허리 골반 늘이기

허리 통증과 고관절 통증 해소에 좋다. 평소 앉아 있는 시간이 많은 사람은 누구나 허리와 골반을 연결하는 근육인 장요근이 단축돼 있는데 이것을 이완시켜 허리 통증을 예방하고 개선할 수 있다. 고관절 주위를 유연하게 해서 임신 전 과정에서 도움이 된다. 출산 시 분만통을 줄일 수 있다.

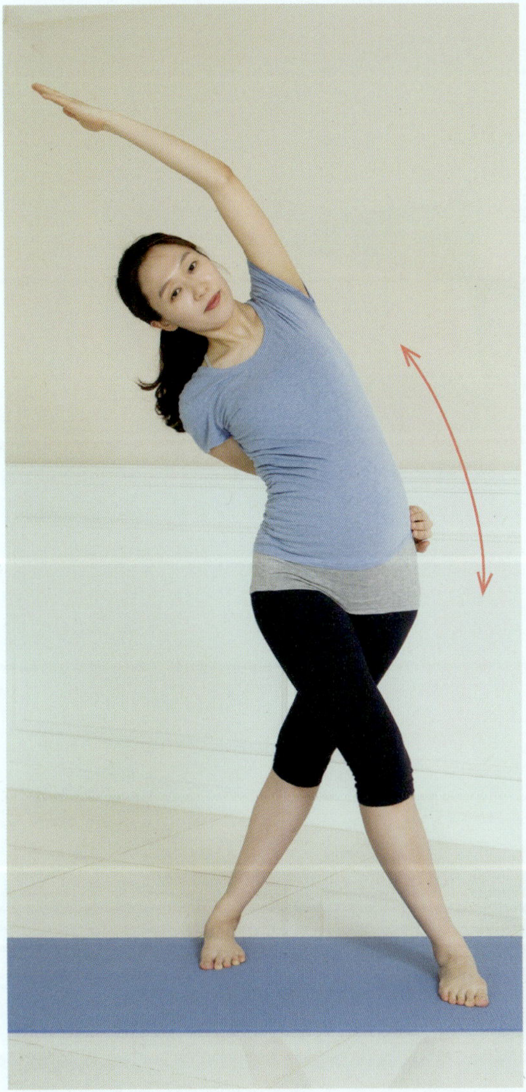

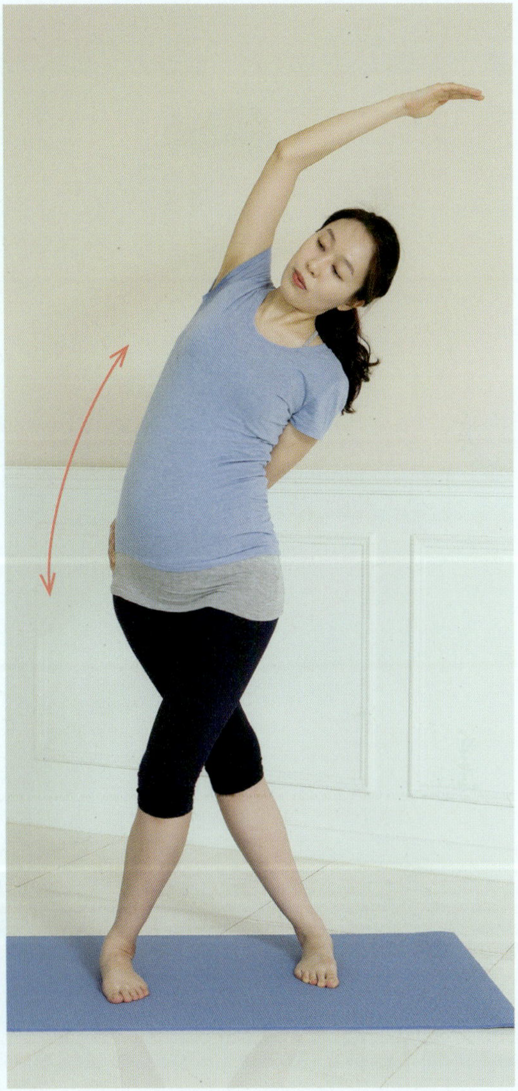

1 다리를 교차하고 서서 한 팔을 머리 위로 뻗는다.

2 몸을 옆으로 기울이며 옆구리를 늘여 준다. 좌우 번갈아 한다.

# 팔다리 교차해서 들기

골반의 균형을 잡아 주고 미세 근육을 자극해서 임신 중 체형을 바로잡기에 매우 좋다.

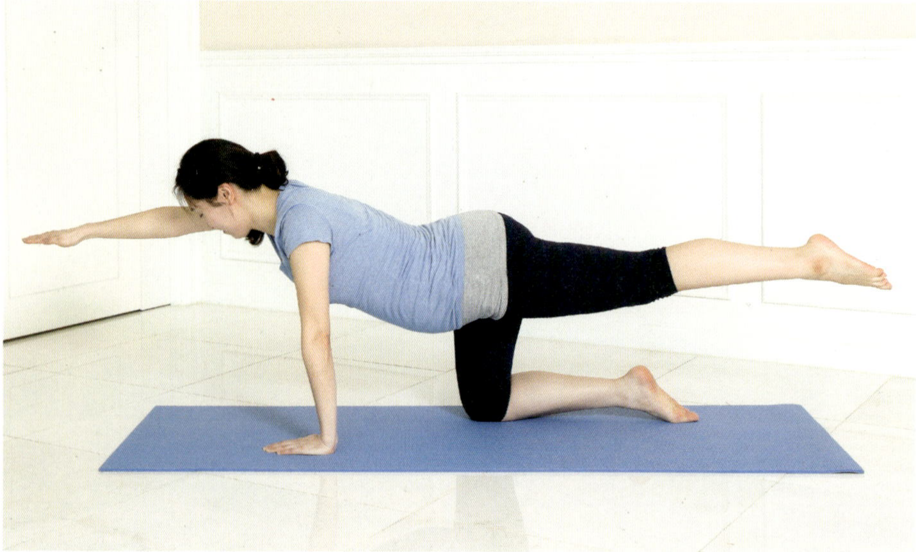

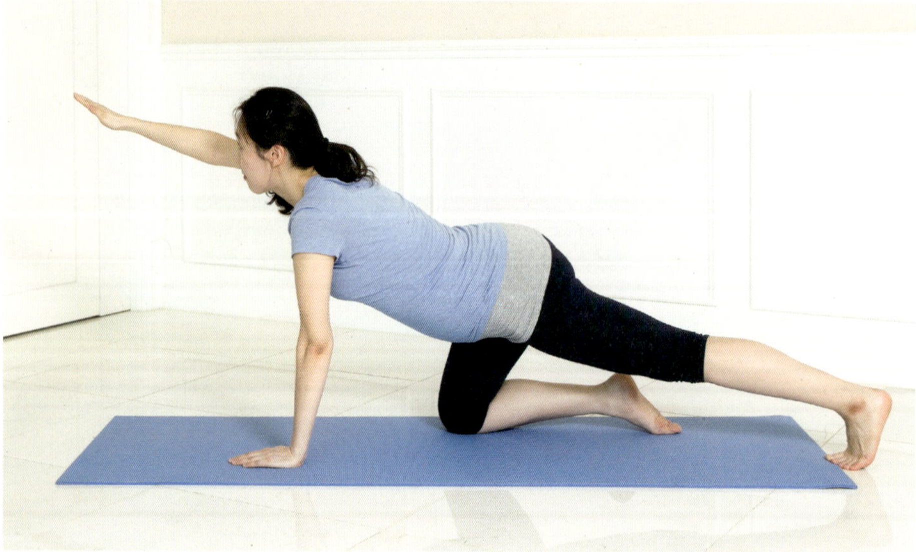

1 양발을 골반 너비로 벌리고 무릎을 굽혀 엎드린 상태에서 양팔을 어깨너비로 벌린다. 척추는 직선을 유지하도록 한다.

2 팔과 다리를 교차하며 들어 준다. 골반이 기울어지거나 허리가 아래로 내려가지 않도록 한다. 몸이 흔들리지 않게 5초씩 유지한다. 좌우 10회 반복.

## 척추 이완시키기

꼬리뼈부터 등까지 척추 주변 근육을 이완시킨다. 만삭이 될수록 자궁이 커지면서 허리에 많은 압박이 생기는데 이때 허리 통증에 즉각적인 효과가 있다. 림프 순환을 자극해 상체의 부종 해소에도 도움을 준다.

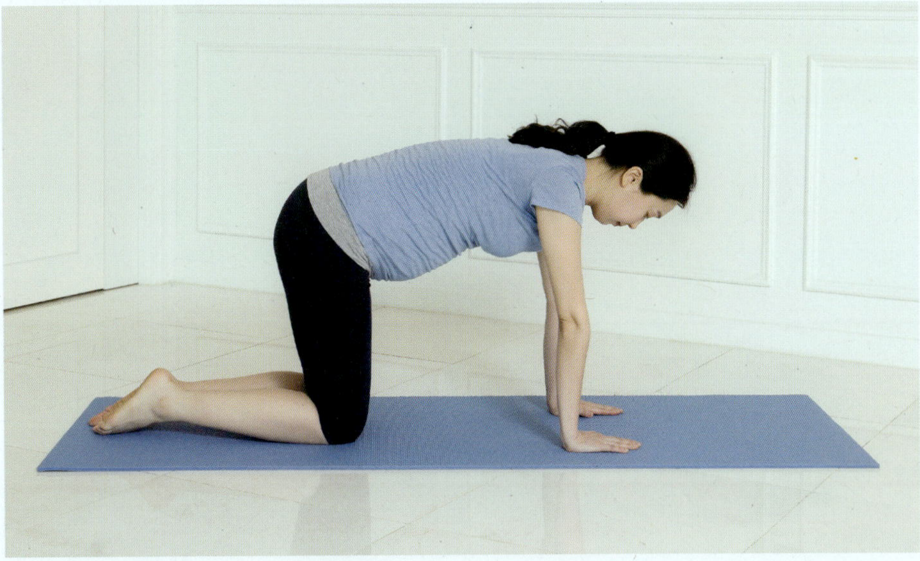

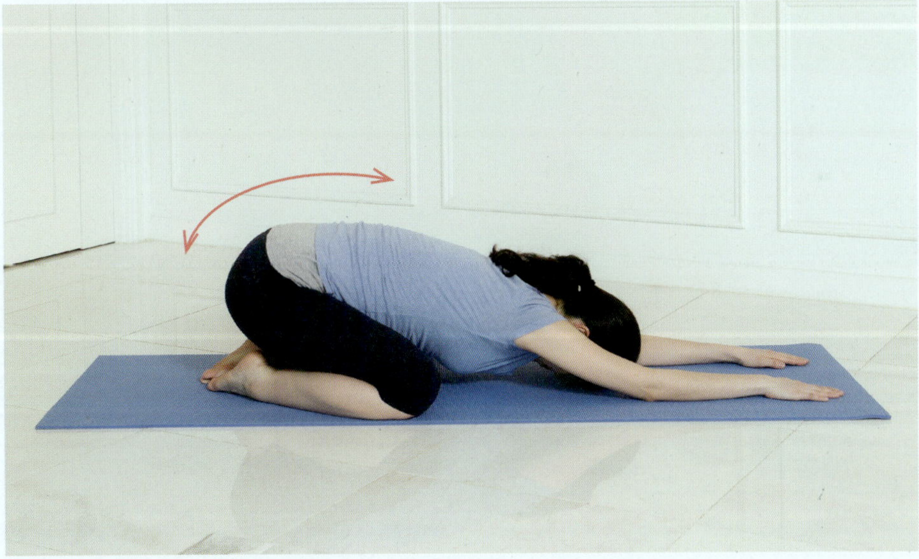

1 양팔은 어깨너비로 벌리고 무릎은 골반 너비로 벌려 엎드린다.

2 엉덩이를 주저앉듯이 뒤로 쭉 당겨서 손목에서 겨드랑이까지 충분히 늘여 준 채로 5초 유지한다. 2~3회 반복.

## 상체와 다리 늘이기

전신의 순환을 돕는다. 다리 안쪽 근육을 이완시켜 바른 자세를 유지하게 한다. 임신 과정에서 가장 먼저 흉곽, 어깨의 위치가 눈에 띄게 달라지며 몸이 커 보이는데 어깨를 유연하게 하면 출산 후 날씬한 상체로 빨리 회복할 수 있다.

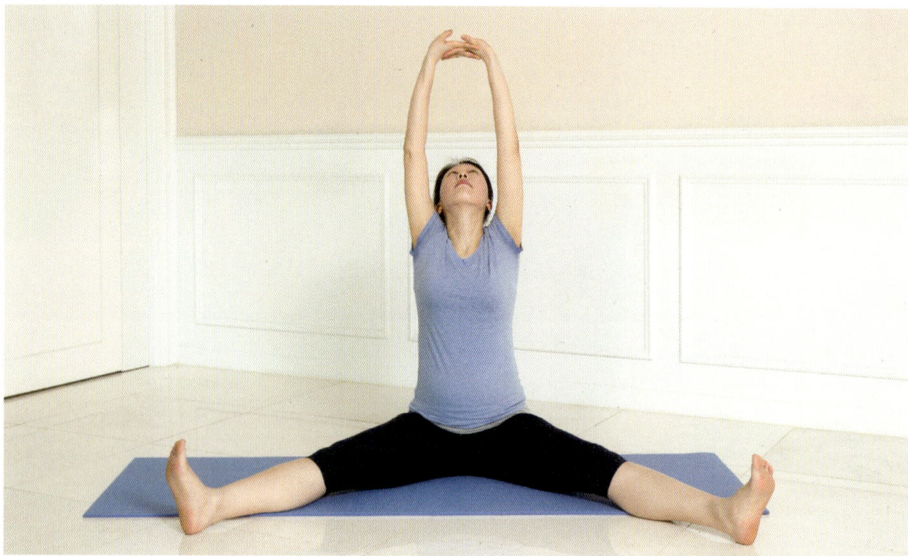

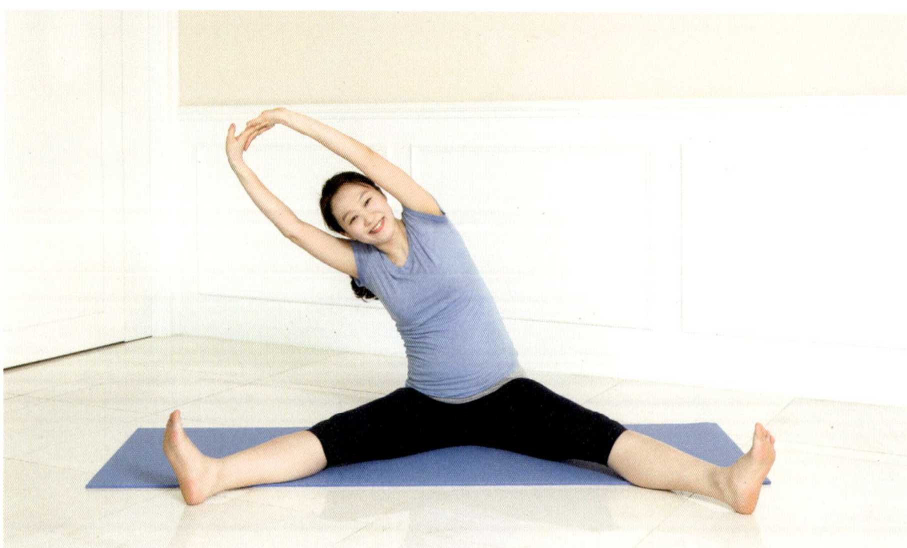

1 다리를 최대한 벌리고 발끝은 세운 채로 깍지를 낀다. 팔은 천장을 밀어 올리듯이 최대한 위로 높게 뻗는다.

2 팔을 기울여 상체를 늘여 준다. 이때 무릎이 들뜨지 않도록 주의한다.

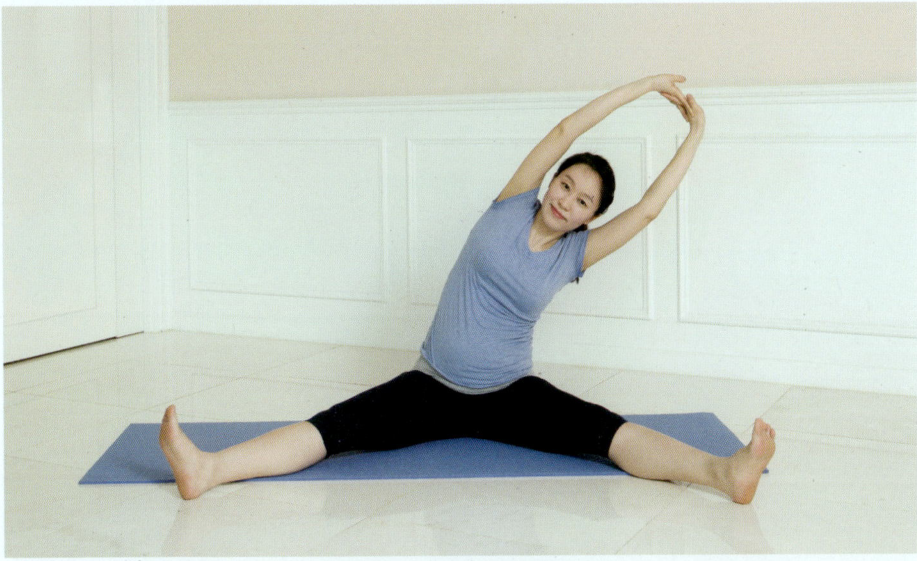

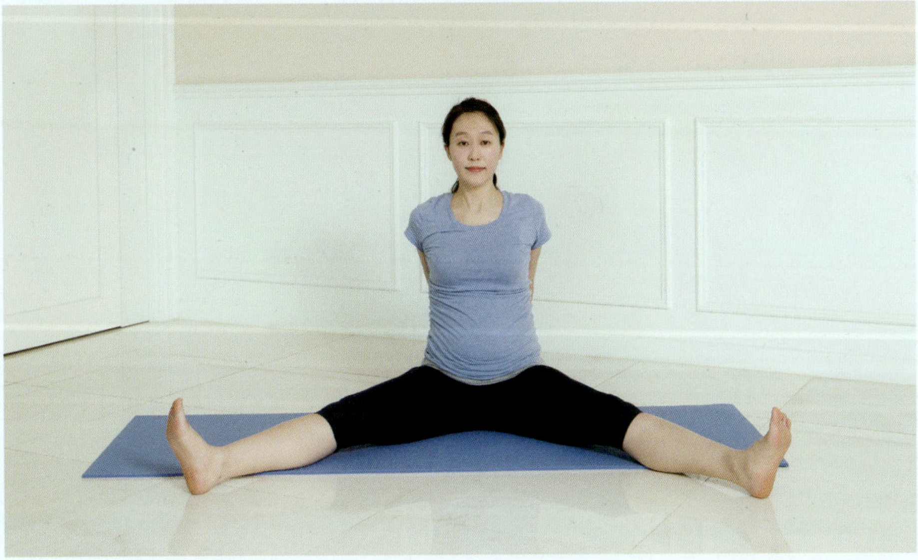

3 제자리로 왔다가 다시 반대쪽으로 기울여 상체를 늘여 준다. 늘인 채로 5초씩 유지하기를 좌우 2~3회 반복한다.

4 팔을 내리고 등 뒤로 깍지를 낀다. 어깨를 펴 주면서 동작 마무리.

# 내전 근육 늘이기

다리의 부종을 개선한다. 허리부터 골반, 고관절까지 자극해서 복부와 아래 허리 근육 긴장을 해소해 배 뭉침을 예방한다.

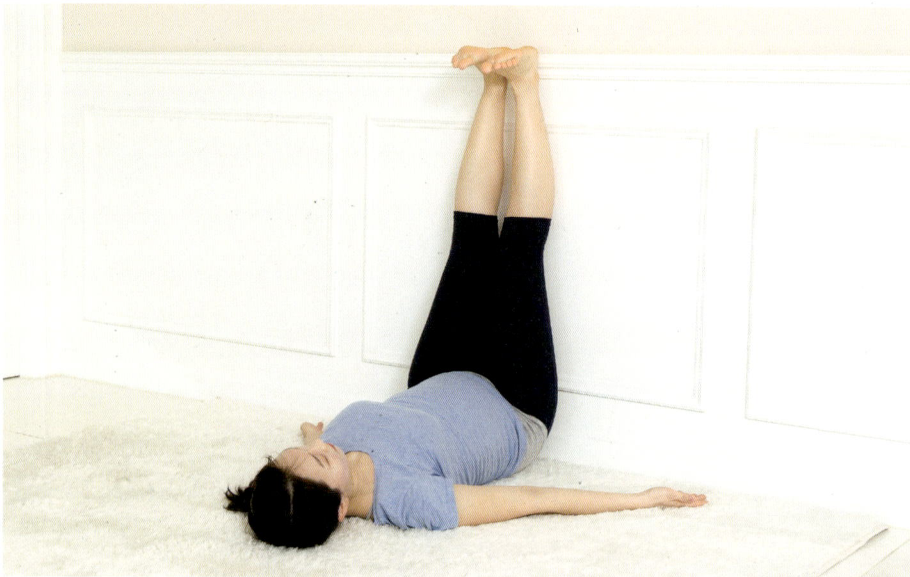

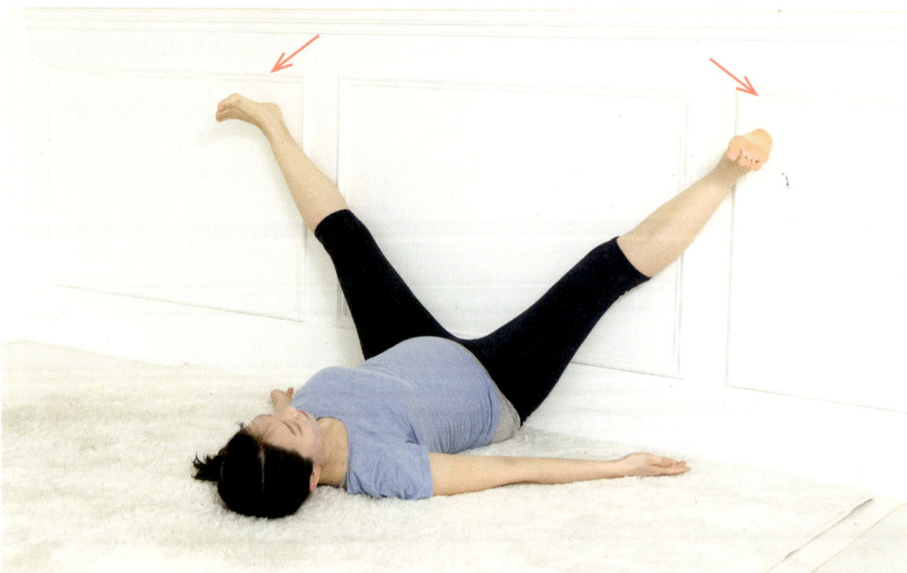

1 벽에 다리를 쭉 펴 기대고 눕는다.

2 다리 뒤쪽과 안쪽 근육이 땅기도록 최대한 벌려 준다. 무릎이 펴진 상태로 10초 유지한다. 5회 반복.

# 누워서 엉덩이 들어 올리기

골반기저근을 강화해 조산을 예방한다. 둔근을 강화해 임신과 출산 과정 이후에도 건강하고 예쁜 다리를 유지하도록 돕는다.

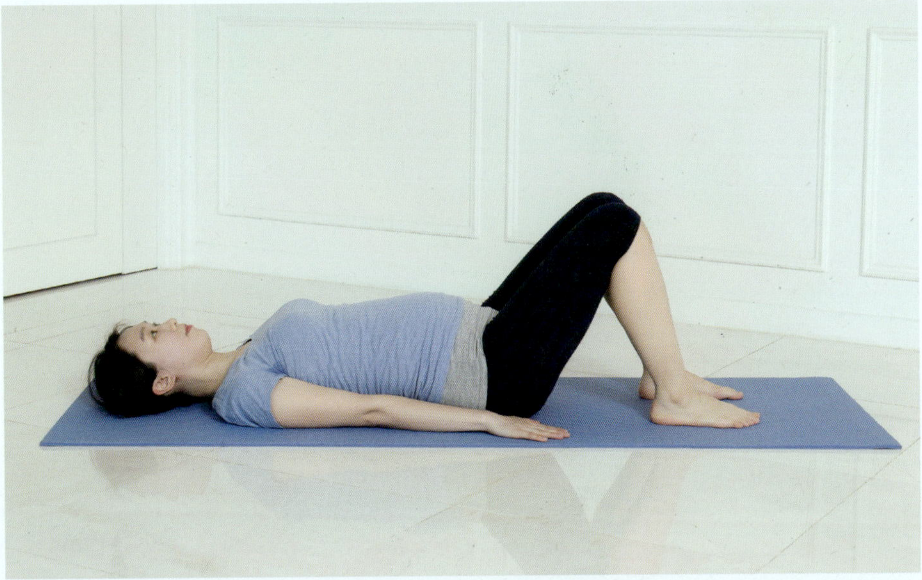

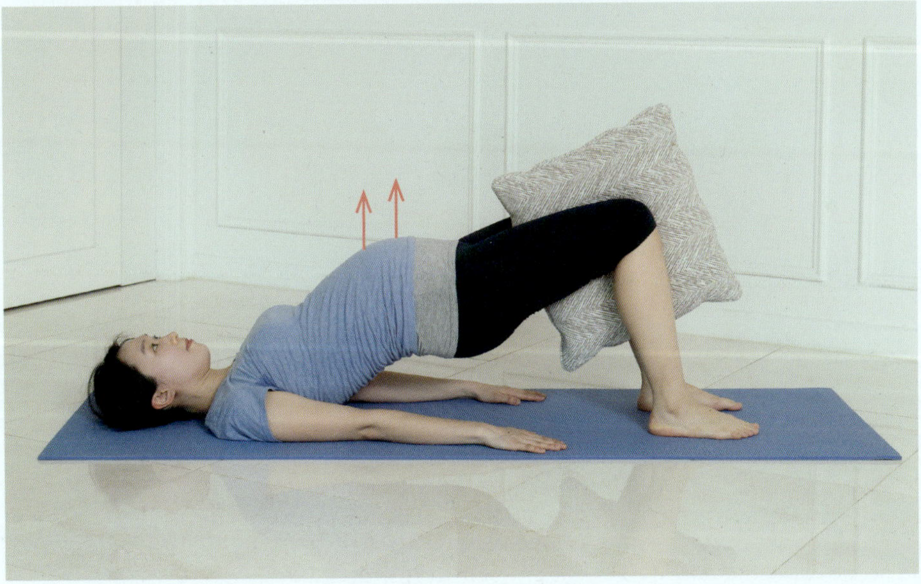

1 누운 상태에서 무릎을 세우고 양발을 골반 너비로 벌린다. 양 손바닥은 바닥을 향하도록 내려놓는다. 무릎 사이에 쿠션을 끼우는 것도 좋다.

2 발뒤꿈치로 바닥을 누르면서 엉덩이를 천천히 바닥에서 들어 올린 상태로 5초간 유지한다. 천천히 등부터 내려온다. 10회 반복.

## 허리와 엉덩이 근육 늘이기

허리와 엉덩이의 통증을 줄인다.

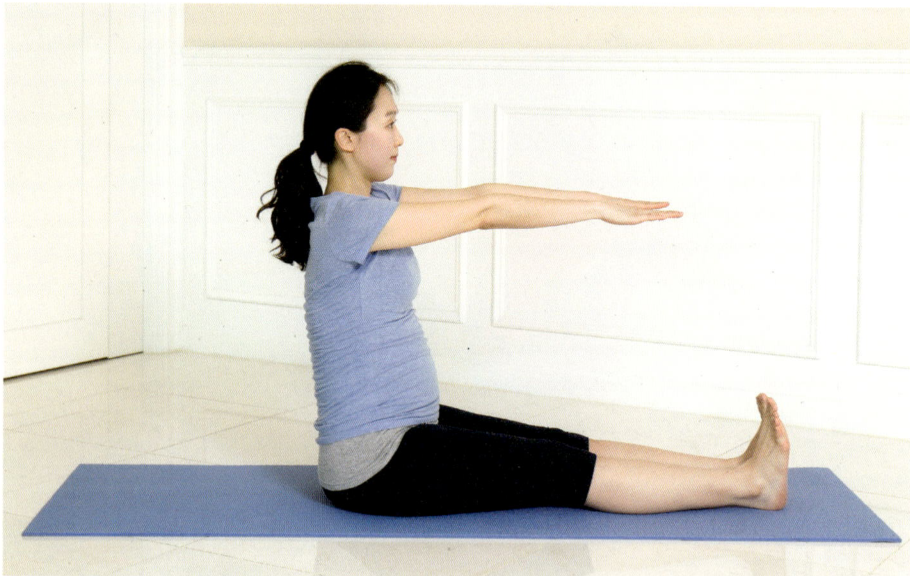

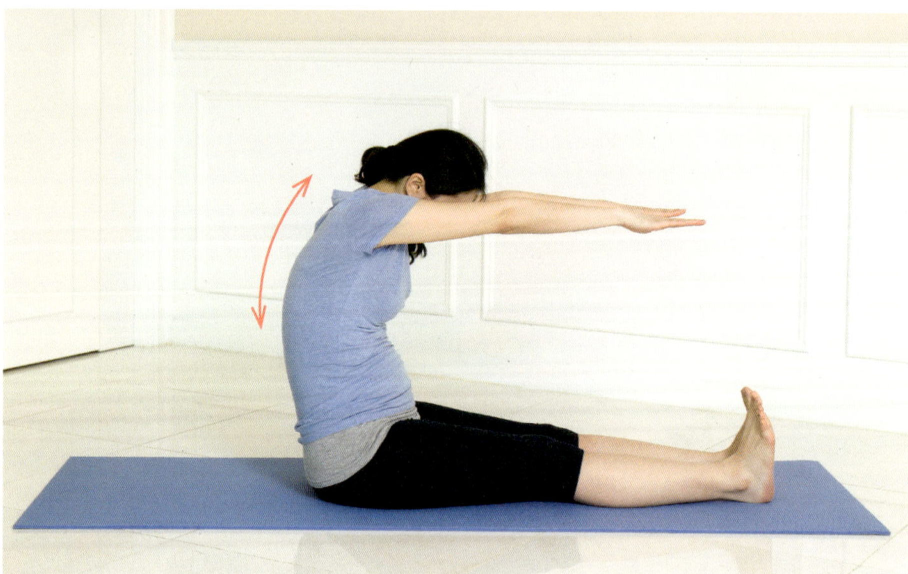

1 등을 곧게 세우고 무릎을 붙인 상태로 다리를 11자로 뻗는다. 배가 나오면 이렇게 앉아 있기도 쉽지 않다.

2 숨을 내쉬면서 새우처럼 등을 동그랗게 굽힌다. 이때 팔은 앞으로 나가지 않는다. 숨을 들이쉬면서 천천히 1번 자세로 돌아간다. 5회 실시.

# 양팔 뒤로 돌리기

점점 숨이 차기 쉬울 때 호흡을 개선하는 효과가 있다. 혈액 순환에도 도움이 된다.

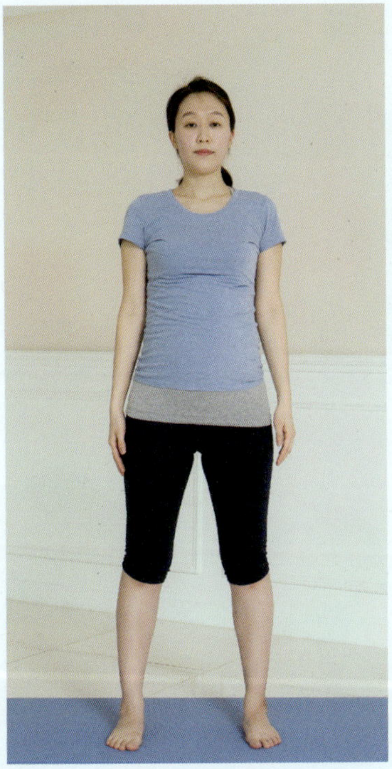

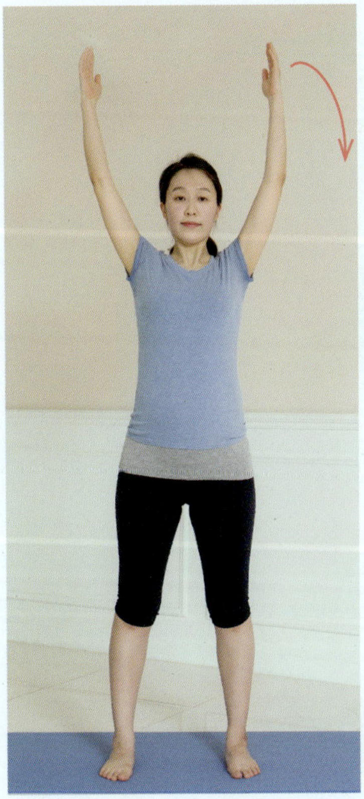

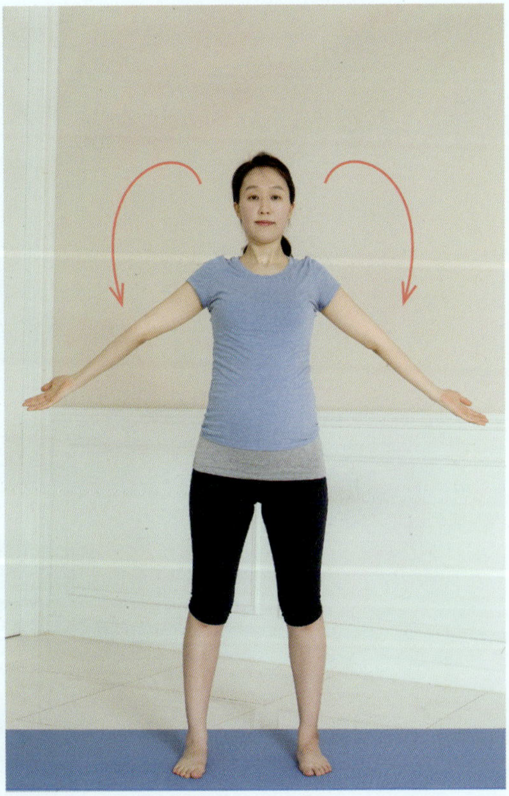

**1** 다리를 어깨너비로 벌리고 선다.

**2** 양팔을 위로 곧게 뻗은 후 천천히 배영을 하듯 팔을 돌려 내려 준다. 좌우 번갈아 한다.

## 다리 옆으로 들어 올리기

고관절을 강화해 통증을 완화한다. 골반의 균형을 맞추는 데 도움이 된다.

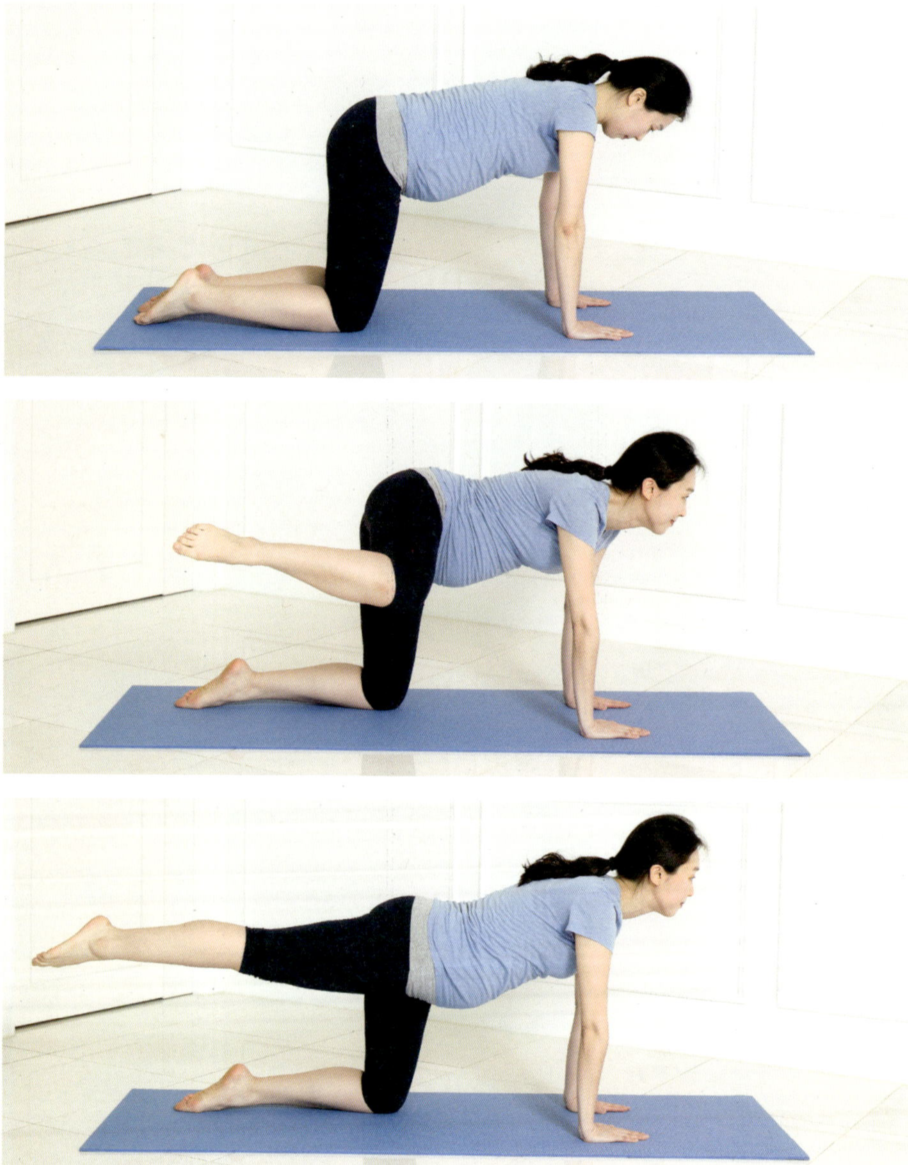

1 양팔은 어깨너비로 벌리고 양 무릎은 골반 너비로 벌려 엎드린다.

2 한쪽 다리를 90도 각도로 옆으로 천천히 들어 올렸다가 뒤로 뻗어 준다. 동작을 천천히 이어서 한다. 좌우 5번씩 2회 반복.

# 상체 뒤로 돌리기

만삭으로 갈수록 자궁이 위로 커지고 앞으로 굽어 가는 어깨와 내려앉는 가슴의 위치 변화로 호흡이 짧아져서 숨이 차기 쉽다. 어깨를 뒤로 돌리는 간단한 동작만으로 호흡이 개선돼 아기와 엄마의 혈액 순환이 더욱 원활해진다.

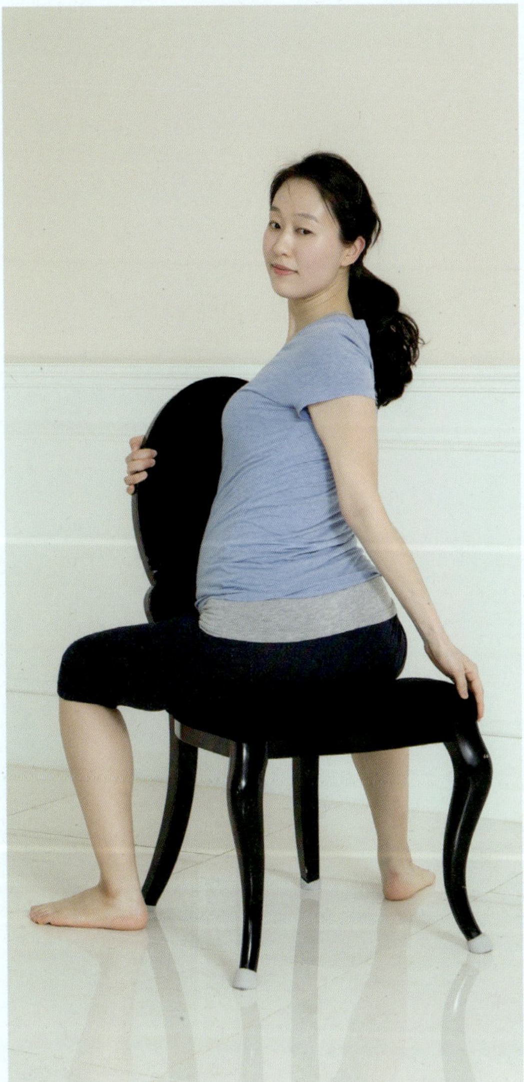

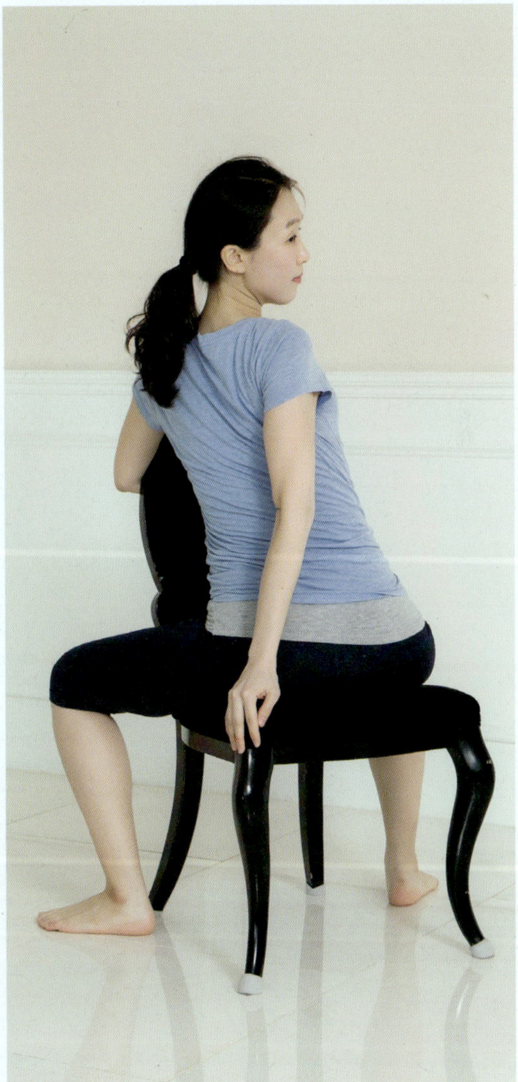

1 의자에 뒤로 돌아앉는다.
2 한쪽 손으로 등받이를 잡은 다음 상체와 다른 쪽 팔을 대각선 방향으로 돌려 의자 반대편 바닥을 짚는다. 좌우 번갈아 한다.

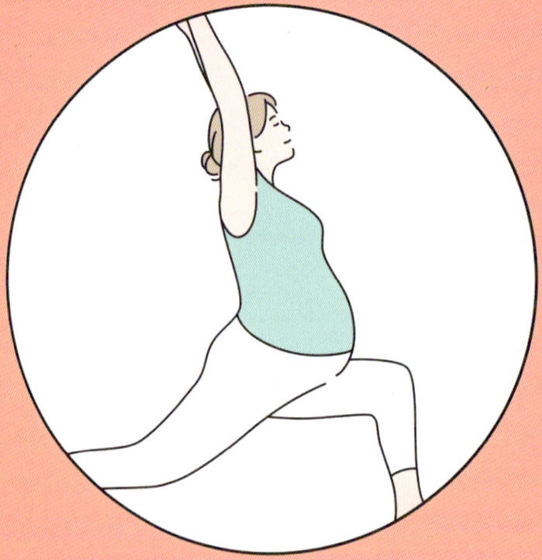

# 임신 말기의 운동

임신 중기에는 앞으로 통증이 없도록 예방적인 운동을 했다면 임신 말기에는 통증을 개선하기 위한 운동을 한다. 임신 중기 때부터 해 왔던 운동을 계속 반복하면서 통증 관리 운동을 해 준다.

대개 임신 6개월 이후에는 배가 갑자기 확 커지면서 통증을 호소하게 된다. 배가 커진다는 얘기는 갈비뼈가 들리고 골반이 변형됐다는 것이다. 고관절과 무릎, 발목은 회전되기 시작한다. 혈액 순환이 안 되고 다리가 붓는다.

배와 허리의 근육이 약하면 허리 통증은 더 심할 수 있다. 출산을 준비하는 과정에서 모든 관절 부위가 유연해지고 특히 골반과 허리뼈, 꼬리뼈를 연결하는 인대가 느슨해지면서 근육의 수축력이 떨어져 통증을 느낀다. 골반이 앞쪽으로 기울어지면서 고관절의 회전 변위가 다리 모양을 변하게 하고 걷는 모습까지 달라지게 한다. 무릎 안쪽으로 통증이 생기기도 하며 발목이 자주 접질리기도 한다.

임신 중에는 요통과 관절통을, 출산 직후에는 요통, 복통과 더불어 회음부통 및 미골통을, 출산 후에는 요통, 골반통, 손목과 무릎, 발목 등의 관절통을 호소하는 경우가 많다. 임신으로 불균형해진 골반과 잘못된 자세 및 동작 습관에서 그 원인을 찾을 수 있다. 호르몬의 영향으로 서서히 벌어지던 골반은 출산일이 다가오면 최대 확장된다. 출산 후 자궁이 다시 수축하고 골반도 복구되는 것이 정상이지만 난산이나 산후 허약 같은 이유로 회복에 문제가 생길 수도 있다. 골반의 인대 탄력 감소로 골반의 변형이 생기거나 치골이 벌어지는 등의 증상이 생기기도 한다. 이런 경우 한 달 이상 걷지 못할 정도의 통증으로 고생할 수도 있다. 이러한 골반 변형은 골반통과 비뇨기계 문제를 동반하기도 한다. 아울러 출산 후 일정한 수유 자세가 허리와 어깨에 무리를 줘 어깨 통증은 물론 요통 및 기타 관절 질환을 불러온다.

허리와 골반, 꼬리뼈 통증이 심해지고 다리가 붓고 누워도 잠을 제대로 잘 수가 없는 임신 후반기가 되면 꼼작도 하기 싫어진다. 그러나 다리 부종을 예방하기 위해 스트레칭을 하도록 한다. 매일 15분 정도 간단한 스트레칭을 하고 나면 그날그날 좀 더 가뿐하게 지낼 수 있다. 엄마가 운동으로 몸과 마음이 편안해지면 아기도 기분 좋은 상태를 느끼게 된다. 임신 중 엄마의 기분이나 감정 상태는 아기에게 정서적으로 많은 영향을 준다. 엄마의 감정 변화에 따라 엄마 체내에 호르몬의 변화가 생기게 되며 혈중 호르몬은 태반과 연결되어 아기에게 전달된다.

## 골반 들어 올리기

자연분만을 원활히 하려면 고관절의 가동 범위가 좋아야 한다. 골반기저근의 유연성과 탄력성을 키우기 위한 운동이다. 복근을 쓰지 않아 태아에게 영향이 없다.

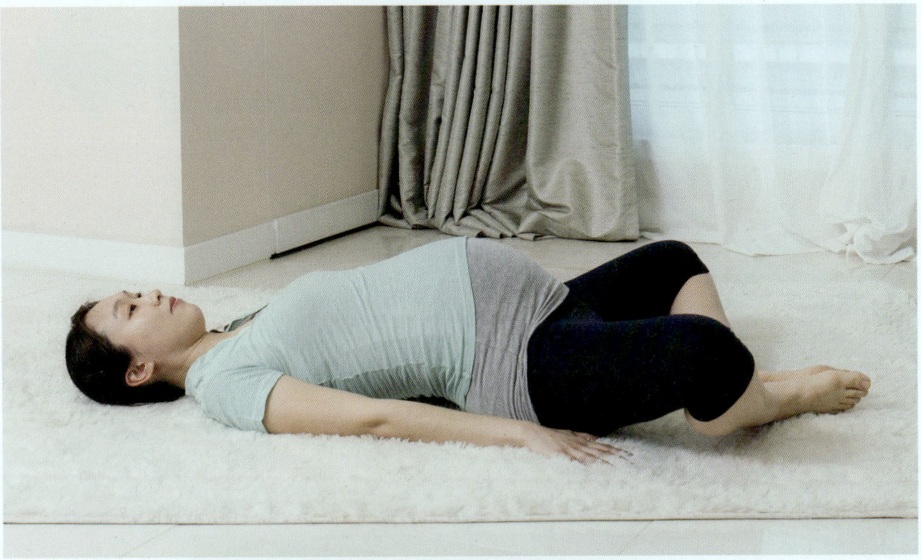

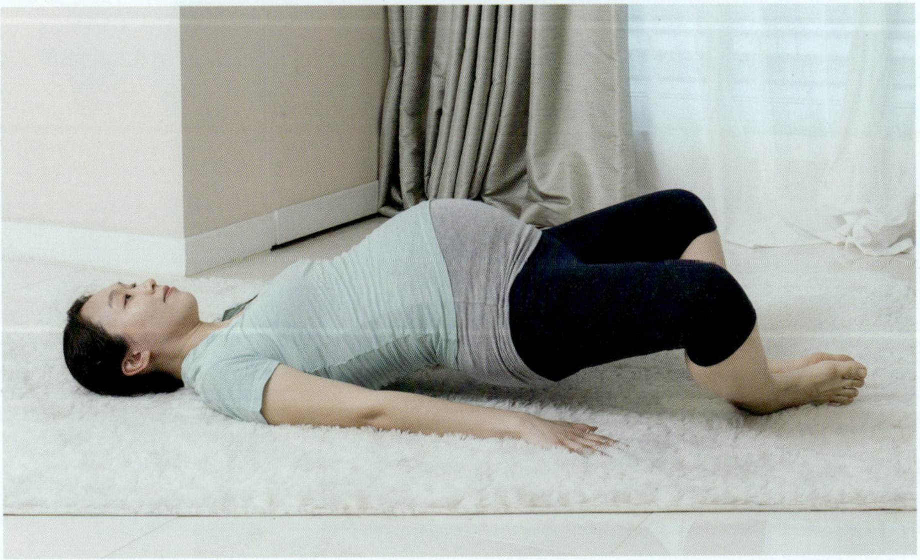

1 똑바로 누운 상태에서 양 무릎을 벌리고 발바닥을 서로 맞닿아 놓는다.
2 골반 아래쪽 근육을 수축시키며 엉덩이를 살짝 들어 올린다.

# 꼬리뼈 마사지

꼬리뼈 통증이 잦아지는데 따로 병원에 가서 물리 치료를 받기는 힘든 임신 말기. 집에서 간단히 해결할 수 있는 방법이다. 꼬리뼈와 골반을 연결하는 인대가 체중으로 자연스럽게 마사지 돼 시원한 느낌을 준다. 꾸준히 하면 좋다.

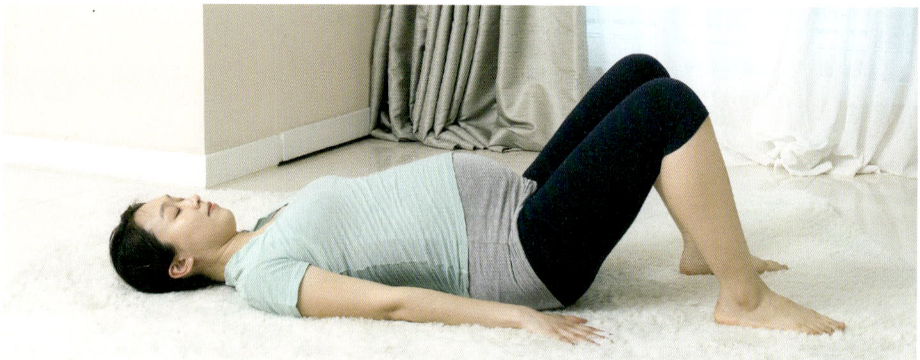

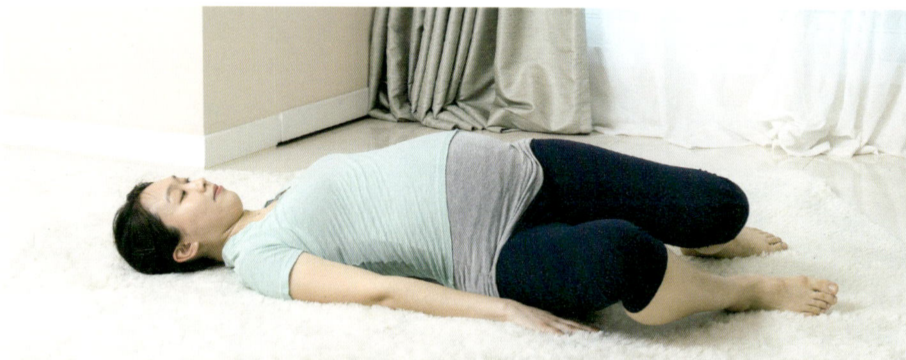

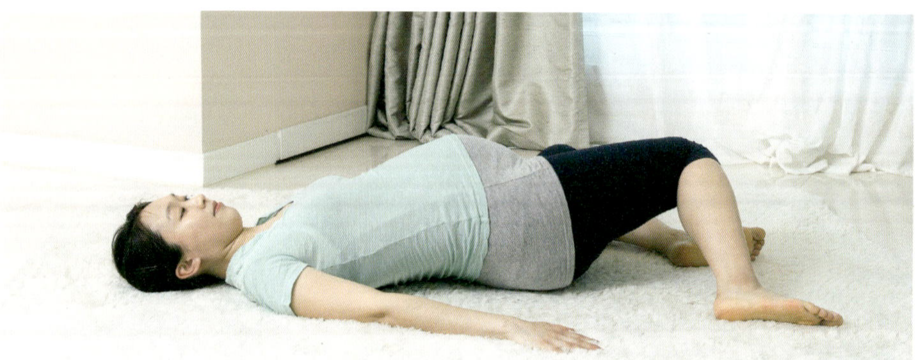

1 똑바로 누운 상태에서 무릎을 세우고 다리는 골반 너비로 벌린다.

2 양 무릎을 좌우로 흔들어 엉치뼈가 바닥에 의해 마사지 되게 한다. 2~3회 반복.

## 허리와 엉덩이 근육 늘이기

태아가 커지면서 허리가 앞쪽으로 밀려 생긴 통증을 개선한다. 다리 아래쪽의 혈액 순환을 돕기도 한다. 허리와 엉덩이, 다리, 어깨 결림 등 전신의 통증 개선에 도움이 되는 동작이다.

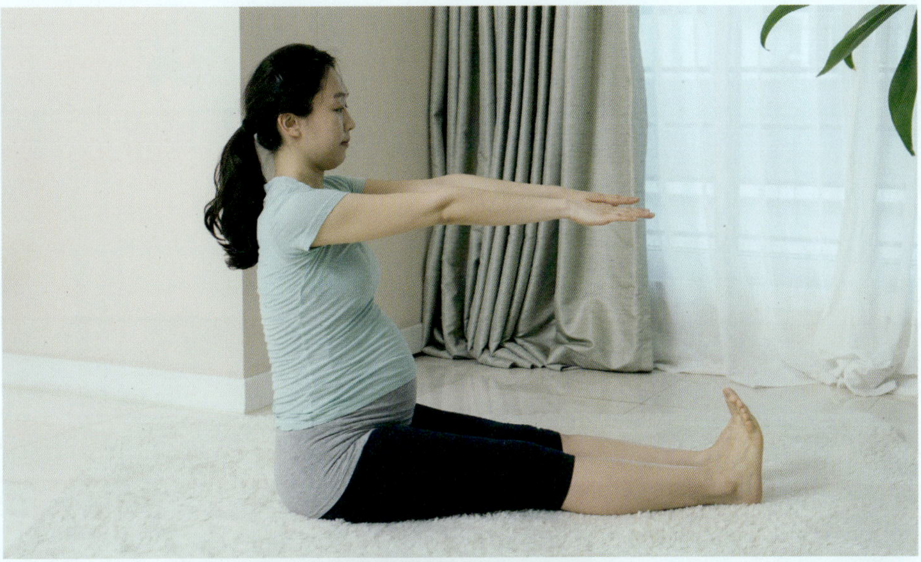

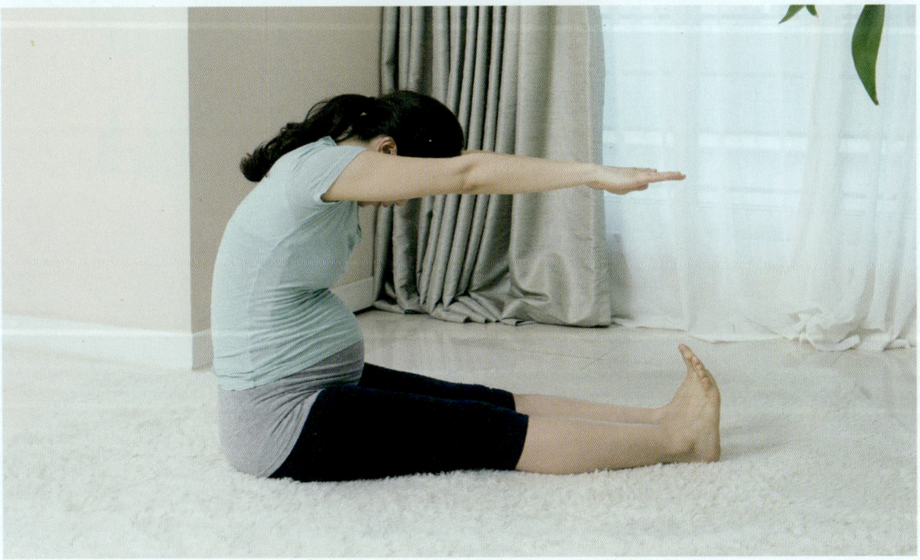

1 바닥에 앉아 팔은 앞으로 나란히 하고 다리를 붙여 발끝을 몸통 쪽으로 당긴다. 무릎이 뜨지 않도록 주의한다.

2 숨을 마셨다 내쉬면서 새우등처럼 등을 굽힌다. 다시 천천히 숨을 들이쉬면서 제자리로 돌아온다.

## 종아리 근육 늘이기

하지 혈액 순환을 개선해서 하체 부종에 효과적이다. 발목을 유연하게 하면 바른 보행을 하게 되고 무릎 통증을 예방할 수 있다.

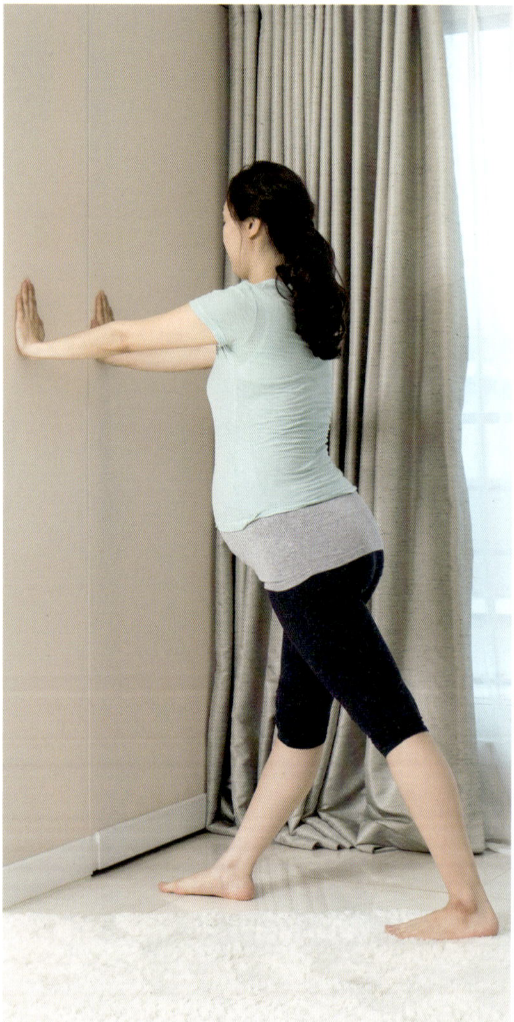

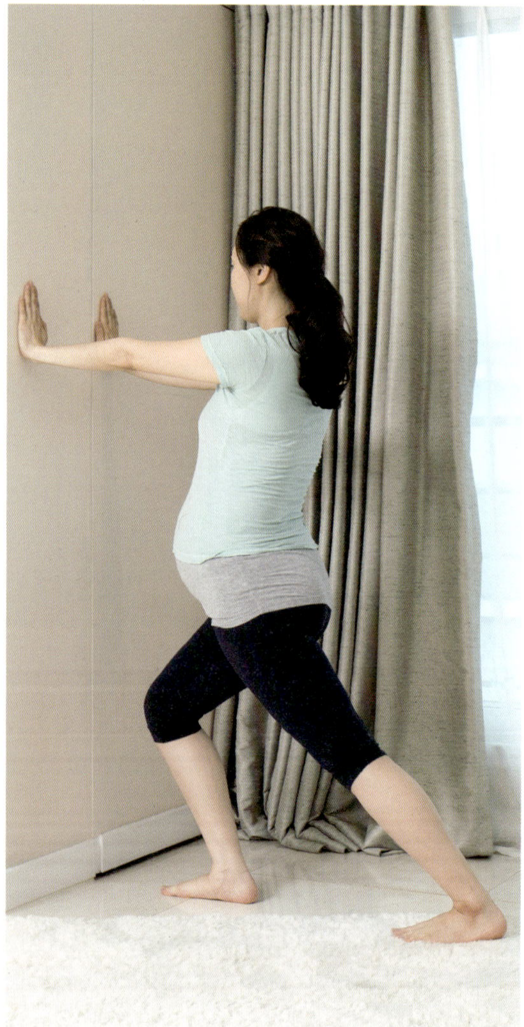

1 벽에서 크게 한 발 떨어져 벽을 보고 선다. 한쪽 발을 벽 쪽으로 한 걸음 내디딘 채로 벽에 양손을 짚는다.

2 벽과 가까운 무릎을 천천히 굽히며 벽을 밀어 준다. 뒤에 있는 다리는 무릎을 쭉 펴고 발뒤꿈치가 바닥에서 떨어지지 않도록 한다. 좌우 10초씩 반복.

## 한 팔씩 뒤로 돌리기

어깨 관절의 가동 범위를 늘려 줘 상체 긴장감을 해소한다. 호흡을 개선하고 혈액 순환을 돕는다.

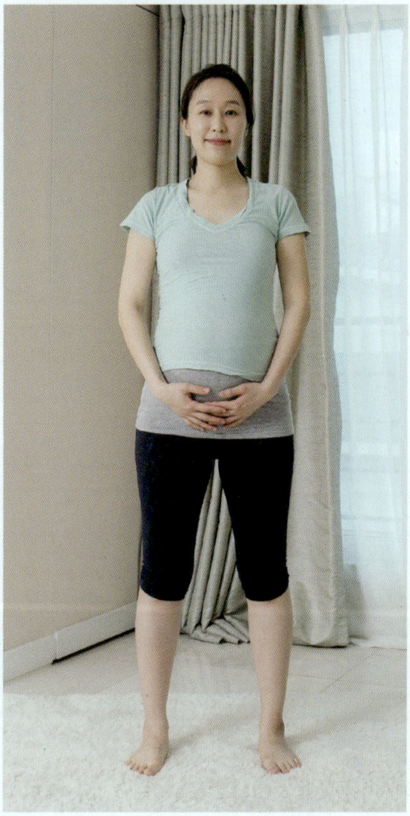

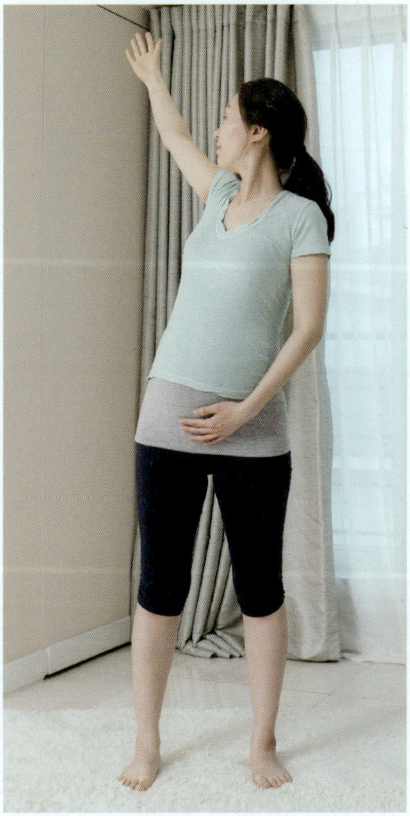

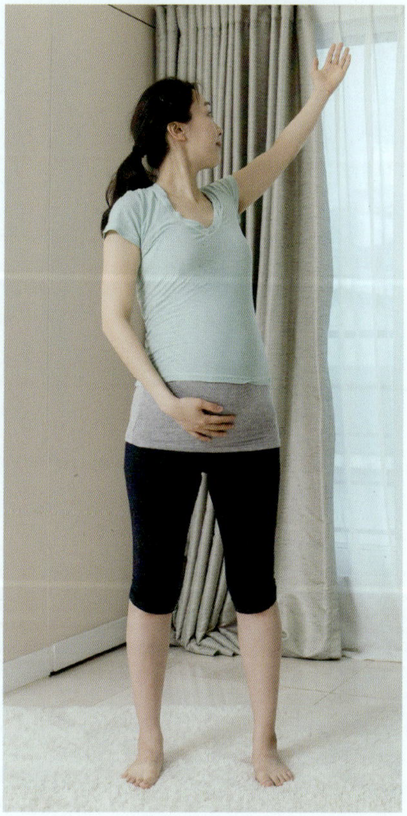

1 다리를 어깨너비로 벌리고 서서 양팔을 번갈아 가며 배영을 하듯 뒤로 크게 돌린다.
2 시선은 팔을 따라 움직인다. 좌우 10회 반복.

## 양팔 W자로 내리기

날개뼈(견갑골)는 구부정한 자세 때문에 뭉치기 쉬워서 통증이 잘 생기는 부위다. 목과 어깨, 등으로 이어지는 통증을 완화할 수 있는 운동이다.

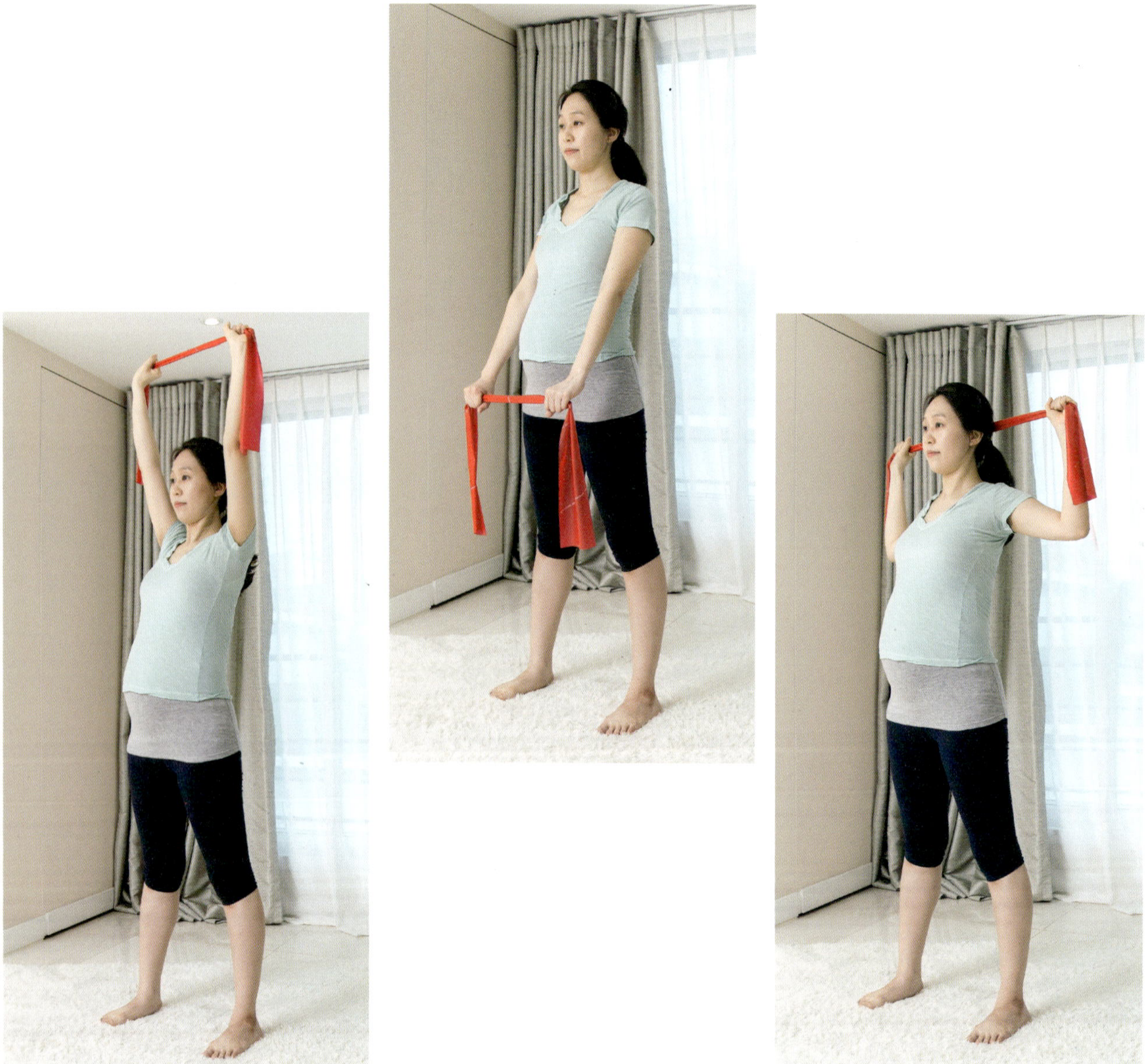

1 다리를 어깨너비로 벌리고 선다. 역시 어깨너비만큼 간격을 두고 양손으로 고무밴드를 잡는다. 그대로 팔을 머리 위로 곧게 올려 든다.

2 숨을 내쉬면서 팔꿈치를 굽혀 밴드를 머리 뒤쪽으로 끌어 내린다. 양팔을 W자로 만들면서 날개뼈 가운데를 조여 주는 느낌을 받는다. 한쪽으로 몸이 기울지 않게 거울을 보면서 하면 도움이 된다. 올렸다 내렸다 10회 반복.

## 누워서 엉덩이 들어 올리기

임신 기간 내내 할 수 있는 운동이다. 허리와 골반을 강화하는 기본 동작이다. 임신 말기 요통을 줄이고 순산에 필요한 근력을 유지하는 데 효과가 있다.

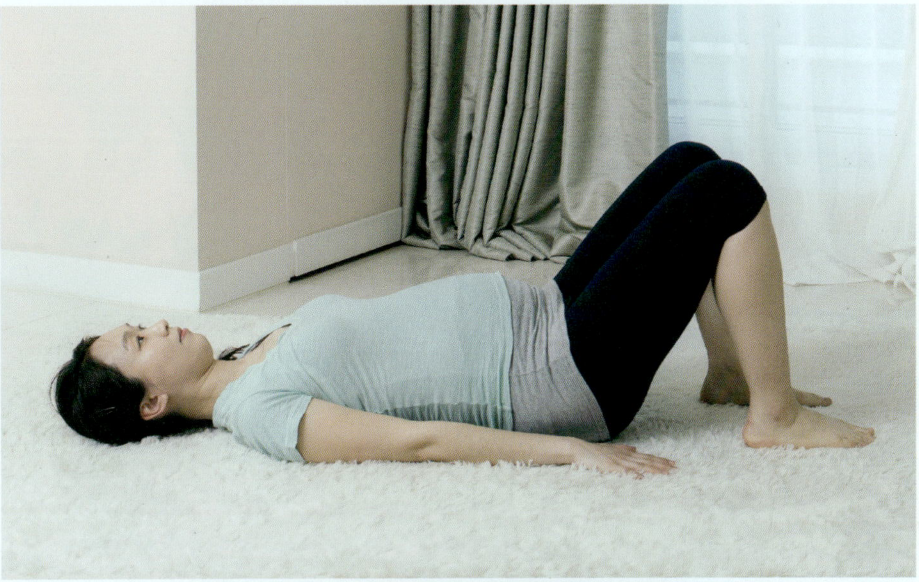

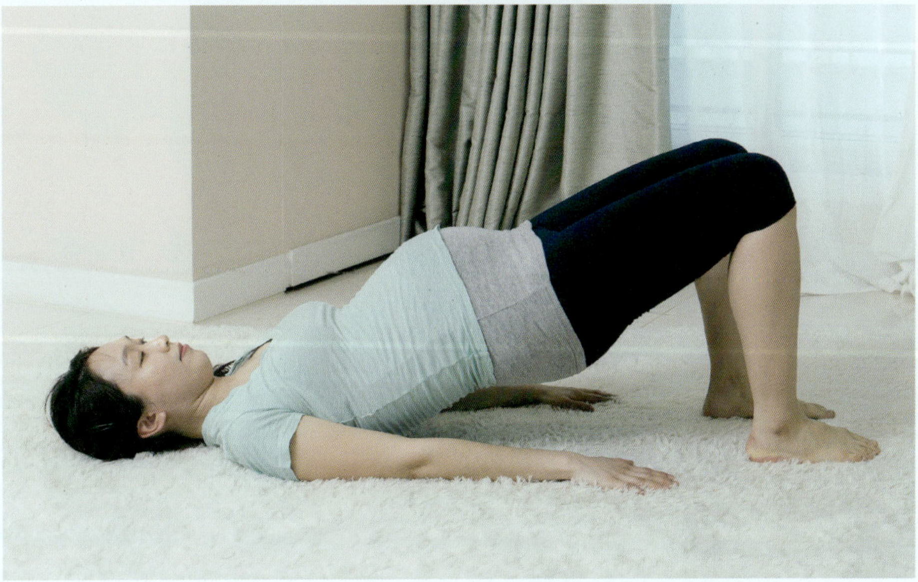

1 똑바로 누운 상태에서 발과 무릎은 골반 너비로 벌리고 손바닥은 매트를 향하게 한 채로 무릎을 세운다.

2 바닥을 누른다는 느낌으로 양손과 발바닥에 힘을 줘 엉덩이를 들어 올린다. 등까지 일직선을 유지하도록 10초간 유지한다. 천천히 등부터 내린다. 10회 반복.

## 상체 숙여 늘이기

긴장된 상체 근육을 풀어 주는 동작으로 목에서 어깨로 이어지는 근육과 가슴 근육을 함께 이완시킨다. 상체 통증을 완화하는 데 효과적인 동작이다.

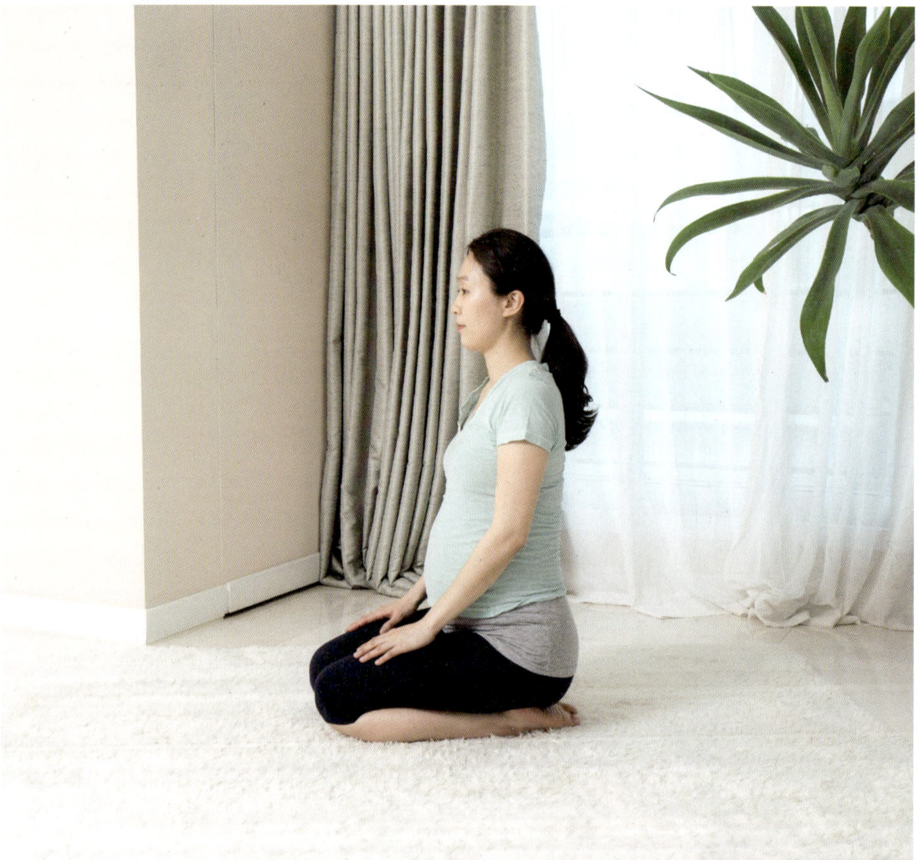

1 몸에 긴장을 풀고 무릎 꿇는 자세로 앉는다.

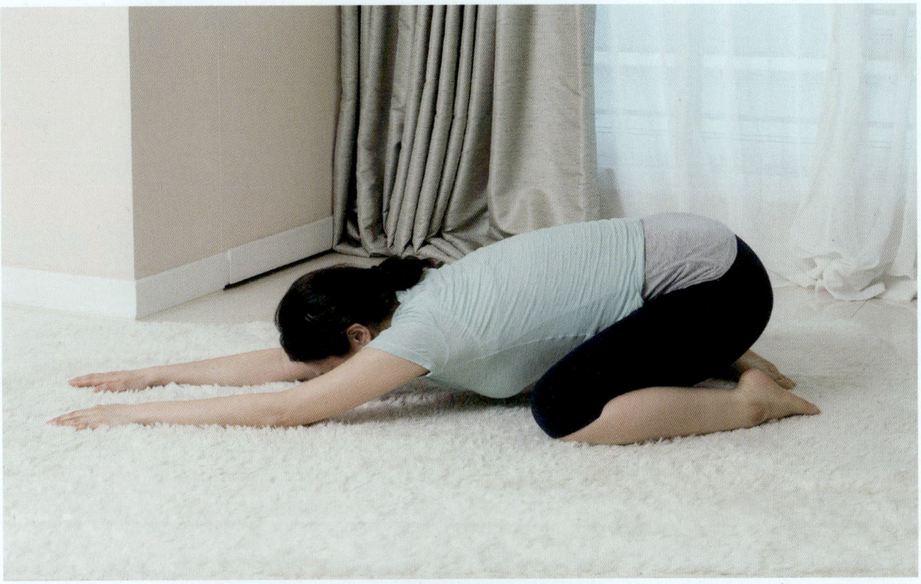

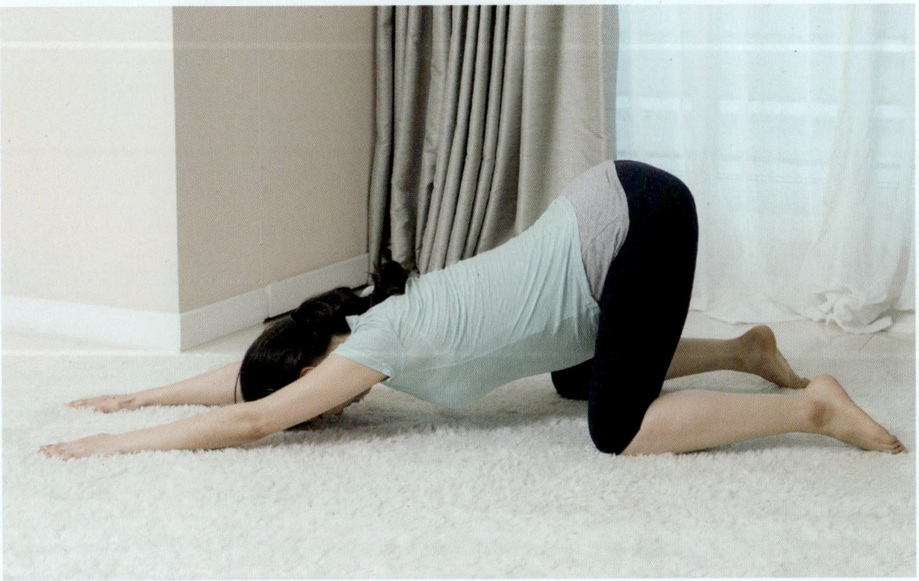

**2** 천천히 몸을 숙인다. 손은 앞으로 나란히, 얼굴은 바닥을 본다.

**3** 두 팔을 뻗은 채 엉덩이를 뒤로 밀면서 가슴이 바닥에 닿는 느낌으로 등을 눌러 준다. 10초 유지하고 다시 상체를 일으킨다. 5회 반복.

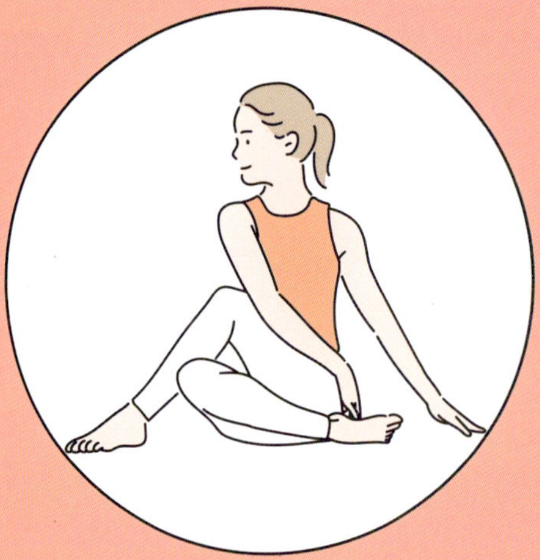

# 출산 후의 운동

"출산했는데 언제부터 운동해요?"라는 질문을 많이 받는다. 그러면 이렇게 대답한다.

"바로 합니다."

아기 낳고 어떻게 운동을 바로 하나 싶지만 얼마든지 할 수 있다. 겁내지 말고 조금씩 움직이기 시작하면 하루가 다르게 빨리 회복되는 것을 느낄 수 있다. 수술을 했다면 엉덩이 근육 운동, 누워서 브리지 자세를 시작하고 몸을 회전하는 운동을 해 줘야 한다. 움직여야 회복이 빠르다. 자연분만 환자는 대개 수술한 임신부보다 더더욱 빨리 움직일 수 있다. 초유 먹이러 갈 때도 직접 걸어서 갈 수 있다. 힘들더라도 움직이면 그다음 움직임이 더 쉬워진다. 움직이는 것이 몸을 빨리 회복하는 길이다.

물리적 치료는 4~6주 정도 후에 시작한다. 그 외에 운동은 바로 시작한다고 생각하면 된다. 많은 힘을 써야만 운동이 아니다. 몸을 움직이는 것부터 운동에 포함한다. 수술 후에는 아파서 하루 이틀 누워만 있는 경우가 태반인데, 일단 걸어서 스스로 화장실에 가는 것부터가 시작이다. 몸을 일으키려면 복근을 써야 해서 어려우니 처음에는 다른 사람의 도움을 받도록 한다. 힘들지만 몸을 옆으로 돌리는 연습을 하고, 옆으로 누워서 다리를 내리고, 그다음 천천히 걸으면 된다.

## 누워서 호흡하기

아기 낳고 바로 몸을 움직이기 어려울 때도 할 수 있는 간단한 호흡 운동이다. 혈액 순환 및 림프 순환이 원활하도록 돕는다.

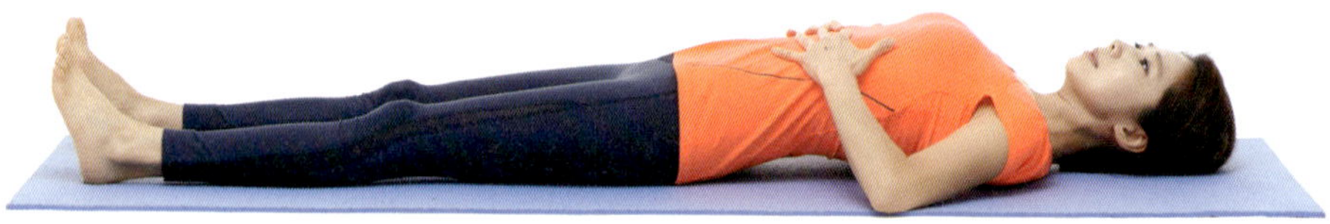

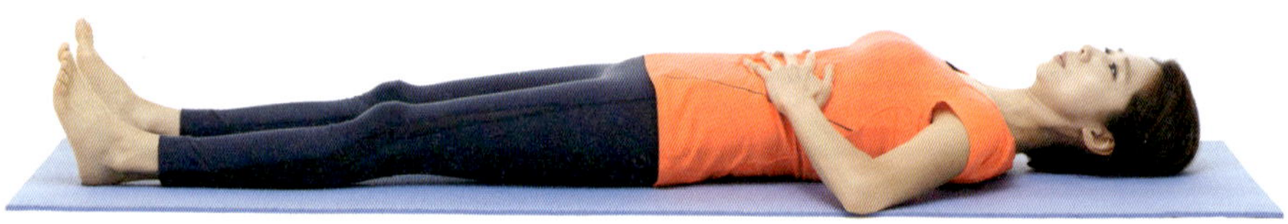

1 바로 누운 상태에서 양손을 갈비뼈 위에 얹는다. 양손이 움직일 정도로 숨을 크게 들이마시며 가슴을 부풀린다.

2 몸통을 조이는 느낌으로 천천히 숨을 내쉬며 처음으로 되돌아간다. 배의 움직임에 집중하면서 천천히 진행한다. 오전 오후 10회씩 실시.

# 발목 앞뒤로 당기기

산후 1일부터 한다. 하체의 혈액 순환과 림프 순환이 촉진돼 부종을 완화하고 내회전됐던 무릎과 발목을 되돌릴 수 있다.

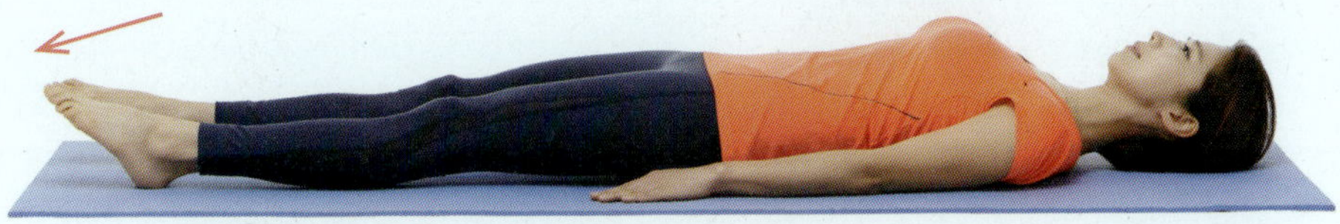

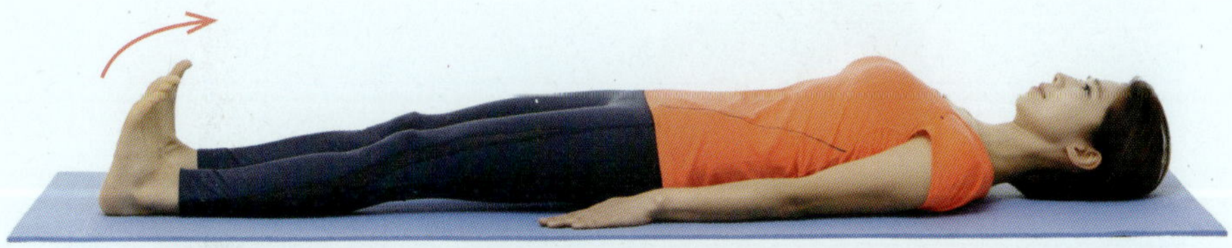

**1** 바로 누운 상태에서 발가락을 몸 쪽으로 당겨 10초간 유지한다.

**2** 바깥쪽으로 발등을 쭉 펴서 10초간 유지한다. 당겼다 폈다 10회 반복한다. 하루 2회 실시.

## 누워서 엉덩이 들어 올리기

자연분만이든 제왕절개수술이든 아기를 낳은 후 바로 그다음 날부터 꾸준히 한다. 엉덩이 근육은 가장 많이 사용되는 근육으로 산후 먼저 회복시켜야 전체적인 움직임이 좋아진다. 오로 배출도 잘되도록 해 주니 무리하지 않는 선에서 자주 하도록 한다.

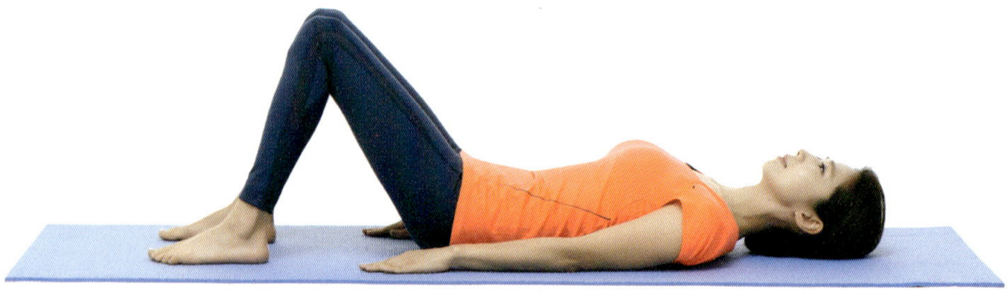

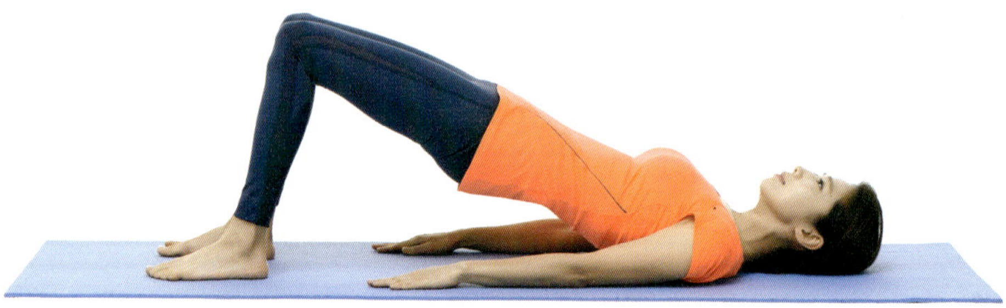

1 똑바로 누운 상태에서 발과 무릎은 골반 너비로 벌리고 손바닥은 매트를 향하게 한 채로 무릎을 세운다.
2 바닥을 누른다는 느낌으로 양손과 발바닥에 힘을 줘 엉덩이를 들어 올린다. 등까지 일직선을 유지하도록 10초간 유지한다. 천천히 등부터 내린다. 10회 반복.

# 앉아서 호흡하기

산후 1일부터 한다. 제왕절개수술을 했다면 서서 호흡할 때 복근이 사용돼 수술 부위가 아플 수 있으니 앉아서 호흡하기를 추천한다.

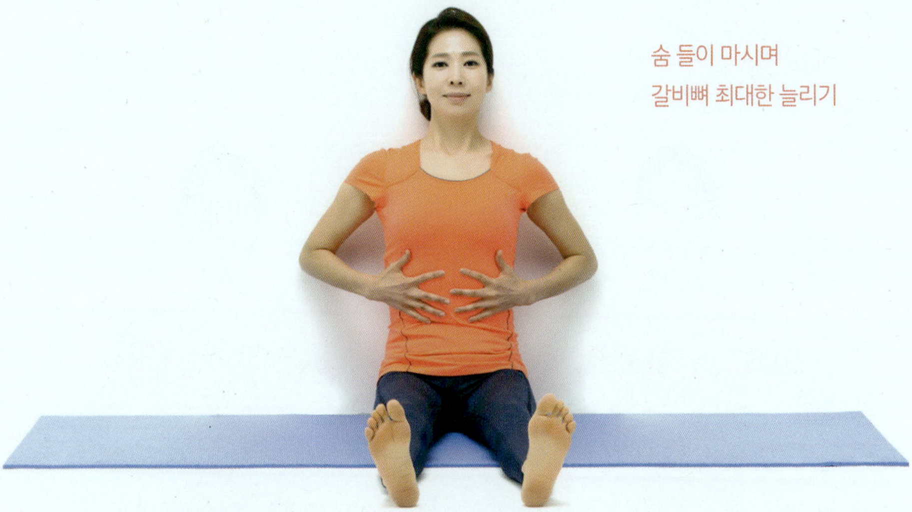
숨 들이 마시며
갈비뼈 최대한 늘리기

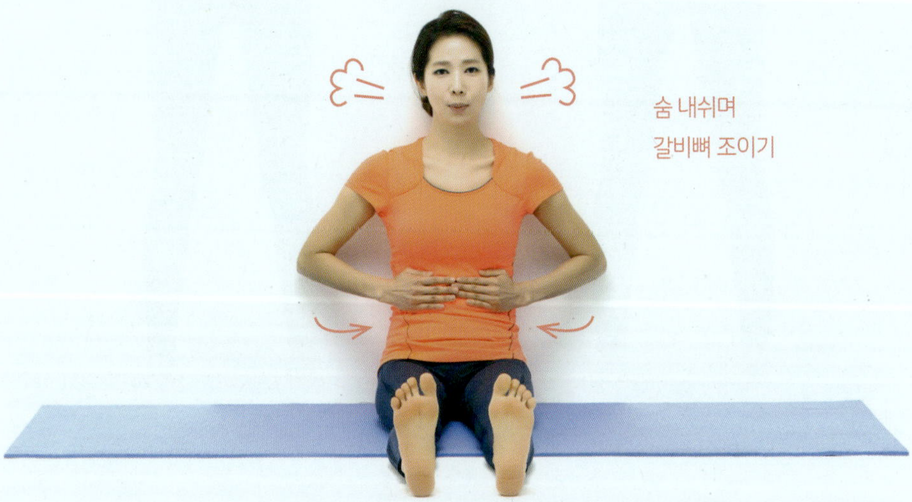
숨 내쉬며
갈비뼈 조이기

1 허리를 세우고 편안하게 벽에 기대어 앉는다. 양손을 갈비뼈 위에 맞닿게 얹어 놓는다. 양손이 벌어질 정도로 숨을 크게 들이마시며 가슴을 부풀린다.

2 몸통을 조이는 느낌으로 천천히 숨을 내쉬며 처음 동작으로 되돌아온다. 오전 오후 10회씩 실시.

## 서서 호흡하기

산후 1일부터 한다. 출산 후 가장 필수적이며 기본인 운동이 숨쉬기다. 혈액 순환과 림프 순환을 자극해 부종 해소에 효과적이다.

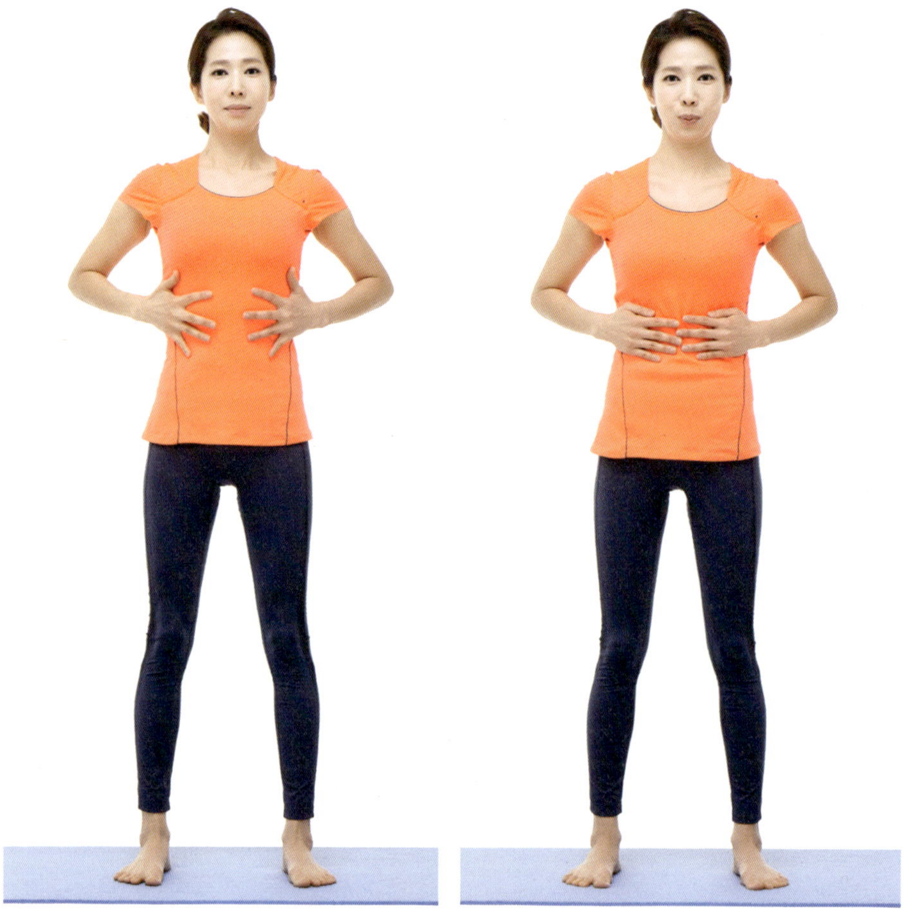

1 다리를 어깨너비로 벌리고 서서 양손은 갈비뼈 위에 맞닿게 얹어 놓는다. 양손이 벌어질 정도로 숨을 크게 들이마시며 가슴을 부풀린다.

2 몸통을 조이는 느낌으로 천천히 숨을 내쉬며 처음 동작으로 되돌아온다. 오전 오후 10회씩 실시.

## 목과 어깨 늘이기

산후 1일부터 한다. 임신으로 배가 나오면 목과 어깨의 변형이 일어나는데 이것을 풀어 주는 동작이다.

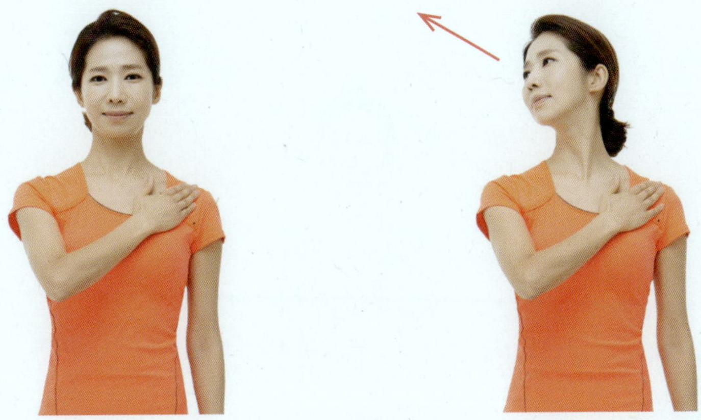

1 한쪽 손을 다른 쪽 가슴과 쇄골 사이에 대고 바로 선다.

2 고개는 반대편으로 돌린다. 어깨너머를 바라보며 목을 사선으로 늘인 채 5초간 유지한다. 반대쪽 어깨가 따라 올라가지 않게 한다. 좌우 번갈아 한다.

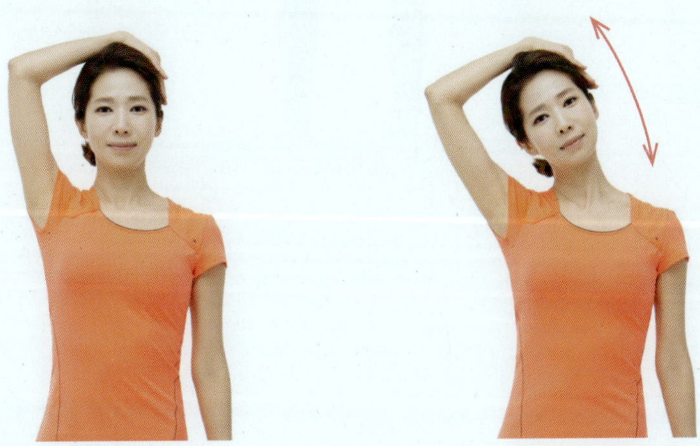

3 한쪽 손을 다른 쪽 귀에 감싸듯이 올려 준다.

4 천천히 옆으로 당기면서 귀 아래쪽 근육과 어깨까지 연결된 근육이 충분히 땅기는 느낌이 들도록 늘인다. 어깨가 따라 올라가지 않도록 반대쪽 손은 쭉 내려 준다. 좌우 번갈아 한다.

## 한 팔씩 뒤로 돌리기

산후 1일부터 한다. 어깨 관절의 가동 범위를 늘릴 수 있는 운동이다. 목과 어깨 근육은 임신 기간 내내 긴장 상태가 지속된 데다가 출산 후에는 육아로 통증이 심해질 수 있다. 팔 돌리기 동작은 즉각적인 개선 효과가 있으니 틈날 때마다 해 주는 것이 좋다.

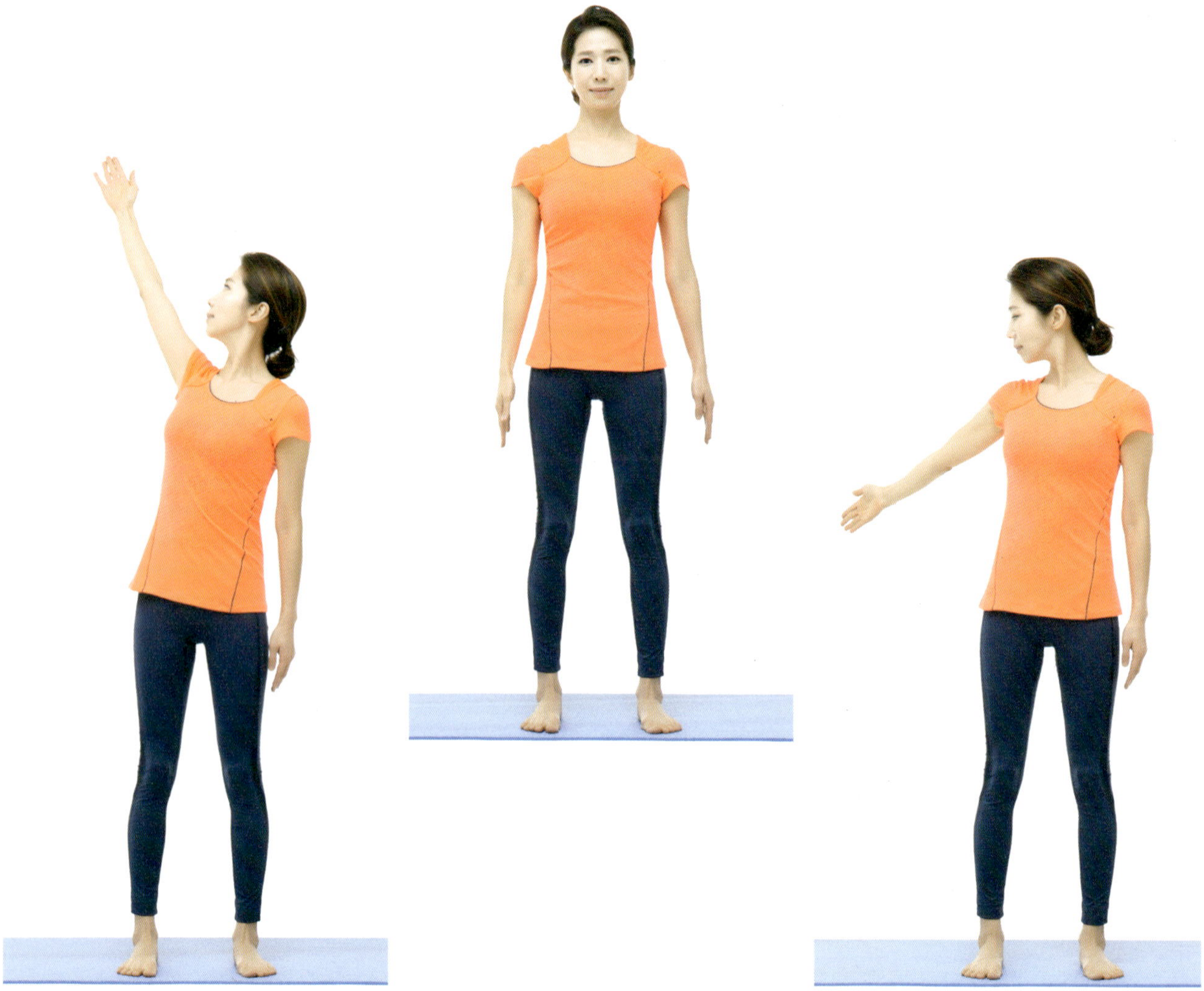

1 다리를 어깨너비로 벌리고 선다.
2 배영을 하듯 한 팔을 뒤로 크게 돌린다. 머리와 시선은 자연스럽게 팔을 따라간다. 좌우 번갈아 10회씩.

## 좌우로 돌아눕기

산후 1일~7일 사이에 시작한다. 통증 때문에 돌아눕기 힘들더라도 2~3일 이후부터는 진행하는 것이 좋다. 전신 근육을 쓰는 동작이다.

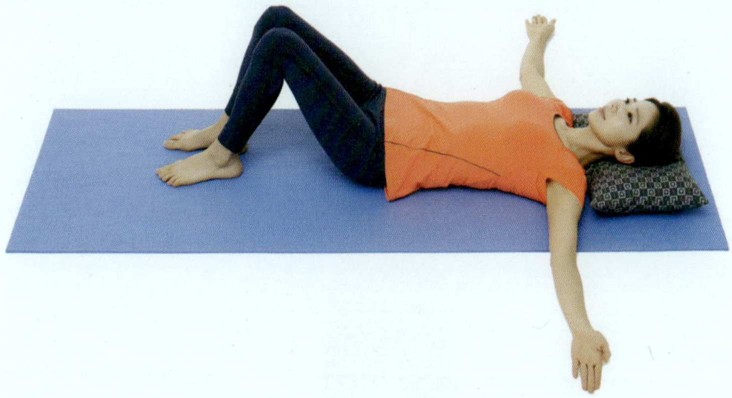

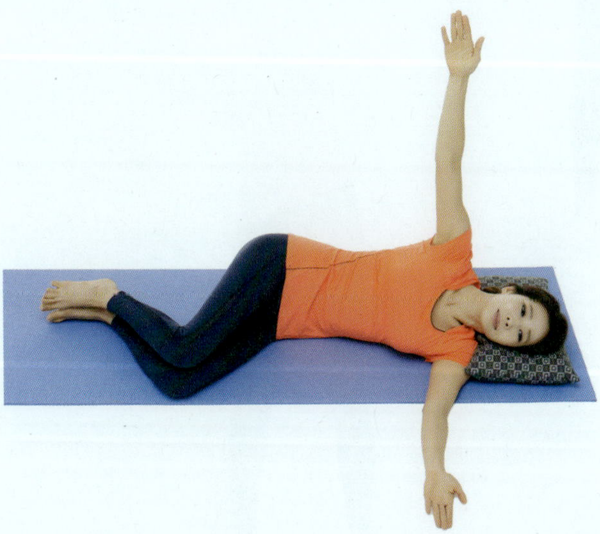

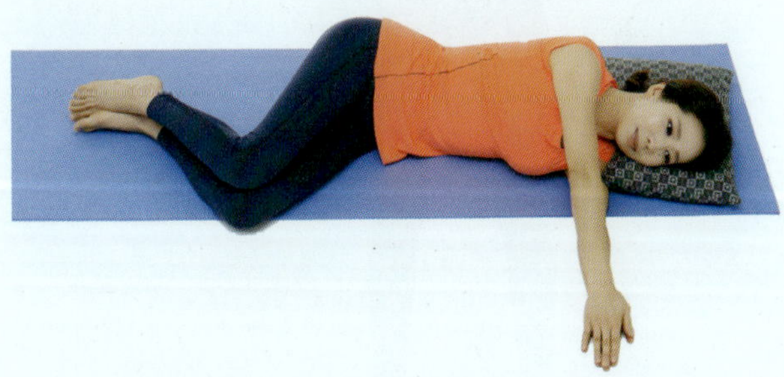

1 베개를 베고 무릎을 세운 채로 바르게 눕는다. 양팔은 어깨와 일직선이 되도록 펼친다.

2 세운 무릎을 한쪽 방향으로 눕히고 몸통을 돌려 반대쪽 팔에 다른 팔을 포갠다. 좌우 번갈아 5회 실시.

# 옆구리 늘이기

산후 1주부터 시작한다. 허리선을 예쁘게 만들어 주고 어깨 부위 근육도 풀어 준다.

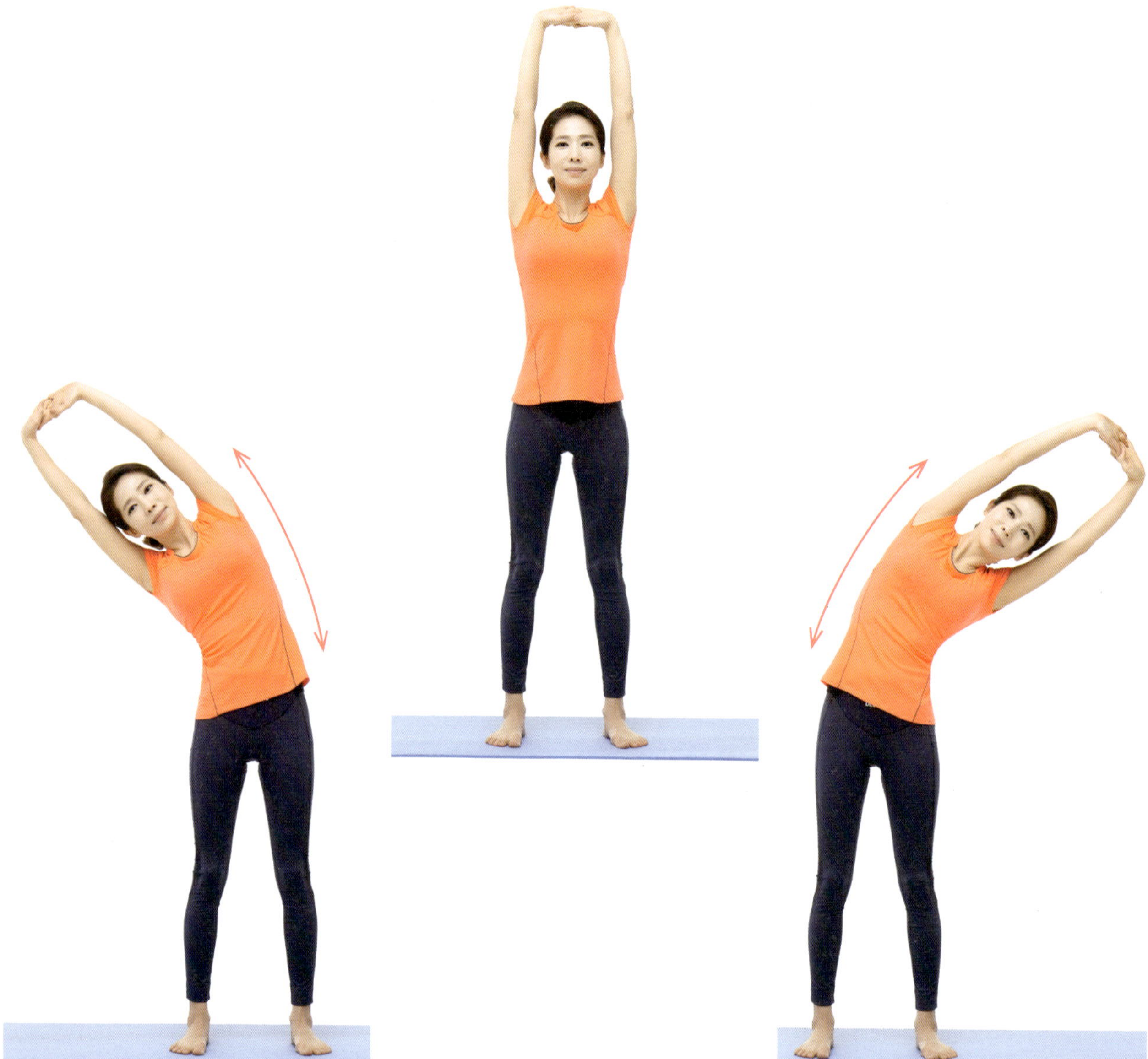

1 다리를 어깨너비로 벌리고 서서 양손을 깍지 껴 머리 위로 쭉 뻗는다.
2 호흡을 들이마셨다가 내쉬면서 C자형 커브가 되도록 몸을 옆으로 최대한 기울인다. 옆구리가 충분히 늘어나도록 5초씩 유지한다. 좌우 번갈아 5회 반복.

# 서서 종아리 근육 늘이기

산후 1주부터 한다. 종아리의 뭉친 근육을 길게 늘여 주며 부종이 개선된다. 날씬한 다리를 만들 수 있도록 종아리와 발목을 이완시켜 하체 순환을 돕는다.

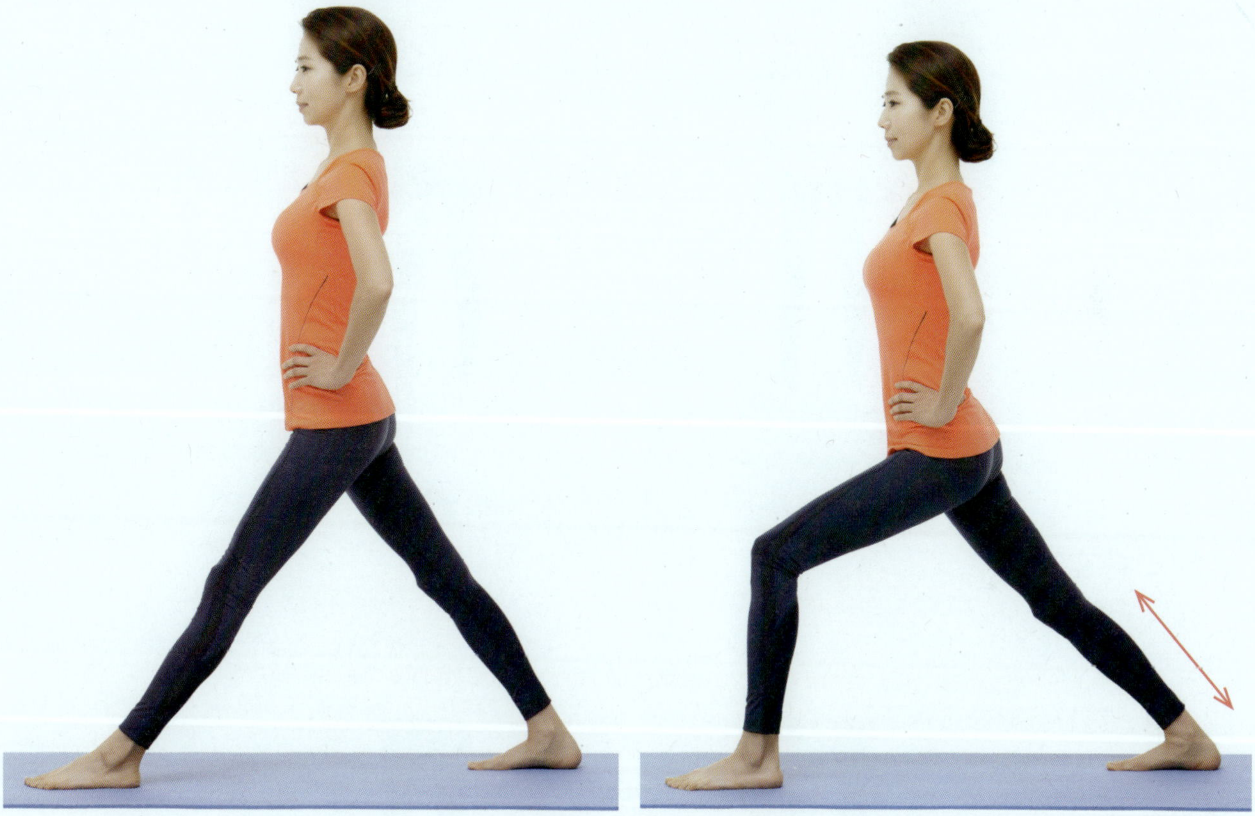

1 상체를 곧게 세우고 서서 양손을 허리에 짚는다. 한쪽 다리를 앞으로 크게 디딘다.

2 앞으로 디딘 다리를 90도 각도로 굽혀 반대쪽 다리의 종아리 근육을 늘인다. 10초 유지 후 제자리로 돌아온다. 좌우 번갈아 10회 반복.

## 벽에 기대서서 팔 내리기

산후 1주부터 한다. 어깨 관절을 풀어 주고 가슴 근육까지 이완시키는 운동이다. 벽에 기대면 단순히 서서 팔을 돌릴 때보다 어깨 관절 및 날개뼈 근육을 좀 더 효과적으로 쓸 수 있다. 상체의 혈액 순환을 돕고 목과 어깨 통증을 예방한다.

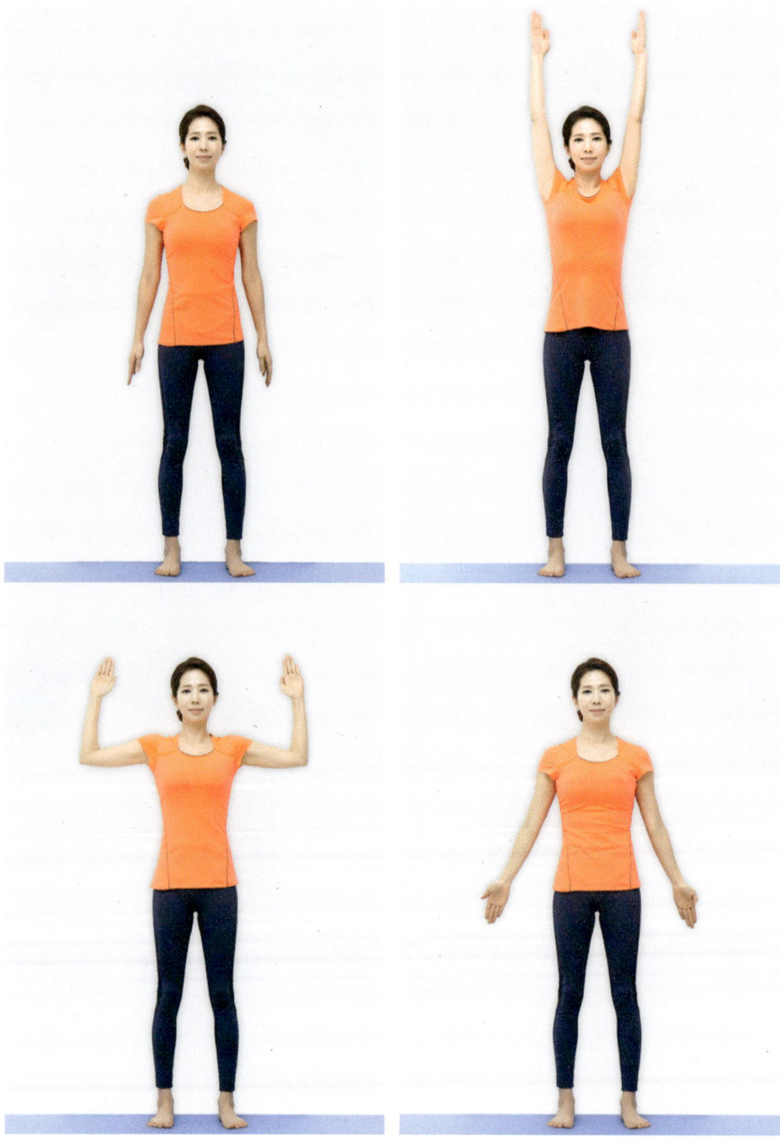

1 벽에 몸 전체를 붙이고 선다. 상체를 곧게 세우고 양발은 어깨너비로 벌린다.

2 양팔을 앞으로 나란히 한 후 머리 위로 최대한 뻗어 올린다.

3 손등을 벽에 붙인 상태로 천천히 벽을 쓸어내리며 처음 자세로 돌아온다. 어깨나 팔꿈치가 벽에서 떨어지지 않게 한다. 천천히 5회 반복.

## 골반 비틀기

산후 2주부터 한다. 허리에서 다리까지 이어지는 근육 전체를 스트레칭하는 동작이다. 요통을 완화하는 효과도 있다.

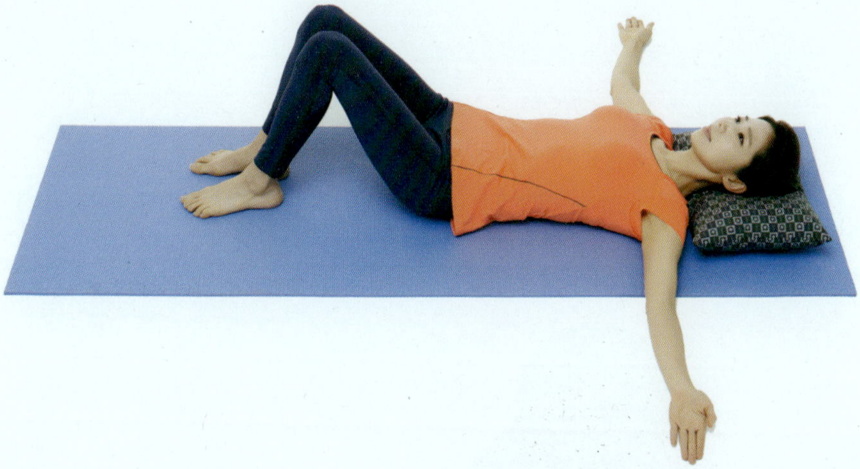

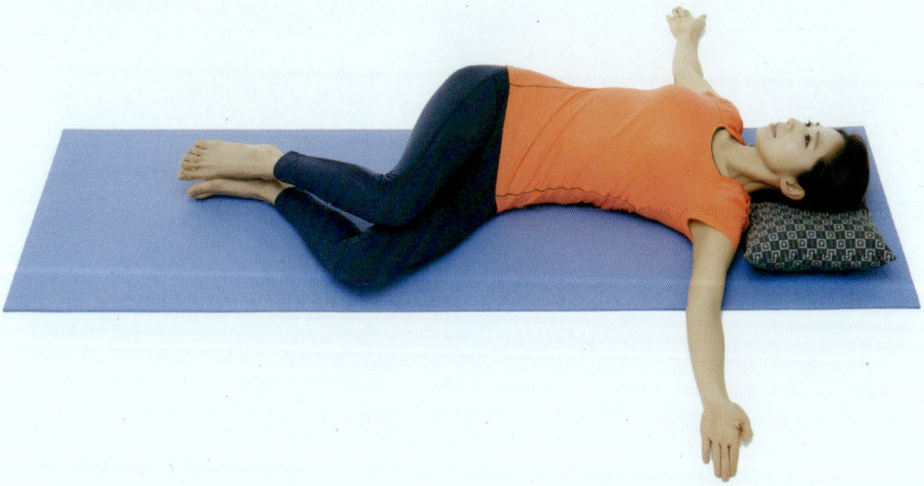

1 베개를 베고 무릎을 세운 채로 바르게 눕는다. 양팔은 어깨와 일직선이 되도록 펼친다.

2 세운 무릎을 한쪽 방향으로 눕히고 5초간 유지한다. 양쪽 번갈아 10회 실시.

# 양 무릎 서로 밀기

산후 2주부터 한다. 출산으로 약해진 회음부 근육과 골반 근육을 되돌리는 운동이다. 복근과 허벅지 안쪽 근육을 회복하는 데도 좋다.

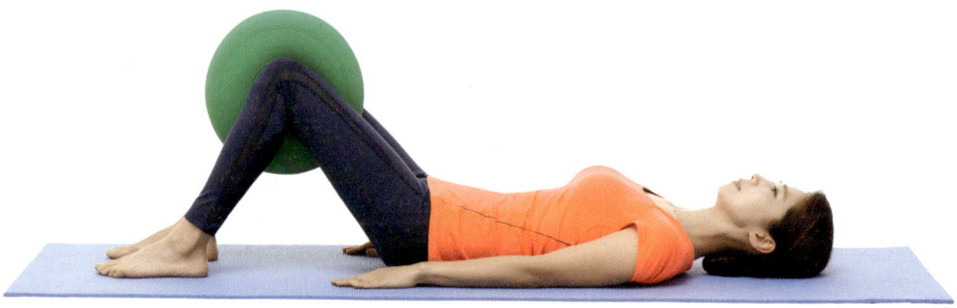

1 똑바로 누운 상태에서 무릎을 세운 후 무릎 사이에 레돈도볼(또는 쿠션)을 끼운다. 손바닥은 바닥을 향하게 한다.

2 숨을 들이마셨다 내쉬면서 양 무릎을 서로 안쪽으로 밀어낸다. 10초간 유지 후 힘을 풀었다가 다시 힘을 주며 무릎을 민다. 5회 반복.

## 엎드려 팔다리 들어 올리기

산후 4주부터 한다. 임신 중 굽은 등과 어깨를 교정하고 바른 자세를 유지하는 데 도움이 된다.

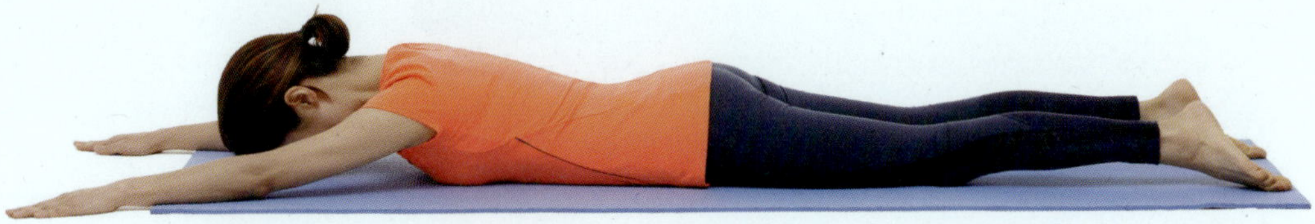

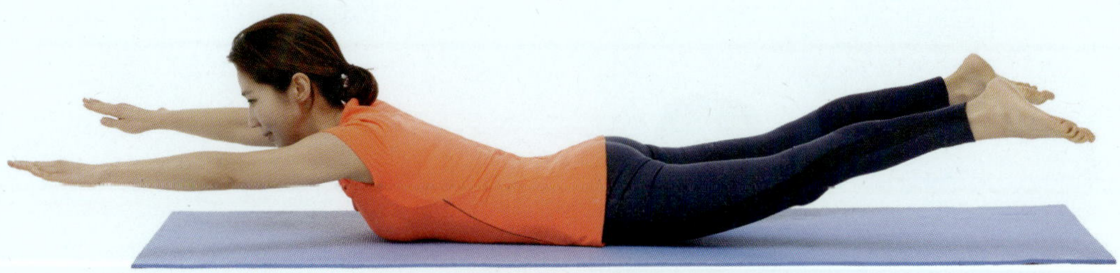

1 바닥에 엎드려 양발은 어깨너비로 벌리고 양손은 손바닥이 바닥을 향하게 한 채 머리 위로 쭉 뻗는다.

2 팔과 다리를 동시에 힘을 줘서 들어 올린다. 허리에 무리가 가지 않게 너무 높이 들지 않는다. 시선은 45도 앞 바닥을 보고 10초 유지한 다음 팔다리를 내린다. 10회 실시.

# 한쪽 다리 접고 앉아 상체 숙이기

산후 4주부터 한다. 임신 중에는 자궁 공간을 확보하기 위해 고관절이 내회전되면서 O자형 다리가 되거나 걸음걸이가 달라지기도 한다. 발에서 무릎, 엉덩이까지 이어지는 근육과 골반에서 허리까지 이어지는 근육을 동시에 늘여 관절의 정렬에 도움이 되는 운동이다.

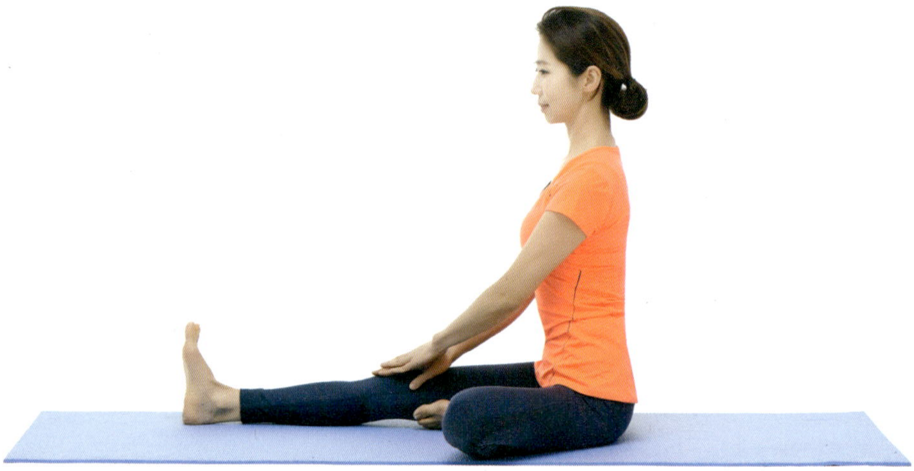

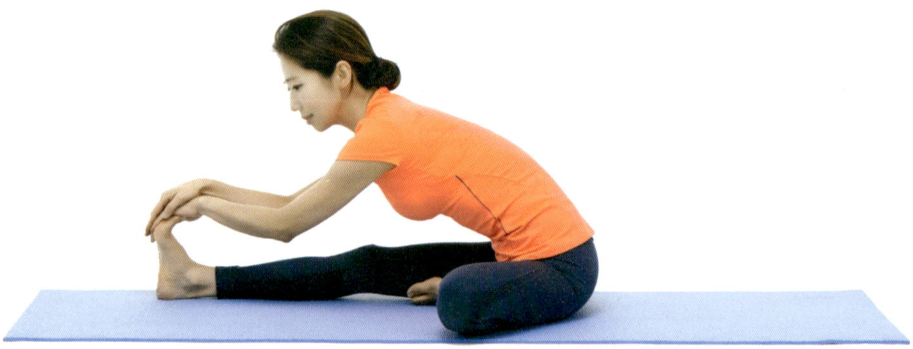

1 허리를 곧게 펴고 두 다리를 앞으로 뻗고 앉아서 한쪽 다리를 접어 반대쪽 허벅지에 댄다.

2 양손으로 뻗은 쪽 발을 잡고 복부 힘으로 천천히 상체를 숙인다. 머리만 숙이지 않도록 주의하며 목이 척추와 직선이 되도록 한다. 5초간 유지한 후 제자리로 돌아온다. 좌우 번갈아 반복한다.

## 다리와 상체 들어 올리고 숨 끊어 쉬기

산후 4주부터 한다. 조금 어려운 동작이지만 복근이 회복돼야 뱃살이 처지지 않고 탄력도 생긴다. 임신으로 늘어진 복근을 되돌리는 데 매우 효과적인 운동이다.

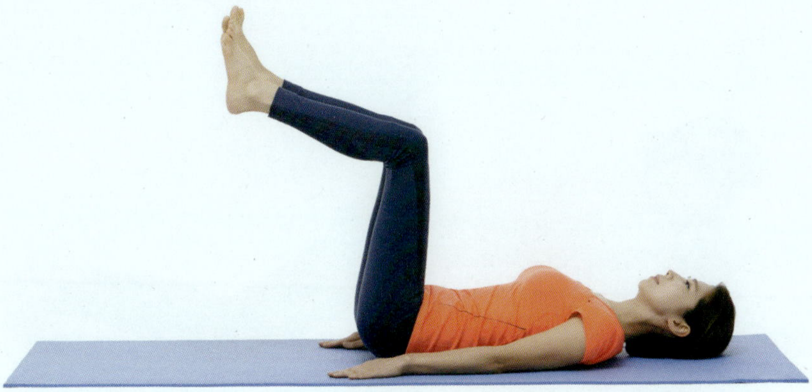

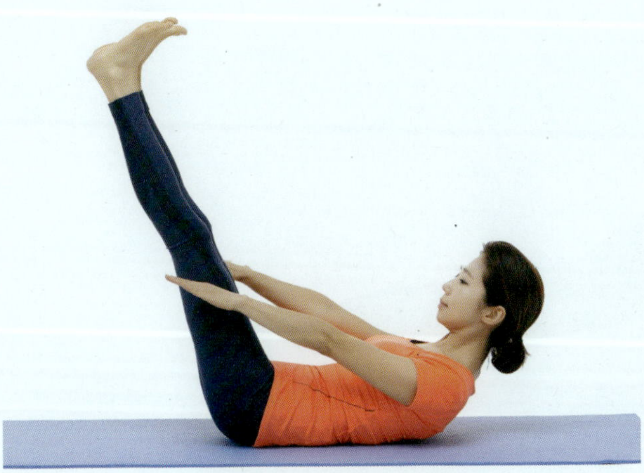

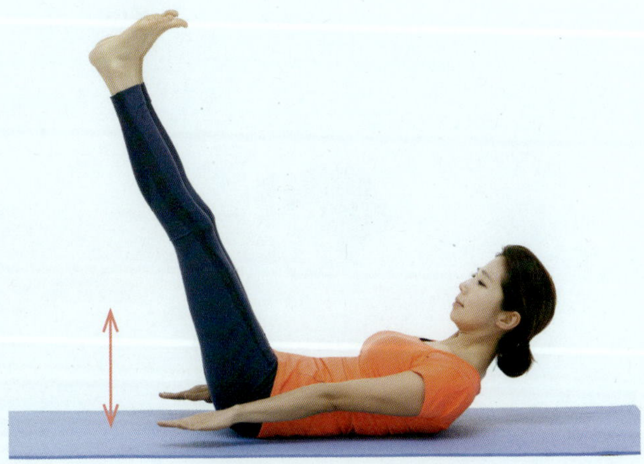

1 차렷 자세로 누운 상태에서 양손을 바닥에 붙인다. 두 다리를 모은 채로 들어 올려 ㄱ자를 만든다.

2 숨을 내쉬면서 상체를 견갑골 밑까지 들어 올린다. 동시에 팔은 앞으로 45도 위쪽을 향하도록 뻗는다. 짧게 '훗' 하고 호흡하는 것에 맞춰 두 팔을 위아래로 올렸다 내린다. 훗, 훗, 훗, 훗, 훗 빠르게 5회 반복한다.

# 팔꿈치 대고 엎드려 버티기

산후 4주부터 한다. 서서히 근력 운동을 시작해야 할 때다. 복부, 둔부, 다리 근육을 강화하는 전신 운동이다.

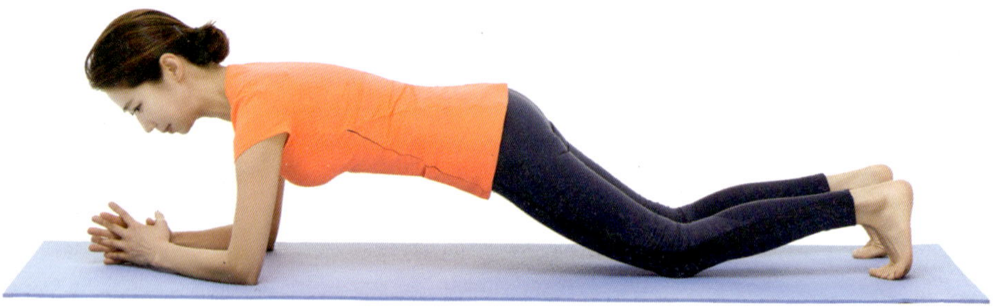

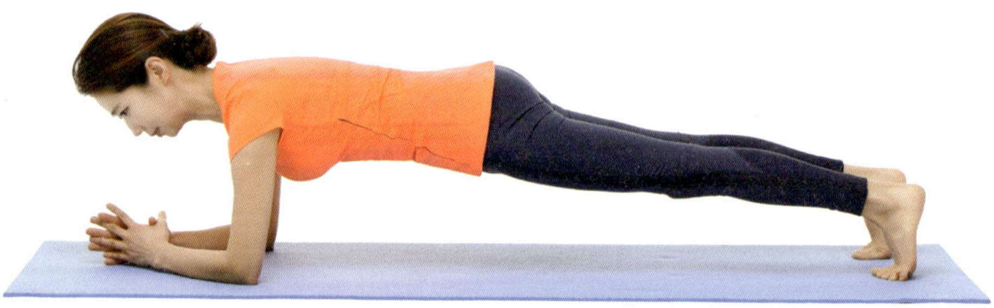

1 엎드려 팔을 어깨너비로 벌리고 손을 가볍게 모은다. 무릎과 발끝을 바닥에 대고 자세를 잡는다.

2 무릎을 올리며 엉덩이에 힘을 준다. 복부가 단단해지는 것을 느끼면서 숨을 내쉬어야 한다. 척추가 일직선이 되도록 유지한 상태로 버틴다. 근력이 약할수록 몸 전체가 흔들리기 쉽다. 10초에서 30초, 60초로 점차 시간을 늘려 간다.

## 누워서 상체 비틀며 올라오기

산후 4주부터 한다. 몸통을 비틀며 올리는 동작으로 옆구리 복사근이 자극돼 허리 선이 날씬해지고 탄력이 생긴다. 뱃살 정리에도 효과적인 운동이다.

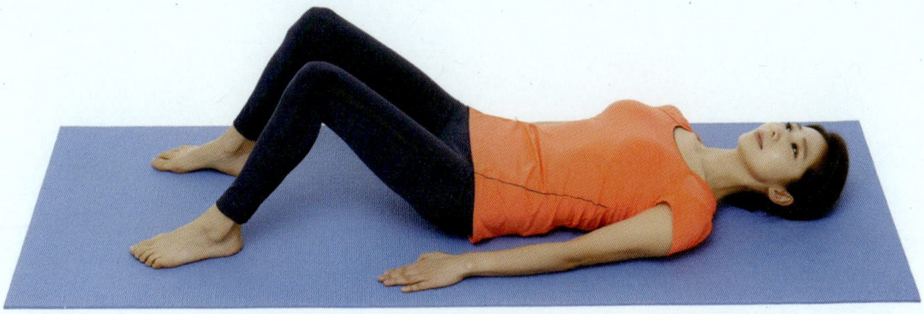

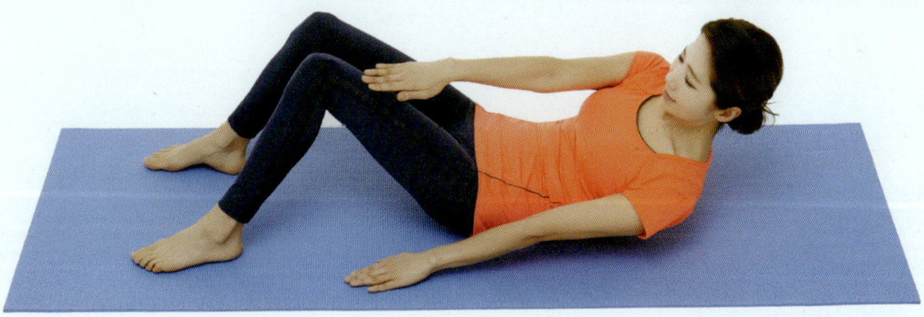

1 바르게 누워 무릎을 세운 상태에서 양발은 골반 너비로 벌린다. 양손은 손바닥이 바닥을 향하게 둔다.

2 한쪽 손으로 다른 쪽 허벅지에서 무릎까지를 쓸어 올리며 상체를 일으킨다. 이때 상체는 자연스레 바닥에 대고 있는 손 쪽으로 틀어진다. 무릎에서 3초간 유지 후 제자리로 돌아온다. 좌우 번갈아 5회 실시.

# 누워서 허리 들기

산후 4주부터 시작한다. 허리와 엉덩이 근육을 강화한다.

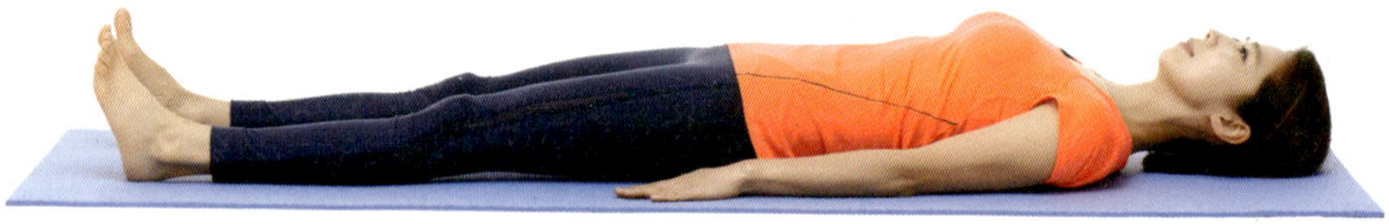

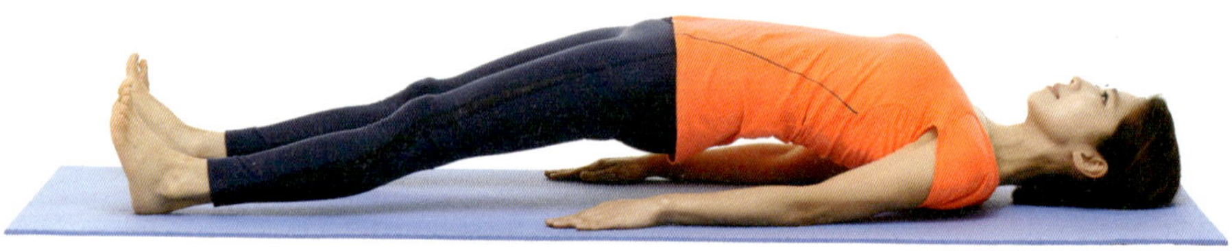

1 바로 누운 상태로 손바닥은 바닥을 향하게 둔다.

2 발뒤꿈치로 바닥을 지지하고 허리에 힘을 주며 엉덩이를 들어 올린다. 뒤꿈치와 어깨로 몸을 지탱한다.

## 다리 넓게 벌리고 좌우로 앉기

산후 4주부터 한다. 약해진 다리 근육을 회복하기 위한 동작이다. 무릎 안쪽 인대와 근육을 이완시켜 휜 다리를 일자로 곧게 만들어 준다. 다리 앞쪽 근력을 회복시켜 골반에서 발목까지 이어지는 다리 근육 강화에 효과가 있다.

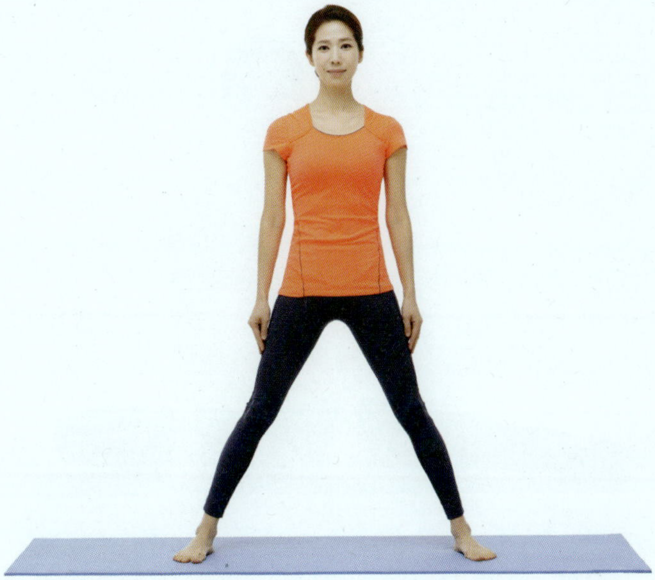

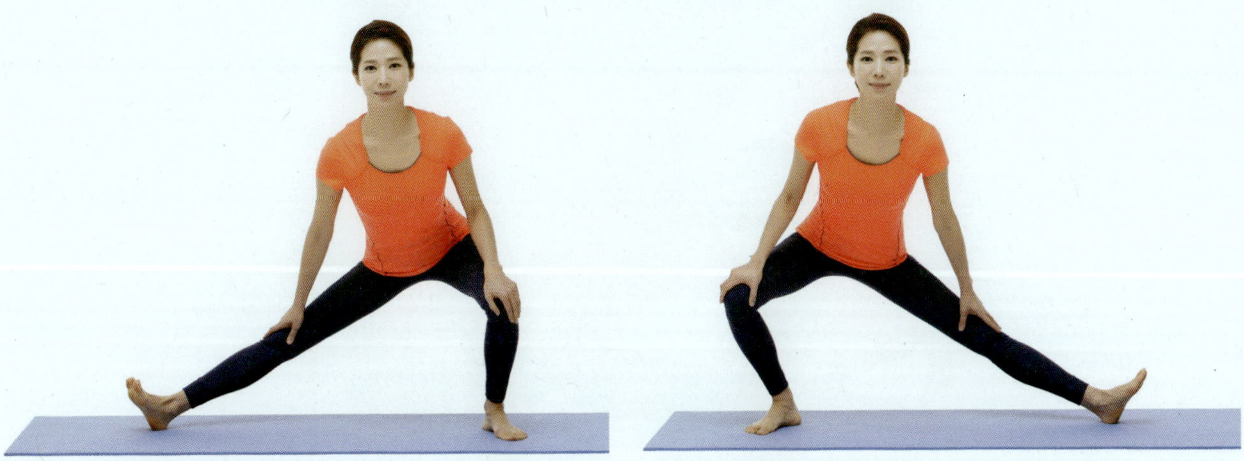

1 다리를 어깨너비의 두 배로 벌리고 선다. 시선은 정면을 향한다.

2 한쪽 다리를 굽혀 무게 중심을 이동하며 앉는다. 다른 쪽 다리는 쭉 펴서 허벅지 안쪽이 강하게 땅기도록 한다. 반대쪽으로도 번갈아 10회 실시.

## 다리 벌리고 앉아 좌우로 상체 기울이기

산후 6주부터 한다. 옆구리 근육과 종아리 근육을 이완시킨다. 혈액 순환이 잘되게 하고 고관절이 원활하게 움직이도록 돕는다. 옆구리 라인을 정리해 주는 효과도 있다.

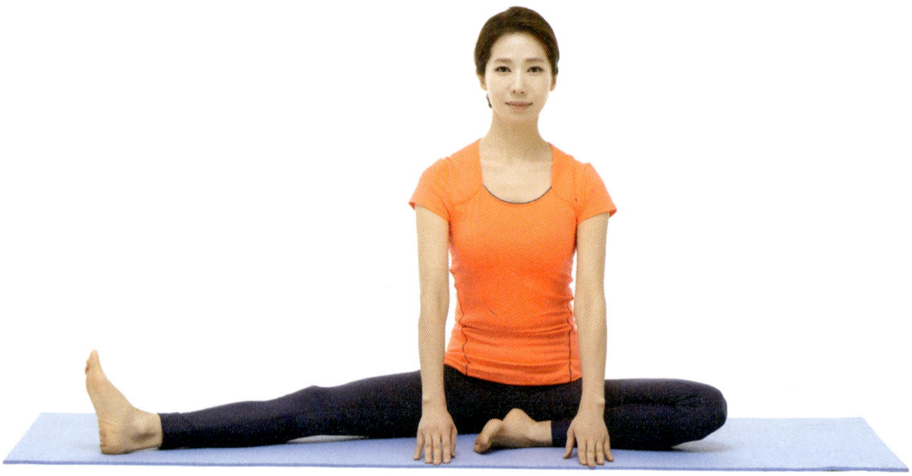

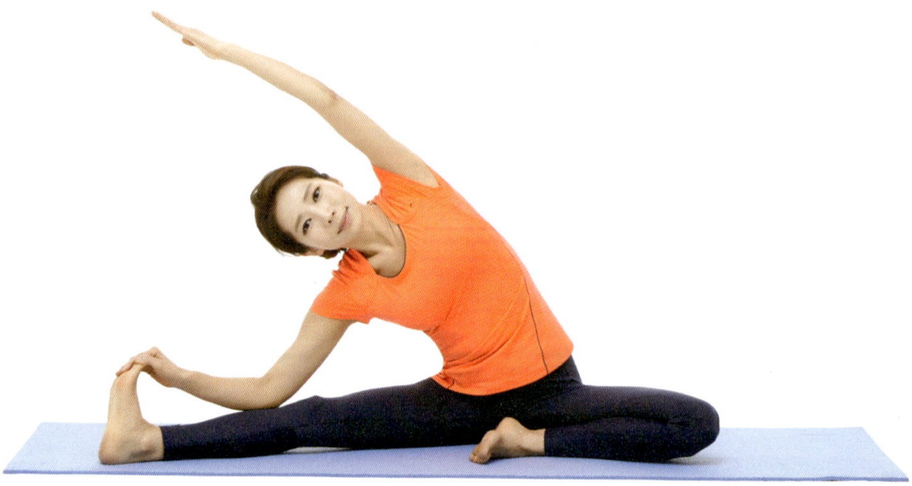

1 한쪽 다리를 접어 배꼽 아래쪽에 대고 무릎이 바닥을 지그시 눌러 주도록 자세를 잡는다. 반대편 다리는 쭉 펴고 엄지발가락을 몸통 쪽으로 당긴다.

2 쭉 편 다리의 발목은 최대한 당긴 채로 같은 쪽 손으로 발가락을 잡는다. 반대쪽 팔은 팔꿈치가 머리 앞으로 숙여 오지 않게 주의하며 머리 위를 향하도록 한다. 다리 뒤편과 안쪽 근육, 옆구리가 땅기는 느낌을 받도록 좌우 번갈아 늘여 준다.

## 손 뻗고 앉아 상체 뒤로 젖히기

산후 6주부터 한다. 약해진 골반기저근과 복근, 척추 기립근을 회복시키는 운동이다.

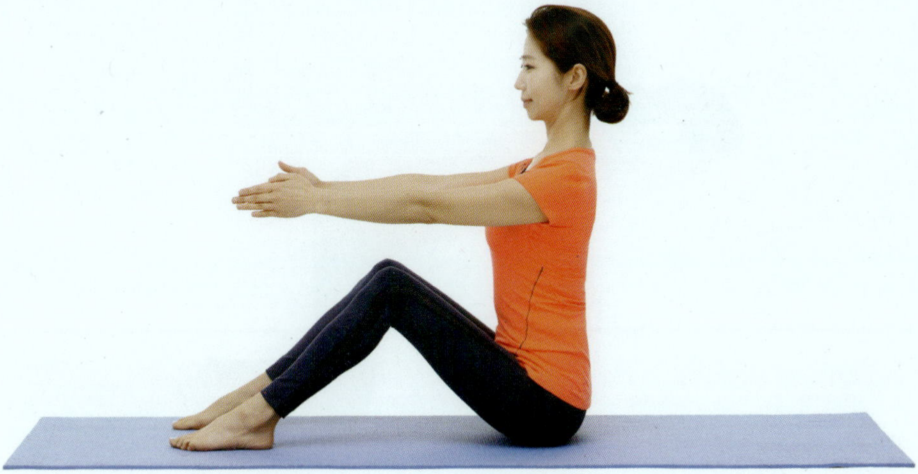

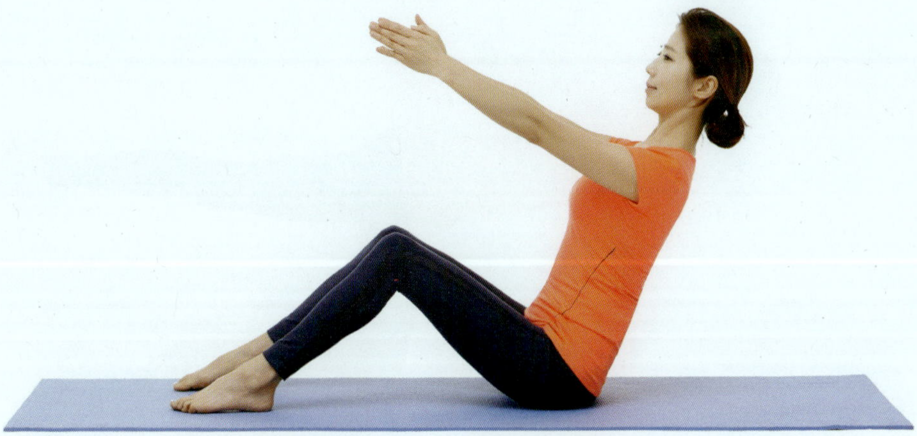

1 상체를 곧게 펴고 앉아 무릎을 세운다. 양팔을 11자로 나란히 올린다.
2 복부에 힘을 주며 상체를 천천히 뒤로 젖힌다. 5초간 유지하고 다시 제자리로 돌아온다. 10회 반복.

## 팔다리 교차해서 들기

산후 6주부터 한다. 전신의 근력을 키우는 데 도움이 된다. 코어 근육을 강화하고 골반의 정렬을 바로잡는 동작이다.

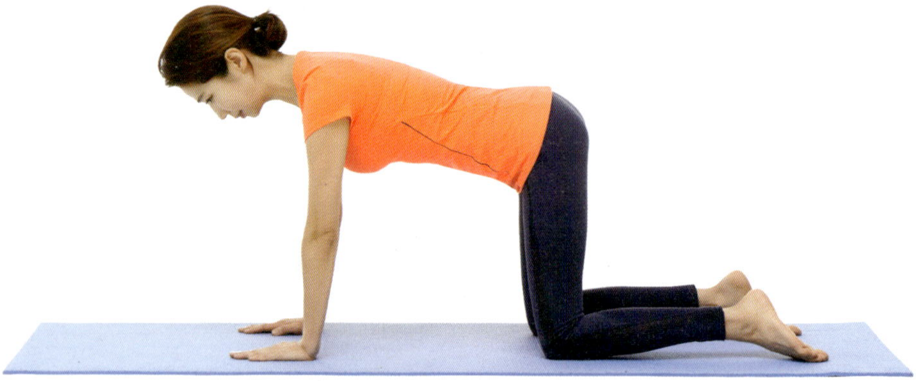

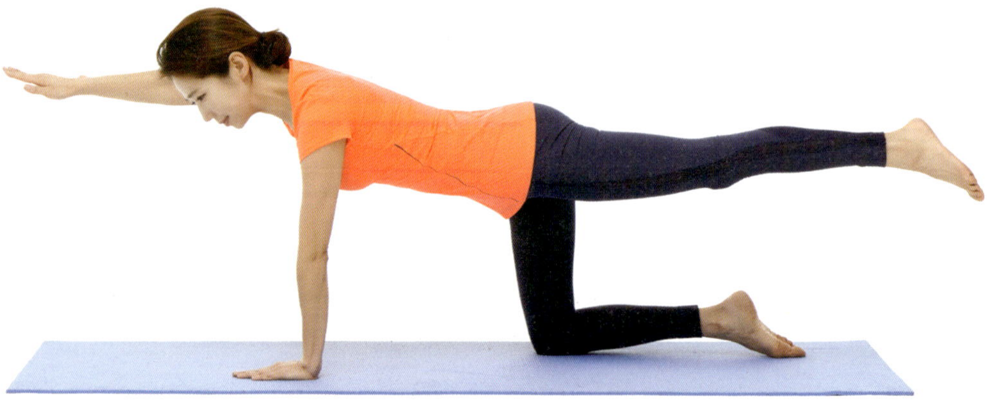

1 양발을 골반 너비로 벌리고 무릎을 굽혀 엎드린 상태에서 양팔을 어깨너비로 벌린다. 척추는 직선을 유지하도록 한다.

2 팔과 다리를 교차하며 들어 준다. 골반이 기울어지거나 허리가 아래로 내려가지 않도록 한다. 몸이 흔들리지 않게 5초씩 유지한다. 좌우 10회 반복.

## 다리 벌리고 서서 앉았다 일어나기

산후 6주부터 한다. 종아리와 허벅지 근육을 강화한다. 혈액 순환과 림프 순환이 잘 되게 하는 운동이다.

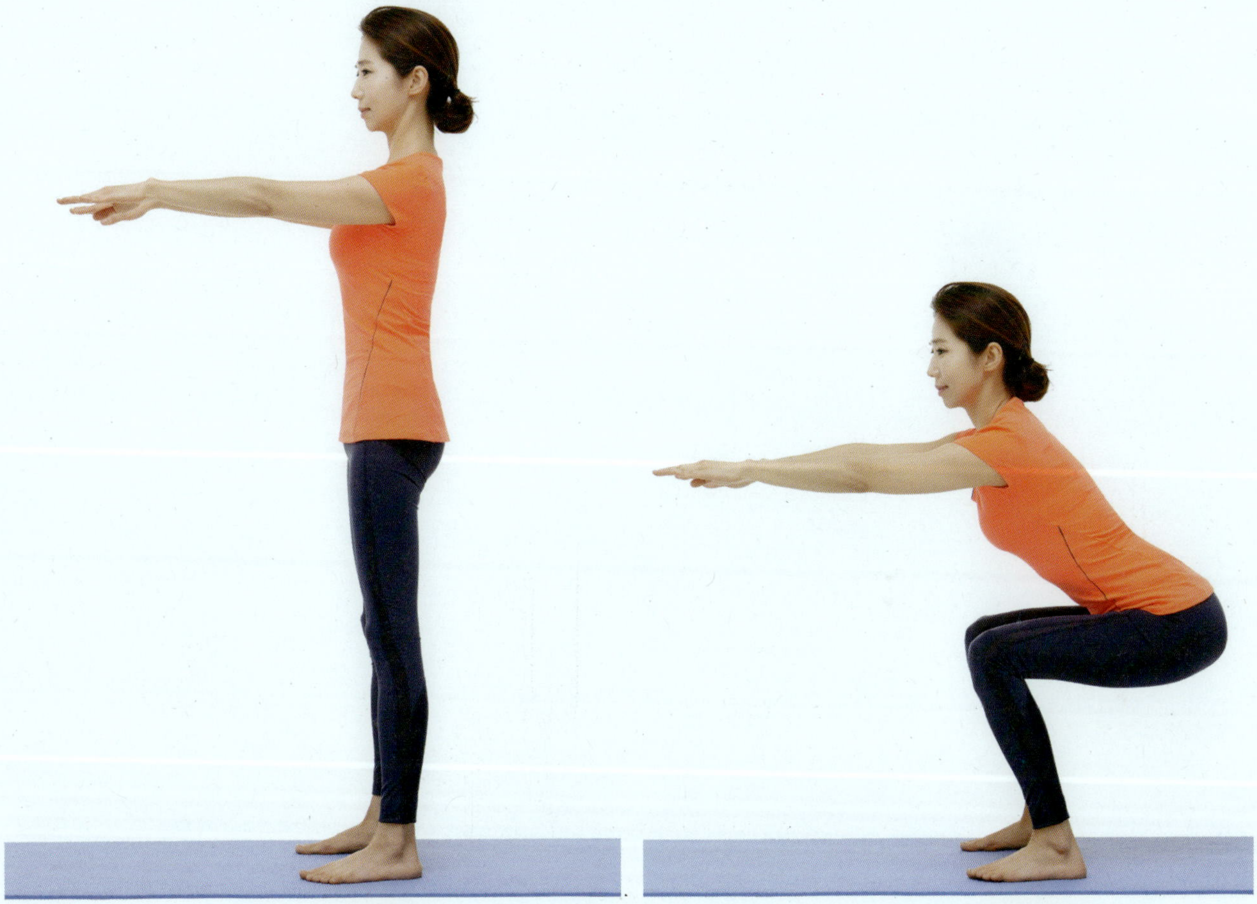

1 다리를 어깨너비로 벌리고 두 팔은 앞으로 나란히 뻗는다.

2 엉덩이를 뒤로 빼면서 무릎을 90도로 구부린다. 턱은 당기고 상체는 곧게 편 채로, 무릎이 발끝보다 앞으로 나오지 않도록 주의한다. 발뒤꿈치에 체중을 실어 엉덩이와 다리 힘으로 다시 돌아온다. 10초씩 10회 반복.